Elisabeth PISAR

D1746226

MRT-Atlas
Orthopädie und Unfallchirurgie – Kniegelenk

Springer
*Berlin
Heidelberg
New York
Barcelona
Hongkong
London
Mailand
Paris
Tokio*

Peter Teller
Hermann König
Ulrich Weber
Peter Hertel

MRT-Atlas Orthopädie und Unfallchirurgie

Kniegelenk

Mit einem Geleitwort von B. Hamm

Mit 324 Abbildungen in 603 Einzeldarstellungen und 17 Tabellen

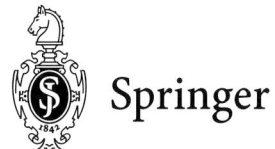

Springer

Dr. med. Peter Teller
Radiologische Praxis
Kernspintomographie
Helene-Lange-Straße 11, 14469 Potsdam

Priv.-Doz. Dr. med. habil. Hermann König
Radiologische Gemeinschaftspraxis
Kernspintomographie
Hirschlandstraße 99, 73730 Esslingen

Prof. Dr. med Ulrich Weber
Direktor der Orthopädischen Universitätsklinik und Poliklinik
der Freien Universität Berlin
Zentralklinik Emil von Behring der Stiftung Oskar-Helene-Heim
Walterhöferstraße 11, 14165 Berlin

Prof. Dr. med. Peter Hertel
Chefarzt der Abteilung für Unfallchirurgie
Martin-Luther-Krankenhaus
Akademisches Lehrkrankenhaus der Humboldt-Universität Berlin
Caspar-Theyß-Straße 27 – 31, 14193 Berlin

ISBN 3-540-42105-X Springer-Verlag Berlin Heidelberg New York

Die Deutsche Bibliothek – CIP-Einheitsaufnahme
MRT-Atlas Orthopädie und Unfallchirurgie : Kniegelenk / von Peter Teller ... - Berlin ; Heidelberg ;
New York ; Barcelona ; Hongkong ; London ; Mailand ; Paris ; Tokio : Springer 2002
  ISBN 3-540-42105-X

Dieses Werk ist urheberrechtlich geschützt. Die dadurch begründeten Rechte, insbesondere die der Übersetzung, des Nachdrucks, des Vortrags, der Entnahme von Abbildungen und Tabellen, der Funksendung, der Mikroverfilmung oder der Vervielfältigung auf anderen Wegen und der Speicherung in Datenverarbeitungsanlagen, bleiben, auch bei nur auszugsweiser Verwertung, vorbehalten. Eine Vervielfältigung dieses Werkes oder von Teilen dieses Werkes ist auch im Einzelfall nur in den Grenzen der gesetzlichen Bestimmungen des Urheberrechtsgesetzes der Bundesrepublik Deutschland vom 9. September 1965 in der jeweils geltenden Fassung zulässig. Sie ist grundsätzlich vergütungspflichtig. Zuwiderhandlungen unterliegen den Strafbestimmungen des Urheberrechtsgesetzes.

Springer-Verlag Berlin Heidelberg New York
ein Unternehmen der BertelsmannSpringer Science+Business Media GmbH

http://www.springer.de/medizin

© Springer-Verlag Berlin, Heidelberg 2002
Printed in Germany

Die Wiedergabe von Gebrauchsnamen, Handelsnamen, Warenbezeichnungen usw. in diesem Werk berechtigt auch ohne besondere Kennzeichnung nicht zu der Annahme, dass solche Namen im Sinne der Warenzeichen- und Markenschutz-Gesetzgebung als frei zu betrachten wären und daher von jedermann benutzt werden dürften.

Produkthaftung: Für Angaben über Dosierungsanweisungen und Applikationsformen kann vom Verlag keine Gewähr übernommen werden. Derartige Angaben müssen vom jeweiligen Anwender im Einzelfall anhand anderer Literaturstellen auf ihre Richtigkeit überprüft werden.

Einband: Frido Steinen-Broo, Pau, Spanien
Satz: Fotosatz-Service Köhler GmbH, Würzburg
Druck: Schneider Druck GmbH, Rothenburg ob der Tauber
Binden: J. Schäffer GmbH & Co. KG, Grünstadt

Gedruckt auf säurefreiem Papier   SPIN: 10882585   21/3111 – 5 4 3 2 1

Geleitwort

Mit zunehmender technischer Entwicklung und Geräteverbreitung hat die MRT-Diagnostik im Gelenkbereich heute unzweifelhaft hohen Stellenwert erreicht. Gerade die überragenden Differenzierungsmöglichkeiten unterschiedlicher Gelenkstrukturen erlauben nichtinvasive Einblicke, die früher ausschließlich arthroskopisch/operativen Eingriffen vorbehalten waren.

Akzeptanz, Erfolg und Wertigkeit jeder Art von Diagnostik hängen jedoch ganz entscheidend vom Erfahrungsstand, klinischen Wissen und Engagement der Anwender ab. Mit dem Ziel einer Optimierung diagnostischer Aussagemöglichkeiten durch konsequenten fachlichen Austausch hat sich für den vorliegenden MRT-Atlas ein renommiertes interdisziplinäres Autorenteam zusammengefunden:

Mit den Herren Teller und König sind zwei hocherfahrene MR-Radiologen mit teils klinischen, teils wissenschaftlichen Schwerpunkten und mit den Herren Weber und Hertel zwei exponierte Hauptvertreter der Fachgebiete Orthopädie und Unfallchirurgie mit Schwerpunkten im Bereich Gelenkchirurgie/Mikrochirurgie bzw. Sportverletzungen vertreten.

Die Verknüpfung umfangreicher radiologischer Erfahrung in der Interpretation komplexer Bildinformationen mit wesentlichen klinischen Erfahrungen und Erfordernissen aus orthopädisch/unfallchirurgischer Sicht macht – insbesondere auch unter didaktischen Gesichtspunkten – den besonderen und fast einmaligen Charakter dieses Buches aus.

Berlin im November 2001   Prof. Dr. med. Bernd Hamm
                                      Direktor des Instituts für Radiologie
                                      Universitätsklinikum Charité
                                      Medizinische Fakultät
                                      der Humoldt-Universität Berlin

Vorwort

Im Vergleich zu Gelenkerkrankungen konnte sich die MR-Diagnostik bei Erkrankungen und Verletzungen von Kopf, Hals und Wirbelsäule wesentlich früher fest etablieren, da die Vorerfahrungen der Befunder durch die CT-Diagnostik für diesen Bereich relativ wenig Umstellung erforderten.

Entsprechender Erfahrungsstand ist für die zum Teil äußerst komplexen Verhältnisse der Gelenkdarstellung in der MRT trotz zunehmender Geräteverbreitung und steigendem Untersuchungsbedarf häufig selbst bei den Betreibern noch keineswegs Allgemeingut.

Dies liegt zum einen an den ungewohnten Projektionen des Schichtverfahrens in allen Raumebenen, den verschiedenen variablen Bildparametern mit einer wahren Bilderflut, und zum anderen an einer Fülle pathologischer Befunde.

Umso wichtiger erschien uns eine einleuchtende Darstellungsform, die quasi eine „Engrammbildung" für die entscheidenden Gelenkstrukturen erleichtert und normale Bildinformationen von bereits krankhaften Veränderungen möglichst effektiv zu differenzieren hilft.

Das Hauptaugenmerk lag für uns auf einer speziellen ausführlichen Bildauswahl einzelner Gelenkstrukturen in aufsteigender Reihe vom Normalbefund über diskrete Erkrankungen, zunehmend deutlichere Störungen bis zum Erkrankungsvollbild mit durchaus auch kritischer klinischer Wertung der erhobenen Befunde sowie Hinweisen auf diagnostische Fallstricke, gängige Stadieneinteilungen bzw. therapeutische Konsequenzen.

Das zur Verfügung stehende, über Jahre zielgerichtet und zum Teil für MRT-Kolloquien gesammelte Bildmaterial (600 Abbildungen von 325 ausgesuchten Fällen) wurde in aufwendiger Recherche nochmals überprüft und mit klinischen Verläufen, Röntgen-, arthroskopischen, OP- und, wenn möglich, histologischen Befunden korreliert.

Dabei stellten sich Diskrepanzen lediglich bei 7,4% der Diagnosen heraus, hauptsächlich bei der Graduierung schwerer Bandverletzungen (ausgedehnte Kreuz- oder Kollateralbandteilrisse waren u. U. schlecht von Komplettverletzungen abzugrenzen), bei postoperativen Zuständen (vordere Kreuzbandplastik und Meniskusteilresektionen), nur sehr selten bei Meniskusriss-Erstdiagnosen bzw. gelegentlich bei arthroskopisch schlecht zugänglichen Läsionen.

Tumorartdiagnosen bleiben, von besonders charakteristischen Fällen abgesehen, histologischer Klärung vorbehalten. Kontrastmittelgaben sind im Gelenkbereich fast ausschließlich bei Fragen nach entzündlicher Beteiligung und Raumforderungen nützlich, bei rein degenerativer oder traumatischer Fragestellung hingegen entbehrlich.

Das Bildmaterial wurde fast ausschließlich an einem 1,0-T-Gerät (Siemens-Impact) gewonnen. Auch Geräte niedrigerer Magnetfeldstärken liefern prinzipiell brauchbare Aufnahmen. Das Signal-Rausch-Verhältnis wird dabei jedoch schlechter und in Zweifelsfällen leidet die Detailerkennbarkeit kleiner Strukturen, insbesondere von Menisken.

Unbenommen aller fachspezifischer Spezialerfahrungen wird gerade in der interdisziplinären Zusammenarbeit zwischen Radiologen, Orthopäden und Unfallchirurgen und im steten fachlichen Austausch die zweifellos sehr hohe Aussagekraft der Methode für die uns anvertrauten Patienten den höchsten Nutzen bringen.

Wir haben dabei die Chance gesehen, in partnerschaftlichem Respekt auch unterschiedliche Sichtweisen unserer fachlichen Spezialitäten so zu verknüpfen, dass sich ein einheitliches und in der Interpretation der Methodik weiterführendes Bild ergibt.

Potsdam, Esslingen, Berlin im November 2001   Die Autoren

Inhaltsverzeichnis

1 Patellarsehne 1
2 Quadrizepssehne 21
3 Vorderes Kreuzband 29
4 Hinteres Kreuzband 43
5 Vordere (und hintere) Kreuzbandplastik 57
6 Mediales und laterales Kollateralband 67
7 Komplexe Traumata, Frakturen, Patellaluxation 83
8 Innenmeniskusläsionen 105
9 Außenmeniskusläsionen 131
10 Hoffa-Fettkörperläsionen, freie Gelenkkörper, präpatellare Bursen 157
11 Baker-Zysten, Ganglien 175
12 Kniekehlengefäße 195
13 Retropatellare Degeneration (Chondropathie, OCD) 201
14 Femorotibiale Degeneration (Chondropathie, OCD, spontane Osteonekrose) 215
15 Knocheninfarkt 231
16 Entzündliche Veränderungen 237
17 Tumoren und tumorähnliche Läsionen 249
Stichwortverzeichnis 285

Abkürzungsverzeichnis

SE	Spinechosequenzen: Häufig eingesetzte Standardmesssequenz für alle Körperbereiche
GE	Gradientenechosequenzen: Ermöglichen schnelle Bildgebung, 2D- und 3D-Datenerfassung, insbesondere geeignet für Organbereiche mit bewegten Strukturen bzw. zur Beurteilung chondraler Oberflächen
T1w	T1-gewichtete Sequenz mit Betonung von Gewebsstrukturen mit kurzer T1-Relaxationszeit wie z. B. Fettgewebe
T2w	Reine T2-gewichtete Messung mit Betonung von Gewebsstrukturen mit langen T2-Relaxationszeiten wie z. B. Flüssigkeiten
T2*w	Gradientenechomessungen mit niedrigen Anregungswinkeln führen zu einer relativen T2-Wichtung. T2* ist die durch Feldinhomogenitäten veränderte T2-Relaxationszeit und wird daher als relative T2-Wichtung bezeichnet
rho-w	Spindichte- oder protonendichtegewichtete Sequenz, betont Gewebestrukturen mit hoher Protonenkonzentration
FAT/SAT	Fettsupprimierte Sequenzen, dienen zur Unterdrückung evtl. störender Fettsignalanteile mit Betonung von Wassersignalen, z. B. bei Mischung von Wasser und Fett im Falle eines Knochenmarködems
3D-Messung	Direkte 3-dimensionale Bilddatenerfassung mit entsprechenden Darstellungs- und Rekonstruktionsmöglichkeiten
↑↑↑	Hohe Signalintensität
↑↑	Mittlere Signalintensität
↑	Geringe Signalintensität
0	Signalfrei

1 Patellarsehne

1.1 Technik und Methodik

Bequeme Lagerung des Kniegelenks, insbesondere unter Berücksichtigung eventueller Streckhemmungen. Bequeme Unterpolsterung der angrenzenden Ober- und Unterschenkelabschnitte, insbesondere auch des Sprunggelenkes.

Routinemäßige Schnitttechniken beinhalten axiale und sagittale Ebenen, dabei zumindest sagittal sowohl eine T2- als auch T1-gewichtete Sequenz. Die Schichtdicken sollten im Bereich von 3–4 mm liegen. Zur Messung sind in jedem Fall die gerätetypischen zirkulären oder asymmetrischen Extremitätsspulen indiziert.

1.2 Anatomie

Die Patellarsehne stellt die Endsehne des M. quadriceps femoris dar. Sie verbindet die als Sesambein in die Quadrizepssehne eingelassene Kniescheibe mit der Tuberositas tibiae, indem die Hauptfaserbündel ihren Ursprung am distalen Patellapol nehmen. Oberflächliche Fasern ziehen aus dem Sehnenspiegel über die Patella hinweg und strahlen in das Band ein.

Beim Erwachsenen ist das Lig. patellae etwa 5–6 cm lang, 2–3 cm breit und 0,5 cm dick. Unmittelbar oberhalb des tibialen Knochenansatzes ist ein Schleimbeutel, die Bursa infrapatellaris profunda, zwischen Band und oberem Anteil der Tuberositas tibiae eingeschaltet.

Die Höhenposition der Patella wird in Abhängigkeit von der Patellarsehnenlänge definiert. Dabei sind im Normalfall Patellalänge und Patellarsehnenlänge nahezu identisch.

Abweichungen des Patellastandes (Patella alta/baja) werden hauptsächlich nach dem Index von Insall u. Salvati (1971) klassifiziert (maximale Patellarsehnenlänge bezogen auf maximale Patellalänge). Werte von 1 ± 20 % gelten als normal. Bei Werten von unter 0,8 besteht ein Patellatiefstand, bei Werten über 1,2 ein Patellahochstand.

1.3 MRT-Normalbefund

Die glatt konturierte Patellarsehne ist in allen Sequenzen signalarm bis signalfrei und vom relativ signalintensiven Hoffa-Fettkörper (außer bei fettunterdrückten Sequenzen) gut abgrenzbar.

1.4 Pathomechanismus

Ansatztendopathien der Patellarsehne können als Begleiterscheinungen lokaler Ossifikationsstörungen des Tibiakopfes oder – seltener – des kaudalen Patellapols auftreten, so auch bei der Osgood-Schlatter-Erkrankung bzw. der Sinding-Larsen-Johannson-Erkrankung.

Bei beiden Krankheitsbildern handelt es sich um zeitlich begrenzte Ossifikationsstörungen unklarer Ätiologie, die bislang den juvenilen Osteochondronekrosen zugeordnet werden, obwohl nach heutigem Kenntnisstand Osteochondronekrosen im eigentlichen Sinne nicht vorliegen.

Darüber hinaus sind Insertionstendopathien der Patellarsehne als Folge lokaler degenerativer Veränderungen und/oder mechanischer Überlastung (Sportler) häufig, da der M. quadriceps femoris den mächtigsten menschlichen Muskel darstellt.

Für eine Ruptur des Lig. patellae werden bei außerordentlich hoher Zugfestigkeit mehrheitlich Vorschäden vorausgesetzt (Ruptur meist in der 2. Lebenshälfte, lokale Kortisoneinwirkung, doppelseitige Ruptur möglich).

1.5 Pathophysiologie

Die Osgood-Schlatter-Erkrankung zeigt im floriden Krankheitsstadium tumorartige Knorpelhyperplasie bzw. Ossifikationsstörungen, z. B. Fragmentation, im Bereich des vorderen, zungenförmigen Abschnittes der proximalen Tibiaepiphyse.

Die Sinding-Larsen-Johannson-Erkrankung ist im floriden Krankheitsstadium gekennzeichnet durch eine Fragmentation des unteren Patellapols, nach Wachstumsabschluss ggf. bleibende Deformierung oder parossäre Ossifikationen.

Der Nachweis isolierter knöcherner Patellaspitzenkerne am ausgewachsenen Skelett stellt eine Sonderform der Patella partita ohne eigenen Krankheitswert dar. Die horizontal-kaudale Variante wird als Form 1 nach Saupe (1921/22) klassifiziert.

Die Patella partita ist prinzipiell eine Hemmungsmissbildung mit unvollständiger Verschmelzung von physiologischen Knochenkernen. Fünf Formen werden unterschieden. Der äußere obere Kniescheibenquadrant ist am häufigsten betroffen.

Chronische Belastungssyndrome führen zu Reizzuständen der Patellarsehne vorwiegend am unteren Patellapol („jumpers knee" – Patellaspitzensyndrom) mit lokalisierter entzündlicher Schmerzhaftigkeit.

Rupturen des Lig. patellae treten meist nahe der proximalen Anheftungsstelle auf (kaudaler Patellapol). Rupturen in Bandmitte oder distal sind selten.

1.6 MRT-Zeichen pathologischer Befunde

Varianten

In Relation zur maximalen Patellalänge sollte die Patellarsehne in etwa gleich lang sein. Bei deutlicher Verlängerung der Sehne: Patella alta (Ausnahme: zu tiefer tibialer Patellarsehnenansatz). Bei kürzerer Patellarsehne im Vergleich zur maximalen Patellalänge: Patella baja. Bei reinen Längenvariationen typischerweise keine zusätzlichen intratendinösen Signalstörungen (Abb. 1.1 – 1.4).

Ansatztendopathien distal bei apophysärer Tibiakopf-Ossifikationsstörung/ Apophysenpersistenz

Ventrokranial der Tuberositas isoliertes knöchernes Element innerhalb dorsaler distaler Patellarsehnenabschnitte oder am Patellarsehnenhinterrand mit regelrechtem ossärem Signal. Potentiell in T1-Wichtung hypo- bzw. relativer T2-Wichtung hyperintense Umgebungsreaktion durch Ödem oder Bursabegleitreaktionen (Abb. 1.5 und 1.6, Abb. 1.14 – 1.18).

Ansatztendopathie distal bei Morbus Schlatter

Signalminderung der Tibiaapophyse in T1-Wichtung bzw. Signalsteigerung in relativer T2-Wichtung in Frühstadien (stummes Röntgenbild), bei zunehmenden Befunden mit Reaktion der Patellarsehne in Form lokaler Signalsteigerungen in relativer T2-Wichtung. Bei fortschreitender Erkrankung Fragmentierung der Apophyse mit Kontinuitätsunterbrechungen und zunehmenden Signalsteigerungen des distalen Patellarsehnenansatzes (Abb. 1.7 – 1.13).

Ansatztendopathien proximal bei Patella-Ossifikationsvarianten/Spitzenkern

Isoliertes Knochenelement am kaudalen Patellapol mit regulärem ossärem Signal, evtl. Patellarsehnenansatzverbreiterung und lokalen tendinösen Signalsteigerungen in beiden Sequenzen (Abb. 1.36 und 1.37).

Ansatztendopathie bei Sinding-Larsen-Johannson-Syndrom

Ossäre Signalminderung des kaudalen Patellapols in T1-Wichtung und Signalsteigerung in relativer T2-Wichtung in der Pubertät (wesentlich seltener als M. Schlatter). Potentiell Begleitreizzustand proximaler Patellarsehnenanteile mit gleichartiger Signalcharakteristik.

Entzündliche Veränderungen/ Überlastungsreaktionen

Deutliche Verbreiterung des Patellarsehnenansatzes besonders am kaudalen Patellapol (bei unauffälligen knöchernen Konturen und Signalverhalten) mit Signalsteigerungen in beiden Sequenzen: *Patellaspitzensyndrom* besonders bei Basketballspielern/ Sprungdisziplinen bzw. Hürdenläufern. In Abhängigkeit von entsprechenden Noxen fokale Signalsteigerungen auch im übrigen Patellarsehnenverlauf, unter Umständen im Bereich der gesamten Sehne (Abb. 1.22 – 1.26, Abb. 1.38 – 1.44).

Traumatische Veränderungen

In leichten Fällen lediglich fokale intratendinöse Signalsteigerungen, bei zunehmender Traumatisierung partielle Kontinuitätstrennungen mit ausgedehnteren signalintensen Zonen, zunehmende Konturverbreiterung und bei Komplettruptur ggf. Diskontinuität mit Retraktionsphänomenen und Bursaeinblutungen (Abb. 1.7, Abb. 1.19–1.21, Abb. 1.26 – 1.35).

1.7 Klinische Wertung der MRT-Befunde

Die so genannten Osteochondronekrosen (Sinding-Larsen-Johannson, Osgood-Schlatter) sind, auch bei eindrucksvoller Klinik (pseudotumoröse Auftreibung an der Tuberositas tibiae) im floriden Krankheitsstadium eine Indikation zur konservativen Behandlung.

In der Regel sind eine kurzfristige Ruhigstellung und anschließende Sportkarenz bis in die Nähe des Wachstumsabschlusses ausreichend. Operative Maßnahmen sind selten indiziert und ausschließlich nach Wachstumsende angezeigt (cave: operationsinduzierte Wachstumsstörungen, z. B. Genu recurvatum).

Bei der Patella partita Typ I (isolierter Patellaspitzenkern) ist, wie bei anderen Formen der Patella partita, die Abgrenzung gegenüber Frakturen gleicher Lokalisation erforderlich (Klinik, CT, MRT).

Bei Insertionstendopathien am Kniegelenk (etwa 5% aller Insertionstendopathien, aber etwa 40% aller Tendopathien bei Leistungssportlern) ist der positive MRT-Befund in Verbindung mit der Klinik praktisch beweisend.

Die Indikationsstellung zur Operation, insbesondere beim patientenseitigen Wunsch zur Fortsetzung sportlicher Betätigung kann schwierig sein.

Der Nachweis einer Ruptur des Lig. patellae stellt eine absolute Operationsindikation dar.

Tabelle 1.1. Typisches Signalverhalten

	T1w	T2w	T2*w	rho-w	FAT/SAT
Sehnen	0	0	0 – ↑	0	0
Fettgewebe	↑↑	↑	0 – ↑	↑↑	0
Kompakta/ Spongiosa	0	0	0	0	0
Knochenmark (Fettmark)	↑↑↑	↑ – ↑↑	0 – ↑	↑↑	0
Muskelgewebe	↑	↑	↑	↑↑	↑
Erguss (serös)	↑ – 0	↑↑↑	↑↑↑	↑ – ↑↑	↑↑↑
Hämarthros	↑↑	↑↑	↑↑	↑↑↑	↑↑

0 Signalfrei; ↑ geringe SI; ↑↑ mittlere SI; ↑↑↑ hohe SI.

Weiterführende Literatur

Bernicker JP, Haddad JI, Lintner DM, DiLiberti TC, Bocell JR (1998) Patellar tendon defect during the first year after anterior cruciate ligament reconstruction: appearance on serial magnetic resonance imaging. Arthroscopy 14 (8): 804–809

Insall J, Salvati E (1971) Patellar position in the normal knee. Radiology 101: 101–104

Johnson DP, Wakeley CJ, Watt I (1996) Magnetic resonance imaging of patellar tendonitis. J Bone Joint Surg Br 78 (3): 452–457

Kartus J, Lindahl S, Stener S, Eriksson BI, Karlsson J (1999) Magnetic resonance imaging of the patellar tendon after harvesting its central third: a comparison between traditional and subcutaneous harvesting techniques. Arthroscopy 15 (6): 587–593

Khan KM, Bonar F, Desmond PM et al. (1996) Patellar tendinosis (jumper's knee): findings at histopathologic examination, US, and MR imaging. Victorian Institute of Sport Tendon Study Group. Radiology 200 (3): 821–827

Pomeranz SJ (1997) Gamuts and pearls in MRI and orthopedics. MRI-EFI Publications, S 159–161

McLoughlin RF, Raber EL, Vellet AD, Wiley JP, Bray RC (1995) Patellar tendinitis: MR imaging features, with suggested pathogenesis and proposed classification. Radiology 197 (3): 843–848

Miller TT, Staron RB, Feldman F (1996) Patellar height on sagittal MR imaging of the knee. AJR Am J Roentgenol 167 (2): 339–341

Popp JE, Yu JS, Kaeding CC (1997) Recalcitrant patellar tendinitis. Magnetic resonance imaging, histologic evaluation, and surgical treatment. Am J Sports Med 25 (2): 218–222

Reiff DB, Heenan SD, Heron CW (1995) MRI appearances of the asymptomatic patellar tendon on gradient echo imaging. Skeletal Radiol 24 (2): 123–126

Saupe E (1921/22) Beitrag zur Patella bipartita. Fortschr Röntgenstr 28: 37

Schweitzer ME, Mitchell DG, Ehrlich SM (1993) The patellar tendon: thickening, internal signal buckling, and other MR variants. Skeletal Radiol 22 (6): 411–416

Shalaby M, Almekinders LC (1999) Patellar tendinitis: the significance of magnetic resonance imaging findings. Am J Sports Med 27 (3): 345–349

Sheehan FT, Zajac FE, Drace JE (1999) In vivo tracking of the human patella using cine phase contrast magnetic resonance imaging. J Biomech Eng 121 (6): 650–656

Abb. 1.1. Patella profunda/baja (41 Jahre, m.)

Sagittal T1: Im Vergleich zur maximalen Patellalänge Länge der Patellarsehne um gut 1,5 cm verkürzt; Patellastand entsprechend etwas tiefer als üblich bei kaudal prominentem unterem Patellapol (Insall-Salvati-Index 0,56)

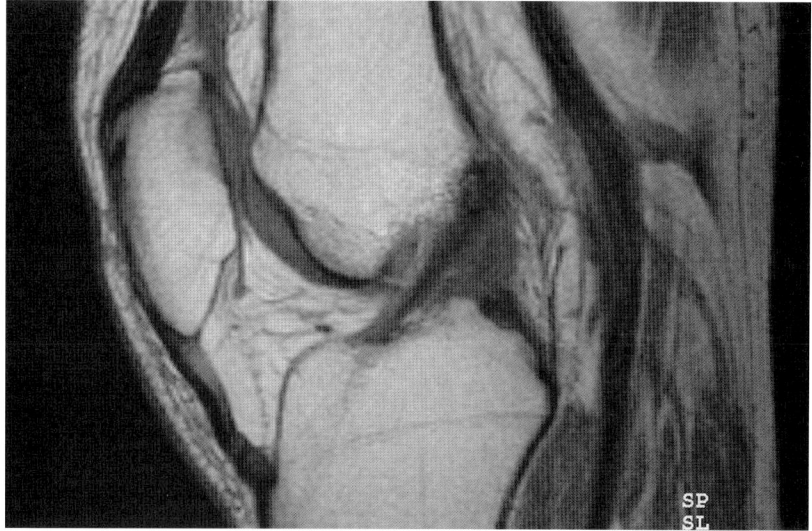

Abb. 1.2. Patella alta (24 Jahre, m.)

Sagittal T1: Im Vergleich zur maximalen Patellalänge Länge der Patellarsehne um 1,5 cm höher als üblich mit entsprechend höherem Patellastand (Insall-Salvati-Index 1,31)

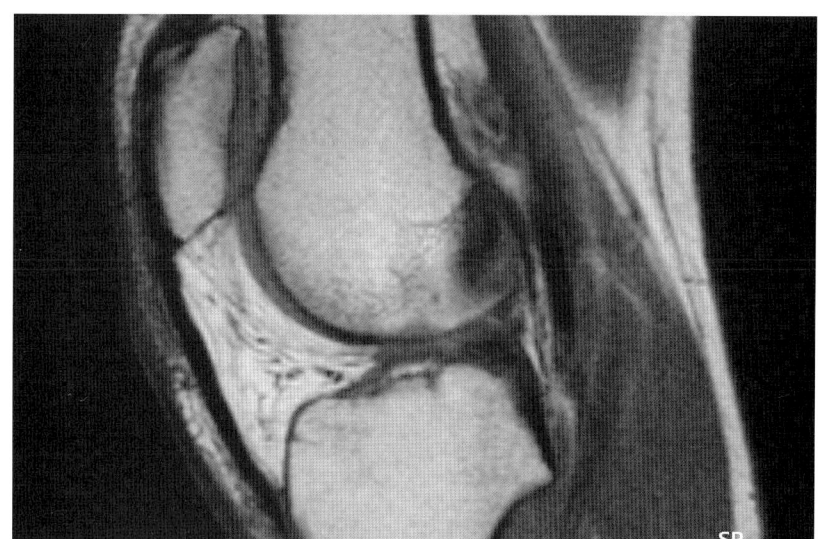

Abb. 1.3. Patellarsehnenansatzanomalie/zu tiefer distaler Ansatz bei Tuberositashypoplasie (28 Jahre, w.)

Sagittal T1: Ansatz der Patellarsehne unterhalb des distalen Tuberositasendes. Tuberositasvorderfläche dabei pseudo-exostosenartig verändert mit leichter Signalminderung. Bursa infrapatellaris profunda als lokaler Reiz (*Pfeil*)

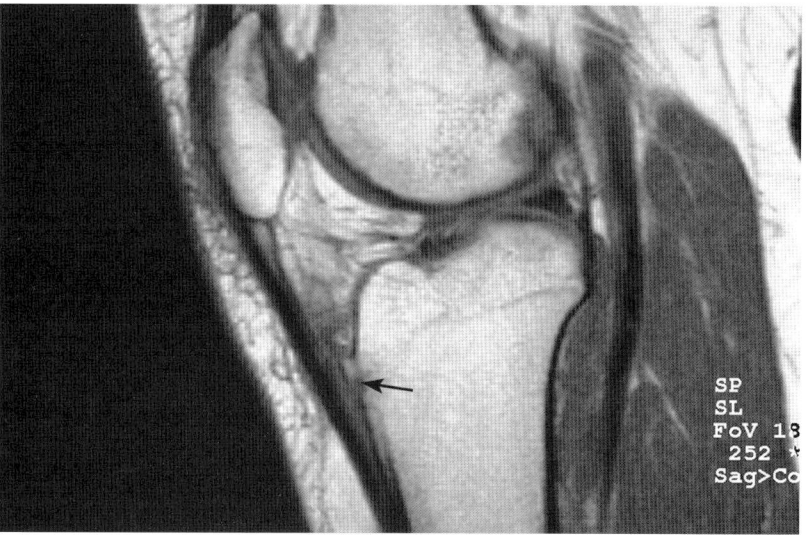

6   Patellarsehne

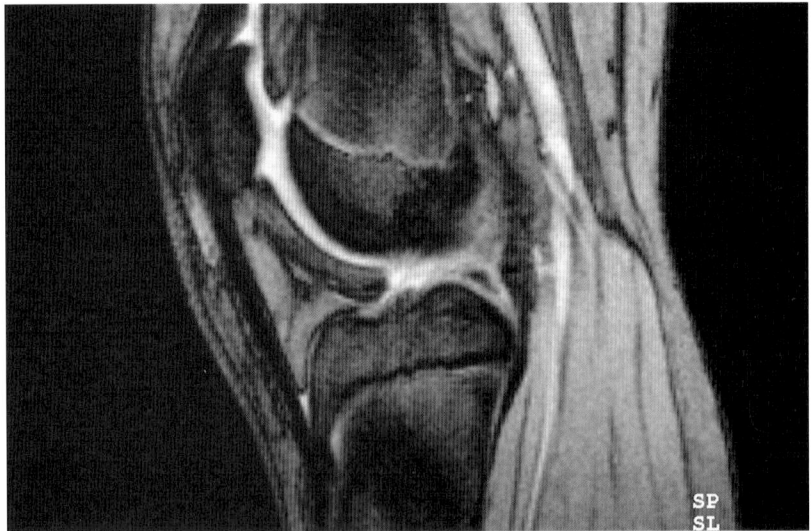

Abb. 1.4. Normales Signalverhalten Patellarsehne und Tibiakopfapophyse, leichte Patella alta (11 Jahre, w.)

Sagittal T2*: Patellarsehne und Tuberositas signalarm. Winzige dreiecksförmige Signalsteigerung der Bursa infrapatellaris profunda, entsprechend normalem Flüssigkeitsgehalt

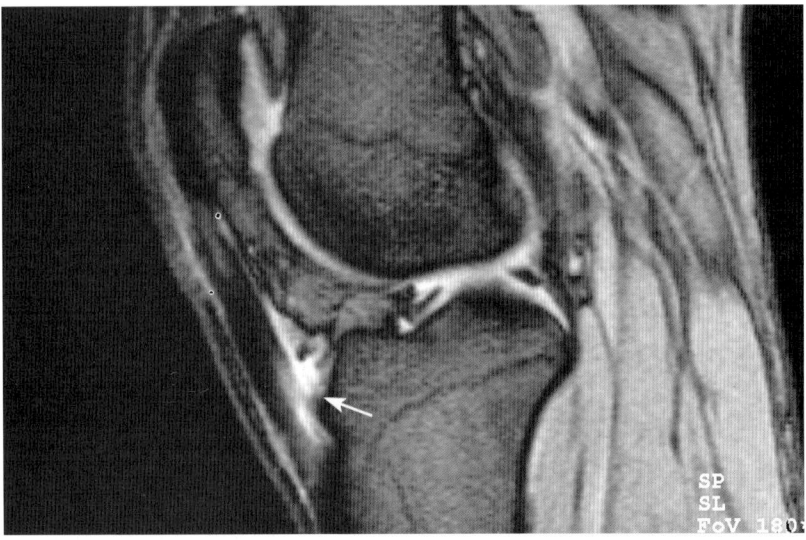

Abb. 1.5. Ansatztendopathie Patellarsehne distal; chronische Bursitis infrapatellaris profunda (32 Jahre, m.)

Sagittal T2*: Distaler Patellarsehnenabschnitt besonders dorsal signalgesteigert mit signalintenser Flüssigkeitsvermehrung innerhalb der Bursa infrapatellaris profunda (*Pfeil*)

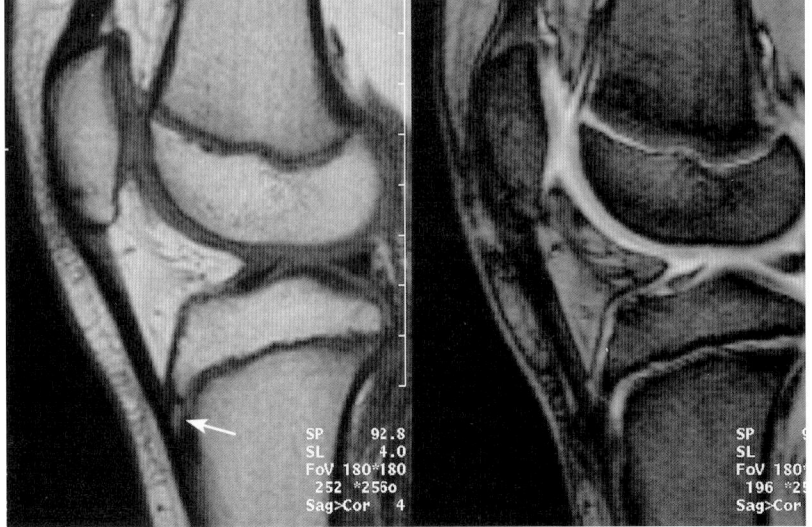

Abb. 1.6. Isolierter Tibiaapophysenkern – kein M. Schlatter (11 Jahre, w.)

Sagittal; *links* T1, *rechts* T2*: Kleines isoliertes Knochenelement an der Tuberositasspitze, durch zarte Spaltbildung von der Tuberositashauptmasse separiert (*Pfeil*)

Abb. 1.7. Abortiv-Schlatter bzw. lokale Kontusionsfolge (13 Jahre, w.)

Sagittal; *links* T1, *rechts* T2*: Flaue Signalminderung distaler Abschnitt Tibiakopfapophyse und etwas deutlicher angrenzender Tibiavorderrand in T1-Wichtung mit lokaler Signalsteigerung in relativer T2-Wichtung (*Pfeile*)

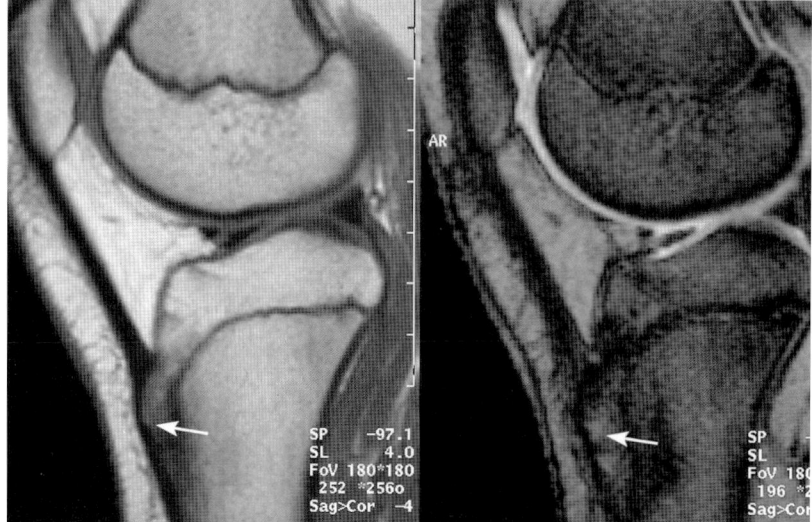

Abb. 1.8. Initialer M. Schlatter (13 Jahre, w.)

Sagittal; *links* T1, *rechts* T2*: Signalminderung der Tuberositasspitze in T1-Wichtung mit lokaler Signalsteigerung in relativer T2-Wichtung (*Pfeil*). Ähnliche Signalcharakteristik auch des distalen Patellarsehnenendes

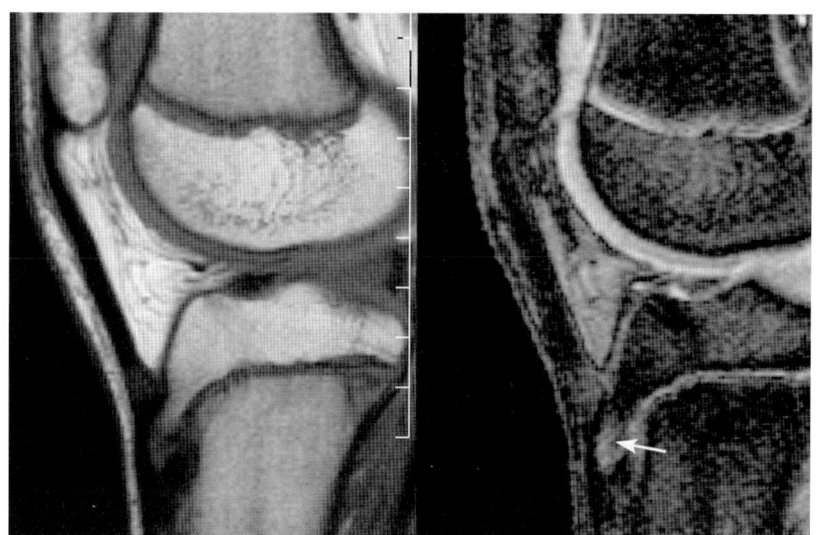

Abb. 1.9. M. Schlatter (11 Jahre, w.)

Sagittal; *links* T1, *rechts* T2*: Im Vergleich zum vorigen Fall ausgedehntere Signalminderung der Tuberositas tibiae in T1-Wichtung mit Signalsteigerung in relativer T2-Wichtung (*Pfeile*). Auch etwas ausgedehntere entsprechende Signaländerungen des distalen Patellarsehnenabschnitts. Leichte Flüssigkeitsvermehrung innerhalb der Bursa infrapatellaris profunda mit Signalsteigerung in T2*

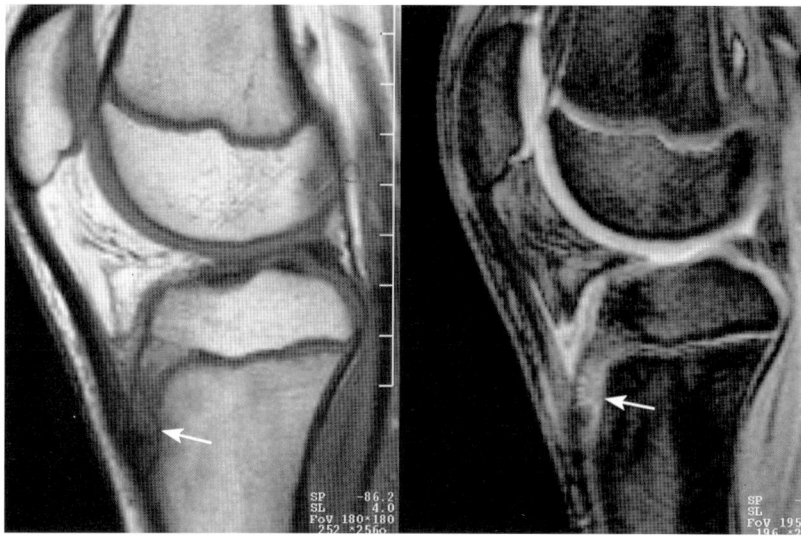

8 Patellarsehne

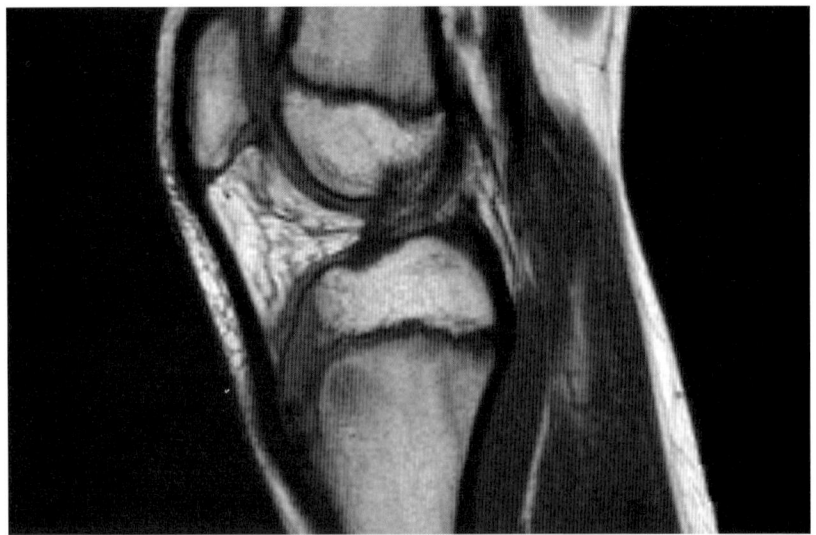

Abb. 1.10. M. Schlatter
(13 Jahre, m.)

Sagittal T1: Ausgedehnte Signalminderung der Tibiakopfapophyse in T1-Wichtung

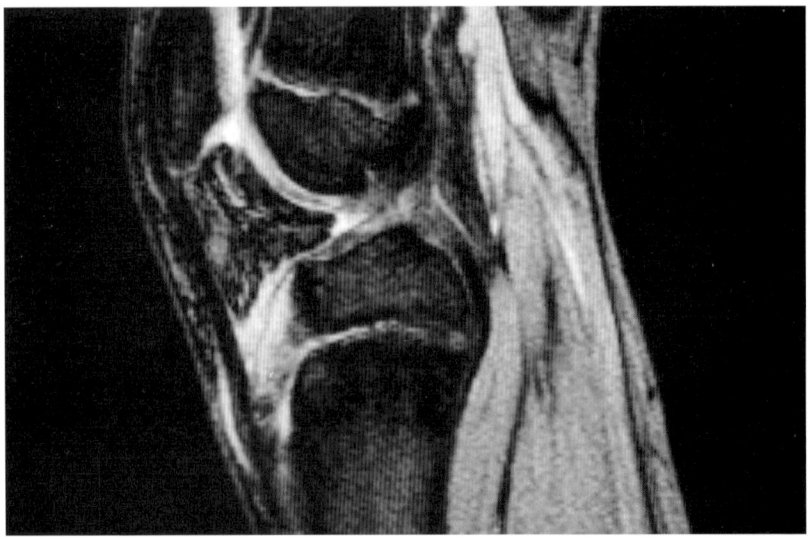

Abb. 1.11. M. Schlatter
(13 Jahre, m. – gleicher Patient wie Abb. 1.10)

Sagittal T2*: Ausgedehnte Signalsteigerung der Tibiakopfapophyse. Leichte Signalsteigerungen auch der Bursa infrapatellaris profunda bzw. subcutanea an Hinter- und Vorderrand der distalen Patellarsehne als Begleitreizzustände

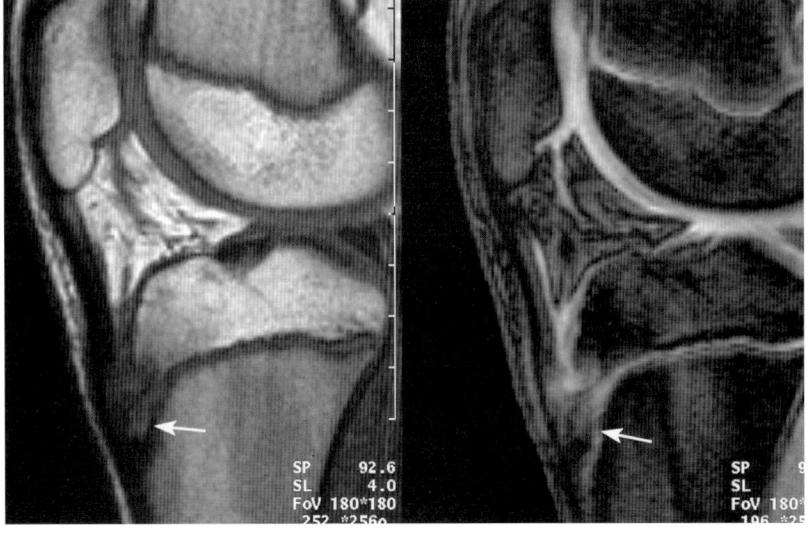

Abb. 1.12. M. Schlatter
(12 Jahre, m.)

Sagittal; *links* T1, *rechts* T2*: Signalminderung der distalen Tibiakopfapophyse in T1-Wichtung mit Signalsteigerung in relativer T2-Wichtung. Beginnende Fragmentierung bzw. Defektzone am Vorderrand (*Pfeile*). Leichte Begleitsignaländerungen distaler Patellarsehnenansatz sowie Bursa infrapatellaris profunda

Abb. 1.13. M. Schlatter (12 Jahre, w.)

Sagittal T1: Signalminderung und partielle Fragmentierung Tibiakopfapophyse

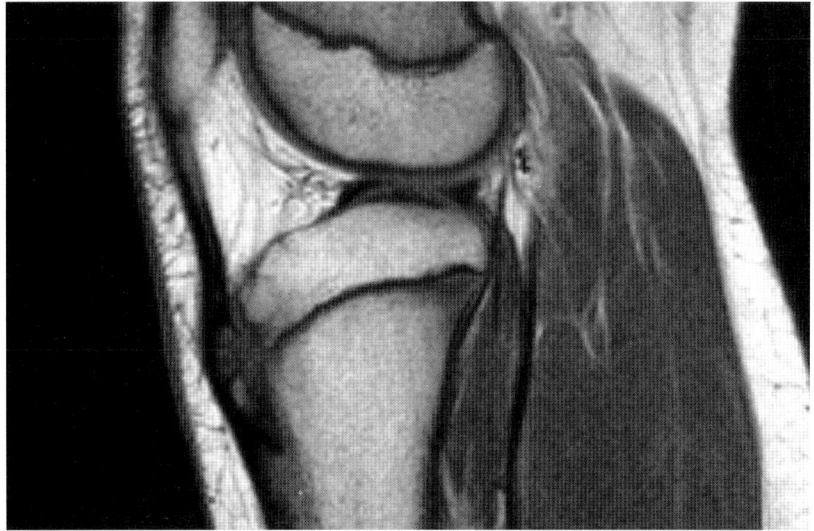

Abb. 1.14. Apophysäre Ossifikationsstörung; kleiner reizloser Apophysenkern der Tuberositas (38 Jahre, m.)

Sagittal; *links* T1, *rechts* T2*: Am Vorderrand der Tuberositas kleines isoliertes Knochenelement (*Pfeile*) mit vollständig regulärem Signalverhalten. Lediglich leichte Signalsteigerungen der unmittelbar angrenzenden distalen Patellarsehnenpartie in beiden Sequenzen

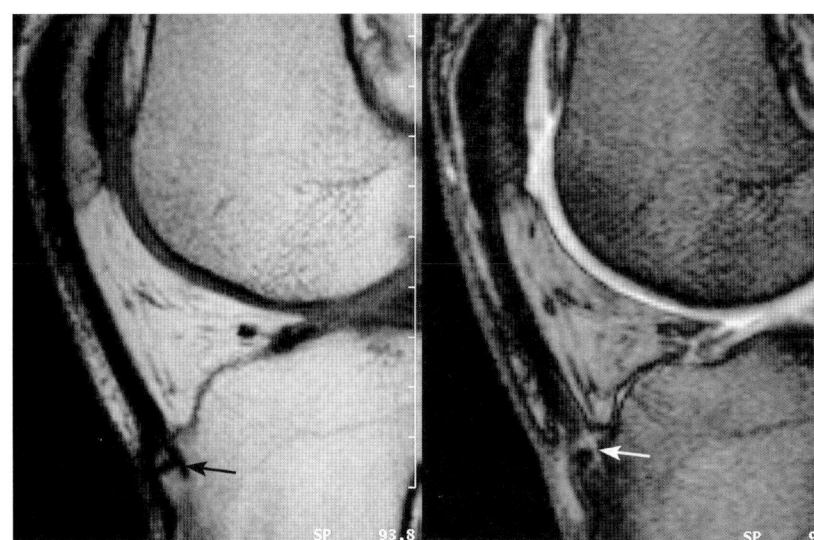

Abb. 1.15. Persistierender Apophysenkern der Tuberositas. Ausgeprägte Bursitis infrapatellaris profunda (16 Jahre, m.)

Sagittal; *links* T1, *rechts* T2*: Isoliertes Knochenelement (*Pfeile*) ventral einer wellig konturierten Tibiakopfvorderfläche; Epiphysenfuge geschlossen. Deutliche flüssigkeitsisointense Signalminderung der Bursa infrapatellaris profunda mit Signalsteigerung in relativer T2-Wichtung einschließlich des angrenzenden distalen Patellarsehnenhinterrandes sowie geringfügig auch der Bursa infrapatellaris subcutanea

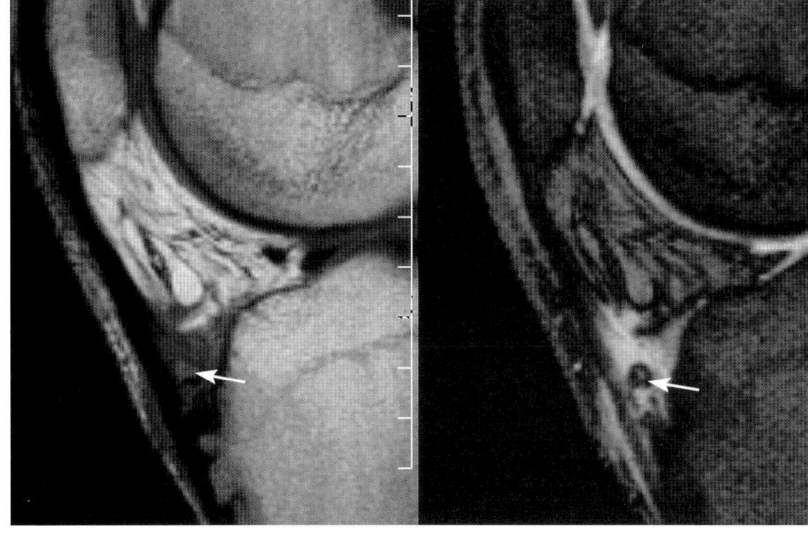

10 Patellarsehne

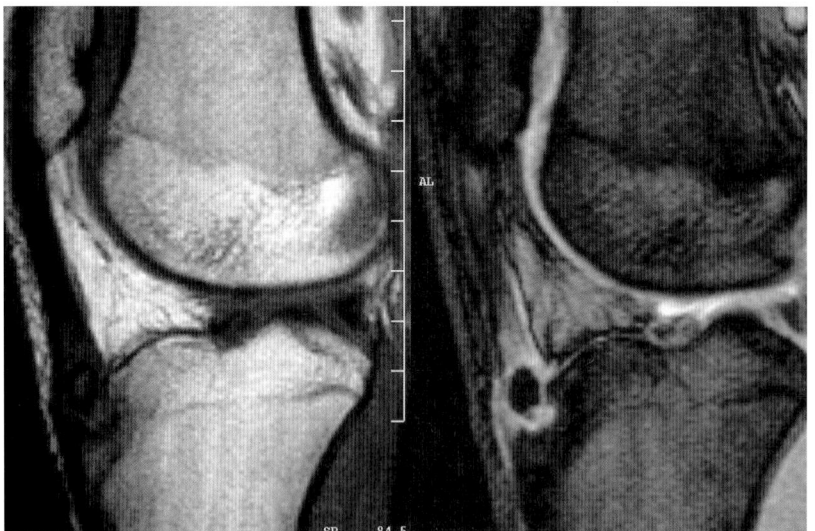

Abb. 1.16. Persistierender Apophysenkern der Tuberositas. Exsudative Peritendinitis (16 Jahre, m.)

Sagittal; *links* T1, *rechts* T2*: Etwas größeres isoliertes Knochenelement ventral eines schüsselförmigen Vorderflächendefektes der ehemaligen Tuberositas mit leichter Auftreibung des distalen Patellarsehnenabschnitts und deutlicher Signalsteigerung dieser Partie in beiden Sequenzen

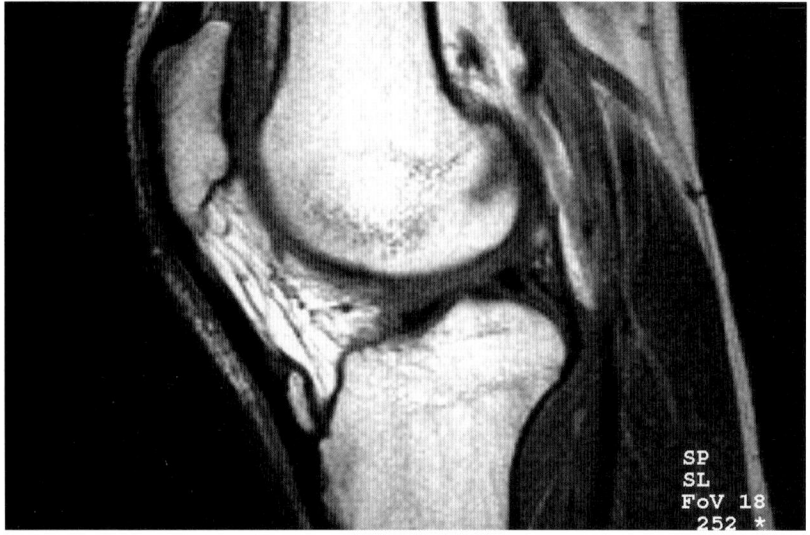

Abb. 1.17. Persistierender Apophysenkern/Sesambein der Patellarsehne distal (39 Jahre, m.)

Sagittal T1: Längliches isoliertes Knochenelement ventral der Tuberositas am Patellarsehnenhinterrand

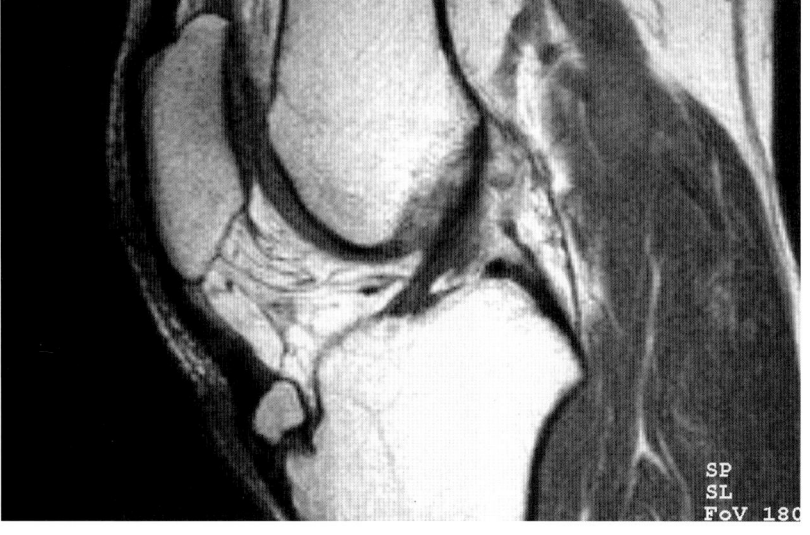

Abb. 1.18. Persistierender Apophysenkern Tibiakopfvorderrand (48 Jahre, m.)

Sagittal T1: Großes rundliches Knochenelement ventral der Tuberositas am Hinterrand des Patellarsehnenansatzes distal

Abb. 1.19 a–c. Distaler Patellarsehneneinriss mit Bursaeinblutungen – Kniekontusion vor 1 Woche (22 Jahre, m.)

a Sagittal; *links* T1, *rechts* T2*: Auftreibung und Signalsteigerung des distalen Patellarsehnenanteils mit Zunahme der Veränderungen unmittelbar präossär. Angedeutet dreiecksförmige bzw. kranial konvexe Flüssigkeitsansammlung der Bursa infrapatellaris profunda mit blutungsbedingt auffällig hyperintensem Signal in T1-Wichtung und zum Teil etwas schwächer hyperintensem Signal in relativer T2-Wichtung (*Pfeilspitzen*). Zusätzlich längerstreckige flüssigkeitsisointense Veränderung der Bursa prae/infrapatellaris subcutanea

b Sagittal T2* und **c** axial T2*: Deutliche Spiegeleinstellung innerhalb der Bursa infrapatellaris profunda durch sedimentierte Blutanteile (*Pfeile*)

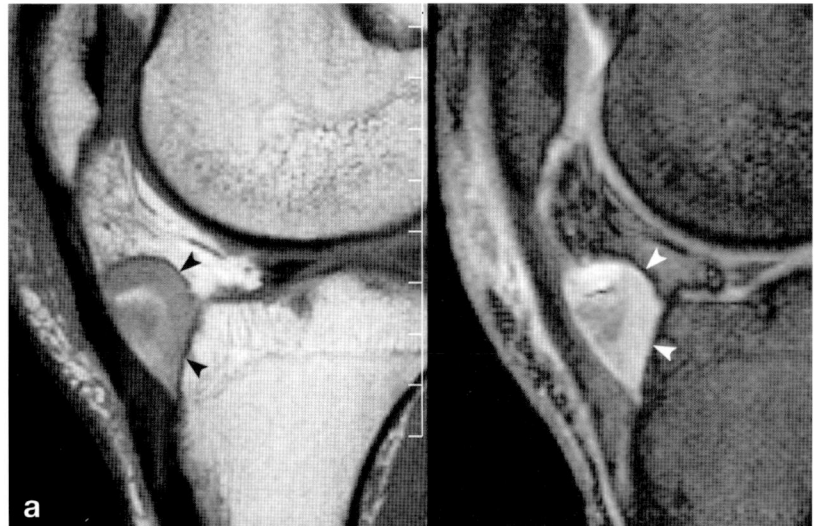

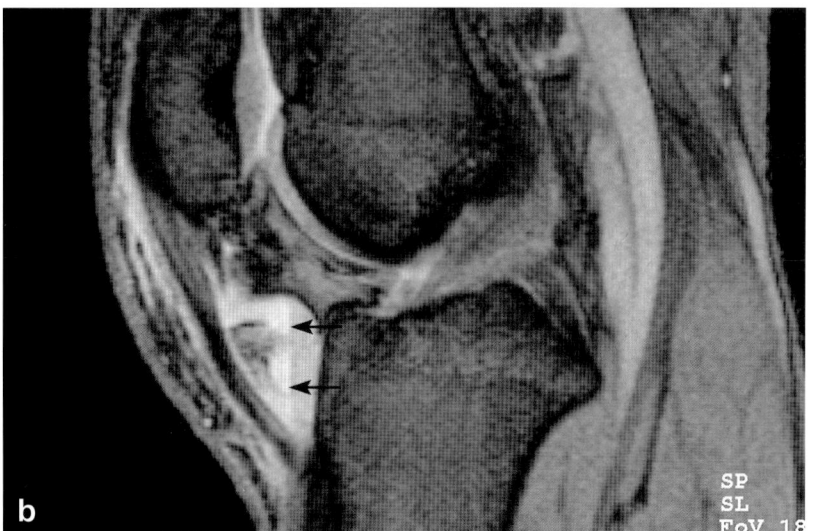

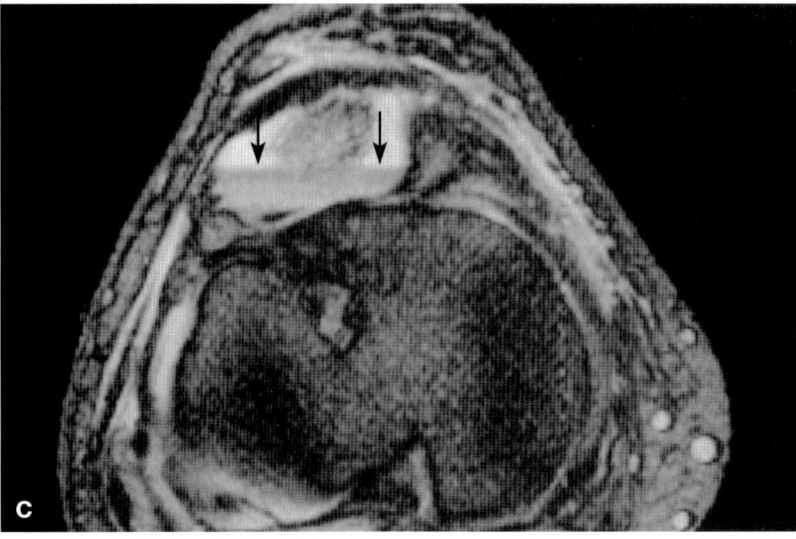

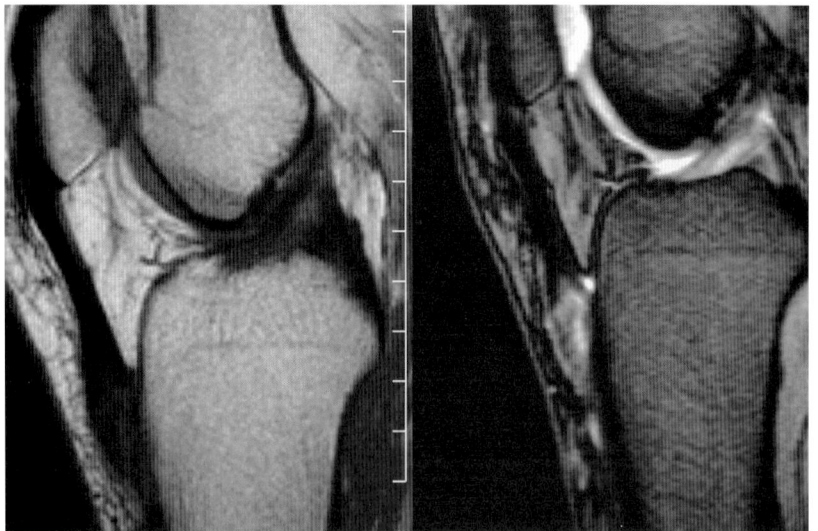

Abb. 1.20. Diskreter distaler Patellarsehneneinriss – Kniekontusion vor 10 Monaten (38 Jahre, w.)

Sagittal; *links* T1, *rechts* T2*: Deutlich aufgetriebener distaler Patellarsehnenabschnitt mit Signalsteigerung in beiden Sequenzen

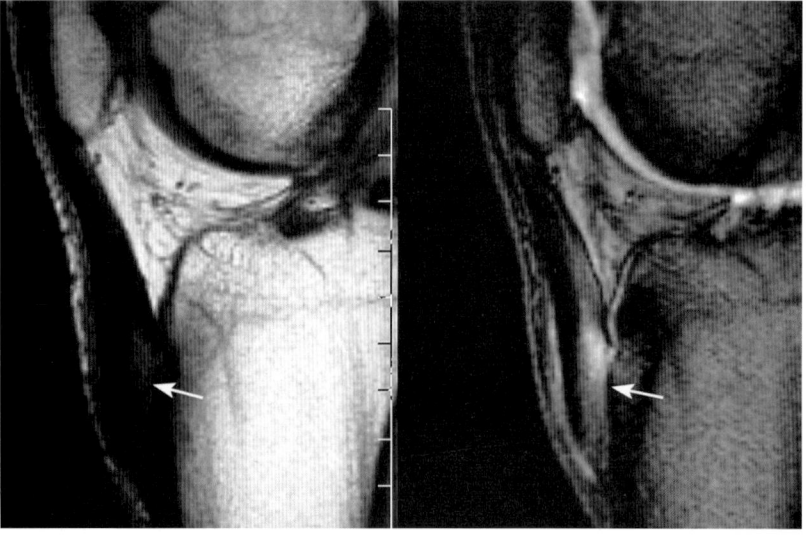

Abb. 1.21. Distaler Patellarsehneneinriss; Tuberositaskontusion vor 2 Monaten (27 Jahre, m.)

Sagittal; *links* T1, *rechts* T2*: Deutlich aufgetriebener, im dorsalen Abschnitt in beiden Sequenzen signalgesteigerter distaler Patellarsehnenanteil. Zusätzlich flaue Signalminderung angrenzender ventraler Tibiakopfabschnitte in T1-Wichtung („bone bruise") mit lokaler Signalsteigerung in relativer T2-Wichtung (*Pfeile*)

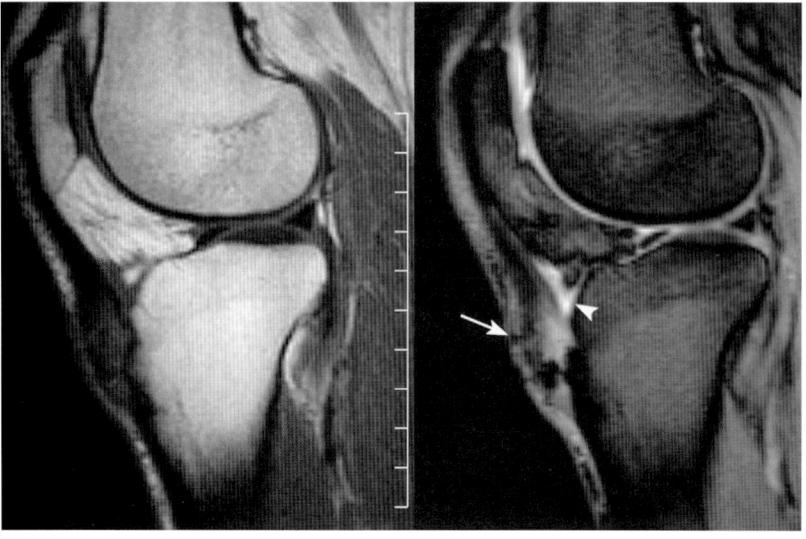

Abb. 1.22. Exazerbierte chronische Tendinitis Patellarsehne distal nach Resektion intratendinöser Verknöcherung (Ossifikationsstörung; 41 Jahre, w.)

Sagittal; *links* T1, *rechts* T2*: Distaler Patellarsehnenabschnitt deutlich aufgetrieben, in beiden Sequenzen signalgesteigert, Metallabriebartefakte nach früherer operativer Revision am Läsionsvorderrand (*Pfeil*). Leichte Flüssigkeitsvermehrung innerhalb der Bursa infrapatellaris profunda mit entsprechender Signalsteigerung in relativer T2-Wichtung (*Pfeilspitze*)

Abb. 1.23 a, b. Erhebliche Tendinitis Patellarsehne distal; Bursaödem nach Marknagelentfernung vor $^1/_2$ Jahr (39 Jahre; m.)

a, b Sagittal T1: Jeweils Signalsteigerung und Verbreiterung des distalen Patellarsehnenabschnitts mit Signalminderung auch angrenzender Subkutanstrukturen, der Bursa infrapatellaris profunda und benachbarter Marknagelbohrkanalpartien. Einzelne signalfreie Metallabriebartefakte im Bereich der ehemaligen Einschlagstelle und im Kanalverlauf

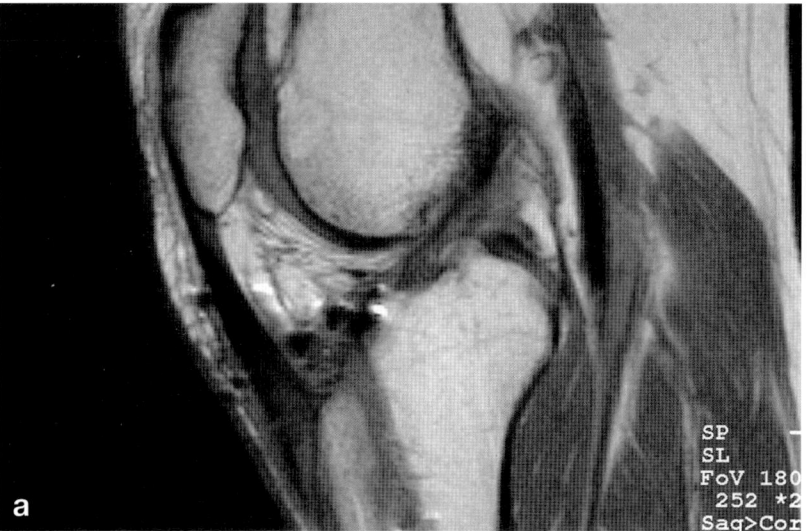

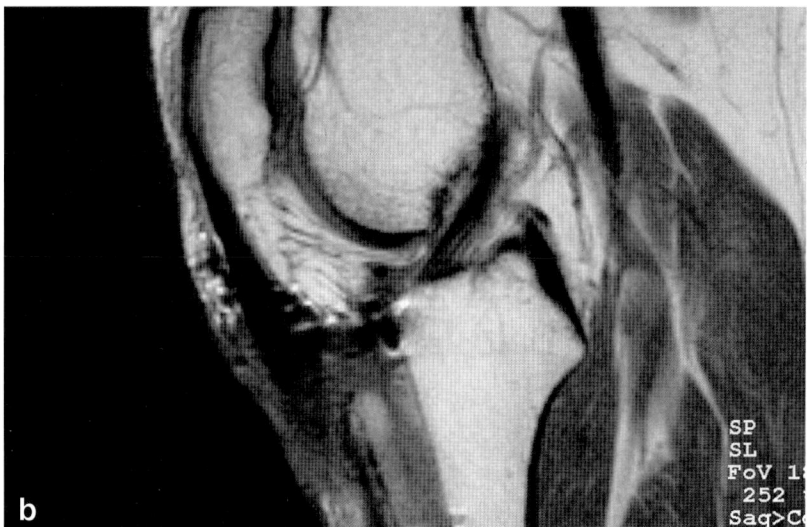

Abb. 1.24. Tendinitis gesamte Patellarsehnenlänge (30 Jahre, m.)

Sagittal T2*: Signalsteigerung des gesamten Patellarsehnenverlaufs. Randbegrenzungen jeweils signalarm

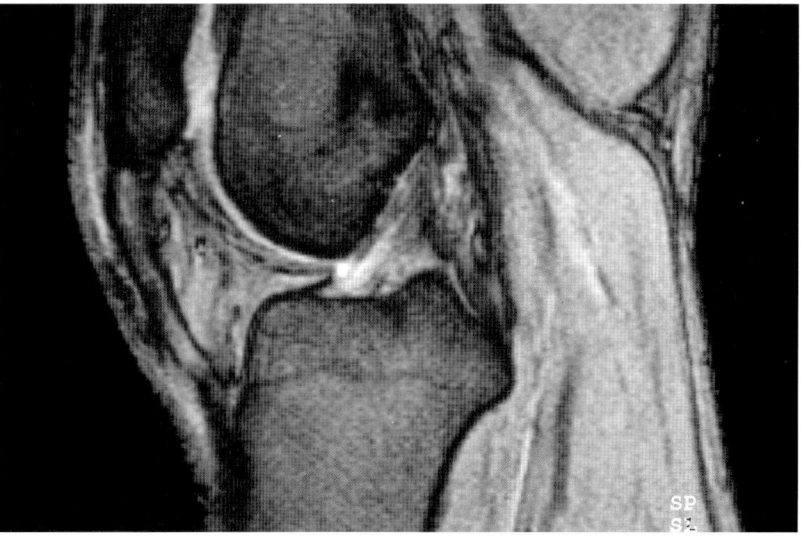

14 Patellarsehne

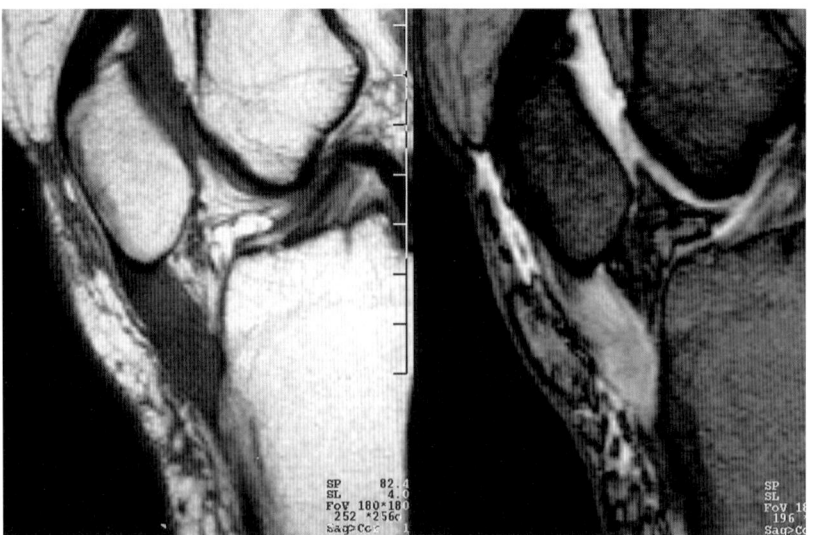

Abb. 1.25. Schwere Tendinose/-itis Patellarsehne nach Arthroskopie; Patella profunda/baja (50 Jahre, w.)

Sagittal; *links* T1, *rechts* T2*: In der Gesamtlänge deutlich aufgetriebene und in beiden Sequenzen erheblich signalgesteigerte Patellarsehne. Zusätzlich leicht vermehrte Flüssigkeit innerhalb der Bursa praepatellaris mit flüssigkeitsisointenser Signalsteigerung in relativer T2-Wichtung. Ausgeprägter Patellatiefstand (Insall-Salvati-Index 0,77)

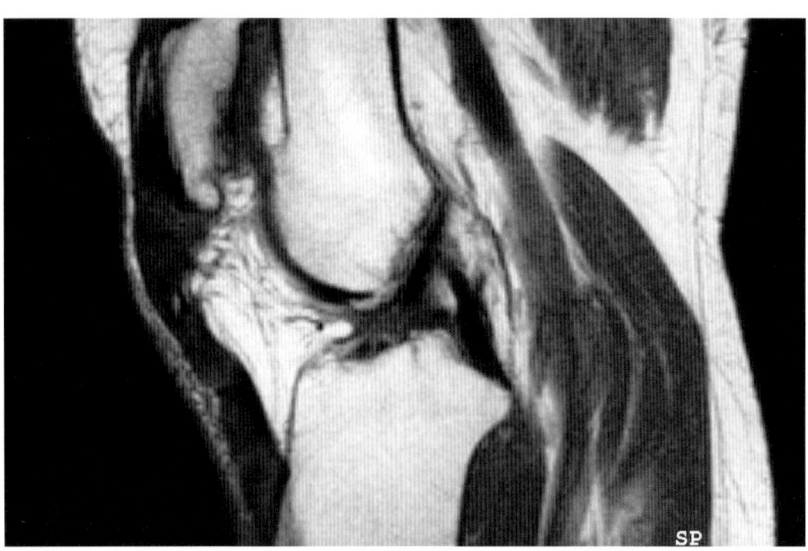

Abb. 1.26. Chronischer Teilriss der Patellarsehne – Kniekontusion vor 11 Monaten. Tendinitis nach OP einer Ruptur vor $^1/_2$ Jahr (68 Jahre, w.)

Sagittal T1: Patellarsehne im Gesamtverlauf geschlängelt und aufgetrieben, besonders proximal mit Signalsteigerung in T1-Wichtung bzw. umschriebenem knochenmarksisointensen Anteil in Höhe des proximalen Drittelpunktes, entsprechend lokalisierter Verkalkung. Patella alta (Insall-Salvati-Index 1,29)

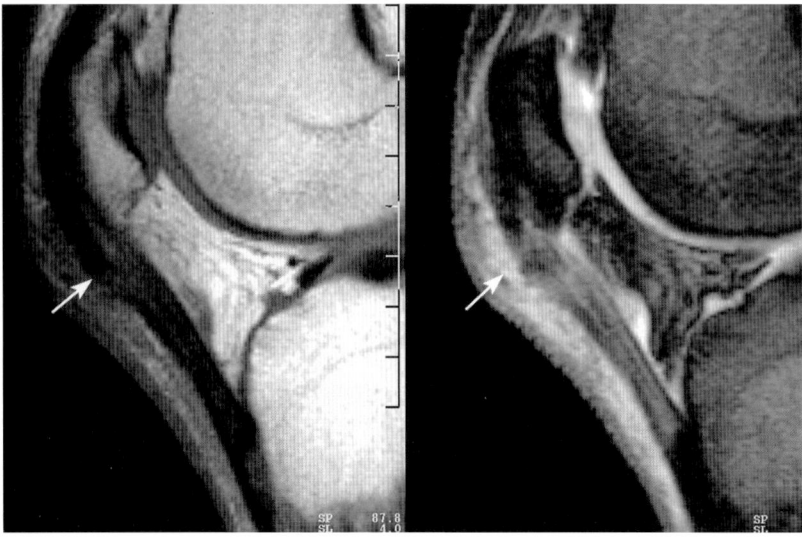

Abb. 1.27. Chronischer Teilriss Patellarsehne – Kniekontusion vor 13 Jahren (34 Jahre, m.)

Sagittal; *links* T1, *rechts* T2*: Signalsteigerung der Patellarsehne in beiden Sequenzen im Gesamtverlauf, hauptsächlich jedoch proximal mit partieller Konturunterbrechung am kaudalen Patellapol (*Pfeile*). Zusätzlich Flüssigkeitsanteile am Patellarsehnenhinterrand sowie deutliches Ödem prä-/infrapatellarer Subkutanstrukturen mit entsprechenden Signalsteigerungen in T2*

Abb. 1.28. Sehr ausgedehnter Teilriss Patellarsehne – Kniekontusion vor 3 Wochen (34 Jahre, m.)

Sagittal; *links* T1, *rechts* T2*: Erhebliche Signalsteigerung des gesamten Patellarsehnenverlaufs mit deutlicher Konturinkongruenz im mittleren Drittel (*Pfeile*). Diffuse Signalsteigerung prä-/infrapatellarer Subkutanstrukturen in relativer T2-Wichtung durch diffuses Begleitödem. Minimale entsprechende Veränderungen auch innerhalb des Hoffa-Fettkörpers

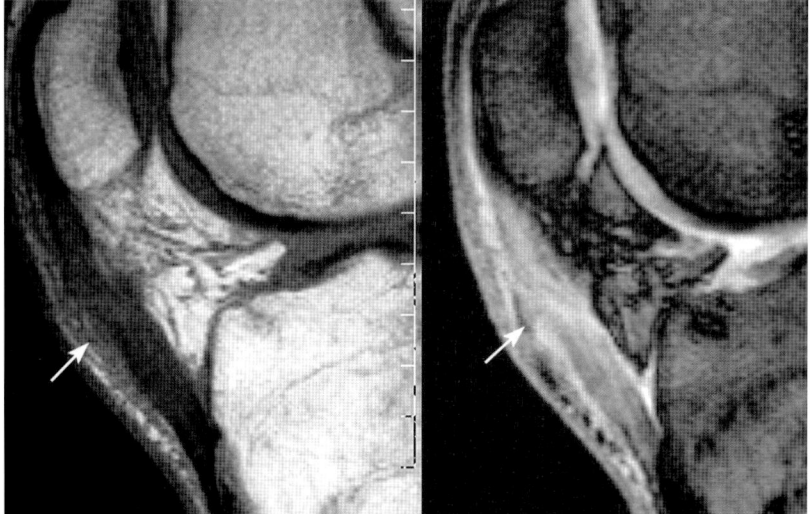

Abb. 1.29. Chronischer Teilriss der Patellarsehne – Kontusion vor ¹/₂ Jahr (57 Jahre, m.)

Sagittal; *links* T1, *rechts* T2*: Patellarsehne proximal trichterförmig aufgetrieben und in beiden Sequenzen deutlich signalgesteigert. Abgehobener ventraler Ansatzbereich am kaudalen Patellapol. Signalminderungen vorgelagerter Subkutanstrukturen in T1-Wichtung mit diffuser Signalsteigerung in relativer T2-Wichtung, entsprechend Ödemzonen

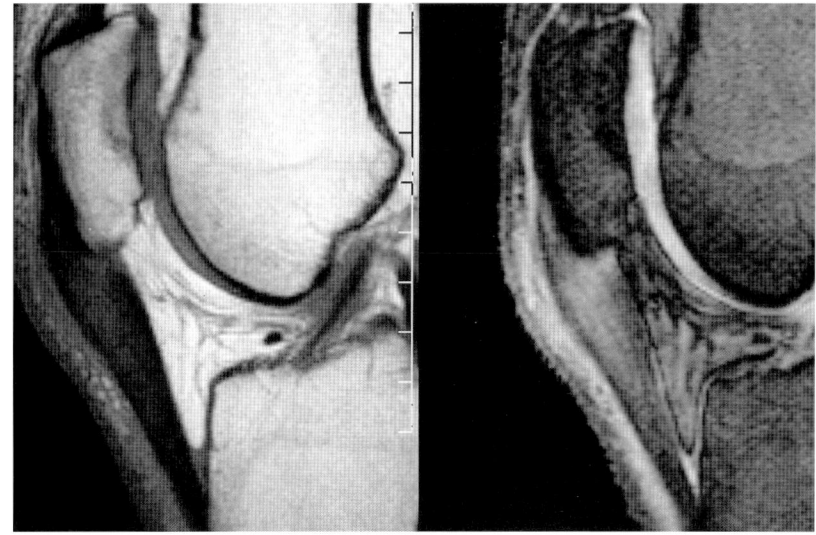

Abb. 1.30. Schalige Patellaspitzenfraktur; proximaler Patellarsehnenreiz/Einblutung – Trauma vor 1 Woche (12 Jahre, m.)

Sagittal; *links* T1, *rechts* T2*: Flaue Signalminderung des kaudalen Patellapols in T1-Wichtung. In T2* deutliche Signalsteigerung mit schaliger Konturunterbrechung basal (*Pfeil*). Leichte Auftreibung und Signalsteigerung der proximalen Patellarsehnenhälfte. Zarte hyperintense Flüssigkeitslamellen am Hoffa-Hinterrand und zentral in T2*

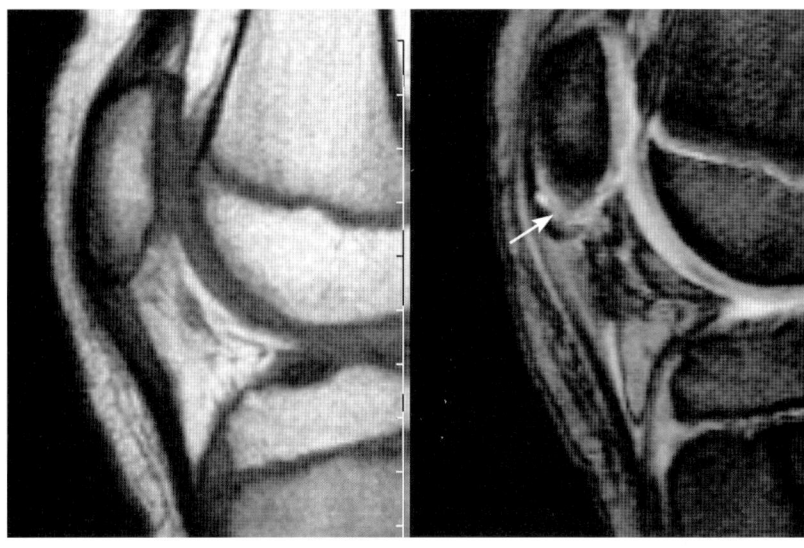

16 Patellarsehne

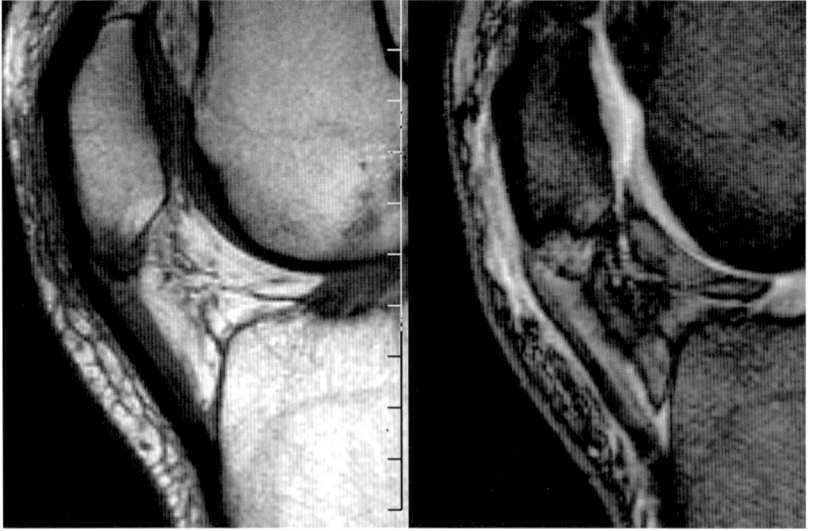

Abb. 1.31. Patellaspitzenfraktur vor 3 Tagen mit intra- und periligamentären Einblutungen (31 Jahre, m.)

Sagittal; *links* T1, *rechts* T2*: Signalminderung des kaudalen Patellapols in T1- bzw. Signalsteigerung in relativer T2-Wichtung mit Kortikalisunterbrechungen und minimaler Dislokation nach dorsal. Flächige flaue Signalsteigerungen am Patellarsehnenhinterrand in T2* sowie Flüssigkeitsvermehrung prä-/infrapatellarer Subkutanstrukturen. Zarte Flüssigkeitslamellen auch in zentralen Hoffa-Abschnitten mit Signalsteigerung in T2*

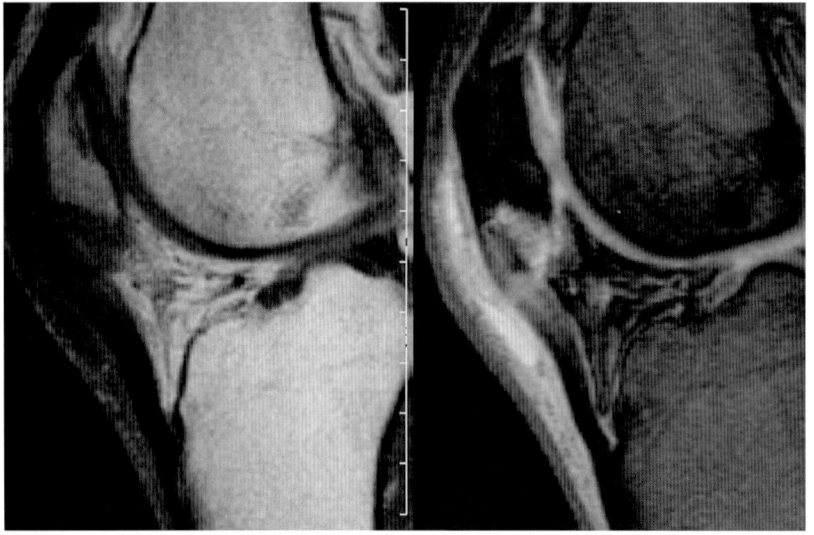

Abb. 1.32. Kaudale Patellafraktur vor 12 Tagen; Patellarsehneneinblutung/-einriss; Hoffa-Einriss (55 Jahre, m.)

Sagittal; *links* T1, *rechts* T2*: Signalgeminderter kaudaler Patellapol in T1-Wichtung mit erheblicher Signalsteigerung in relativer T2-Wichtung. Kortikalisunterbrechungen ventral und dorsal. Kaum Dislokationen. Verbreiterung und Signalsteigerungen des proximalen Patellarsehnenanteils mit Konturunregelmäßigkeit ansatznah. Deutliche Signalminderung prä-/infrapatellarer Subkutanstrukturen in T1-Wichtung mit erheblicher Signalsteigerung in relativer T2-Wichtung. Minimale entsprechende Veränderungen auch innerhalb zentraler bzw. kraniodorsaler Hoffa-Abschnitte

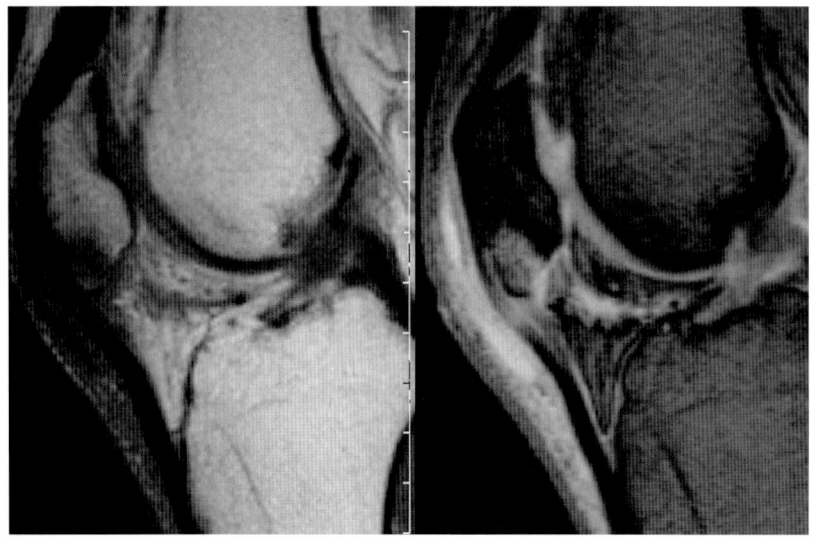

Abb. 1.33. Kaudale Patellafraktur vor 12 Tagen; Patellarsehneneinblutung/-einriss; Hoffa-Einriss; Bursahämatom (55 Jahre, m. – gleicher Patient wie Abb. 1.32)

Sagittal; *links* T1, *rechts* T2*: Konturunterbrechung kaudaler Patellapol mit Signalminderung in T1- und Signalsteigerung in relativer T2-Wichtung. Auftreibung und Unregelmäßigkeit der proximalen Patellarsehne mit gleicher Signalcharakteristik. Relativ breiter Hoffa-Einriss zentral, ventral beginnend. Deutliche Flüssigkeitseinlagerungen prä-/infrapatellarer Subkutanstrukturen, zum Teil im Bursabereich

Abb. 1.34. Patellaspitzenfraktur am Vortag; Patellarsehnen-, erhebliche prä-/infrapatellare Weichteil- und Bursaeinblutungen (61 Jahre, w.)

Sagittal; *links* T1, *rechts* T2*: Deutliche Konturunterbrechung kaudaler Patellapol mit in Nachbarschaft des Frakturspalts gelegener Signalminderung in T1- und Signalsteigerung in relativer T2-Wichtung. Keine Dislokation. Leichte Signalsteigerung des benachbarten proximalen Patellarsehnenansatzes in relativer T2-Wichtung. Einrisse zentraler Hoffa-Abschnitt. Leichte Signalsteigerung Quadrizepssehnenansatz in beiden Sequenzen. Massive Verbreiterung und Flüssigkeitseinlagerungen prä-/infrapatellarer Subkutanstrukturen mit diffuser Signalminderung in T1- und Signalsteigerung in relativer T2-Wichtung

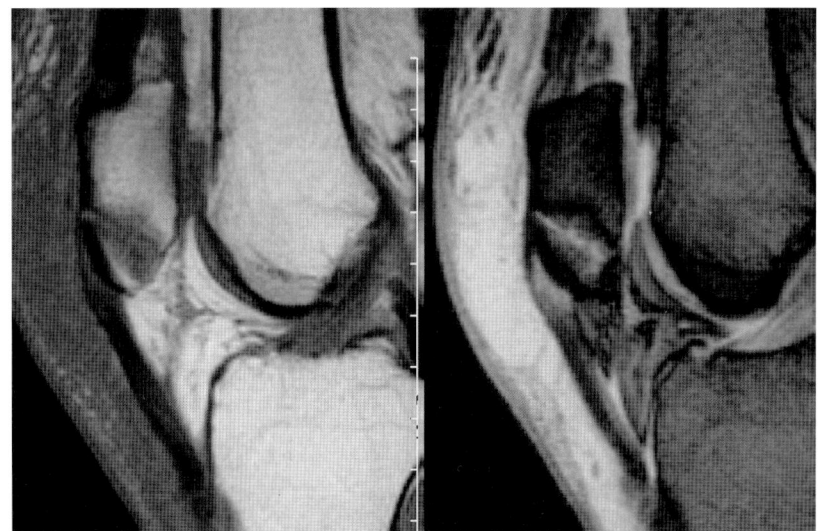

Abb. 1.35. Patellaspitzenfraktur vor 3 Monaten, ausgeprägte Patellarsehneneinblutung, relativ geringer Umgebungsreiz, leichte Quadrizepssehnenansatztendopathie (66 Jahre, m.)

Sagittal; *links* T1, *rechts* T2*: Patellafrakturspalt in relativer T2-Wichtung deutlich hyperintens; angedeutete signalfreie Randsklerosen als Hinweis auf nicht mehr frisches Trauma. Deutliche Verbreiterung der Patellarsehne proximal mit Signalsteigerung in beiden Sequenzen. Zarte subkutane Flüssigkeitslamellen. Hoffa-Einriss dorsal. Leichte Signalsteigerung des Quadrizepssehnenansatzes in beiden Sequenzen

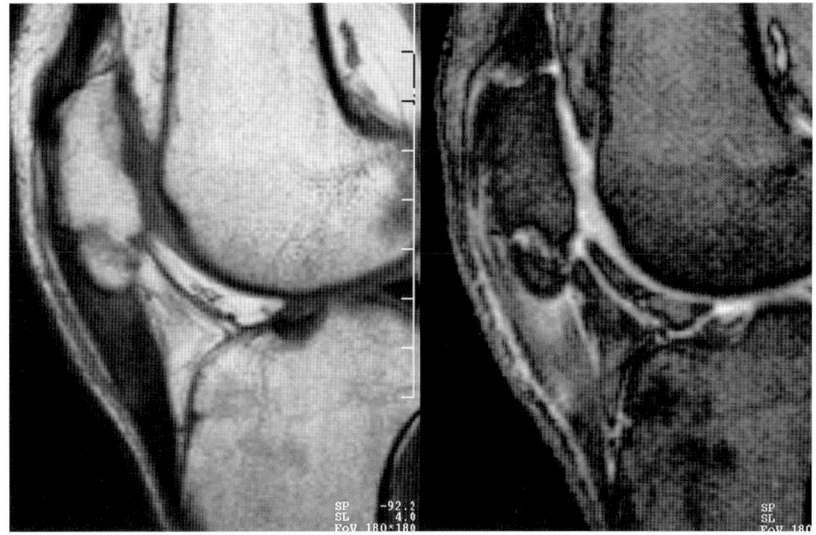

Abb. 1.36. Ossifikationsstörung kaudaler Patellapol (Patellaspitzenkern) und lokaler Bandreiz (15 Jahre, m.)

Sagittal; *links* T1, *rechts* T2*: Regelrechtes Knochenmarksignal bei fast isoliertem kaudalem Patellapol mit zarter Sklerosierungslinie. Signalsteigerung am Hinterrand des proximalen Patellarsehnenansatzes in T1- und deutlicher in relativer T2-Wichtung

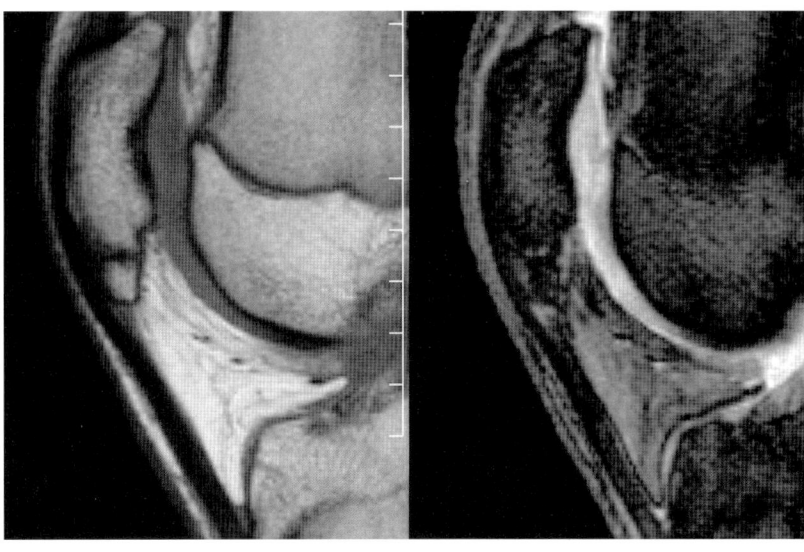

18   Patellarsehne

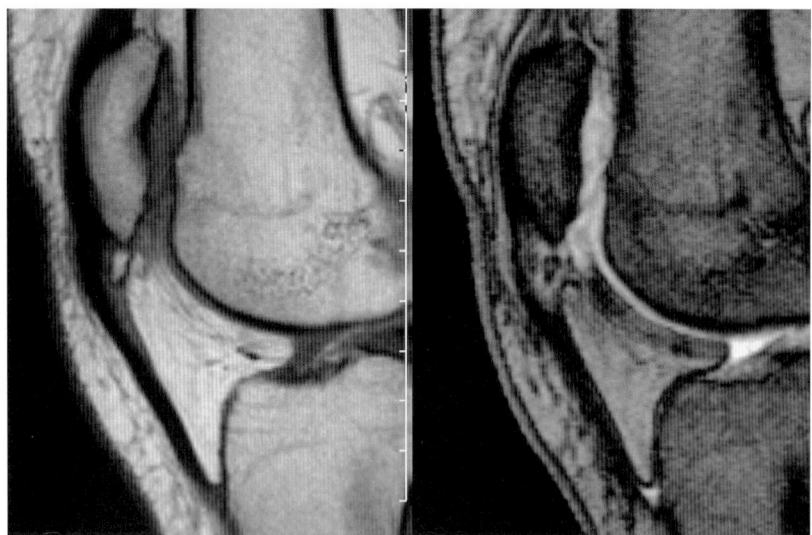

Abb. 1.37. Ossifikationsstörung kaudaler Patellapol (Patellaspitzenkern) und lokaler Bandreiz (27 Jahre, w.)

Sagittal; *links* T1, *rechts* T2*: Isoliertes tropfenförmiges Knochenelement am kaudalen Patellapol mit vollständig regulärem Knochenmarkssignal, jedoch zirkulärer Signalsteigerung der unmittelbaren Umgebung einschließlich des proximalen Patellarsehnenansatzes in relativer T2-Wichtung

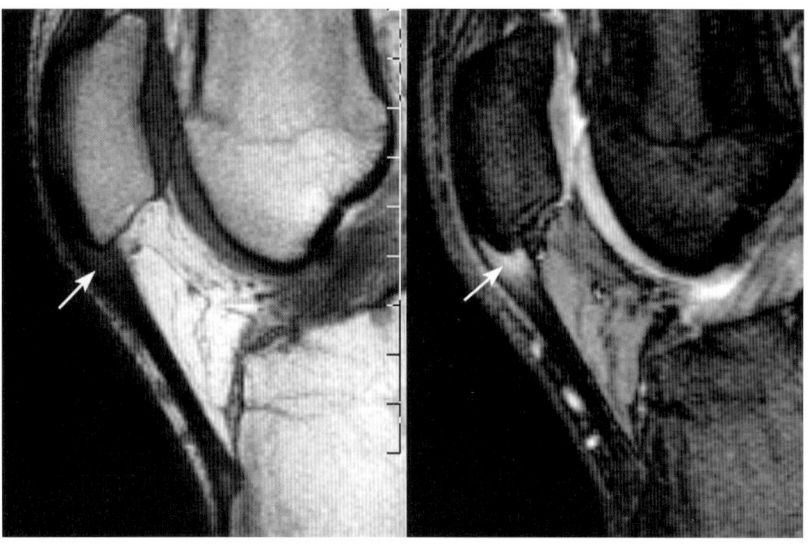

Abb. 1.38. Proximale Patellarsehnenansatztendopathie (16 Jahre, m.)

Sagittal; *links* T1, *rechts* T2*: Reguläres ossäres Signalverhalten. Trichterförmige leichte Auftreibung des proximalen Patellarsehnenansatzes mit Signalsteigerung in beiden Sequenzen, hauptsächlich in relativer T2-Wichtung (*Pfeile*)

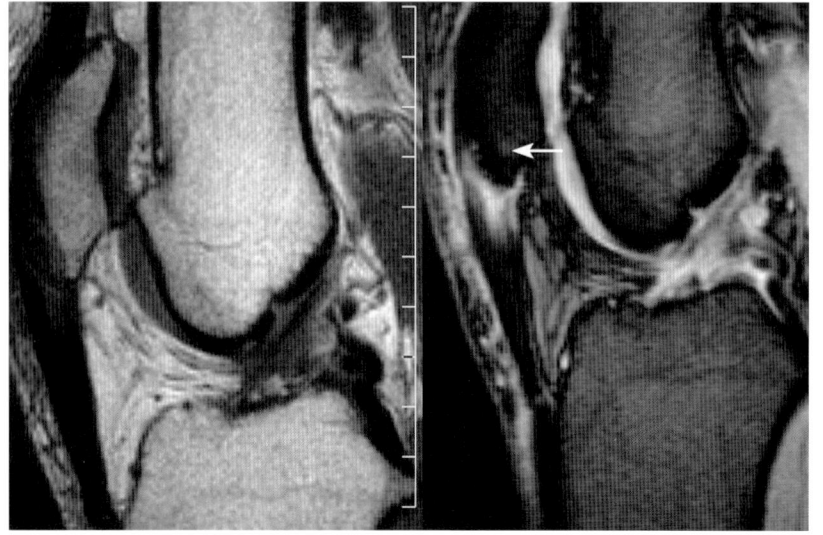

Abb. 1.39. Patellaspitzensyndrom; Bursa- und minimale ossäre Beteiligung (52 Jahre, m.)

Sagittal; *links* T1, *rechts* T2*: Trichterförmige Verbreiterung des proximalen Patellarsehnenabschnitts mit Signalsteigerung in beiden Sequenzen. Zusätzlich äußerst diskrete Signalsteigerung der ossären Ansatzpartie ventrokaudal in relativer T2-Wichtung (*Pfeil*). Diffuse Signalsteigerung prä-/infrapatellarer Subkutanstrukturen in T2*

Abb. 1.40. Ausgeprägtes Patellaspitzensyndrom (20 Jahre, m.)

Sagittal; *links* T1, *rechts* T2*: Ausgedehntere Verbreiterung des proximalen Patellarsehnenansatzes mit erheblicher Signalsteigerung in beiden Sequenzen. Geringe diffuse Signalsteigerung prä-/infrapatellarer Subkutanstrukturen in T2*

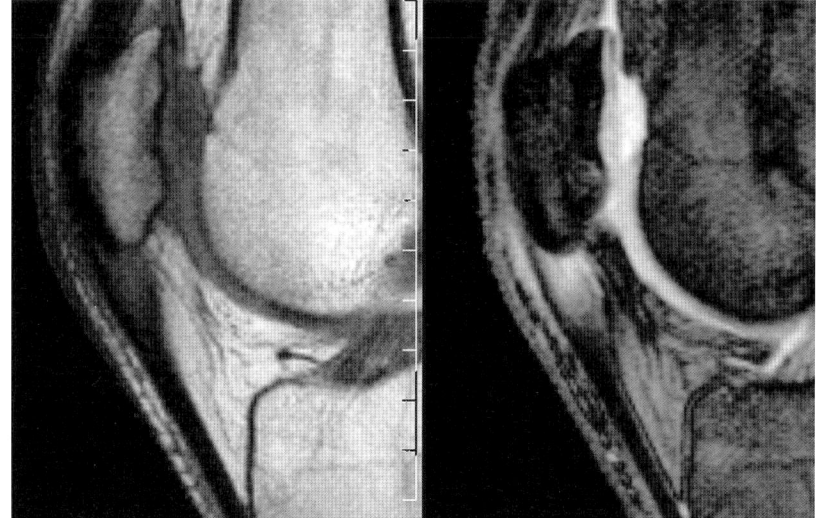

Abb. 1.41. Ausgeprägtes Patellaspitzensyndrom (17 Jahre, w.)

Sagittal; *links* T1, *rechts* T2*: Erhebliche Verbreiterung des proximalen Patellarsehnenabschnitts mit ausgeprägter Signalsteigerung in T1- und vor allem relativer T2-Wichtung

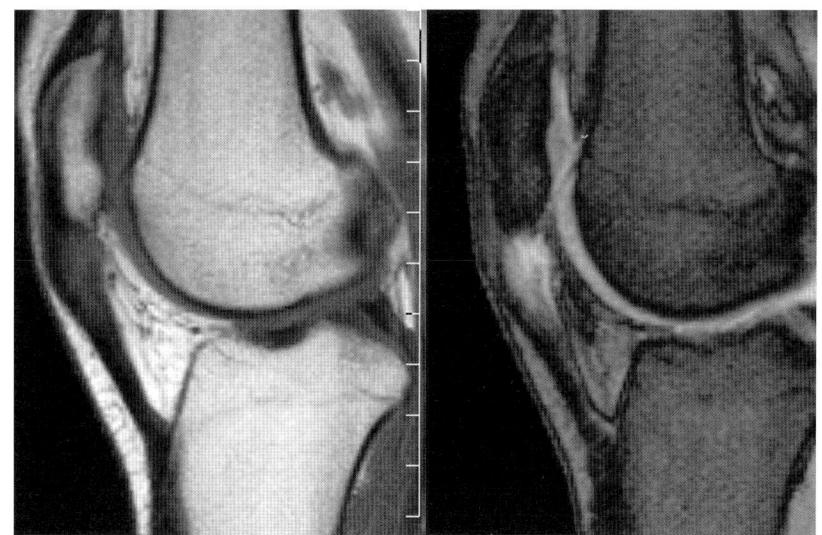

Abb. 1.42. Erhebliches Patellaspitzensyndrom; leichte knöcherne Beteiligung (25 Jahre, m.)

Sagittal; *links* T1, *rechts* T2*: Massive Auftreibung proximaler Patellarsehnenbereich mit Signalsteigerung in relativer T2-Wichtung einschließlich dorsaler Abschnitte des Hoffa-Fettkörpers. Kaum merklich auch ossäre Signalsteigerung des kaudalen Patellapols (*Pfeil*)

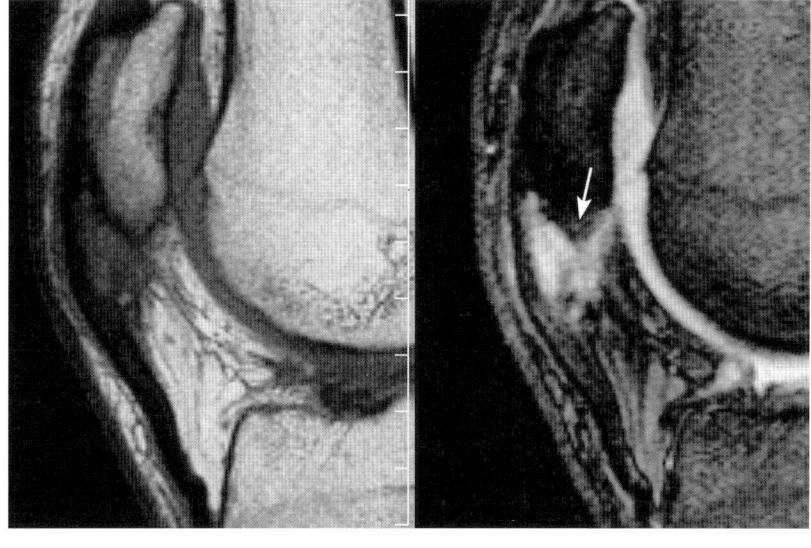

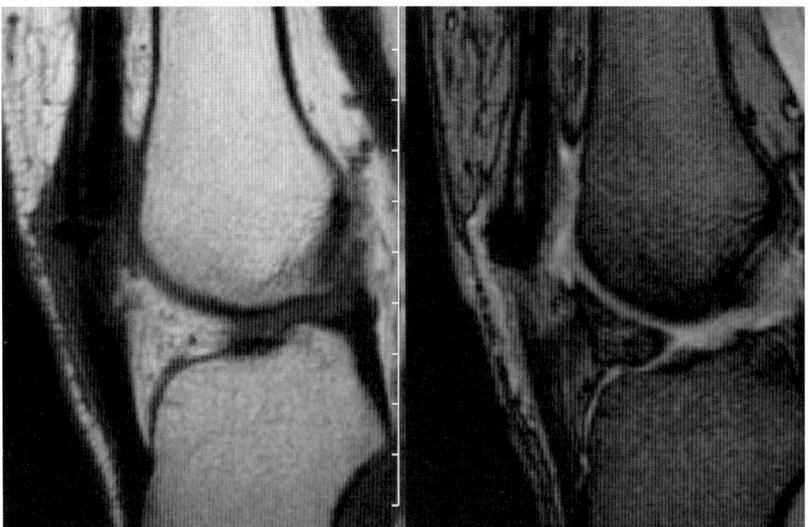

Abb. 1.43. Lokaler Reizzustand nach Patellektomie wegen Trümmerfraktur vor 5 Monaten (56 Jahre, w.)

Sagittal; *links* T1, *rechts* T2*: Signalfreier Metallartefakt in Höhe der Verbindungsstelle zwischen Quadrizeps- und Patellarsehne nach Patellektomie mit leichter Signalsteigerung proximaler Patellarsehnenanteile in relativer T2-Wichtung sowie deutlicherer Signalsteigerung vorgelagerter Subkutanstrukturen

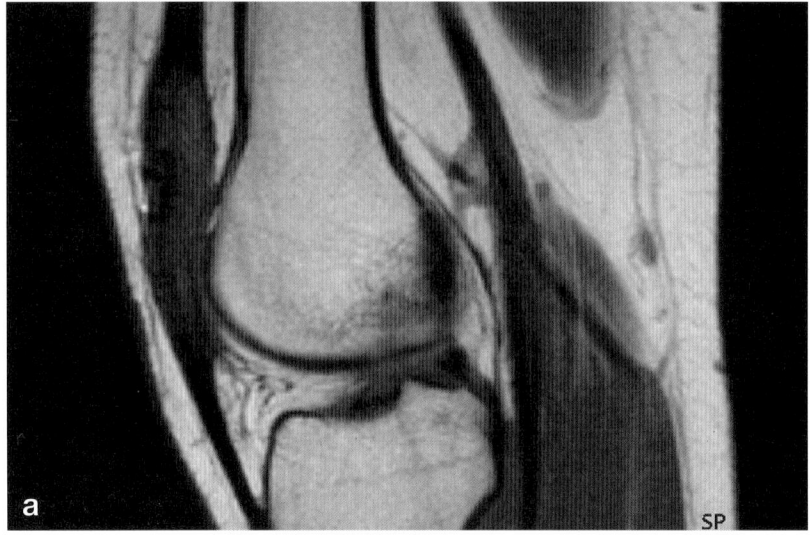

Abb. 1.44a, b. Lokaler Reizzustand nach Patellektomie wegen Patellatrümmerfraktur vor 1 Jahr (20 Jahre, w.)

a Sagittal T1: Deutliche Konturauftreibung und Signalsteigerung der Verbindungsstelle von Quadrizeps- und Patellarsehne über eine Strecke von 5 cm in T1-Wichtung. Kleiner Metallartefakt im mittleren Abschnitt ventral

b Sagittal T2*: Erhebliche Signalsteigerung des bereits in T1-Wichtung auffälligen Anteils. Metallartefakt im mittleren Abschnitt deutlicher

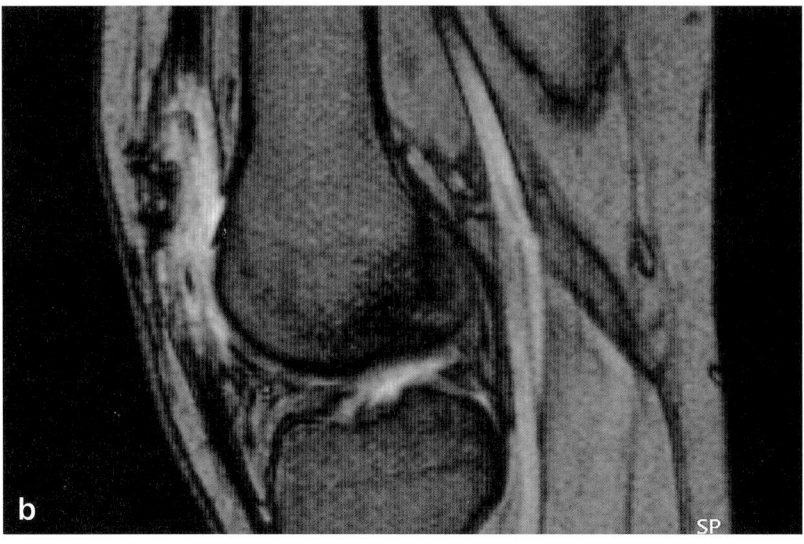

2 Quadrizepssehne

2.1 Technik und Methodik

Bequeme Lagerung, insbesondere der Kniegelenksregion mit Unterpolsterung der Kniekehle, bis eine schmerzfreie Positionierung erreicht ist. Insbesondere sagittale und axiale Messungen erscheinen indiziert, hierbei jeweils T1- und T2-Wichtung sowie ggf. fettunterdrückte Messungen.

Bei umschriebenen kniegelenksnahen Befunden sollten die üblichen Extremitätenspulen eingesetzt werden, bei ausgedehnterem Befund mit Hämatom- bzw. Muskelrissverdacht weiter proximal ergänzend ggf. Untersuchung mit der Bodyspule.

2.2 Anatomie

Die Quadrizepssehne besteht aus einem oberflächlichen Anteil als Fortsetzung des M. rectus femoris und einem tiefen Anteil als Fortsetzung des M. vastus intermedius, in den der M. vastus medialis und M. vastus lateralis einstrahlen.

Fortsetzungen bestehen in das mediale Retinakulum, den Tractus iliotibialis und über die Patellavorderfläche in das Lig. patellae. Die patellare Insertion ist auf die vordere Hälfte der Kniescheibe konzentriert, das dorsale Ansatzgebiet ist von Synovialhaut bzw. Fett bedeckt.

2.3 MRT-Normalbefund

Die am besten auf sagittalen bzw. axialen Schichten identifizierbare Quadrizepssehne zeigt normalerweise ein hypointenses Signal bei T1- und T2-Wichtung. Dabei sind potentiell einzelne Fasern abgrenzbar. Glatte Randkonturen.

2.4 Pathomechanismus

In Abhängigkeit vom Höhenstand der Kniescheibe und vom chondralen Überzug der Femurkondylen wird die Quadrizepssehne bei der Beugung direkt über den Femurkondylus geführt, abgepuffert durch synoviale und subsynoviale Strukturen. Der zentrale Teil der Sehne ist schlecht durchblutet.

Degenerative Veränderungen und Verkalkungen (manchmal spornartig am oberen Patellarand) kommen vor und sind Mitursache für partielle oder komplette Quadrizepsrupturen. Quadrizepsrupturen sind häufiger oberhalb des 50. Lebensjahres bzw. bei Männern und treten manchmal beidseitig auf.

Die Rupturhöhe liegt dicht oberhalb der Kniescheibe, der Unfallmechanismus ist in der Regel indirekt. Die Ruptur tritt manchmal spontan, manchmal bei einer akuten abgebremsten Beugung, selten durch ein echtes Unfallereignis auf. Begünstigend sind Gicht, LE, Diabetes und Niereninsuffizienz.

Charakteristisch sind der aktive Streckverlust und der fehlende Halt beim Treppabgehen, manchmal verbunden mit einem Sturz. Ein Teil der Fälle wird übersehen.

2.5 Pathophysiologie

Die Quadrizepssehne reißt dicht oberhalb des Kniescheibenrandes, die Ruptur kann sich weit in Richtung auf mediales und laterales Retinakulum ausdehnen.

Von dieser Ausdehnung hängt es ab, ob ein kompletter oder partieller Verlust der aktiven Quadrizepsanspannung vorliegt. Die komplette aktive Streckbewegung geht verloren, die Kniescheibe kann leicht nach distal wandern und im oberen Anteil nach ventral kippen.

2.6 MRT-Zeichen pathologischer Befunde

Ansatztendopathie

Leichtgradige Signalsteigerungen des Quadrizepssehnenansatzes in T1- und relativer T2-Wichtung ohne Faserdiskontinuität oder Sehnenverbreiterung (Abb. 2.1 und 2.2).

Sehnenverletzungen

Je nach Grad der Verletzung zunehmende Signalsteigerungen innerhalb des Sehnenverlaufes in allen Sequenzen mit unterschiedlich stark ausgeprägten Kontinuitätsunterbrechungen einzelner Faserbündel bis unter Umständen der gesamten Kontinuität mit Retraktion (Abb. 2.3 – 2.7).

Je nach Verletzungsschwere unterschiedlich starke Umgebungseinblutungen mit Signalsteigerungen vorwiegend in relativer und reiner T2-Wichtung. Organisierte Hämatome nach Teilrissen bzw. Narbenzonen ggf. durch signalärmere abgegrenzte Areale identifizierbar (Abb. 2.8 und 2.9).

2.7 Klinische Wertung der MRT-Befunde

Die Quadrizepssehnenruptur ist eine klinische Diagnose. Der Verlust der aktiven Streckfähigkeit korreliert mit der Ausdehnung des Befundes (partielle, komplette bzw. Quadrizepssehnenruptur mit Retinakulumbeteiligung). Hierauf sollte sich die Interpretation des MRT-Bildes richten.

Die operative Exploration der Quadrizepssehne muss immer komplett sein, unabhängig vom MRT-Befund. Chronische Fälle von Quadrizepssehnenrupturen können mit einer narbig verlängerten Sehne ausheilen. Das Ausmaß der Verlängerung kann hierbei im Seitenvergleich an der Distanz von Muskelbauch und oberem Patellarand abgeschätzt werden.

Weiterführende Literatur

Calvo E, Ferrer A, Robledo AG, Alvarez L, Castill F, Vallejo C (1997) Bilateral simultaneous spontaneous quadriceps tendons rupture. A case report studied by magnetic resonance imaging. Clin Imaging 21 (1): 73–76

Insall J, Salvati E (1971) Patellar position in the normal knee. Radiology 101: 101–104

Petersen W et al. (1999) Blutgefäßversorgung der Quadrizepssehne. Unfallchirurg 102: 543–547

Pomeranz SJ (1977) Gamuts and Pearls in MRI and Orthopedics. MRI-EFI Publications, S 191–192

Schweitzer ME, Mitchell DG, Ehrlich SM (1993) The patellar tendon: thickening, internal signal buckling, and other MR variants. Skeletal Radiol 22 (6): 411–416

Spector ED, Di Marcangelo MT, Jacoby JH (1995) The radiologic diagnosis of quadriceps tendon rupture. N J Med 92 (9): 590–592

Tabelle 2.1. Typisches Signalverhalten

	T1w	T2w	T2*w	rho-w	FAT/SAT
Sehnen	0	0	0 – ↑	0	0
Fettgewebe	↑↑	↑	0 – ↑	↑↑	0
Kompakta/Spongiosa	0	0	0	0	0
Knochenmark (Fettmark)	↑↑↑	↑ – ↑↑	0 – ↑	↑↑	0
Muskelgewebe	↑	↑	↑	↑↑	↑
Erguss (serös)	↑ – 0	↑↑↑	↑↑↑	↑ – ↑↑	↑↑↑
Hämarthros	↑↑	↑↑	↑↑	↑↑↑	↑↑

0 Signalfrei; ↑ geringe SI; ↑↑ mittlere SI; ↑↑↑ hohe SI.

Quadrizepssehne 23

Abb. 2.1. Leichte Quadrizeps-Ansatztendopathie (36 Jahre, m.)

Sagittal; *links* T1, *rechts* T2*: Geringfügige Signalsteigerung des Quadrizepssehnenansatzes am oberen Patellapol in beiden Sequenzen; Patella alta (Insall-Salvati-Index 1,45)

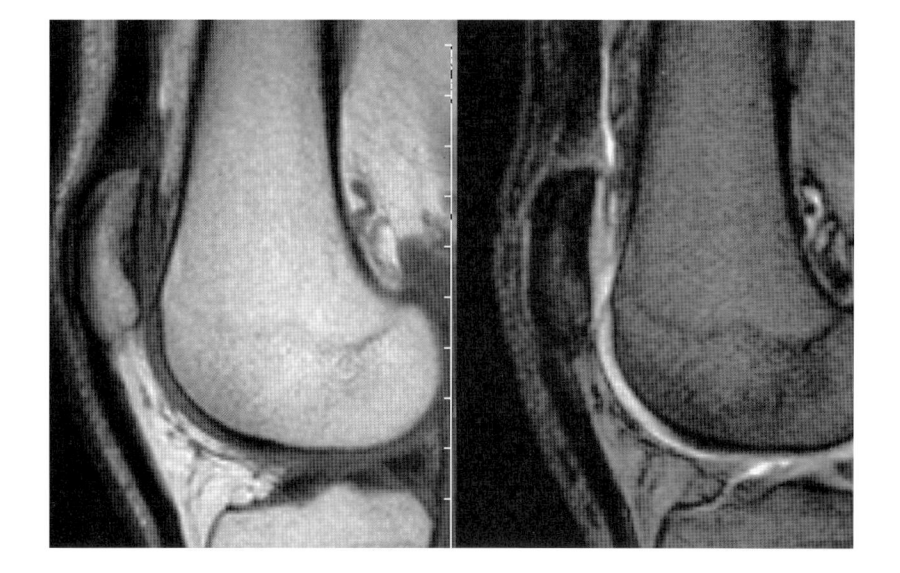

Abb. 2.2. Ausgedehnte Quadrizeps-Ansatztendopathie (16 Jahre, w.)

Sagittal; *links* T1, *rechts* T2*: Deutliche Signalsteigerung des Quadrizepssehnenansatzbereichs ventral, besonders relativ T2-gewichtet (*Pfeil*)

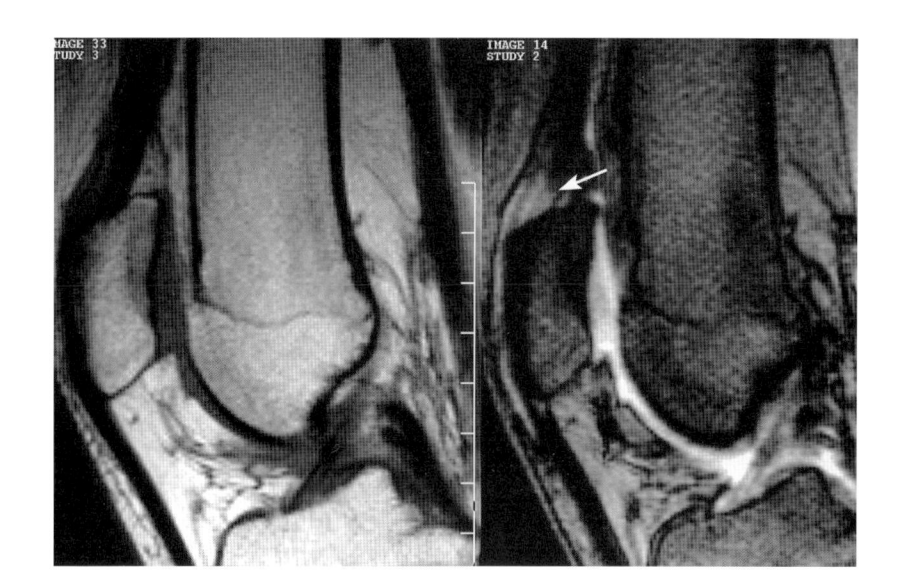

Abb. 2.3. Quadrizepssehnen-Teileinriss – Kniekontusion am Vortag (21 Jahre, m.)

Sagittal; *links* T1, *rechts* T2*: Auftreibung und Konturunregelmäßigkeiten der Quadrizepssehne distal mit erheblicher Signalsteigerung in relativer T2-Wichtung. Verdichtung innerhalb des Hoffa-Fettkörpers rechte Bildhälfte durch Kantenartefakte bzw. Fibrosierungen

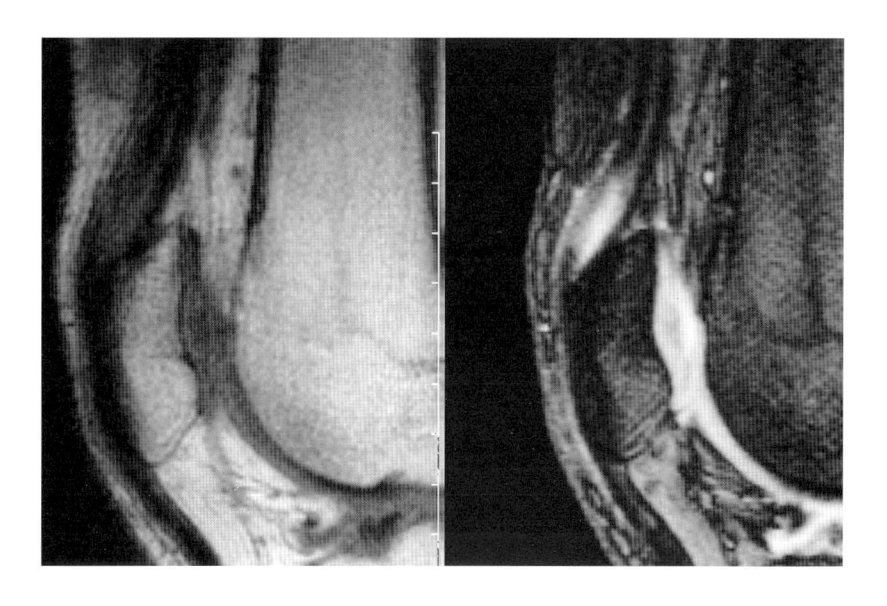

24 Quadrizepssehne

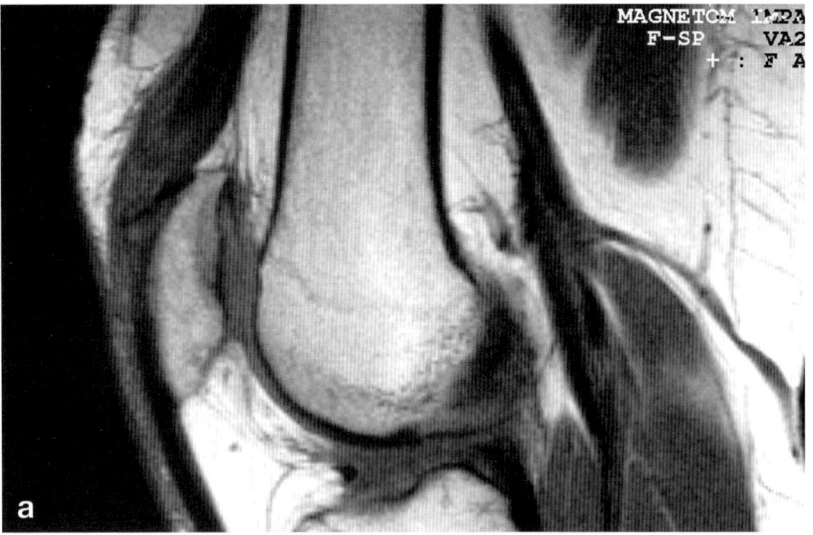

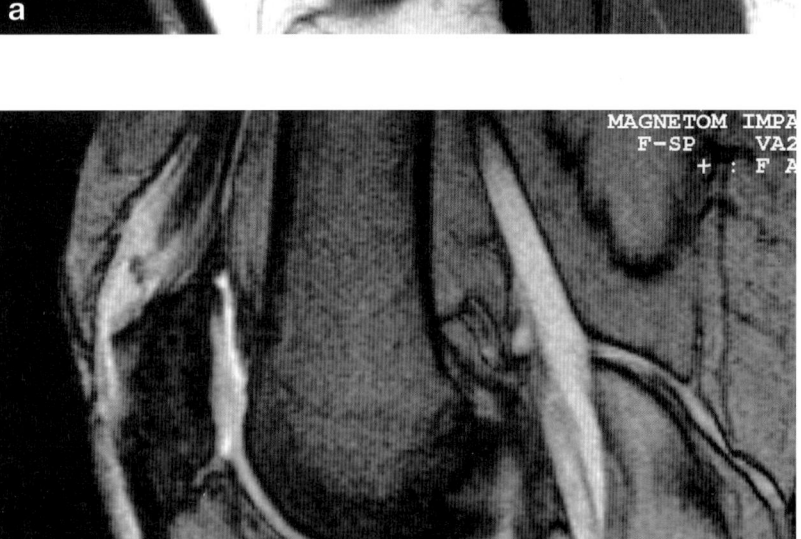

Abb. 2.4 a, b. Sehr ausgedehnter, fast subtotaler Quadrizepssehnen-Teileinriss – „dashboard injury" vor 6 Wochen (33 Jahre, w.)

a Sagittal T1: Erhebliche Auftreibung des distalen Quadrizepssehnenabschnitts mit Signalsteigerung in T2-Wichtung – Ausmaß der Diskontinuität jedoch besser auf der T2*-Aufnahme beurteilbar

b Sagittal T2*: Erhebliche Signalsteigerung des bereits in T1-Wichtung auffälligen Abschnitts mit Konturunterbrechungen der ansatznahen ventralen Sehnenhälfte und ödematösen Veränderungen/Einblutungen benachbarter Sehnenpartien

Abb. 2.5. Quadrizeps-Teileinriss, degenerativ bedingt mit geringer ossärer Beteiligung (46 Jahre, m.)

Sagittal; *links* T1, *rechts* T2*: Längerstreckige Signalsteigerung des aufgetriebenen distalen Quadrizepssehnenabschnitts mit Distension der Einzelfasern und kleiner lamellenartiger knöcherner Konturabhebung am oberen Patellapol ventral

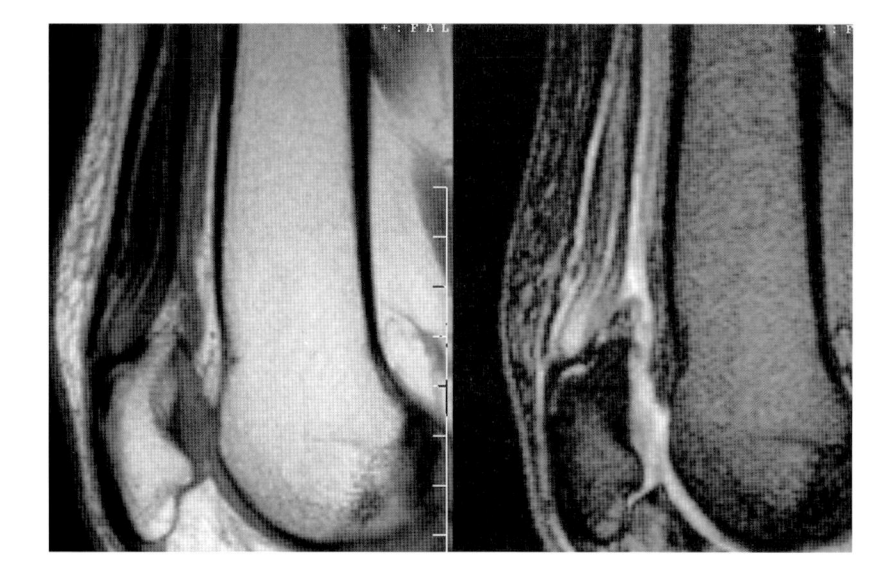

Abb. 2.6. (Subtotaler) Riss Quadrizepssehnenansatz – Trauma vor 2 Wochen; Patellarsehnentendinitis; Weichteileinblutungen präpatellar (46 Jahre, m.)

Sagittal; *links* T1, *rechts* T2*: Massive, flüssigkeitsisointense Auftreibung der distalen Quadrizepspartie – dabei lediglich unzureichende saumartige Restfasern am Sehnenhinterrand bei vollständiger Kontinuitätstrennung der Hauptanteile ventral. Flüssigkeitsausläufer bis präpatellar mit Signalsteigerung in relativer T2-Wichtung. Leichte Signalsteigerung auch der proximalen Patellarsehnenhälfte ohne Kontinuitätsunterbrechung

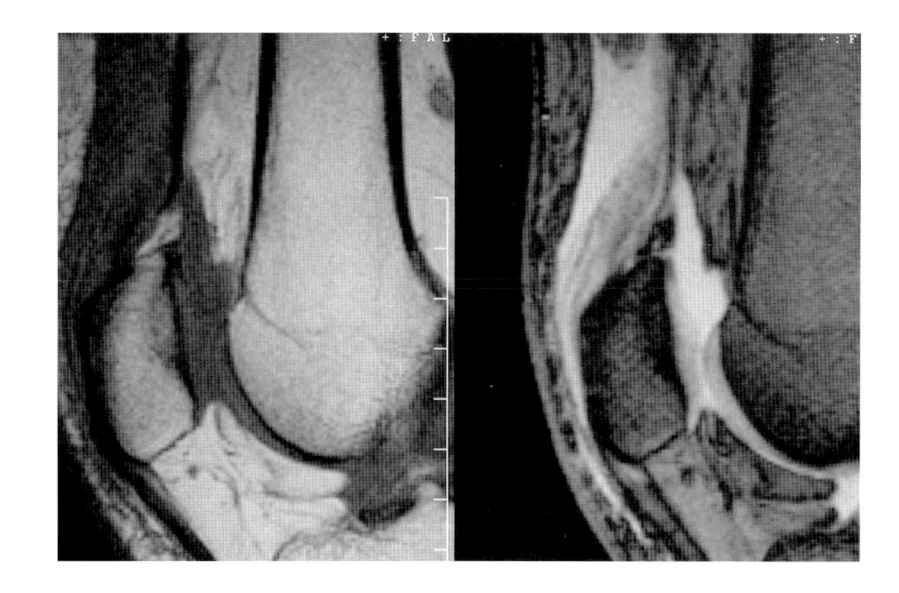

26 Quadrizepssehne

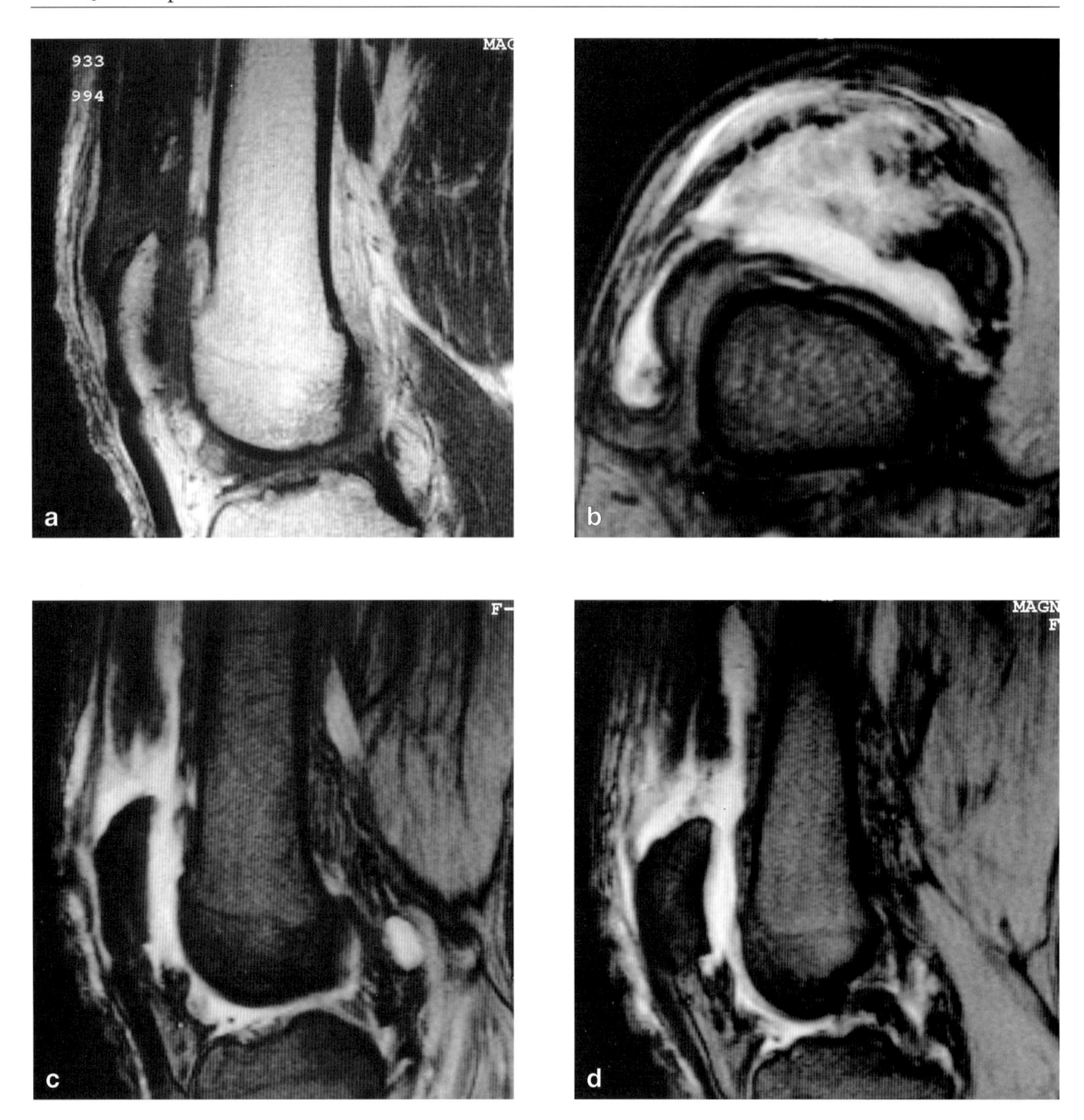

Abb. 2.7 a – d. Komplette Quadrizepssehnenruptur am Vortag (60 Jahre, m.)

a Sagittal T1: Erhebliche Konturauftreibung und Signalminderung des ursprünglichen Quadrizepssehnenansatzsbereichs

b Axial T2*: Diffuse Signalsteigerung der regellosen Quadrizepssehnenrestfasern im Rupturbereich. Sichelförmige Flüssigkeitslamellen innerhalb ventraler Subkutanstrukturen sowie deutlicher Gelenkerguss

c, d Sagittal T2*: Ausmaß der tendinösen Konturunterbrechungen am kranialen Patellapol wesentlich deutlicher durch flüssigkeitsisointense Signalsteigerung des Bereichs, einschließlich subkutaner Flüssigkeitslamellen und Gelenkerguss

Quadrizepssehne 27

Abb. 2.8. Chronisches, teilorganisiertes Hämatom distale Quadrizepssehne ventral nach Quadrizepskontusion/Teileinriss – Anpralltrauma suprapatellar vor $^1/_2$ Jahr (40 Jahre, m.)

Sagittal; *links* T1, *rechts* T2*: Ovaläre Verbreiterung und Signalsteigerung der distalen Quadrizepspartie ventral in beiden Sequenzen bei glatter Randkonturierung. Diffuse ödematöse Subkutangewebsreaktionen präpatellar

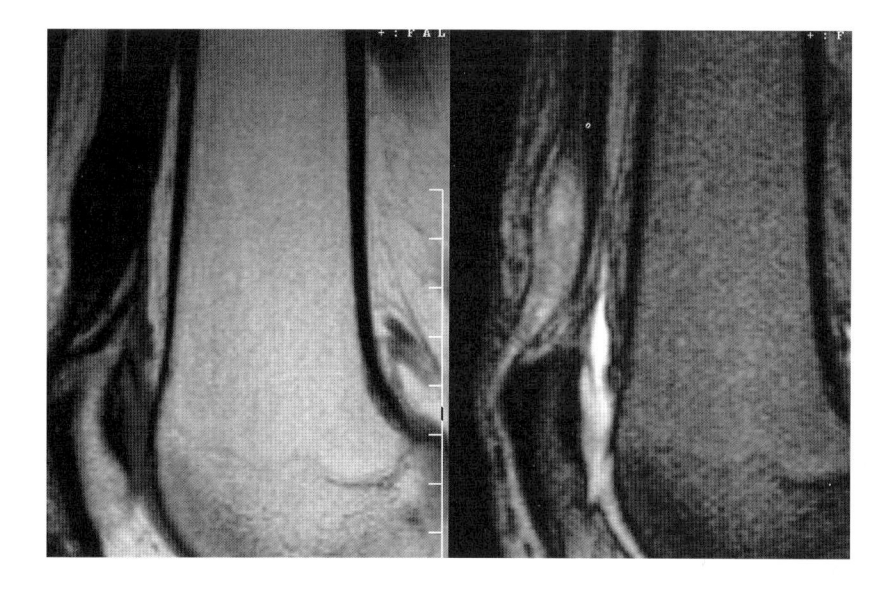

Abb. 2.9. Ansatzfibrose Quadrizepssehne als alte Traumafolge – Kontusion vor 8 Jahren (25 Jahre, m.)

Sagittal T1: Signalarme Verbreiterung der distalen Quadrizepssehnenpartie mit relativ glatter Randkonturierung (keine Signalsteigerung in relativer T2-Wichtung – nicht abgebildet)

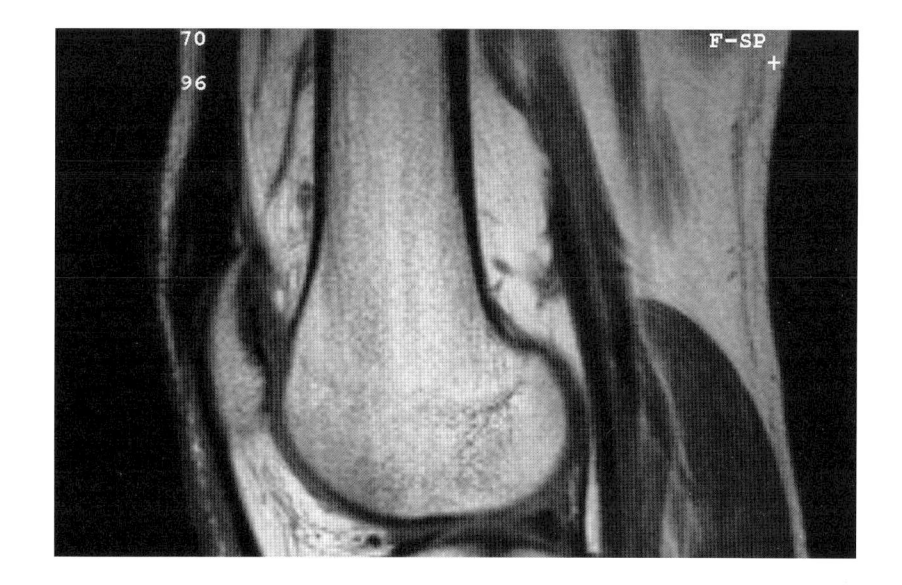

3 Vorderes Kreuzband

3.1 Technik und Methodik

Günstig ist eine Positionierung des Kniegelenkes in 10–15° Außenrotation, hierbei verläuft das vordere Kreuzband parallel zur sagittalen Bildebene, alternativ entsprechende Schichtkippung (Sagittal-oblique-Orientierung). Bei spezieller Fragestellung im Bereich des vorderen Kreuzbandes ggf. Schichtdicken von 3 mm. Untersuchungsebenen sagittal (-oblique), koronar und axial.

Bei der Auswertung am übersichtlichsten sind sagittale Schichten, koronare und axiale Projektionen sind jedoch ergänzend sehr hilfreich, besonders in Zweifelsfällen. Günstig erscheinen auch 3D-Messungen mit angepasster Bildrekonstruktion und direkte 3D-Darstellungen des Kreuzbandes (höhere Ortsauflösung, aber schlechterer Bildkontrast).

3.2 Anatomie

Das vordere Kreuzband verläuft als 3–4 cm langes, parallelfaseriges Band zwischen der vorderen Mitte des Tibiakopfes und der dorsalen Begrenzung der Innenfläche des lateralen Femurkondylus. Anatomische Messungen haben ergeben, dass der tibiale Ansatzmittelpunkt bei 41–43% des größten sagittalen Durchmessers des Tibiakopfes liegt (vorn 0%, hinten 100%), s. Schema 1a, S. 59.

Der femorale Ansatzmittelpunkt liegt nach der Quadrantenmethode von Bernard u. Hertel (1996), von der Seite gesehen, an der distalen Ecke des obersten hinteren Quadranten, d.h. bei 25% des größten dorsalen Kondylendurchmessers, gemessen entlang der Blumensaat-Linie (hinten 0%, vorn 100%), sowie bei 25% der senkrecht auf dieser Linie gemessenen Höhe des Femurkondylus (kranial 0%, kaudal 100%), s. Schema 1b, S. 59.

Der Durchmesser des vorderen Kreuzbandes ist im Zentrum geringer als an den Ansatzflächen (trompetenförmige Ausbreitung). Das vordere Kreuzband verläuft bei weitgehender Knieextension gestreckt, bei Gelenkbeugung leicht gekrümmt. Bei Extension laufen seine vorderen Fasern parallel zur Blumensaat-Linie.

Bei hyperlaxen Kniegelenken können die vorderen Kreuzbandfasern physiologischerweise um die Vorderkante der Fossa intercondylica („Notch") umgelenkt werden. Je nach Ausdehnung und Ausprägung der Plica infrapatellaris (Lig. mucosum) ist das vordere Kreuzband mehr oder minder stark synovialisiert bzw. von den Strukturen der Plica infrapatellaris bedeckt.

3.3 MRT-Normalbefund

Glatte Kontur, gerader Verlauf, Faserbündel abgrenzbar, hauptsächlich intermediäres Signal, insbesondere je aufgefächerter die Fasern verlaufen bzw. signalärmer bei kompakterer Bündelung. Signalintensive Anteile jeweils aus Synovial- und/oder Fettgewebe bestehend (Abb. 3.1–3.5).

3.4 Pathomechanismus

Das vordere Kreuzband kann partiell oder komplett rupturieren, es kann isoliert oder zusammen mit anderen Bandstrukturen des Kniegelenkes verletzt werden.

Isolierte Rupturen entstehen am häufigsten durch Extension/Hyperextension mit Innenrotation sowie Dezeleration mit akuter Quadrizepsanspannung.

Kombinierte Verletzungen werden durch übermäßige Beugerotation – z.B. „unhappy triad" (Verletzung Innenband, vorderes Kreuzband und Innenmeniskus) durch Beugung/Außenrotation/Abduktion, Aufklappmechanismen und ausgeprägte Translationen verursacht.

3.5 Pathophysiologie

Bei 80–90% der Kreuzbandverletzungen entsteht ein Hämarthros. Begleitverletzungen sind zu erwarten besonders am Innenband, an beiden Menisken, an Knorpelflächen und subchondralen Knochenstrukturen („bone bruises") am dorsalen Tibiaplateau (ventrale Subluxation des Tibiakopfes), am ventralen Femurkondylus (Hyperextensionsmechanismus) sowie im Bereich von knöchernen Kapselansätzen (Ausrisse anterolateraler Tibiakopf – Segond-Fragment, dorsomediale oder dorsolaterale Tibiakopfkante). Bei erhaltenem Synovialschlauch kann anatomisch eine partielle, funktionell jedoch eine komplette vordere Kreuzbandruptur vorliegen.

3.6 MRT-Zeichen pathologischer Befunde

- Intraligamentäre Signaländerungen (fokal oder generell).
- Binnenstrukturunregelmäßigkeiten (Auffaserung, welliger Faserverlauf, Verwaschung, partielle Unterbrechung).
- Kaliberänderung (Verdickung, Verschmälerung, fokal oder generell).
- Außenkonturveränderungen (glatt, unregelmäßig, partielle oder komplette Konturunterbrechung).
- Verlaufsänderung (atypisch bogenförmig, knickförmig, abgeflacht; atypische Richtung/Horizontalisation, Retraktion).
- Paraligamentäre Veränderungen: Einblutung/ Erguss der Synovialscheide, Synovialverdickung, ovoide Pseudoraumforderung, unter Umständen auch auf koronaren Schichten (Doppelaugenzeichen), Oktopuszeichen (tentakelartige Band-/Gefäßreste nach Komplettruptur).
- Knöcherne Ausrisse des femoralen oder tibialen Bandansatzes (Abb. 3.17 und 3.18).
- Stellungsänderung Femur zur Fibia (relative ventrale Subluxationsposition der Tibia in Bezug auf die Femurkondylen).

Suspekte Gesamtkonstellation als Hinweis auf vordere Kreuzbandverletzung

Knöcherne Kontusionsfolgen lateraler Tibiakopf dorsal, evtl. auch lateraler Femurkondylus ventral (in T1-Wichtung signalarme Mikrofrakturzonen bzw. Signalsteigerungen in relativer T2-Wichtung): In 87% korreliert mit vorderer Kreuzbandruptur (Valgusstress).

Gleichzeitig häufige Mitverletzung des medialen Kollateralbandes und Innen-/Außenmeniskusriss („unhappy triad"). Begleitender Hämarthros. Ergussbildung bei Kreuzbandverletzung ohne knöcherne Beteiligung geringer ausgeprägt bzw. später einsetzend.

3.7 MRT-Stadieneinteilung von Kreuzbandverletzungen

Entsprechend der international gebräuchlichen Klassifikation von Bandverletzungen durch die American Medical Association erfolgt folgende Stadieneinteilung:

I. Zerrung/zentraler Minimalriss

Ausschließlich intraligamentäre Signal-/Texturveränderungen mit Signalsteigerung in T1 und T2* bei erhaltenem Faserhauptverlauf und unbeeinträchtigter Außenform (unveränderte Kontur, Dicke, Länge; Abb. 3.6 und 3.7).

II. Teilruptur

Signalsteigerung in beiden Sequenzen und Verdickung (Bandödem/Einblutungen, evtl. Pseudoraumforderung), Kontur- und Faserunregelmäßigkeiten bzw. partielle Kontinuitätsunterbrechungen (Abb. 3.8–3.10).

III. Komplettruptur

Erhebliche Signalsteigerungen, Diskontinuität, potentielle Retraktion, abnormer Verlauf, evtl. Pseudoraumforderung (Abb. 3.11–3.16).

3.8 MRT-Pitfalls bei vorderer Kreuzbandverletzung

- Anschnittsphänomen hintere Femurkortikalis (die signalfreie Knochenkontur kann einen intakten femoralen Kreuzbandansatzbereich vortäuschen) – in Zweifelsfällen daher Korrelation mit koronaren und axialen Schichten empfehlenswert, ggf. auch Ergänzungsschichten (Dünnschicht, angepasste Winkelung).
- Insgesamt schlechte Sichtbarkeit des femoralen Endes in Abhängigkeit von Lagerung des Kniegelenkes bzw. Winkelung sagittaler Schichten.
- Synovialscheideneinblutungen können das Rissgrading erschweren bzw. verfälschen.
- Hoher Fettanteil im Kreuzband kann äußerst selten eine Einblutung vortäuschen.
- Fibrosezonen bei chronischem Riss können durch Hypointensität einer Narbenregion auf T1- und T2-gewichteten Schichten ein unverletztes Band vortäuschen (Abb. 3.21).
- Kreuzbandaplasie.

3.9 Klinische Wertung der MRT-Befunde

Der MRT-Befund einer vorderen Kreuzbandruptur muss in die klinische Gesamtbetrachtung eingeordnet werden.

Entscheidend sind dabei die Feststellung von Vorverletzungen, die Rekonstruktion des Unfallgeschehens sowie die Analyse der subjektiven und objektiven Instabilität. Die objektive Instabilität lässt sich am sichersten im extensionsnahen Schubladentest (Lachman-Test) bzw. durch eine Narkoseuntersuchung nachweisen.

Bei MRT-Befunden einer Kreuzbandruptur im Stadium I und II kann häufig konservativ behandelt werden, da ein Teil dieser Bandverletzungen spontan ausheilt. Die Operationsindikation bei Grad-III-Verletzungen wird von der subjektiven Instabilität und den persönlichen Erfordernissen des Patienten bestimmt.

Manchmal müssen Begleitverletzungen vorrangig vor der vorderen Kreuzbandverletzung behandelt werden (luxierter Meniskus, osteochondrale Fragmente, definierte Ansatzausrisse der Kollateralbänder).

Weiterführende Literatur

American Medical Association Commitee on the Medical Aspects of Sport (1968) Standard Nomenclature of athletics injuries. American Medical Association, Chicago

Barry KP, Mesgarzadeh M, Triolo J, Moyer R, Tehranzadeh J, Bonakdarpour A (1996) Accuracy of MRI patterns in evaluating anterior cruciate ligament tears. Skeletal Radiol 25 (4): 365–370

Bernard M, Hertel P (1996) Die intraoperative und postoperative Insertionskontrolle bei vorderen Kreuzbandplastiken. Ein radiologisches Messverfahren (Quadrantenmethode). Unfallchirurg 99: 332–340

Tabelle 3.1. Typisches Signalverhalten

	T1w	T2w	T2*w	rho-w	FAT/SAT
ACL					
Kollagene Faserbündel	0	0	0 – ↑	0	0
Synovia	↑	↑↑	↑↑	↑↑	0
Frische Blutung	0 – ↑	↑↑	↑↑	↑↑	↑
Knochenkontusion	0 – ↑	↑	↑↑ – ↑↑↑	↑ – ↑↑	↑↑ – ↑↑↑
Bandödem	↑	↑ – ↑↑	↑↑ – ↑↑↑	↑	↑↑↑
Bandruptur	↑ – ↑↑	↑↑ – ↑↑↑	↑↑ – ↑↑↑	↑↑	↑↑↑

0 Signalfrei; ↑ geringe SI; ↑↑ mittlere SI; ↑↑↑ hohe SI.

Boisgard S, Levai JP, Geiger B, Saidane K, Landjerit B (1999) Study of the variations in length of the anterior cruciate ligament during flexion of the knee: use of a 3D model reconstructed from MRI sections. Surg Radiol Anat 21 (5): 313–317

Dimond PM, Fadale PD, Hulstyn MJ, Tung GA, Greisberg J (1998) A comparison of MRI findings in patients with acute and chronic ACL tears. Am J Knee Surg 11 (3): 153–159

Do Dai DD, Youngberg RA, Lanchbury FD, Pitcher JD, Garver TH (1996) Intraligamentous ganglion cysts of the anterior cruciate ligament: MR findings with clinical and arthroscopic correlations. J Comput Assist Tomogr 20 (1): 80–84

Faber J et al. (1999) Occult osteochondral lesions after anterior curciate ligament rupture, six-year magnetic resonance imaging follow up-study. Am J Sports Med 27: 489

Friedman RL, Jackson DW (1996) Magnetic resonance imaging of the anterior cruciate ligament: current concepts. Orthopedics 19 (6): 525–532

Ho CP, Marks PH, Steadman JR (1999) MR imaging of knee anterior cruciate ligament and associated injuries in skiers. Magn Reson Imaging Clin N Am 7 (1): 117–130

Jee WH, Choe BY, Kim JM, Song HH; Choi KH (1998) MRT des Kniegelenkes: Fehleranalyse bezüglich der Meniskus- und Kreuzbanddiagnostik an einem arthroskopisch kontrollierten Patientenkollektiv. Rofo Fortschr Geb Röntgenstr Neuen Bildgeb Verfahr 169 (2): 157–162

Kuhne JH, Durr HR, Steinborn M, Jansson V, Refior HJ (1998) Magnetic resonance imaging and knee stability following ACL reconstruction. Orthopedics 21 (1): 39–43

Lawrance JA, Ostlere SJ, Dodd CA (1996) MRI diagnosis of partial tears of the anterior cruciate ligament. Injury 27 (3): 153–155

Lee K, Siegel MJ, Lau DM, Hildebolt CF, Matava MJ (1999) Anterior cruciate ligament tears: MR imaging-based diagnosis in a pediatric population. Radiology 213 (3): 697–704

Lindner DM Kamaric E, Moseley JB, Noble PC (1995) Partial tears of the anterior cruciate ligament. Are they clinically detectable. Am J Sports Med 23: 111

McCauley TR, Moses M, Kier R, Lynch JK, Barton JW, Jokl P (1994) MR diagnosis of tears of anterior cruciate ligament of the knee: importance of ancillary findings. AJR Am J Roentgenol 162 (1): 115–119

Mc Dermott MJ, Bathgate B, Gillingham BL, Hennrikus WL (1998) Correlation of MRI and arthroscopic diagnosis of knee pathology in children and adolescents. J Pediatr Orthop 18 (5): 675–678

Munk B, Madsen F, Lundorf E, Staunstrup H, Schmidt SA, Bolvig L, Hellfritzsch MB, Jensen J (1998) Clinical magnetic resonance imaging and arthroscopic findings in knees: a comparative prospective study of meniscus anterior cruciate ligament and cartilage lesions. Arthroscopy 14 (2): 171–175

Murao H, Morishita S, Nakajima M, Abe M (1998) Magnetic resonance imaging of anterior cruciate ligament (ACL) tears: diagnostic value of ACL-tibial plateau angle. J Orthop Sci 3 (1): 10–17

Niitsu M, Ikeda K, Itai Y (1998) Slightly flexed knee position within a standard knee coil: MR delineation of the anterior cruciate ligament. Eur Radiol 8 (1): 113–115

Pomeranz SJ (1991) Orthopaedic MR. JB Lippincott, Philadelphia, S 131

Quinn SF, Brown TR, Demlow TA (1993) MR diagnosis of tears of anterior cruciate ligament of the knee: importance of ancillary findings. J Magn Reson Imaging 3 (6): 843–847

Rappeport ED, Wieslander SB, Stephensen S, Lausten GS, Thomsen HS (1997) MRI preferable to diagnostic arthroscopy in knee joint injuries. A double-blind comparison of 47 patients. Acta Orthop Scand 68 (3): 277–281

Riel KA, Reinisch M, Kersting Sommerhoff B, Hof N, Merl T (1999) 0.2-Tesla magnetic resonance imaging of internal lesions of the knee joint: a prospective arthroscopically controlled clinical study. Knee Surg Sports Traumatol Arthrosc 7 (1): 37–41

Roychowdhury S, Fitzgerald SW, Sonin AH, Peduto AJ, Miller FH, Hoff Fl (1997) Using MR imaging to diagnose partial tears of the anterior cruciate ligament: value of axial images. AJR Am J Roentgenol 168 (6): 1487–1491

Schaefer WD, Martin DF, Pope TL Jr, Rudicil HS (1996) Meniscal ossicle. J South Orthop Assoc 5 (2): 126–129

Shelbourne KD, Jennings RW, Vahey TN (1999) Magnetic resonance imaging of posterior cruciate ligament injuries: assessment of healing. Am J Knee Surg 12 (4): 209–213

Smith DK, May DA, Phillips P (1996) MR imaging of the anterior cruciate ligament: frequency of discordant findings on sagittal-oblique images and correlation with arthroscopic findings. AJR Am J Roentgenol 166 (2): 411–413

Stäubli HU, Adam O, Becker W, Burgkart R (1999) Anterior cruciate ligament and intercondylar notch in the coronal oblique plane: anatomy complemented by magnetic resonance imaging in cruciate ligament-intact knees. Arthroscopy 15 (4): 349–359

Stäubli HU, Rauschning W (1994) Tibial attachment area of the anterior cruciate ligament in the extended knee position. Knee Surg Sports Traumatol Arthrosc 2: 138–146

Uppal A, Disler DG, Short WB, Mc Cauley TR, Cooper JA (1998) Internal derangements of the knee: rates of occurrence at MR imaging in patients referred by orthopedic surgeons compared with rates in patients referred by physicians who are not orthopedic surgeons. Radiology 207 (3): 633–636

Abb. 3.1. Normales vorderes Kreuzband (35 Jahre, m.)

Sagittal T1: Regulärer Bandverlauf; kompakte Fasern, entsprechend signalarm. Fasern parallel zu Blumensaat-Linie

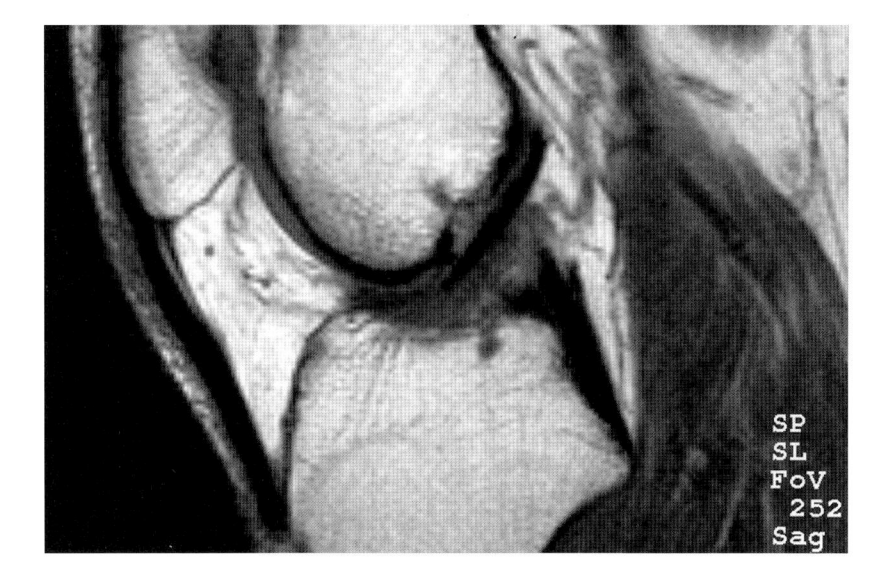

Abb. 3.2. Normales vorderes Kreuzband (35 Jahre, m.)

Sagittal T2*: Regulärer Bandverlauf; kompakte Fasern, entsprechend signalarm

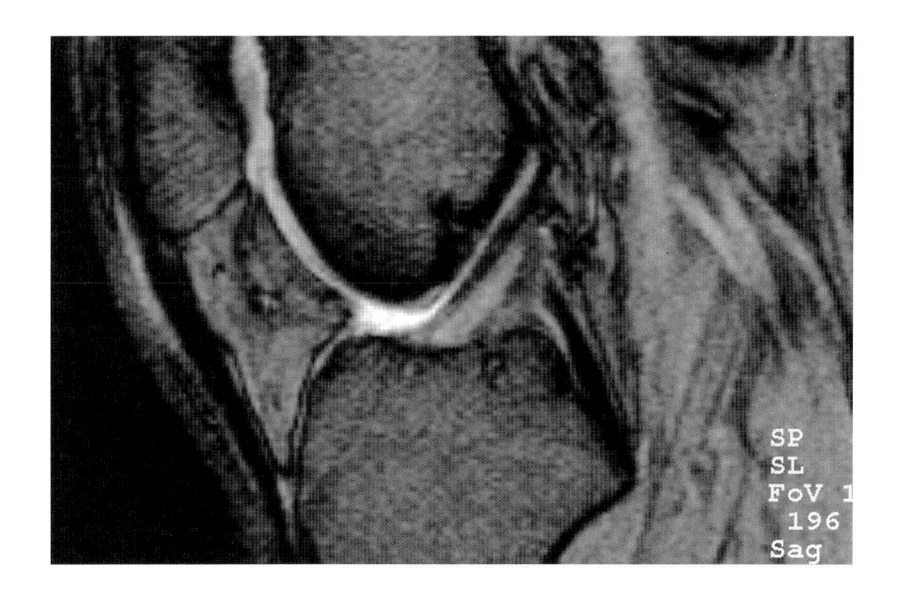

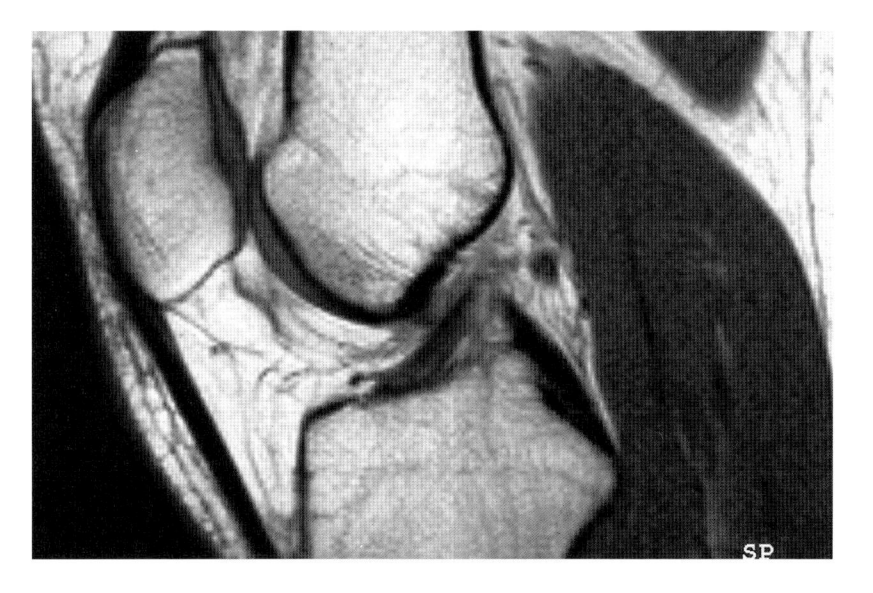

Abb. 3.3. Normales vorderes Kreuzband (19 Jahre, w.)

Sagittal T1: Regulärer Bandverlauf, femorale Hälfte lediglich auf der vorliegenden Schicht nicht erfasst

34 Vorderes Kreuzband

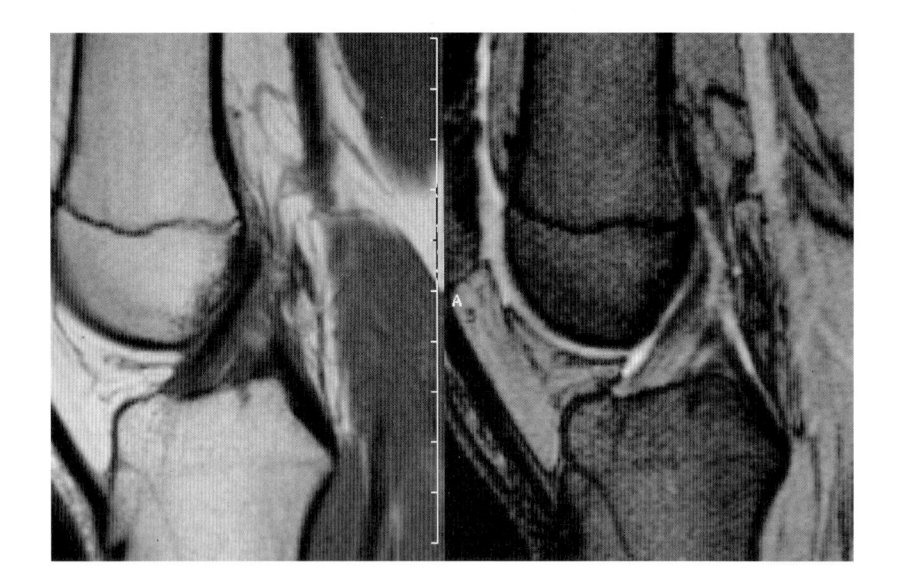

Abb. 3.4. Normales vorderes Kreuzband (14 Jahre, w.)

Sagittal; *links* T1, *rechts* T2*: Regulärer Bandverlauf, glatte, etwas aufgefächerte Fasertexur, ventral signalarm, dorsal intermediäres Signal

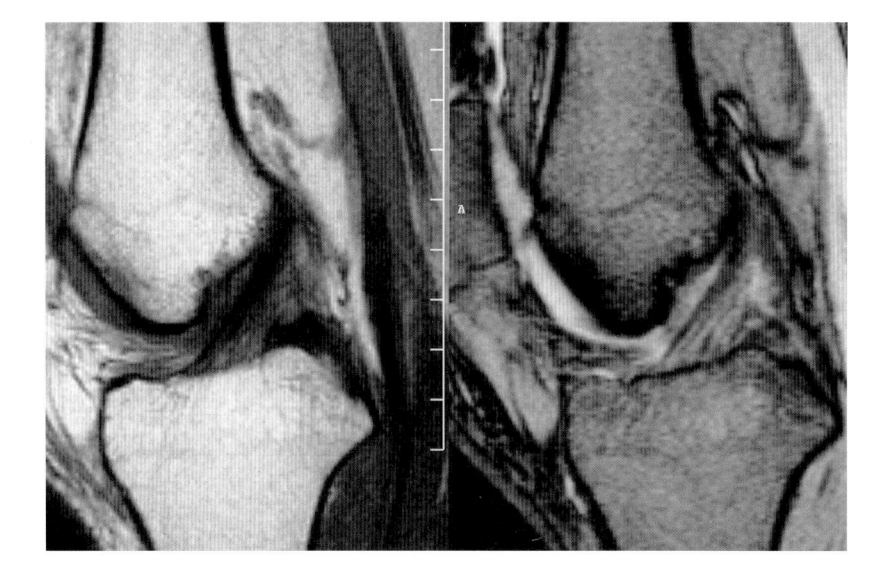

Abb. 3.5. Normales vorderes Kreuzband (36 Jahre, m.)

Sagittal; *links* T1, *rechts* T2*: Regulärer Bandverlauf, glatte, etwas aufgefächerte Fasertextur, intermediäres Signal

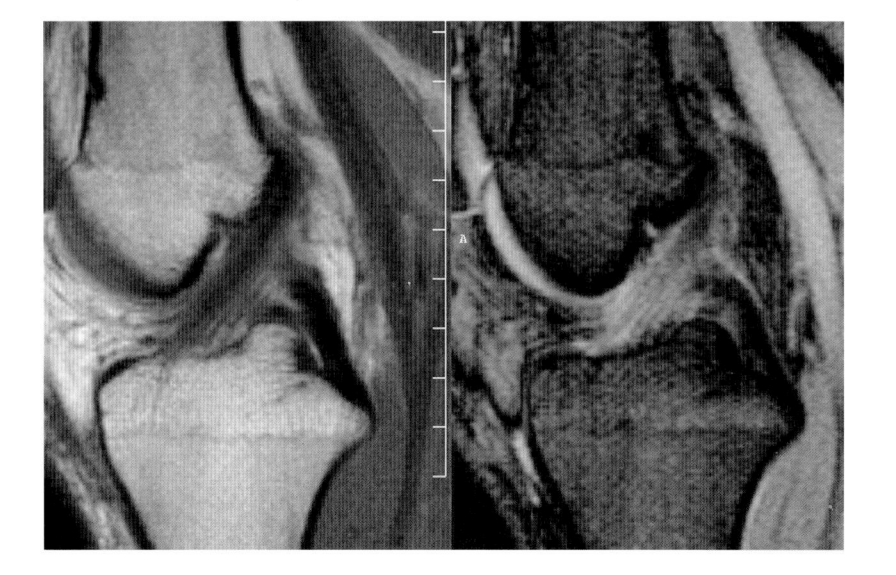

Abb. 3.6. Zerrung vorderes Kreuzband – Grad-I-Läsion (26 Jahre, m.)

Sagittal; *links* T1, *rechts* T2*: Kreuzband in beiden Sequenzen besonders in den tibialen ²/₃ signalgesteigert, leicht aufgefasert, Hauptkontinuität erhalten

Abb. 3.7. Zerrung/diskreter Teileinriss vorderes Kreuzband vor 6 Tagen – Grad-I-Läsion (9 Jahre, w.)

Sagittal; *links* T1, *rechts* T2*: Vorderes Kreuzband in beiden Sequenzen signalgesteigert, ödematös, aufgefasert; Hauptkontinuität insbesondere anhand der relativ T2-gewichteten Schicht *rechts* noch gewährleistet

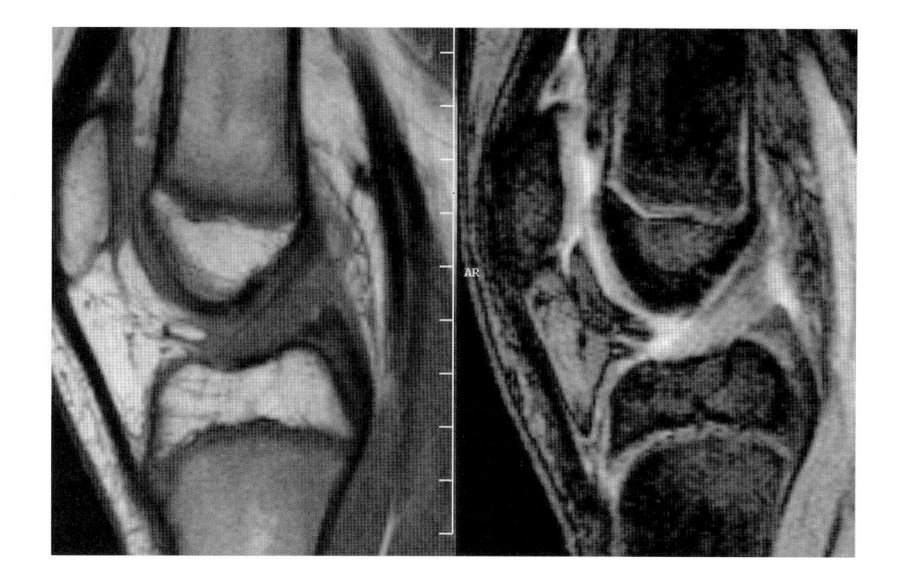

Abb. 3.8. Teilriss vorderes Kreuzband femoral Grad II – Distorsion vor 1 Woche (35 Jahre, w.)

Sagittal; *links* T1, *rechts* T2*: Vorderes Kreuzband in beiden Sequenzen signalgesteigert, aufgefasert, im femoralen ansatznahen Bereich unregelmäßig mit partieller Diskontinuität (*Pfeile*), wesentliche Fasern jedoch noch durchgängig. Reizerguss

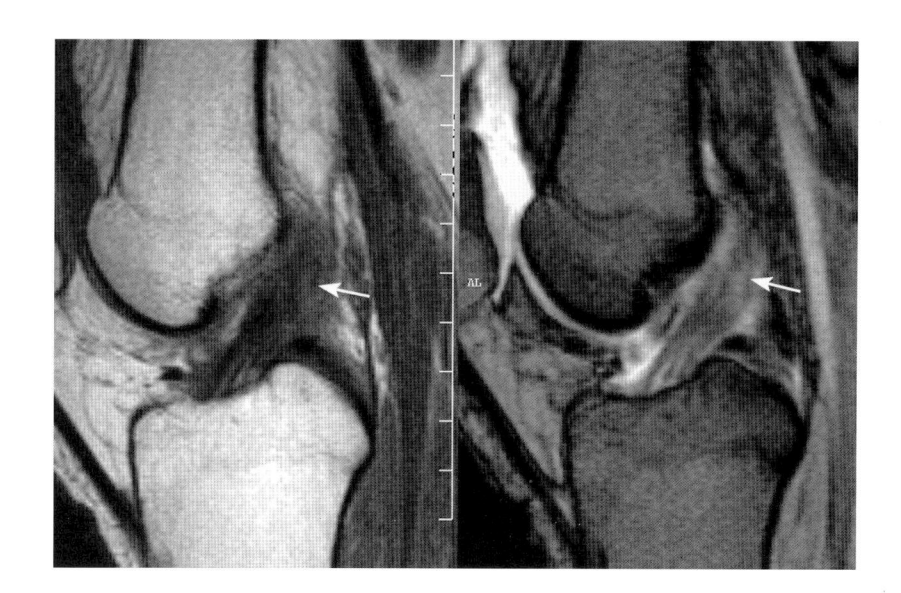

Abb. 3.9. Teilriss vorderes Kreuzband Grad II (24 Jahre, m.)

Sagittal; *links* T1, *rechts* T2*: Kreuzband in beiden Sequenzen signalgesteigert, aufgefasert, ödematös verändert; diskrete partielle Diskontinuität. Hoffa-Einrisse mit Eindringen von Flüssigkeit. Reizerguss

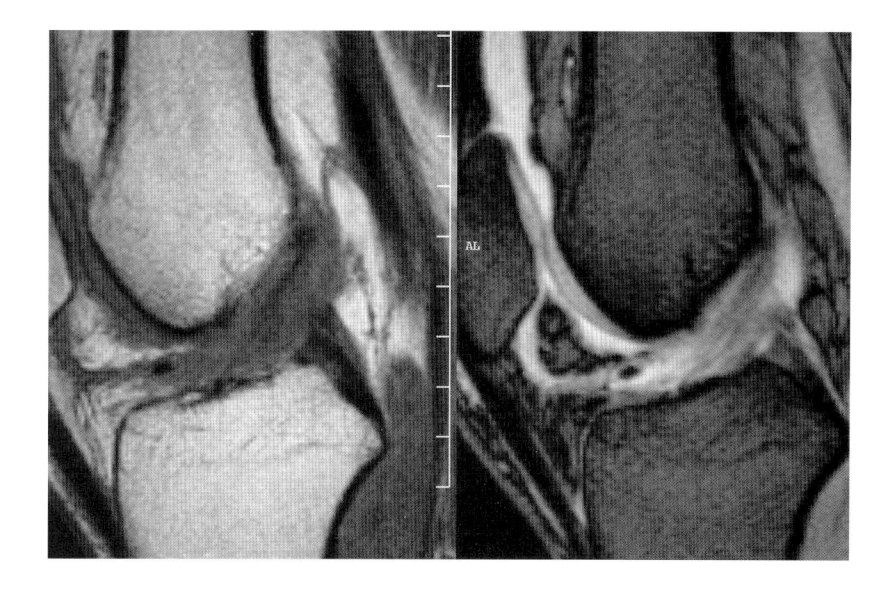

36 Vorderes Kreuzband

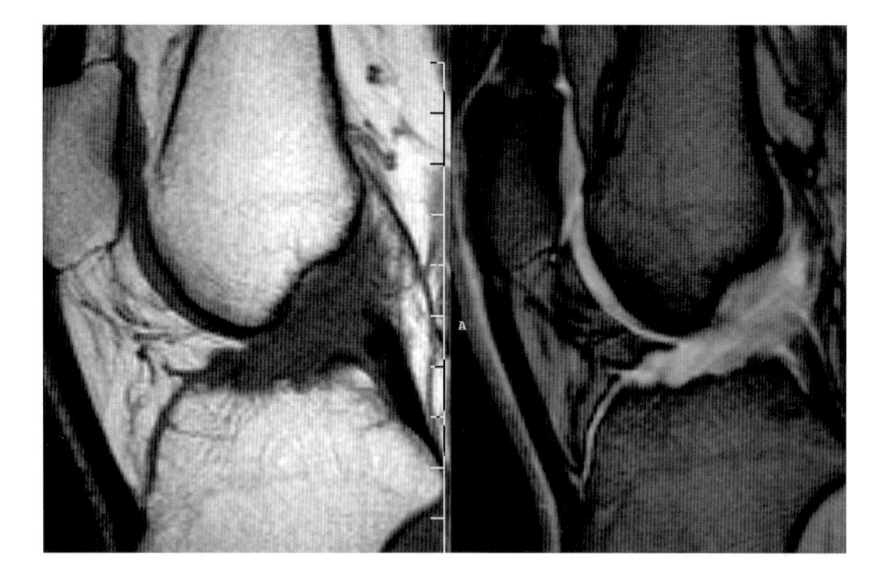

Abb. 3.10. Teilriss vorderes Kreuzband Grad II – zunehmende Instabilität seit 6 Wochen ohne bekanntes Trauma (53 Jahre, m.)

Sagittal; *links* T1, *rechts* T2*: Kreuzband in beiden Sequenzen deutlich signalgesteigert, erheblich verdickt, aufgefasert; Faserkontinuität in relativer T2-Wichtung (*rechte Bildhälfte*) noch in Teilen erkennbar

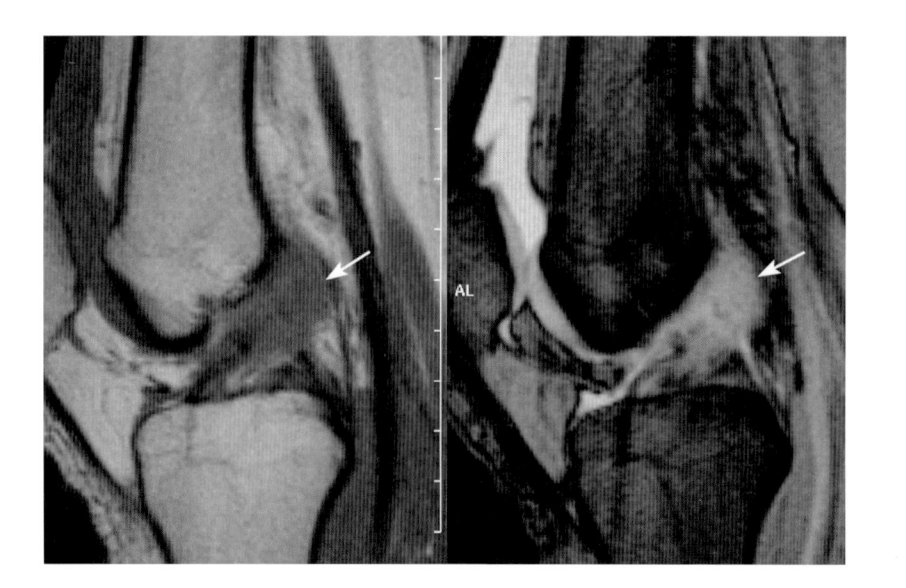

Abb. 3.11. (Subtotaler) Riss vorderes Kreuzband femoral Grad II – III vor 2 Tagen – OP: Komplettruptur (16 Jahre, m.)

Sagittal; *links* T1, *rechts* T2*: Femorale Hälfte vorderes Kreuzband massiv aufgetrieben, in beiden Sequenzen pathologisch signalgesteigert, unzureichende Restkontinuität (*Pfeile*)

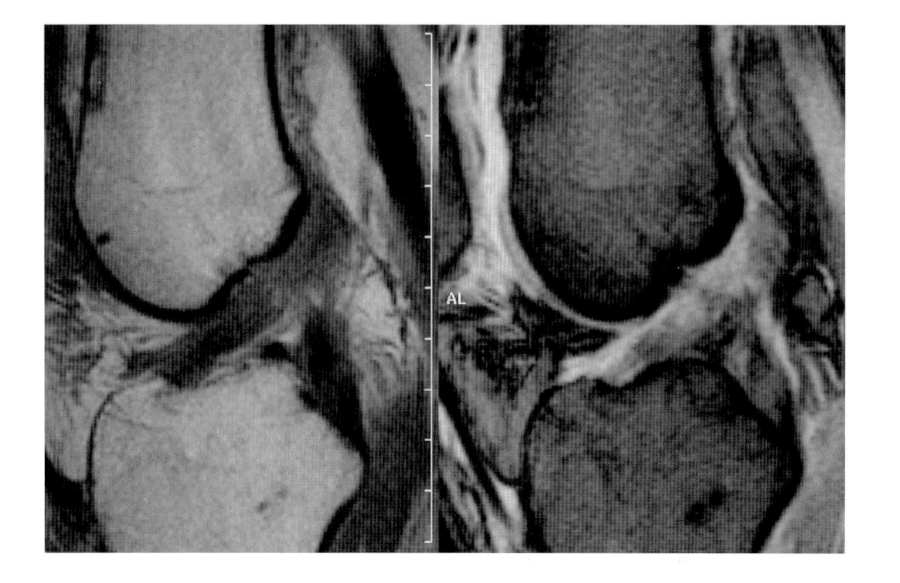

Abb. 3.12. (Subtotaler) Riss vorderes Kreuzband Grad II – III vor 2 Tagen – OP Grad III (29 Jahre, m.)

Sagittal; *links* T1, *rechts* T2*: Vorderes Kreuzband im Gesamtverlauf aufgetrieben, in beiden Sequenzen signalgesteigert – erhebliche Unregelmäßigkeiten mittlere Hälfte bzw. proximales Drittel, unzureichende Restkontinuität einzelner Fasern dorsal

Vorderes Kreuzband 37

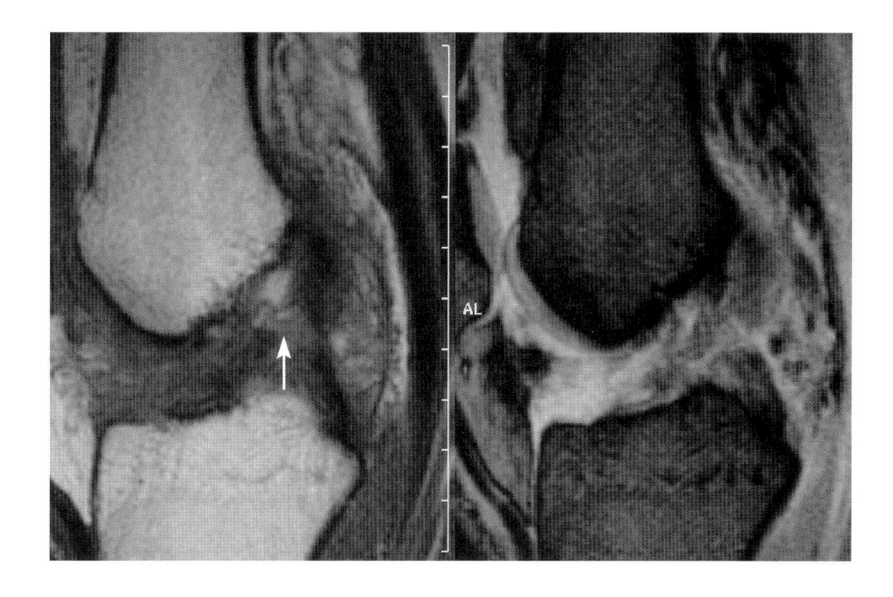

Abb. 3.13 a, b. Riss vorderes Kreuzband Grad III vor 4 Tagen (15 Jahre, w.)

a Sagittal T1: Bandverlauf stark unregelmäßig, besonders im proximalen und mittleren Abschnitt ausreichende Faserkontinuität nicht mehr identifizierbar. Atypisch leicht dorsal-konvexer Verlauf

b Sagittal T2*: Verletzungsausmaß proximal/mittlerer Abschnitt besonders deutlich (*Pfeil*)

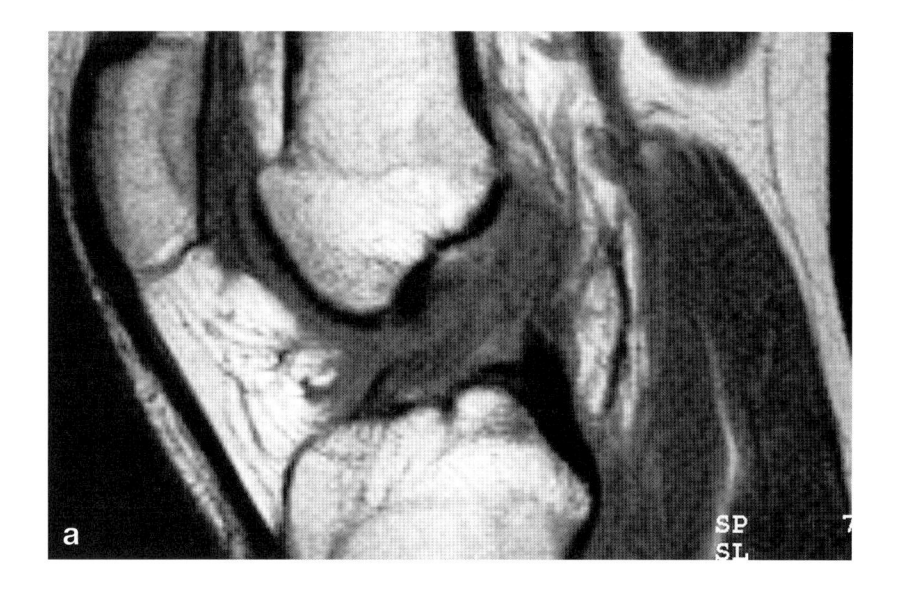

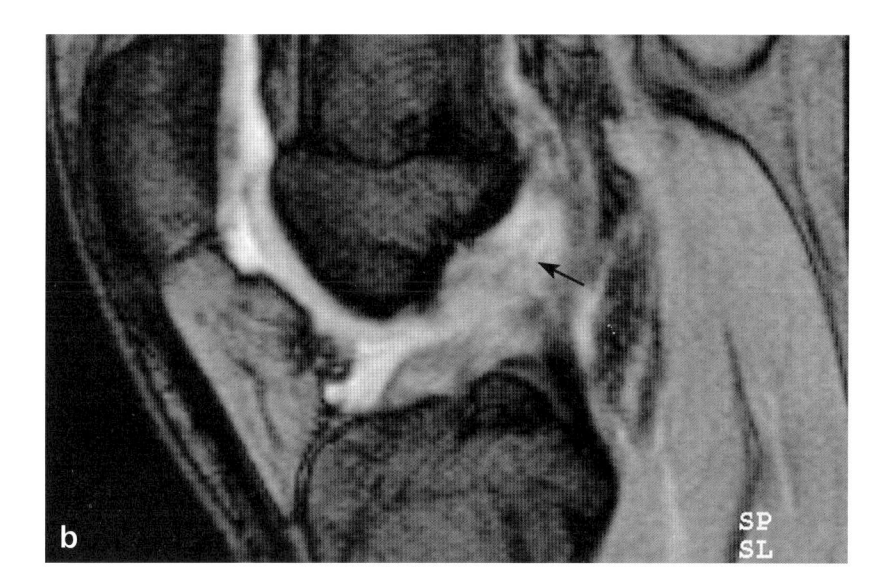

Abb. 3.14. Frischer Riss vorderes Kreuzband Grad III mittleres Drittel – Verletzung am Vortag (36 Jahre, m.)

Sagittal; *links* T1, *rechts* T2*: Völlig irregulärer Faserverlauf mit Defektzone mittleres Drittel. Hier in T1-Wichtung hyperintense fokale Einblutung (*Pfeil*). Hoffa-Defekte dorsal. Kapselzerrung. Hämarthros

38 Vorderes Kreuzband

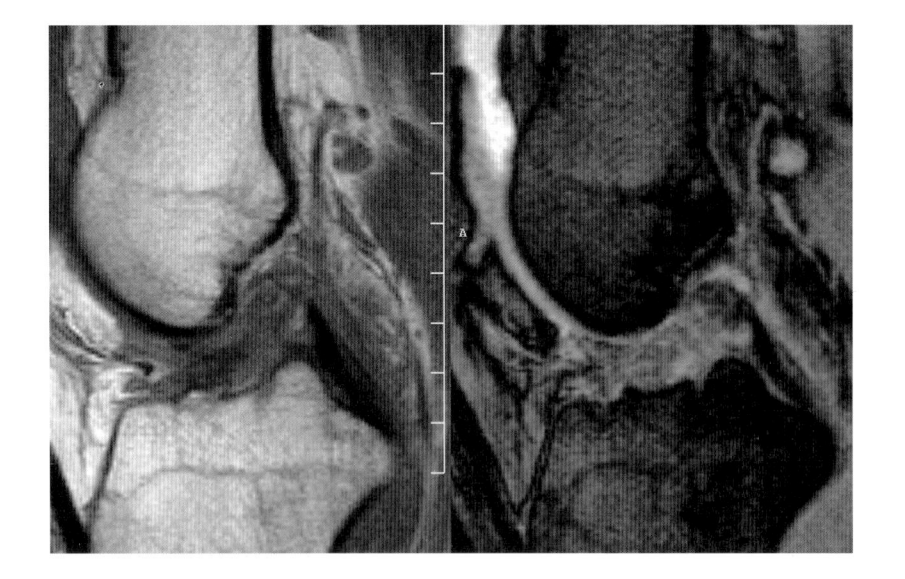

Abb. 3.15. Riss vorderes Kreuzband Grad III vor 2 Wochen (22 Jahre, m.)

Sagittal; *links* T1, *rechts* T2*: Zerstörter Bandverlauf proximal bis Bandmitte – irreguläre, zum Teil tentakelartige Restfasern (angedeutetes Oktopuszeichen). Tibiale Bandretraktion, atypischer Verlauf. Hämarthros

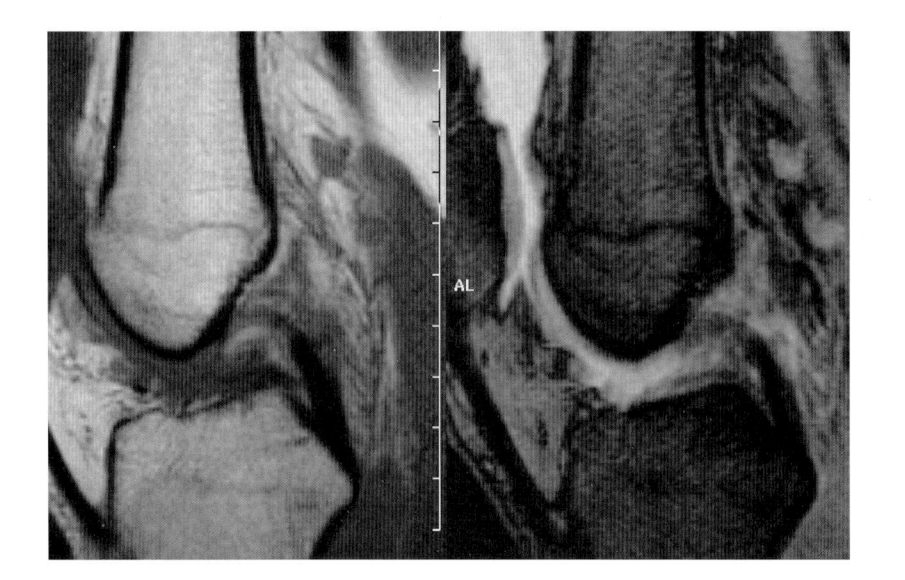

Abb. 3.16. Riss vorderes Kreuzband Grad III (15 Jahre, w.)

Sagittal; *links* T1, *rechts* T2*: Bandverlauf nicht mehr abgrenzbar – in den femoralen $^2/_3$ lediglich diffuse netzige Strukturen. Hinteres Kreuzband proximal leicht signalgesteigert als Zerrungsfolge ohne weitere Diskontinuität. Reizerguss

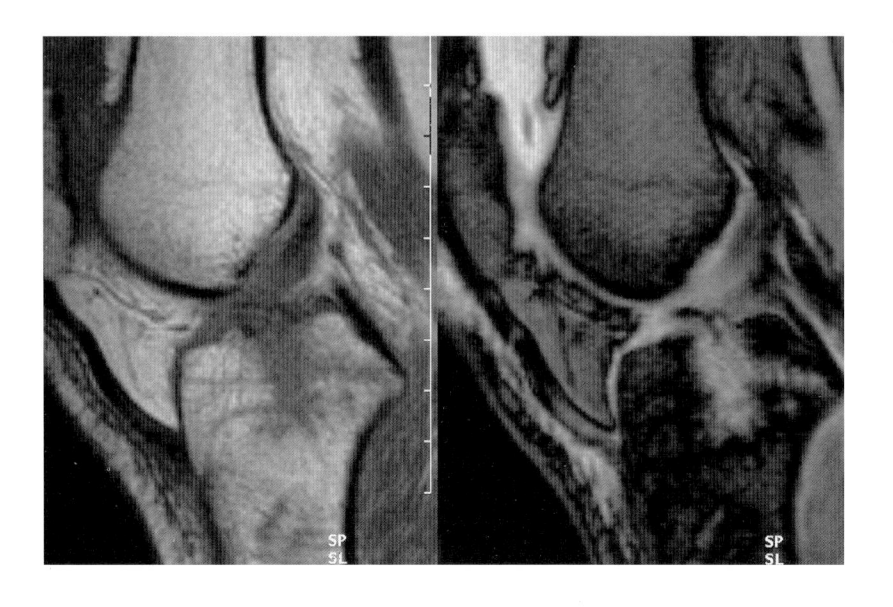

Abb. 3.17. Knöcherner Ausriss vorderer Kreuzbandansatz tibial bei Tibiakopffraktur vor 2 Wochen (42 Jahre, w.)

Sagittal; *links* T1, *rechts* T2*: Tibialer vorderer Kreuzbandansatz knöchern diskontinuierlich mit in den Gelenkraum abgehobenem schaligem knöchernem Element und angrenzenden tibialen Frakturlinien bzw. Marködemzonen. Tibiale $^2/_3$ des vorderen Kreuzbandes stark signalgesteigert – funktioneller Kreuzbandriss Grad III. Erheblicher Reizerguss. Patellarsehnentendinose distal. Vorgelagertes Weichteilödem

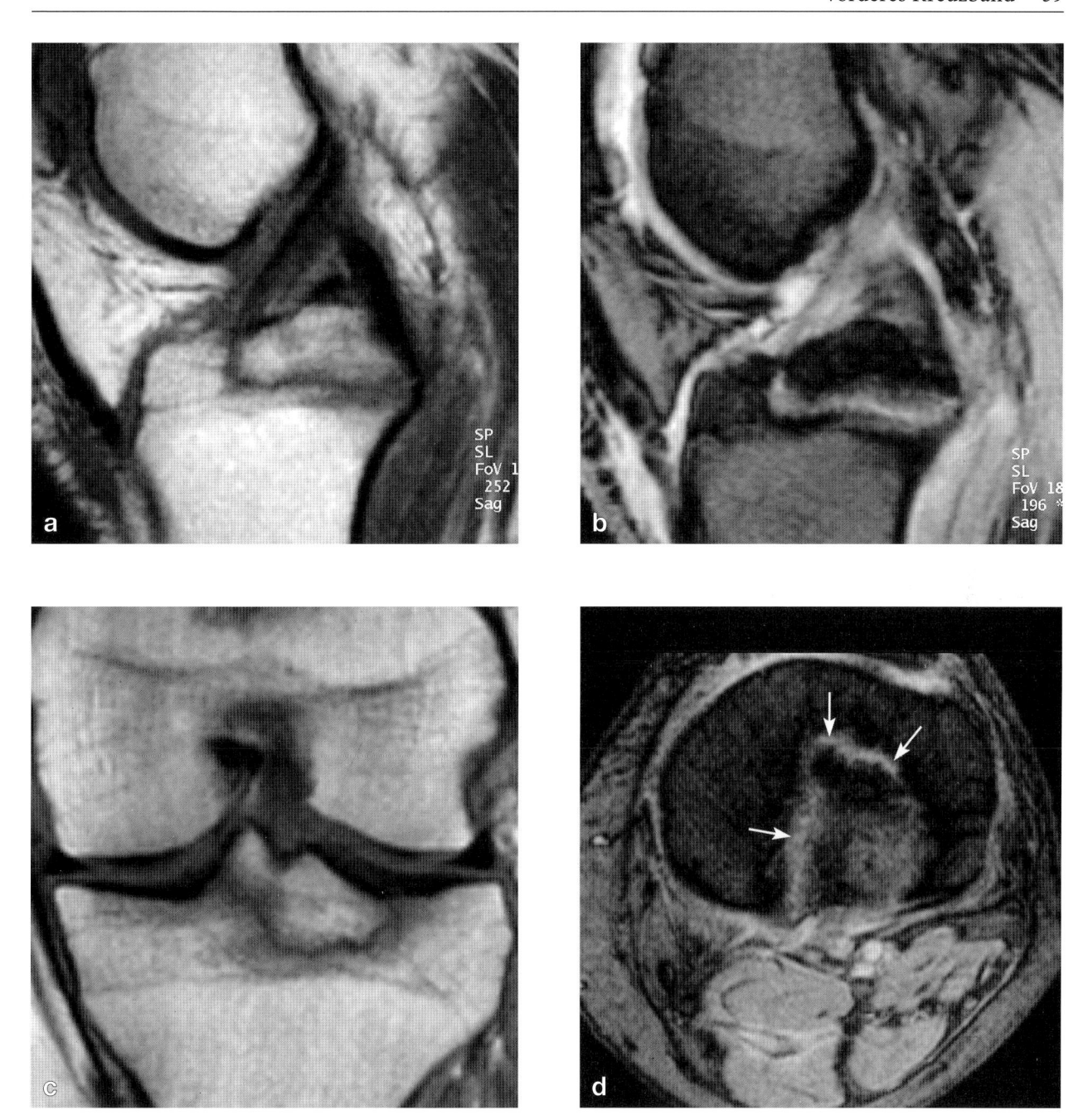

Abb. 3.18 a–d. Eminentia-Ausriss vor 3 Wochen (48 Jahre, m.)

a Sagittal T1: Zum Teil lineare, zum Teil bogige Tibiakopffrakturlinie teilweise in Höhe der alten Epiphysenfuge mit Ausläufer zum Vorderrand des vorderen Kreuzbandansatzes und Basis des hinteren Kreuzbandes. Keine Dislokation. Vorderes Kreuzband intakt, lediglich dorsal leicht signalintens

b Sagittal T2*: Hyperintenses Signal der Tibiakopffrakturlinien sowie besonders dorsaler Abschnitte des vorderen Kreuzbandes bei intaktem ventralem Faserverlauf. Leichter Gelenkerguss

c Koronar T1: Bogige lineare Signalminderung des Frakturverlaufs der Eminentiabasis ohne Dislokation

d Axial T2*: Eminentiafragment durch hyperintensen Randsaum abgegrenzt (*Pfeile*)

40 Vorderes Kreuzband

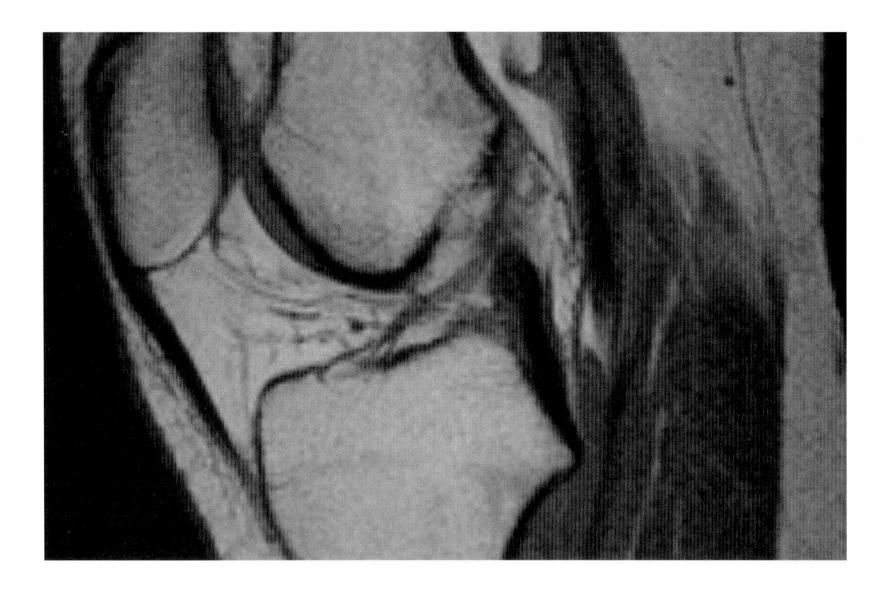

Abb. 3.19. Alte (subtotale) vordere Kreuzbandruptur Grad III vor 13 Jahren/posttraumatische Atrophie (31 Jahre, w.)

Sagittal T1: Schwachkalibrige vordere Kreuzbandreststrukturen mit atypisch dorsalkonvexem Verlauf

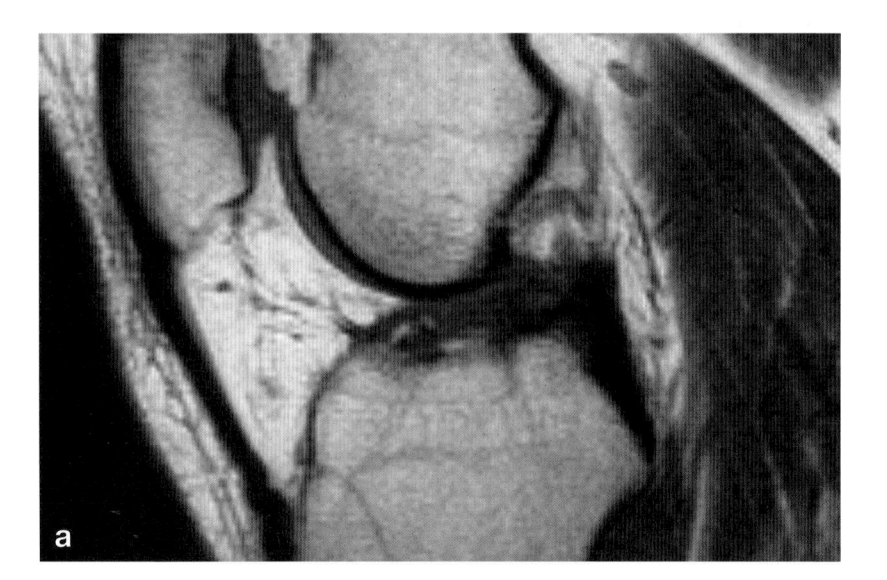

Abb. 3.20 a, b. Alte vordere Kreuzbandruptur vor 1 1/4 Jahren – alte Grad-III-Läsion (30 Jahre, m.)

a Sagittal T1: Vorderes Kreuzband in den proximalen 2/3 fehlend. Irreguläre lineare Reststrukturen. Kein Reizerguss

b Koronar T1: Typische vertikale Bandstrukturen am medialen Rand des Außenkondylus fehlend (*Pfeil*). Irreguläre Reststruktur kranial – vgl. Normalbefund Abb. 4.1

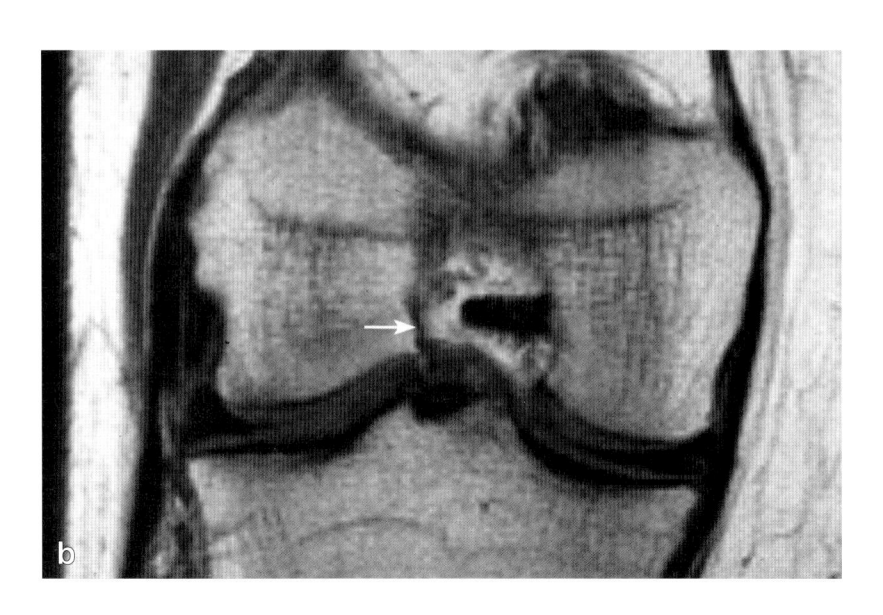

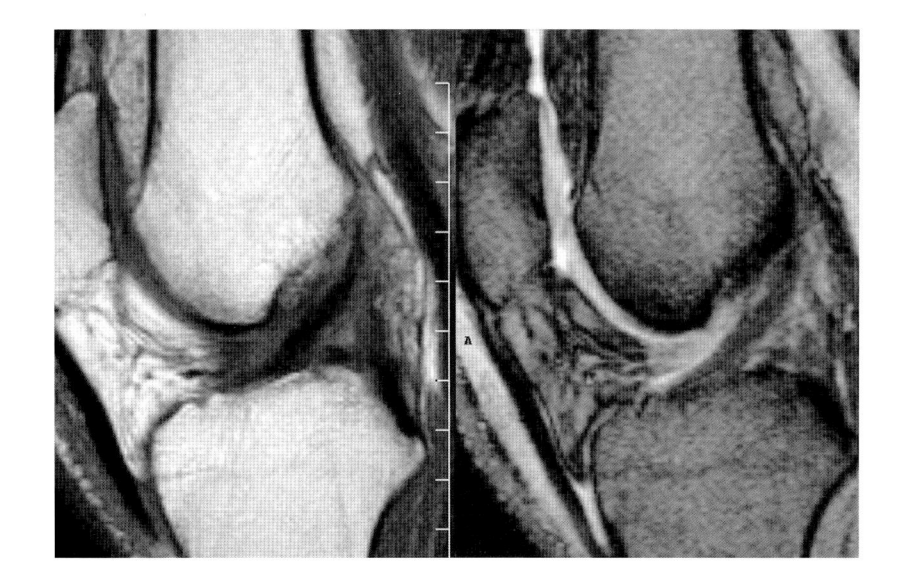

Abb. 3.21. Fibrose vorderes Kreuzband nach altem Teilriss vor 15 Jahren – alte Grad-II-Läsion (55 Jahre, m.)

Sagittal; *links* T1, *rechts* T2*: Vorderer Kreuzbandverlauf atypisch bogig, insgesamt schmächtig und auffällig signalarm. Leichter Reizerguss. Prä-/infrapatellares Weichteilödem

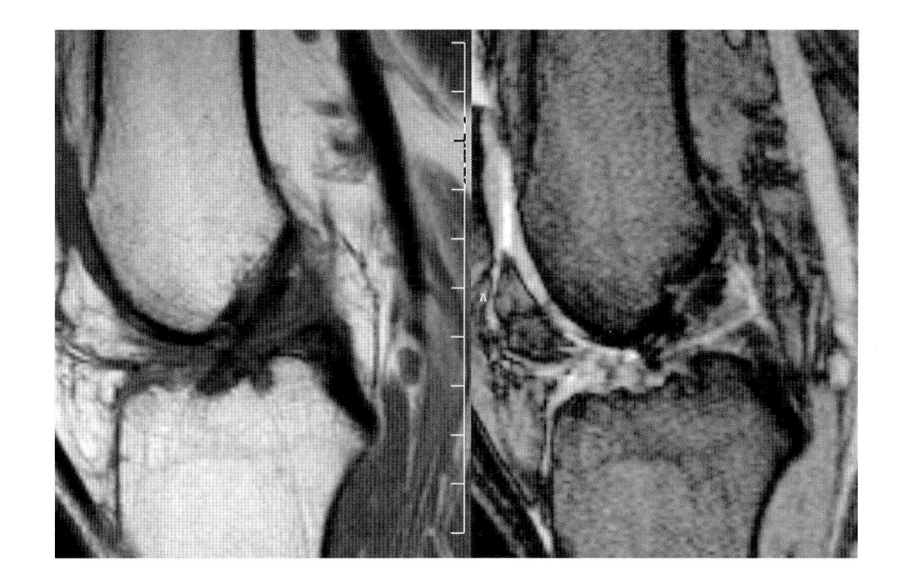

Abb. 3.22. Intakte Kreuzbandnaht vor 3 Jahren (42 Jahre, m.)

Sagittal; *links* T1, *rechts* T2*: Regulärer, nur gering verschmälerter vorderer Kreuzbandverlauf mit einzelnen kleinen signalfreien Metallartefakten im Bandverlauf, besonders deutlich auf der relativ T2-gewichteten Aufnahme rechts

4 Hinteres Kreuzband

4.1 Technik und Methodik

Geeignet sind axiale, koronare und sagittale T1- und T2-gewichtete Messungen. Bequeme Lagerung in einer Extremitätenspule. Die Schichtdicken sollten 4 mm oder weniger betragen.

4.2 Anatomie

Das hintere Kreuzband als kräftigstes Band des Kniegelenkes verläuft von der vorderen lateralen Fläche des medialen Femurkondylus (Knorpelknochengrenze) zum hintersten abschüssigen Ansatzplateau des Tibiakopfes.

Das Band ist fächerförmig ausgespannt und kann funktionell in einen anterolateralen und einen posteromedialen Anteil unterschieden werden, die sich anatomisch nicht sicher voneinander trennen lassen.

Vor und hinter dem hinteren Kreuzband ziehen vom Femurkondylus zum Hinterhorn des Außenmeniskus meniskofemorale Verstärkungsbänder (Lig. Humphry und Lig. Wrisberg).

4.3 MRT-Normalbefund

Das hintere Kreuzband stellt sich als glatt berandete, einheitlich signalfreie, bandförmige Struktur bei T1- und T2-Wichtung dar, bei sagittaler Schnittführung auf mindestens zwei konsekutiven Bildern nachweisbar. Da das hintere Kreuzband bei gestreckter Kniehaltung entspannt ist, findet sich häufig ein leicht bogenförmiger Verlauf.

Das Lig. Humphry (ventral) und Wrisberg (dorsal) ist in direkter Nachbarschaft des hinteren Kreuzbandes jeweils als kleine rundliche signalfreie Struktur auf sagittalen Schichten nachweisbar (Abb. 4.1 und 4.2).

4.4 Pathomechanismus/Pathophysiologie

Der häufigste Verletzungsmechanismus für das hintere Kreuzband ist die a.p.-gerichtete Translation des Tibiakopfes bei gebeugtem Kniegelenk. Entsprechend häufig sind bei dieser Verletzungsform Kontusionsmarken oder Schürfwunden am ventralen Tibiakopf zu finden. Begünstigend wirken Außenrotationskomponenten des Unterschenkels während der Verletzung.

Kombinationsverletzungen entstehen durch stärkere Verschiebung in dieser Position bzw. durch Aufklappverletzungen (Varus-Valgus-Verletzungen). Hierbei kann neben dem hinteren und dem entsprechenden Kollateralband auch das vordere Kreuzband reißen.

4.5 MRT-Zeichen pathologischer Befunde

- Intraligamentäre Signalsteigerungen (fokal oder generell).
- Binnenstrukturunregelmäßigkeiten (Auffaserung, welliger Faserverlauf, Verwaschung, partielle Unterbrechung).
- Kaliberänderung (Verdickung/Verschmälerung, fokal oder generell).
- Außenkonturveränderung (unregelmäßig, partielle/komplette Konturunterbrechung – Synovialschlauch dabei unter Umständen erhalten).
- Verlaufsänderung (verstärkt bogenförmig, selten knickförmig, selten Retraktion).
- Paraligamentäre Veränderungen: Einblutung/Erguss der Synovialscheide, Synovialverdickung, Pseudoraumforderung.
- Knöcherne Ausrisse hauptsächlich des tibialen Bandansatzes (Abb. 4.16–4.19).
- Stellungsänderung Femur/Tibia (ventrale Fehlposition/Subluxation von Femur gegenüber Tibia – geringer auch bei hyperelastischem, insuffizientem, laxem Band).

Verletzungen des hinteren Kreuzbandes benötigen hohe Kraft zur Ruptur. Als Begleitverletzungen sind nachweisbar: Mediales Kollateralband 50%, vorderes Kreuzband 65%, medialer Meniskus 33%, laterales Kollateralband/Kapselbereich 10%.

4.6 MRT-Stadieneinteilung hintere Kreuzbandverletzung

Entsprechend der international gebräuchlichen Klassifikation von Bandverletzungen durch die American Medical Association erfolgt folgende Stadieneinteilung:

I. Zerrung/zentraler Minimalriss

Ausschließlich intraligamentäre Signal- bzw. Texturveränderungen mit Signalsteigerung in T1- und T2-* bei erhaltenem Faserhauptverlauf und unbeeinträchtigter Außenform (unveränderte Kontur, Dicke, Länge; Abb. 4.3–4.5).

II. Teilruptur

Signalsteigerung bei T1- und relativer T2-Wichtung und Verdickung (Bandödem/Einblutung, evtl. Pseudoraumforderung), Kontur- und Faserunregelmäßigkeit bzw. partielle Kontinuitätsunterbrechungen (Abb. 4.6–4.10).

III. Komplettruptur

Erhebliche Signalsteigerungen, Auftreibung, (zentrale) Diskontinuität, potentielle Retraktion – im Vergleich zum vorderen Kreuzband bei dickerer Synovialhülle weniger häufig, abnormer Verlauf, evtl. Pseudoraumforderung (Abb. 4.11–4.15).

4.7 MRT-Pitfalls bei hinterer Kreuzbandverletzung

- Akute Blutung im Bandverlauf (Maskierung der Bandstrukturen – cave: Fehleinschätzung der Verletzungsschwere).
- Fehlende Retraktion bei intaktem Synovialschlauch trotz intraligamentärer Komplettruptur (Unterschätzung des Verletzungsgrades).
- Entzündliche Synovialveränderungen der Sehnenhülle können das hintere Kreuzband maskieren.

Hinweis: Wegen des tiefen tibialen Ansatzes 1 cm unterhalb der sonstigen Gelenkflächenebene können distale hintere Kreuzbandrupturen arthroskopisch übersehen werden, wenn nicht dorsale oder interkondyläre Zugänge, Tasthaken und Shaver verwendet werden.

4.8 Klinische Wertung der MRT-Befunde

Bei Komplexverletzungen kann es indiziert sein, die hintere Kreuzbandverletzung akut zu versorgen. Das MRT ist hierbei eine wichtige Hilfe zur Lokalisation der hinteren Kreuzbandverletzung (proximal, distal) und zur Festlegung des operativen Zugangsweges (vorderer Zugang, hinterer Zugang).

Die Indikation zur Rekonstruktion bzw. zum Ersatz des hinteren Kreuzbandes ist abhängig von der Instabilität. Diese wird am sichersten durch gehaltene Röntgenaufnahmen bzw. apparative Bandmessungen im Seitenvergleich bei 90° Kniegelenksbeugung vorgenommen. Das MRT ist keine Hilfe zur Beurteilung der Instabilität.

Tabelle 4.1. Typisches Signalverhalten

	T1w	T2w	T2*w	rho-w	FAT/SAT
PCL	0	0	0 – ↑	0	0
Teilruptur	↑ – ↑↑	↑↑	↑↑	↑	↑↑
Komplettruptur	↑ – ↑↑	↑↑↑	↑↑ – ↑↑↑	↑↑	↑↑↑

0 Signalfrei; ↑ geringe SI; ↑↑ mittlere SI; ↑↑↑ hohe SI.

Weiterführende Literatur

Jee WH, Choe BY, Kim JM, Song HH; Choi KH (1998) MRT des Kniegelenkes: Fehleranalyse bezüglich der Meniskus- und Kreuzbanddiagnostik an einem arthroskopisch kontrollierten Patientenkollektiv. Rofo Fortschr Geb Röntgenstr Neuen Bildgeb Verfahr 169 (2): 157–162

McDermott MJ, Bathgate B, Gillingham BL, Hennrikus WL (1998) Correlation of MRI and arthroscopic diagnosis of knee pathology in children and adolescents. J Pediatr Orthop 18 (5): 675–678

Patten RM, Richardson ML, Zink Brody G, Rolfe BA (1994) Complete vs. partial-thickness tears of the posterior cruciate ligament: MR findings. J Compur Assist Tomogr 18 (5): 793–799

Rappeport ED, Wieslander SB, Stephensen S, Lausten GS, Thomsen HS (1997) MRI preferable to diagnostic arthroscopy in knee joint injuries. A double-blind comparison of 47 patients. Acta Orthop Scand 68 (3): 277–281

Riel KA, Reinisch M, Kersting Sommerhoff B, Hof N, Merl T (1999) 0.2-Tesla magnetic resonance imaging of internal lesions of the knee joint: a prospective arthroscopically controlled clinical study. Knee Surg Sports Traumatol Arthrosc 7 (1): 37–41

Shelbourne KD, Jennings RW, Vahey TN (1999) Magnetic resonance imaging of posterior cruciate ligament injuries: assessment of healing. Am J Knee Surg 12 (4): 209–213

Sonin AH, Fitzgerald SW, Friedman H, Hoff FL, Hendrix RW, Rogers LF (1994) Posterior cruciate ligament injury: MR imaging diagnosis and patterns of injury. Radiology 190 (2): 455–458

Tewes DP, Fritts HM, Fields RD, Quick DC, Buss DD (1997) Chronically injured posterior cruciate ligament: magnetic resonance imaging. Clin Orthop 335: 224–232

Uppal A, Disler DG, Short WB, Mc Cauley TR, Cooper JA (1998) Internal derangements of the knee: rates of occurrence at MR imaging in patients referred by orthopedic surgeons compared with rates in patients referred by physicians who are not orthopedic surgeons. Radiology 207 (3): 633–636

46 Hinteres Kreuzband

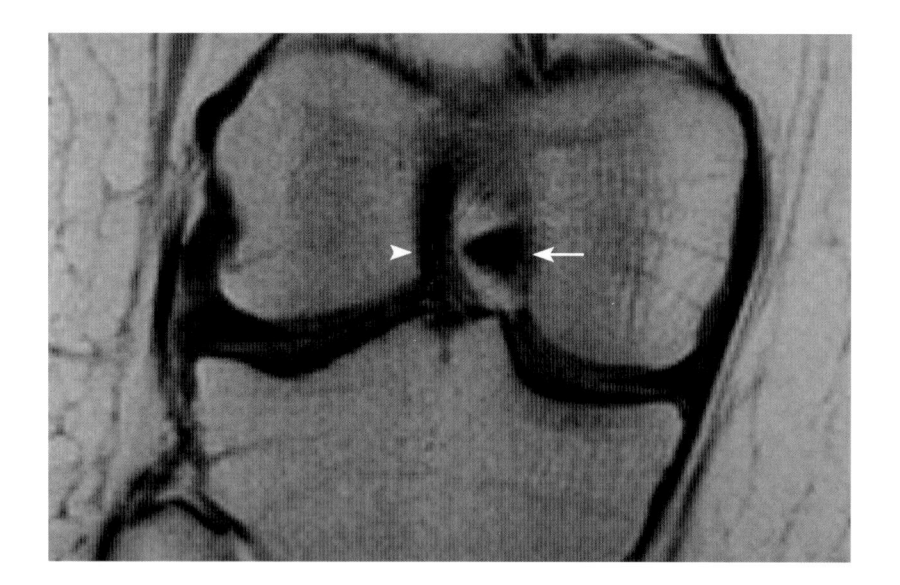

Abb. 4.1. Normales hinteres Kreuzband (53 Jahre, w.)

Koronar T1: Hinteres Kreuzband als rundliche signalarme Struktur am lateralen Innenkondylusrand identifizierbar (*Pfeil*). Vorderes Kreuzband am medialen Außenkondylusrand als vertikale lineare, geringfügig bogige Struktur abgebildet (*Pfeilspitze*)

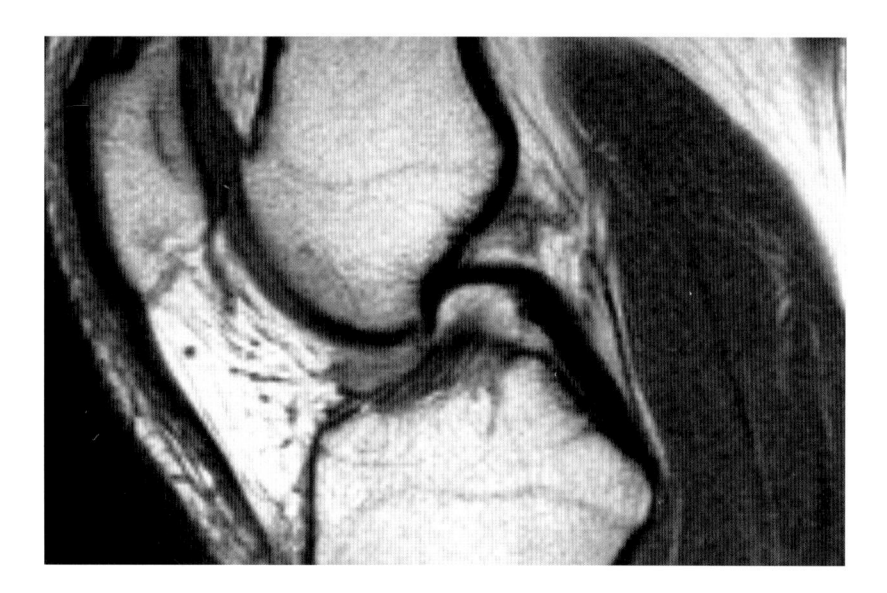

Abb. 4.2. Normales hinteres Kreuzband (25 Jahre, m.)

Sagittal T1: Proximal geringfügig bogig verlaufende signalarme Bandstruktur zwischen Hinterrand Fossa intercondylaris und Tibiakopf dorsal

Abb. 4.3 a, b. Zerrung/diskreter Teileinriss hinteres Kreuzband vor 1 Jahr und erneut vor 1 Monat (42 Jahre, m.)

a Sagittal T1: Signalintense Zone im mittleren Verlauf des hinteren Kreuzbandes (*Pfeil*)

b Sagittal T2*: Deutliche Signalsteigerung auch in relativer T2-Wichtung

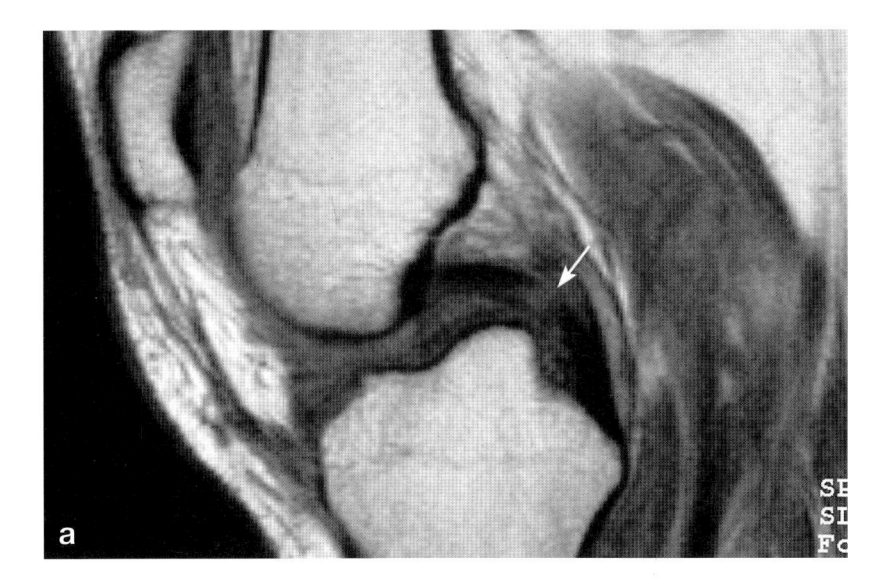

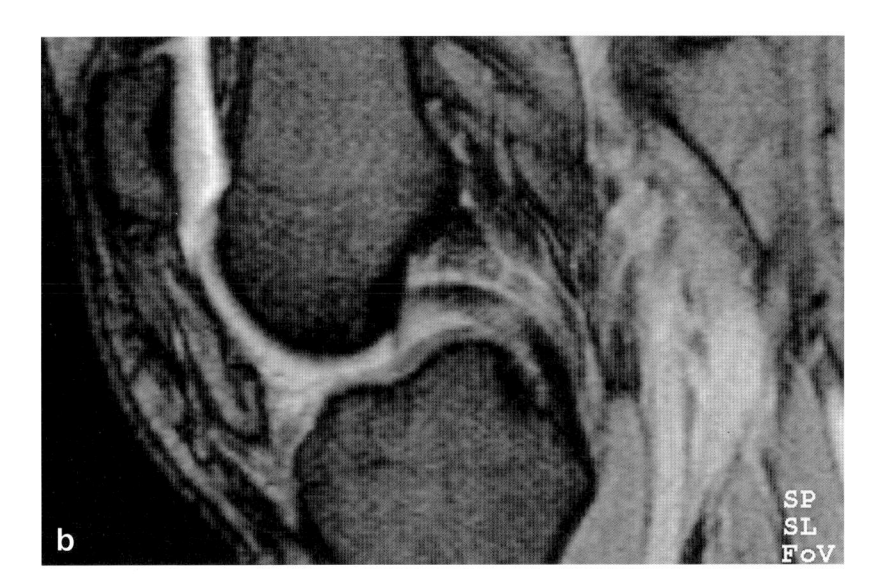

Abb. 4.4. Zerrung/diskreter Teilriss hinteres Kreuzband proximal vor 3 Monaten: Grad-I-Läsion. Leichter Gelenkerguss (31 Jahre, m.)

Sagittal; *links* T1, *rechts* T2*: Signalsteigerung proximales Drittel hinteres Kreuzband, besonders in relativer T2-Wichtung mit leichter Konturauftreibung ansatznah bei erhaltener Hauptkontinuität. Leichter Gelenkerguss

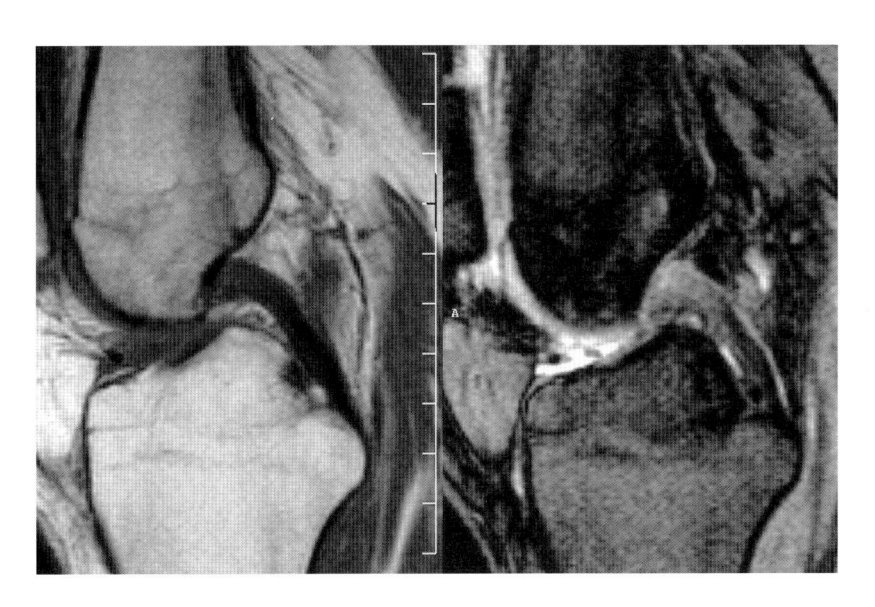

48 Hinteres Kreuzband

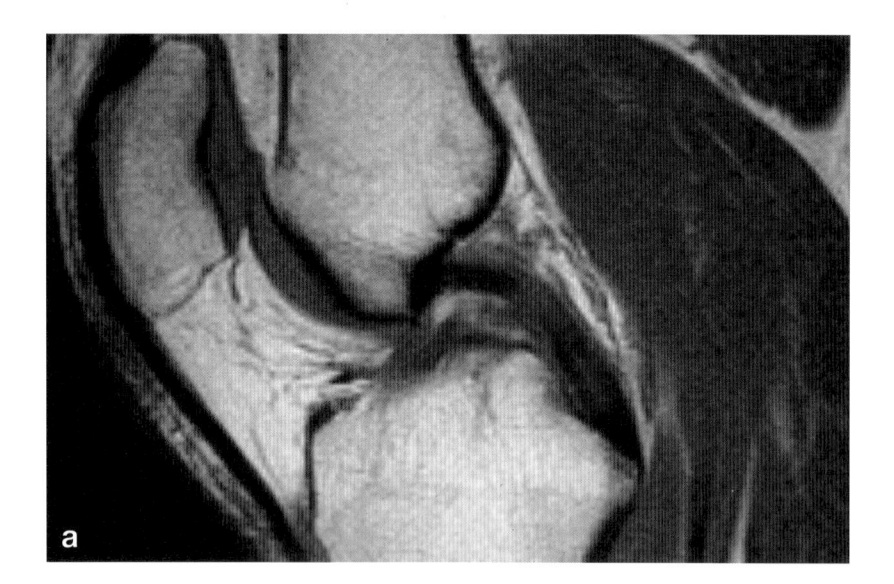

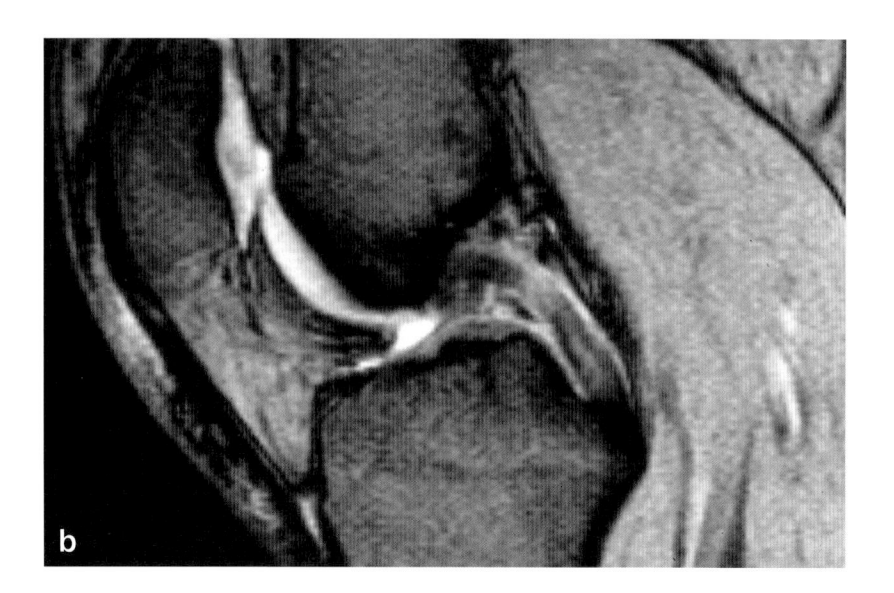

Abb. 4.5 a, b. Teilriss hinteres Kreuzband Grad I vor 6 Wochen (31 Jahre, m.)

a Sagittal T1: Signalsteigerung mittlerer/distaler Abschnitt hinteres Kreuzband

b Sagittal T2*: Signalanhebungen wesentlich deutlicher als in T1-Wichtung, besonders mittleres Drittel

Abb. 4.6 a, b. Teilriss hinteres Kreuzband Grad I–II – rezidivierende Kniekehlenschmerzen seit Jahren ohne konkretes Unfallereignis (36 Jahre, m.)

a Sagittal T1; **b** sagittal T2*: In beiden Sequenzen deutlich hyperintenses Signal zentraler hinterer Kreuzbandabschnitte im Gesamtverlauf. Schlauch- bis schienenartige Randkontinuität. Leichter Gelenkerguss

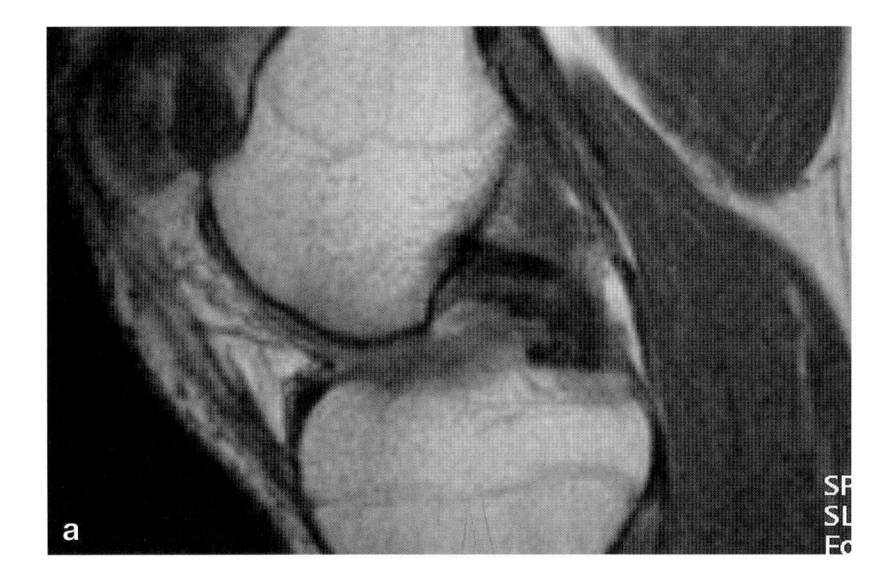

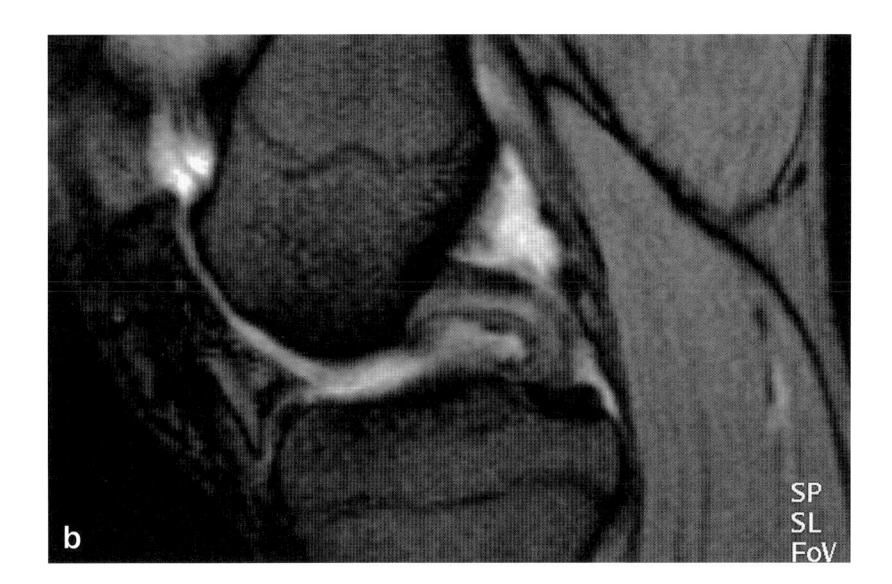

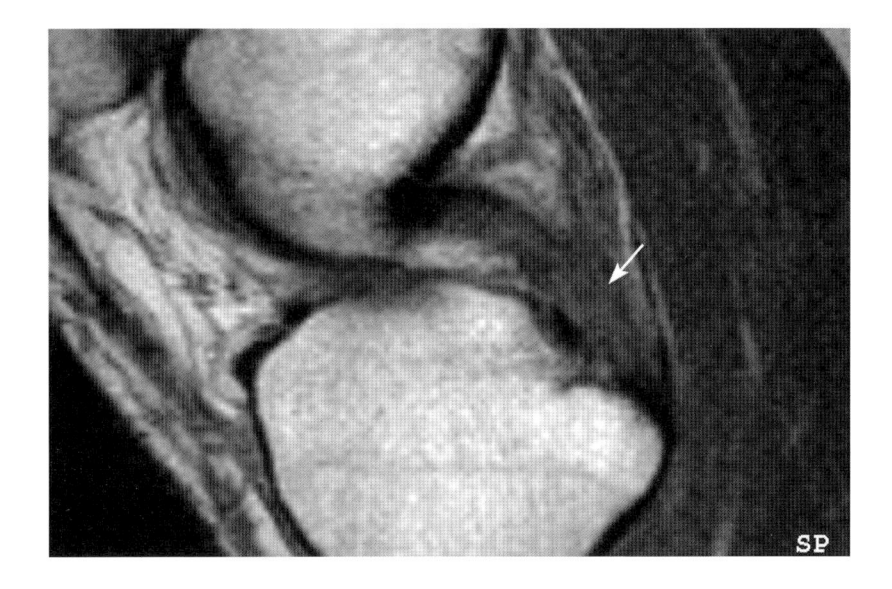

Abb. 4.7. (Subtotale) Ruptur hinteres Kreuzband Grad (II–) III – Kniekontusion/Distorsion vor 4 Wochen (18 Jahre, m.)

Sagittal T1: Hinteres Kreuzband in den distalen 3/4 deutlich signalintens. Weitgehende Konturunterbrechung distales Drittel dorsal (*Pfeil*)

50 Hinteres Kreuzband

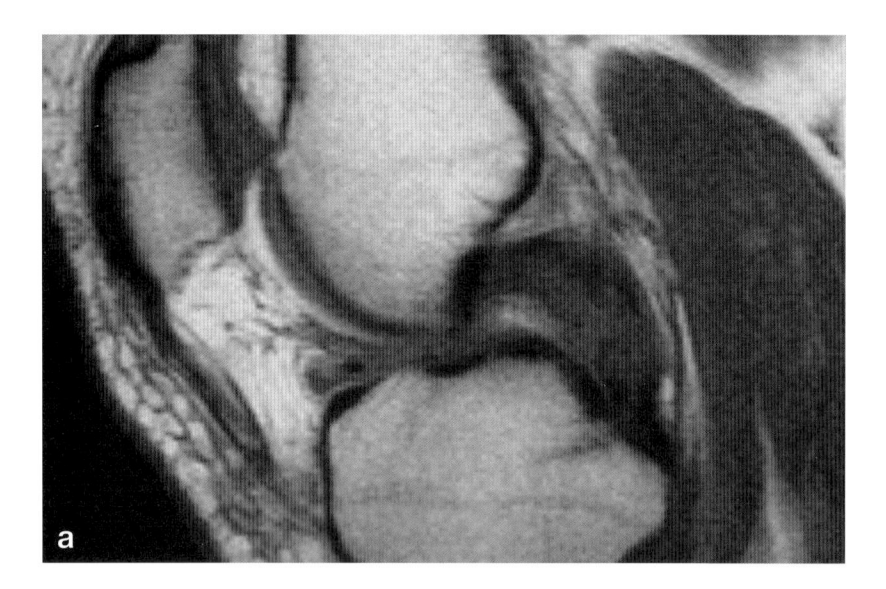

Abb. 4.8a, b. (Subtotale) Ruptur hinteres Kreuzband Grad (II–) III – Kniekontusion vor 1 Woche (39 Jahre, m.)

a Sagittal T1: Signalsteigerung und Konturauftreibung des hinteren Kreuzbandes besonders im mittleren Drittel – unzureichende Restkontinuität

b Sagittal T2*: Verletzungsausmaß noch deutlicher

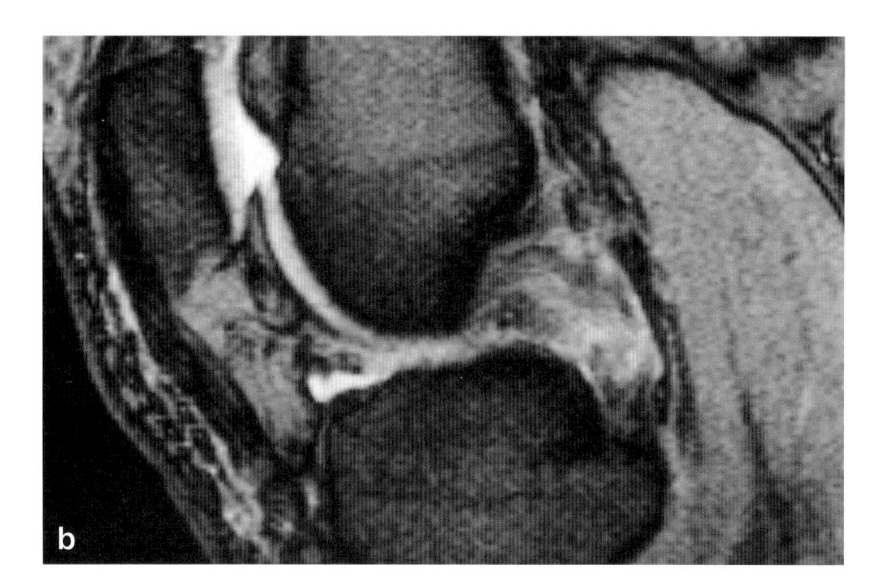

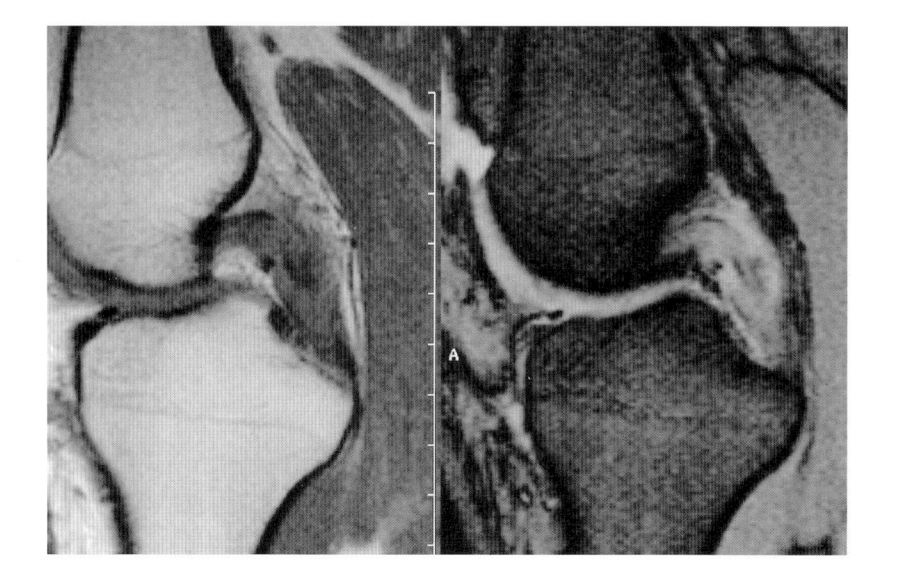

Abb. 4.9. (Subtotale) Ruptur hinteres Kreuzband Grad (II–) III – Kniekontusion vor 14 Tagen (25 Jahre, m.)

Sagittal; *links* T1, *rechts* T2*: Erhebliche Konturauftreibung und Signalsteigerung des hinteren Kreuzbandes im Gesamtverlauf, Maximum mittleres Drittel mit lokalen Konturunterbrechungen

Abb. 4.10. Ruptur hinteres Kreuzband Grad III – Kniedistorsion vor 2 Wochen (16 Jahre, m.)

Sagittal; *links* T1, *rechts* T2*: Signalsteigerung hinteres Kreuzband in den dorsalen $^2/_3$ mit Konturauftreibung und weitgehender Diskontinuität mittlerer Abschnitt

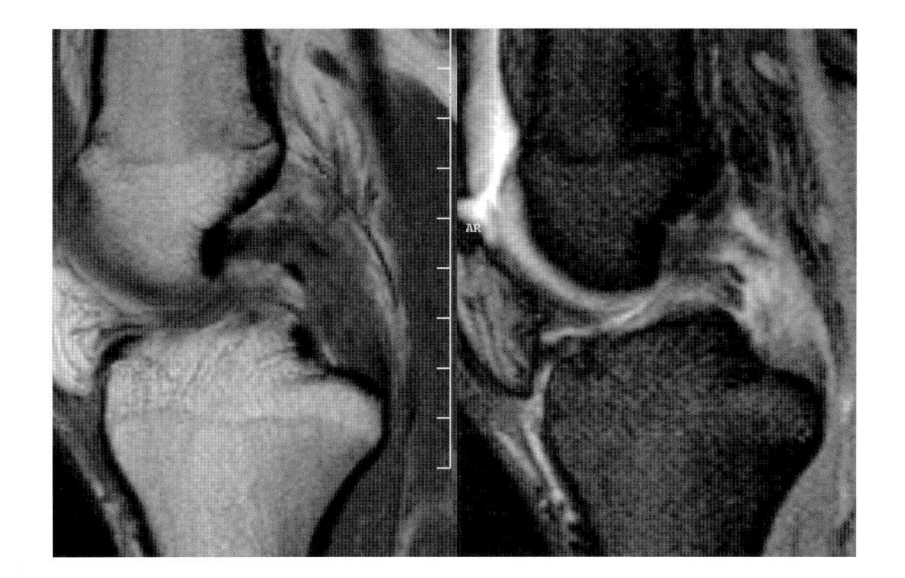

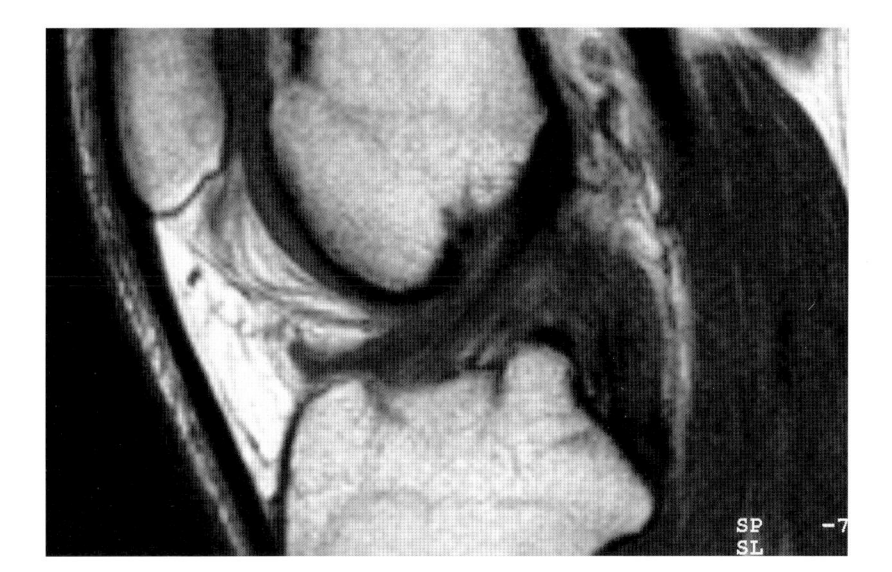

Abb. 4.11. Ruptur hinteres Kreuzband Grad III – Kniekontusion vor 10 Tagen (22 Jahre, m.)

Sagittal T1: Hinteres Kreuzband im Gesamtverlauf aufgetrieben, im mittleren Abschnitt diskontinuierlich – unzureichende Faser-/Synovialschlauchrestkontinuität

52 Hinteres Kreuzband

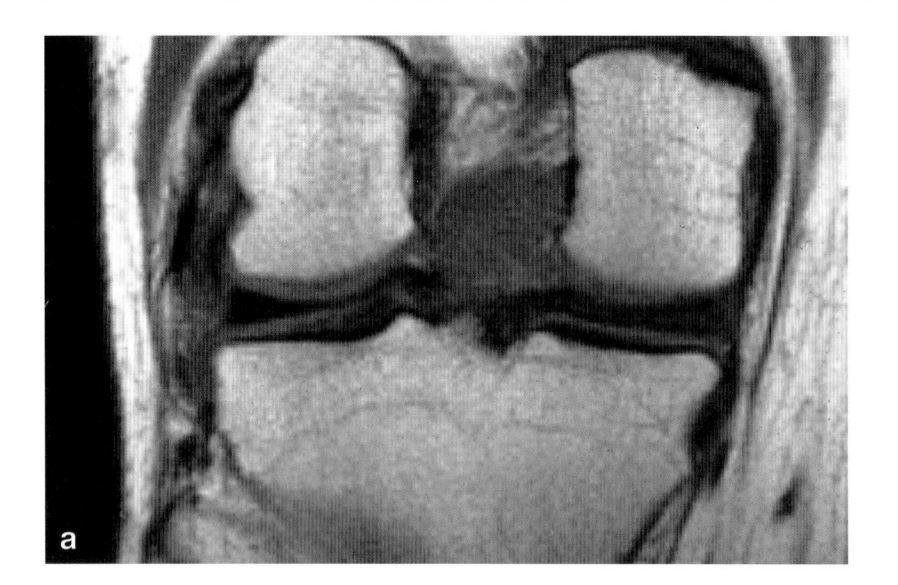

Abb. 4.12 a, b. Ruptur hinteres Kreuzband Grad III – Kniekontusion vor 2 Monaten (60 Jahre, m.)

a, b Koronar T1: Rundliche ursprüngliche Bandstruktur des hinteren Kreuzbandes am lateralen Innenkondylusrand massiv verdickt und atypisch signalintens – vgl. Normalbefund Abb. 4.1

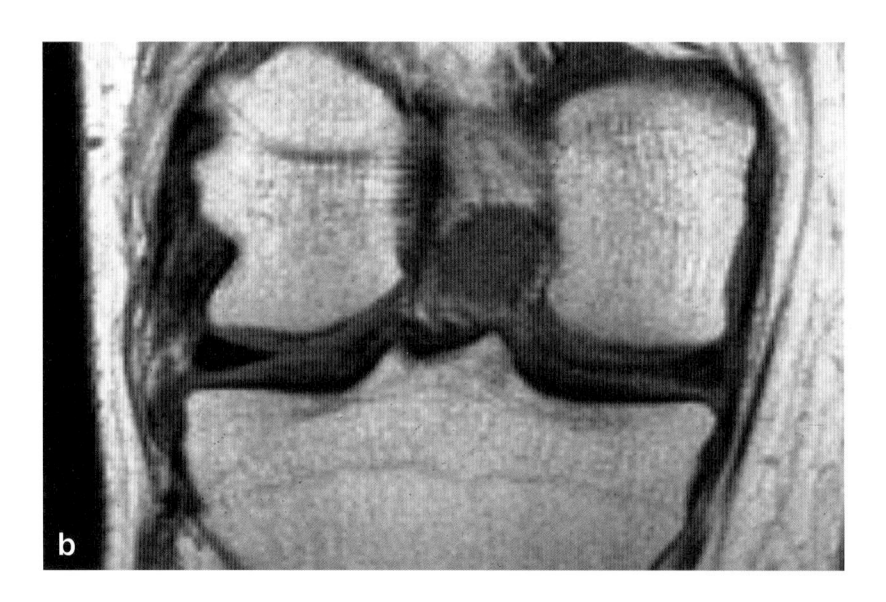

Abb. 4.13 a, b. Ruptur hinteres Kreuzband, mittleres Drittel Grad III – Kniedistorsion vor 4 Wochen (18 Jahre, m.)

a Sagittal T1; **b** sagittal T2*: Massive Auftreibung und pathologische Signalsteigerung des gesamten hinteren Kreuzbandverlaufs mit ausgedehnter Faserdiskontinuität einschließlich des Synovialschlauches ventral im mittleren Drittel, besonders deutlich in relativer T2-Wichtung (*Pfeil*)

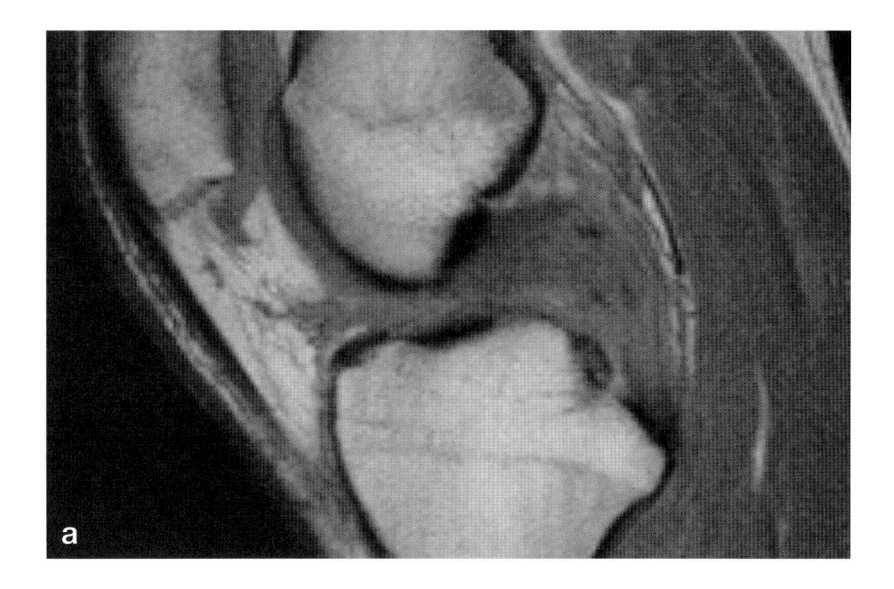

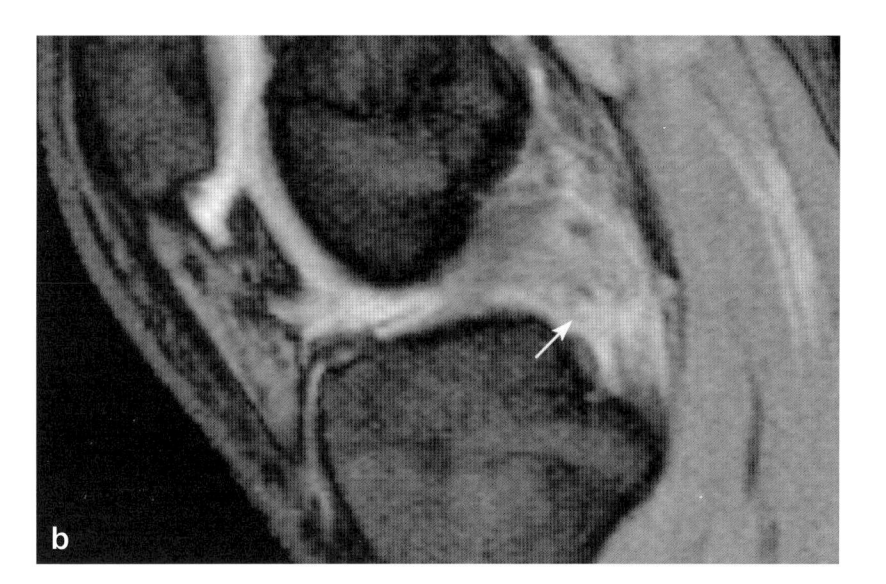

Abb. 4.14. Ruptur hinteres Kreuzband Grad III vor 4 Monaten (32 Jahre, m.)

Sagittal T1: Unregelmäßige wolkige Strukturen im ehemaligen hinteren Kreuzbandverlauf – keine Faserkontinuität mehr identifizierbar

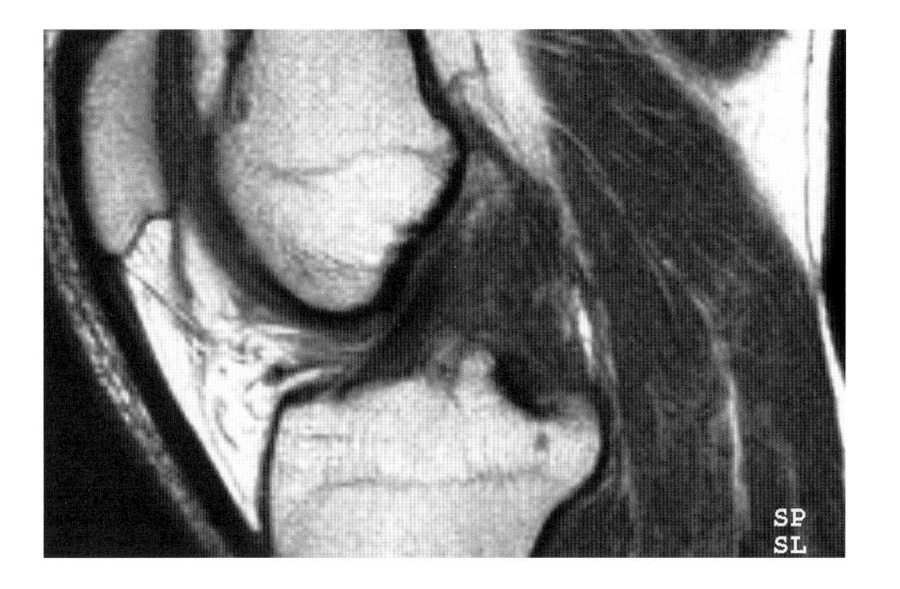

54 Hinteres Kreuzband

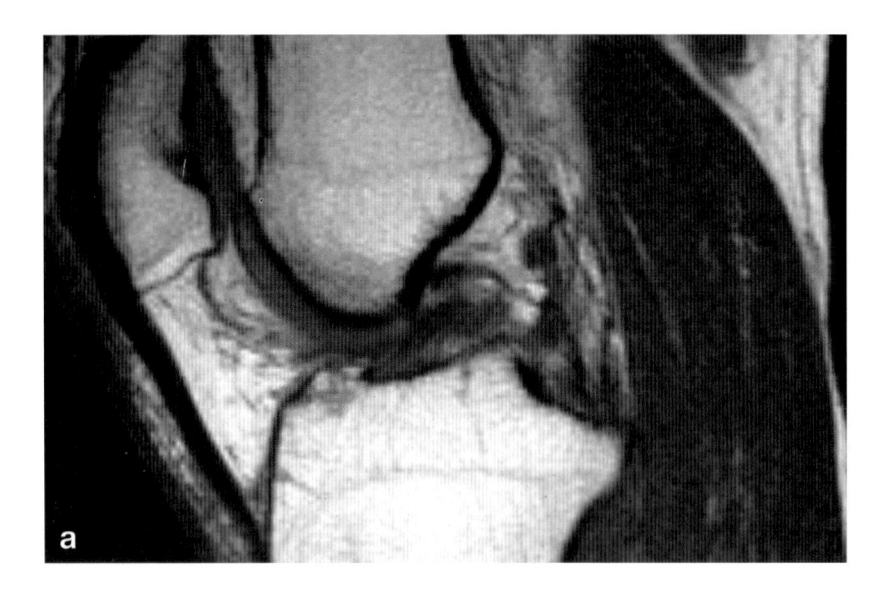

Abb. 4.15a, b. Alte Ruptur hinteres Kreuzband vor 5 Jahren – alte Grad-III-Läsion (42 Jahre, m.)

a Sagittal T1: Kein originärer hinterer Kreuzbandverlauf mehr nachweisbar – vereinzelte bindegewebige Restfasern

b Koronar T1: Runde Bandstruktur am Innenkondyluslateralrand fehlt, lediglich irreguläre unzureichende Restanteile – vgl. Normalbefund Abb. 4.1

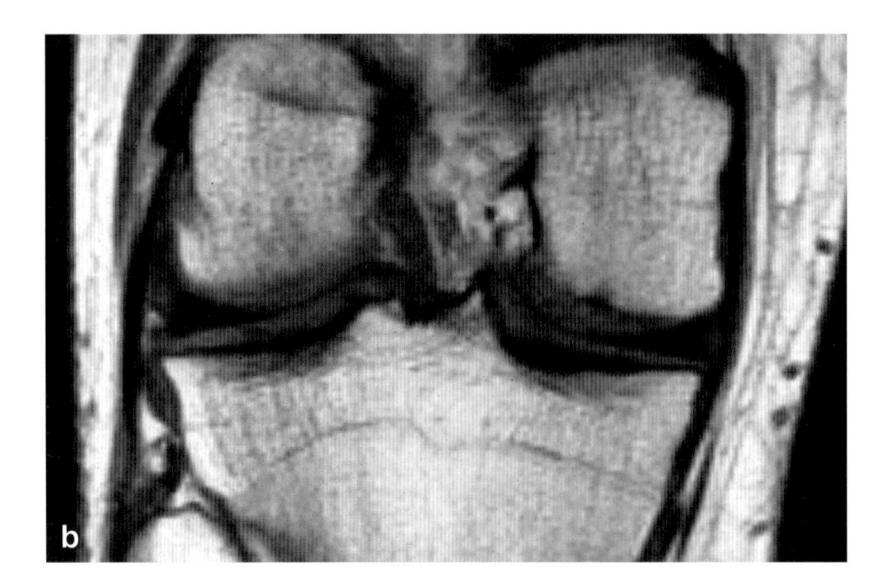

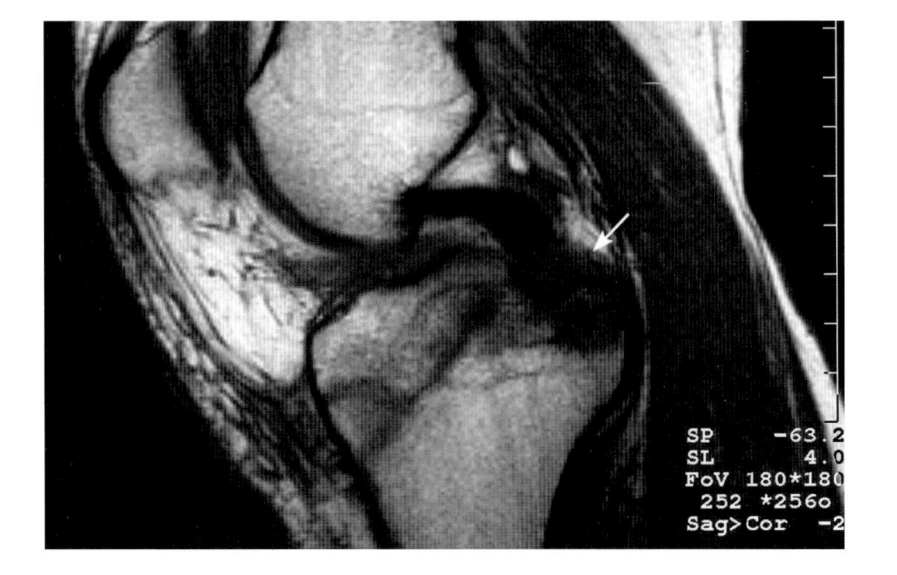

Abb. 4.16. Knöcherner hinterer Kreuzbandausriss vor 5 Wochen mit Bandeinblutung (27 Jahre, m.)

Sagittal T1: Lineare Signalminderungen innerhalb des Tibiakopfes mit Kortikalisunterbrechungen der Basis des hinteren Kreuzbandansatzes. Konturverbreiterung und Signalsteigerung des etwas gestauchten hinteren Kreuzbandes distal (*Pfeil*)

Hinteres Kreuzband 55

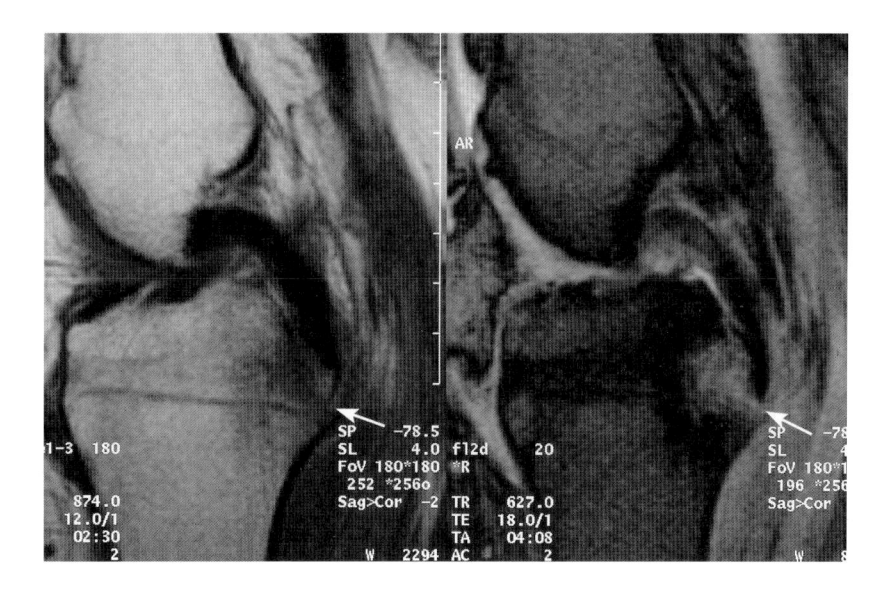

Abb. 4.17. Knöcherner hinterer Kreuzbandausriss vor 3 Monaten (47 Jahre, w.)

Sagittal; *links* T1, *rechts* T2*: Aussprengung eines kleinen dreiecksförmigen Knochenfragments Tibiakopf dorsomedian im Basisbereich des hinteren Kreuzbandansatzes mit Signalminderung des Frakturspaltes in T1- bzw. deutlicher Signalsteigerung in relativer T2-Wichtung (*Pfeile*). Leichte Signalsteigerung und geringe Konturverbreiterung des hinteren Kreuzbandes distal

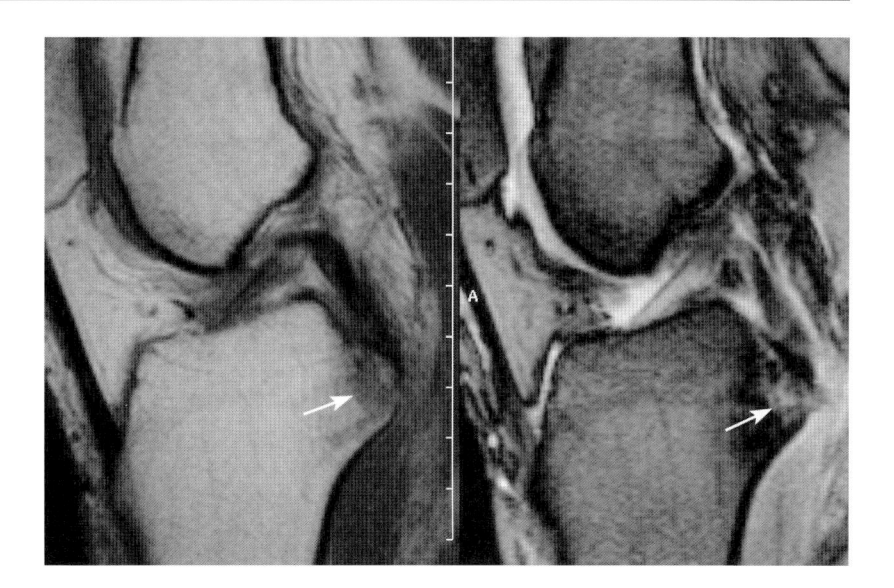

Abb. 4.18. Knöcherner hinterer Kreuzbandausriss vor 1 Woche (49 Jahre, m.)

Sagittal; *links* T1, *rechts* T2*: Kortikalisunterbrechungen im Basisbereich des hinteren Kreuzbandansatzes tibial mit flauer Signalminderung in T1- bzw. Signalsteigerung in relativer T2-Wichtung (*Pfeile*). Signalsteigerung hauptsächlich proximales Drittel hinteres Kreuzband in relativer T2-Wichtung. Gelenkerguss

56 Hinteres Kreuzband

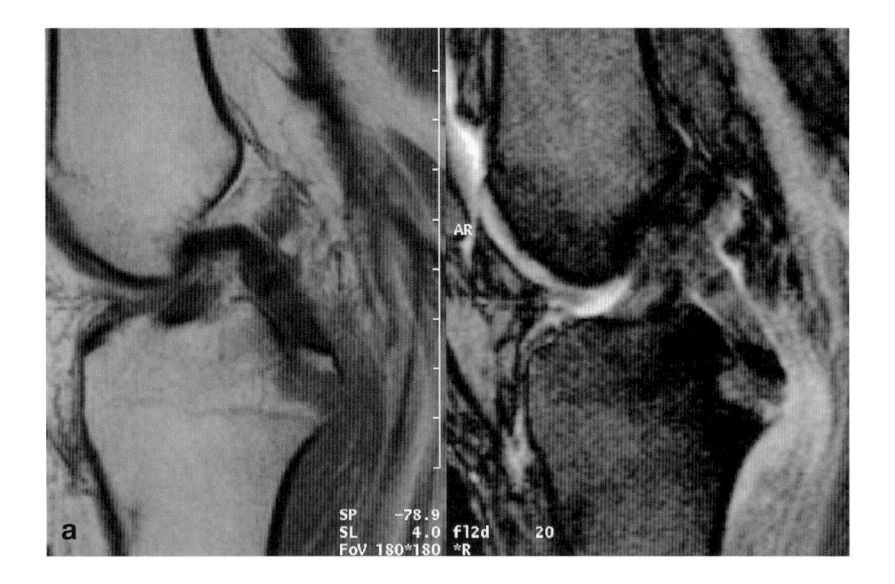

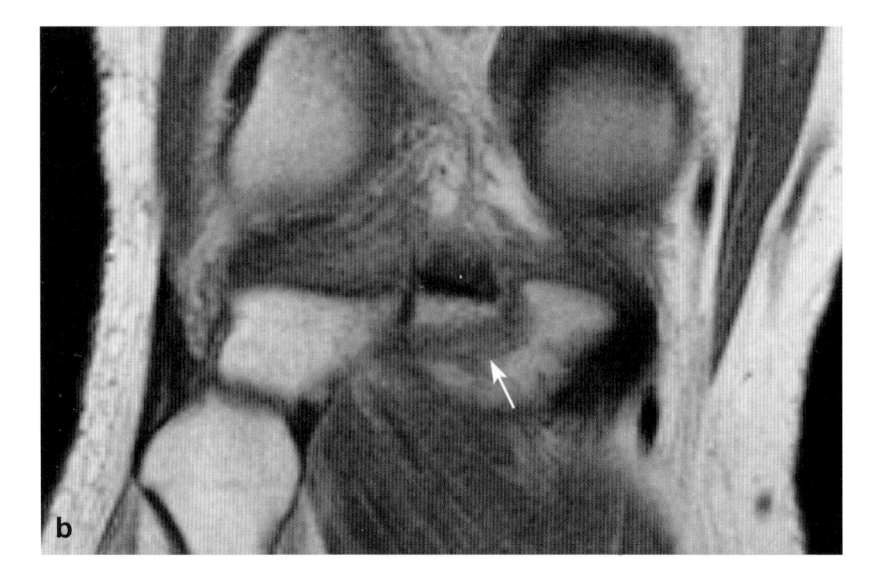

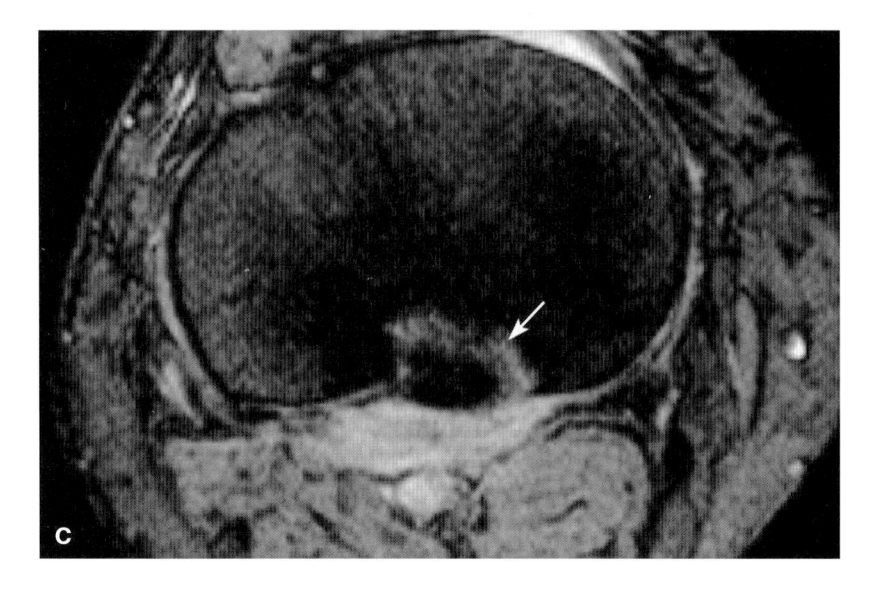

Abb. 4.19 a – c. Knöcherner hinterer Kreuzbandausriss mit leichter Dislokation vor 1 Woche, angrenzenden Weichteil- und Kreuzbandeinblutungen. Leichter Gelenkerguss (49 Jahre, m.)

a Sagittal; *links* T1, *rechts* T2*: Aussprengung eines Knochenelements im tibialen Ansatzbereich des hinteren Kreuzbandes mit leichter Proximalverlagerung um 0,5 cm. Signalsteigerung des Frakturspalts in relativer T2-Wichtung einschließlich besonders der distalen Hälfte des hinteren Kreuzbandes und retrotibialer Muskulatur. Leichter Gelenkerguss

b Koronar T1: Ausgesprengtes Knochenelement durch den signalärmeren, bogig verlaufenden Frakturspalt abgegrenzt (*Pfeil*)

c Axial T2*: Ausgesprengter Anteil des Tibiakopfes dorsal durch signalintensen Frakturspalt gut identifizierbar (*Pfeil*)

5 Vordere (und hintere) Kreuzbandplastik

5.1 Technik und Methodik

Die Methodik und Lagerungstechnik entspricht primär den Untersuchungsmodalitäten bei intaktem vorderen und hinteren Kreuzband. Ergänzend ggf. Dünnschichten parasagittal oder parakoronar im entsprechenden Bandverlauf.

5.2 Anatomie

Kreuzbandersatzplastiken werden überwiegend mit autologem körpereigenem Ersatzgewebe durchgeführt. Homologe und heterologe Ersatzplastiken sind wegen zahlreicher Nachteile selten geworden.

Autologe Transplantate sind vorwiegend Teile des Lig. patellae sowie Transplantate aus der Semitendinosus- bzw. Grazilissehne. Letztere werden in letzter Zeit bis zu vierfach parallel geführt, um die Festigkeit des natürlichen vorderen Kreuzbandes zu erreichen oder zu übertreffen.

Für die dauerhafte Stabilität der Kreuzbandtransplantate sind neben korrekten anatomischen Ansatzpunkten (Beschreibung s. Kap. 3 und 4 – Kreuzbänder) eine ansatznahe Verankerung sowie die Vermeidung von Hohlraumbildungen im Bereich der Verankerungsstrecke wesentlich.

Prinzipiell sollten ansatznahe und ansatzferne Verankerungen unterschieden werden. Ansatznahe Verankerungen werden überwiegend durch Fremdmaterial, wie Interferenzschrauben aus Titan oder resorbierbaren Polymeren, aber auch implantatfrei durch die Pressfit-Technik gewährleistet. Ansatzferne Verankerungen werden durch Ankerschrauben, Staples oder rundliche bzw. oväläre Metallknöpfe abgesichert.

Bei ansatzfernen Verankerungen nachteilig ist die lange Verankerungsstrecke, die zu einer verminderten Steifigkeit des Transplantates führt. Zunehmend wird versucht, die durch die Bohrungen entstehenden Hohlräume mit Spongiosa auszufüllen, die vorwiegend bei den Bohrvorgängen gewonnen wird.

Die Transplantate werden in der Rotation um die Längsachse so geführt, dass die Fasern in Streckstellung annähernd parallel verlaufen und in gebeugter Position abhängig vom Flexionsgrad umeinander herumgewunden werden. Absichtlich übermäßig rotierte Transplantate haben sich nicht bewährt.

Um ein auslenkungsfreies Gleiten des Transplantates besonders in Strecknähe zu erreichen, wird vielfach der interkondyläre Raum besonders im vorderen Dachanteil durch eine sog. Notchplastik erweitert.

5.3 MRT-Normalbefund

Der Befund nach erfolgreicher ACL-Rekonstruktion ist wesentlich von der angewandten Operationstechnik abhängig. Unterschieden werden der Einsatz körpereigener Sehnenanteile oder Fremdgewebsimplantate, dabei ist der Patellasehnengraft international favorisiert bzw. synthetischen Materialien überlegen.

Die Fixierung des Patellasehnentransplantates erfolgt innerhalb eines tibialen bzw. femoralen Knochentunnels. In diesen Fixierungsbereichen liegen häufig Artefakte durch Metallanteile oder Metallreste vor. Bei einer reizlosen Plastik sind die knöchernen Kanalwände glatt und im Verlauf zunehmend signalfrei berandet. Außerhalb der Bohrkanalzone keine Markraumveränderungen.

Die Bandplastik ist postoperativ in T1- und T2-Wichtungen signalfrei bzw. stark hypointens. Im Verlauf von 6–8 Monaten kommt es durch Granulationsgewebe und zunehmende Vaskularisation zu zunehmender Signalsteigerung, die eine scheinbare Konturverdünnung vortäuschen kann. Nach Ablauf von 8 Monaten in der Regel wieder Konturzunahme und Signalminderung (Abb. 4.1–4.5).

5.4 Pathomechanismus

Falsch gewählte Verankerungspunkte, lange Verankerungsstrecken, unzureichende Verankerungsfestigkeit und große Hohlräume sowie schwach gewählte Transplantate können zum sekundären Versagen einer Kreuzbandersatzplastik führen.

Ein Teil der Transplantatinsuffizienz ist jedoch nur durch spontane Gewebeverlängerung zu erklären und wird als „genuin" bezeichnet. Rezidivverletzungen müssen hinsichtlich ihrer Schwere genau analysiert werden, um echte traumatische Rerupturen von Instabilitäten durch ein allmähliches Transplantatversagen unterscheiden zu können.

Neben dem Transplantatversagen sind Bewegungseinschränkungen durch Narbenbildung eine häufige Ursache von postoperativen Beschwerden. Lokalisierte und generalisierte Bindegewebsvermehrungen (Arthrofibrosen) können lokale oder allgemeine (autoimmune?) Ursachen haben.

Eine bekannte lokalisierte Ursache für eine Arthrofibrose ist die Bindegewebsvermehrung vor oder auf dem vorderen Kreuzbandtransplantat, die sich als fingerendglieddickes, polypartiges Polster zwischen Transplantat und Interkondylenwand legt und dadurch eine Streckhemmung verursacht (sog. Zyklopstumor).

5.5 Pathophysiologie

Der häufigste Fehler bei vorderen Kreuzbandtransplantationen ist die ventrale femorale Fehlinsertion. Hierbei wird das Transplantat nicht im dorsalen Anteil der lateralen Interkondylenwand, sondern im ventralen Anteil fixiert. Dies führt dann bei zunehmender Beugung zu vermehrter Spannungsentwicklung, die in der Regel eine Beugeeinschränkung bedingt.

5.6 MRT-Zeichen pathologischer Befunde

- Beurteilung der Bohrkanalverläufe (femoraler Ansatz idealerweise möglichst weit dorsal und etwas höher als dem ursprünglichen Bandverlauf entspricht, tibialer Ansatz mindestens 2 cm ventral des Vorderrandes des hinteren Kreuzbandansatzes), aber nicht vor die Verlängerung der Blumensaat'schen Linie in Streckstellung („Notch-Impingement").
- Bohrkanalberandung (unscharf, evtl. Lysezonen mit Erweiterung des Tunnelaus- und -eingangs (ca. 25 % aller operierten Fälle).
- Signalverhalten im Tunnelverlauf (bis zu 1 Jahr Signalminderung in T1- und Signalsteigerung in relativer T2-Wichtung - Ödemphase; nach 1 Jahr zunehmend signalarme Tunneldarstellung).
- Signalsteigerungen im Verlauf der Kreuzbandplastik (fokal oder generell; Abb. 5.7).
- Binnenstrukturunregelmäßigkeiten (Auffaserung, Verwaschung, partielle Unterbrechung).
- Kaliberänderung (Verdickung/Verschmälerung, fokal oder generell; Abb. 5.6).
- Außenkonturveränderung (unregelmäßig, partielle/komplette Konturunterbrechung; Abb. 5.8 und 5.9).
- Verlaufsänderung (bogenförmig, knickförmig, atypische Richtung, Retraktion).
- Paraligamentäre Veränderung: Einblutung, Pseudoraumforderung, osteophytäre Anbauten am Dach der Fossa intercondylica bzw. tibial mit Impingementphänomenen.
- Umschlagen tibialer Bandreste nach ventral in Richtung Hoffa-Fettkörper bei Ruptur, potentielle Verklebung des femoralen Bandrestes mit dem hinteren Kreuzband.
- Ansammlung von polsterartigem Narbengewebe vor dem vorderen Kreuzbandtransplantat („Zyklopstumor").
- Stellungsänderung von Femur und Tibia.

5.7 MRT-Stadieneinteilung

Eine verbindliche Stadieneinteilung von Verletzungen einer Kreuzbandplastik ist bislang international nicht gebräuchlich.

Eine lediglich in der Studie von Yamato u. Yamagishu (1992) gegebene Einteilung sieht 4 Kategorien vor:

Kategorie 1: Gesamter intraartikulärer Transplantatverlauf signalarm und durchgängig.
Kategorie 2: Transplantat nur auf der femoralen Seite signalarm.
Kategorie 3: Transplantat nur auf der tibialen Seite signalarm.
Kategorie 4: Keine signalarme Struktur mehr abgrenzbar.

5.8 Klinische Wertung der MRT-Befunde

Der wesentliche Punkt ist die Beurteilung der Angleichung des Transplantatverlaufes an den Verlauf des natürlichen Kreuzbandes.

Dafür sind die üblichen anatomischen Ansatzpunkte zu beachten sowie die Steilheit des Interkondylendaches, das nicht auf das Transplantat drücken sollte. Bei steil aufsteigender Blumensaat-Linie mit bandlaxen Kniegelenken kann eine Auslenkung des natürlichen Kreuzbandes und eines Transplantates normal sein.

Ein signalarmes, anatomisch verlaufendes Kreuzbandtransplantat ist in der Regel ein Hinweis auf ein stabiles Kniegelenk. Mehr oder minder signalreiche Transplantate, insbesondere nach der Ausreifungszeit von über einem Jahr, können der Hinweis auf eine Transplantatinsuffizienz sein, dies ist jedoch nicht obligatorisch der Fall. Es gibt durchaus signalreiche Transplantatdarstellungen bei stabilen Kniegelenken.

Weiterführende Literatur

Bernard M, Hertel P (1996) Die intraoperative und postoperative Insertionskontrolle bei vorderen Kreuzbandplastiken. Ein radiologisches Messverfahren (Quadrantenmethode). Unfallchirurg 99: 332–340

Bradley DM, Bergman AG, Dillingham MF (2000) MR imaging of cyclops lesions. AJR Am J Roentgenol 174 (3): 719–726

Cassa Pullicino VN, Mc Call IW, Strover AE (1994) MRI of the knee following prosthetic anterior cruciate ligament reconstruction. Clin Radiol 49 (2): 89–99

Chan KK, Resnick D, Goodwin D, Seeger LL (1999) Posteromedial tibial plateau injury including avulsion fracture of the semimembranous tendeon insertion site: ancillary sign of anterior cruciate ligament tear at MR imaging. Radiology 211 (3): 754–758

Echigo J, Yoshioka H, Takahashi H, Niitsu M, Fukubayashi T, Itai Y (1999) Signal intensity changes in anterior cruciate ligament autografts: reaction to magnetic field orientation. Acad Radiol 6 (4): 206–210

Hertel P, Bernard M (1994) Vordere Kreuzbandersatzplastik – Vorteile einer metallfreien offenen Press-Fit-Operationstechnik (Einschnitttechnik) gegenüber einer arthroskopischen Unitunnel-Technik. In: Kohn D, Wirth CJ (Hrsg) Arthroskopische versus offene Operationen. Enke, Stuttgart

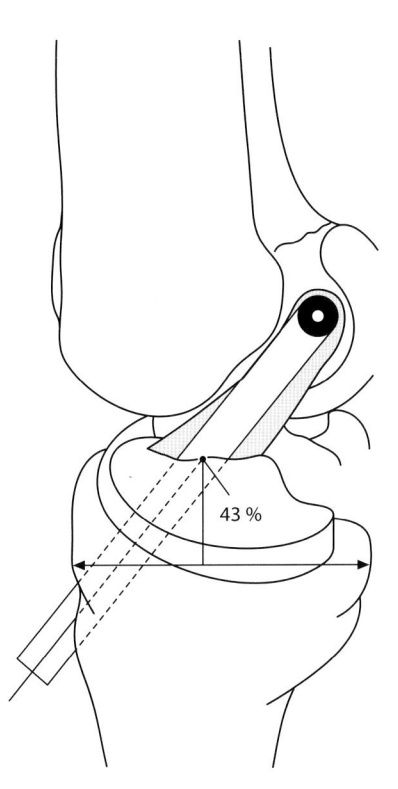

Schema 1. a Physiologischer vorderer Kreuzbandverlauf; durchschnittlicher tibialer Ansatzmittelpunkt bei 43% des Tibia-Längsdurchmessers. Modifiziert nach Stäubli und Rauschning (1994)

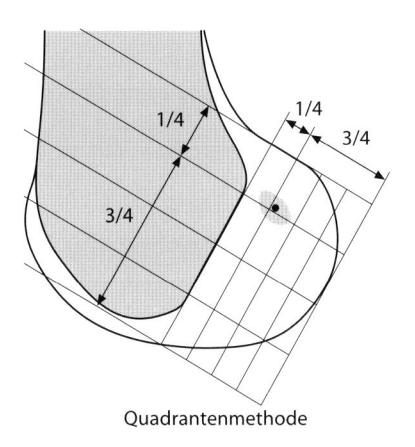

Schema 1. b Physiologischer femoraler Ansatzmittelpunkt des vorderen Kreuzbandes in der unteren Ecke des obersten Quadranten auf streng seitlichen Röntgenaufnahmen. Quadrantenmethode nach Bernard und Hertel (1996)

Hogerle S, Letsch R, Sievers KW (1998) ACL reconstruction by patellar tendon. A comparison of length by magnetic resonance imaging. Arch Orthop Trauma Surg 117 (1–2): 58–61

Horton LK, Jacobson JA, Lin-J, Hayes CW (2000) MR imaging of anterior cruciate ligament reconstruction graft. AJR Am J Roentgenol 175 (4): 1091–1097

Jansson KA, Harilainen A, Sandelin J, Karjalainen PT, Aronen HJ, Tallroth K (1999) Bone tunnel enlargement after anterior cruciate ligament reconstruction with the hamstring autograft and endobutton fixation technique. A clinical, radiographic and magnetic resonance imaging study with 2 years follow-up. Knee Surg Sports Traumatol Arthrosc 7 (5): 290–295

Joergensen U, Thomsen HS (2000) Behavior of the graft within the bone tunnels following anterior cruciate ligament reconstruction, studied by cinematic magnetic resonance imaging. Knee Surg Sports Traumatol Arthrosc 8 (1): 32–35

Kuehne JH, Durr HR, Steinborn M, Jansson V, Refior HJ (1998) Magnetic resonance imaging and knee stability following ACL reconstruction. Orthopedics 21 (1): 39–43

Lajtai G, Noszian I, Humer K, Unger F, Aitzetmuller G, Orthner E (1999) Serial magnetic resonance imaging evaluation of operative site after fixation of patellar tendon graft with bioabsorbable interference screws in anterior cruciate ligament reconstruction. Arthroscopy 15 (7): 709–718

Mariani PP, Adriani E, Bellelli A, Maresca G (1999) Magnetic resonance imaging of tunnel placement in posterior cruciate ligament reconstruction. Arthroscopy 15 (7): 733–740

Maurer EJ, Kaplan PA, Dussault RG et al. (1997) Acutely injured knee: effect of MR imaging on diagnostic and therapeutic decisions. Radiology 204 (3): 799–805

Murakami Y, Sumen Y, Ochi M, Fujimoto E, Adachi N, Ikuta Y (1998) MR evaluation of human anterior cruciate ligament autograft on oblique axial imaging. J Comput Assist Tomogr 22 (2): 270–275

Murakami Y, Sumen Y, Ochi M, Fujimoto E, Deie M, Ikuta Y (1999) Appearance of anterior cruciate ligament autografts in their tibial bone tunnels on oblique axial MRI. Magn Reson Imaging 17 (5): 679–687

Pomeranz SJ (1991) Orthopaedic MRI. JB Lippincott, Philadephia, S 68

Recht MP, Parker RD, Irizarry JM (2000) Second time around: evaluating the postoperativ anterior cruciate ligament. Magn Reson Imaging Clin N Am 8 (2): 285–297

Recht MP, Piraino DW, Cohen MA, Parker RD, Bergfeld JA (1995) Localized anterior arthrofibrosis (cyclops lesion) after reconstruction of the anterior cruciate ligament: MR imaging findings. AJR Am J Roentgenol 165 (2): 383–385

Stäubli HU, Rauschning W (1994) Tibial attachment area of the anterior cruciate ligament in the extended knee position. Knee Surg Sports Traumatol Arthrosc 2: 138–146

Stoeckle U, Hoffmann R, Schwedke J, Lubrich J, Vogl T, Suedkamp NP, Haas N (1998) Anterior cruciate ligament reconstruction the diagnostic value of MRI. Int Orthop 22 (5): 288–292

Stoeckle U, Hoffmann R, Schwedtke J, Lubrich J, Vogl T, Sudkamp NP (1997) Wertigkeit der MRT in der Beurteilung des Kreuzbandersatzes. Unfallchirurg 100 (3): 212–218

Träger JS et al. (1995) Kernspintomographie zur Beurteilung der Transplantatqualität bei Kreuzbandersatz. Sportorthopädie Sporttraumatologie 11 (4): 241–246

Uhl M, Schmidt C, Riedl S, Brado M, Kauffmann GW, Friedl W (1996) Die postoperative MRT-Morphologie des vorderen Kreuzbandes nach primärer Bandnaht oder Bandplastik. Eine prospektive Studie an 50 Patienten. Aktuelle Radiol 6 (1): 13–18

Yamato M, Yamagishi T (1992) MRI of patellar tendon anterior cruciate ligament autografts. J Comput Assist Tomogr 16 (4): 604–607

Tabelle 5.1. Typisches Signalverhalten

	T1w	T2w	T2*w	rho-w	FAT/SAT
Bandplastik post-OP	0	0	0 – ↑	0	0
Bandplastik nach 6–8 Mon	↑	↑↑	↑ – ↑↑	↑	↑
Bandplastik nach 8 Mon	0	0	0	0	0
Bohrkanäle bis 1 Jahr	↑	↑ – ↑↑	↑ – ↑↑	↑	↑ – ↑↑
nach 1 Jahr	0	0	0	0	0

0 Signalfrei; ↑ geringe SI; ↑↑ mittlere SI; ↑↑↑ hohe SI.

Vordere (und hintere) Kreuzbandplastik 61

Abb. 5.1. Intakte vordere Kreuzbandplastik – OP vor 5 Monaten (27 Jahre, m.)

Sagittal T1: Vordere Kreuzbandplastik als signalarmes, glatt konturiertes Band gut abgrenzbar. Tibialer Bohrkanal ebenfalls glatt berandet. Einzelne Metallabriebartefakte am Tunnelrand. Steiler Transplantatverlauf mit tibialer Dorsalposition

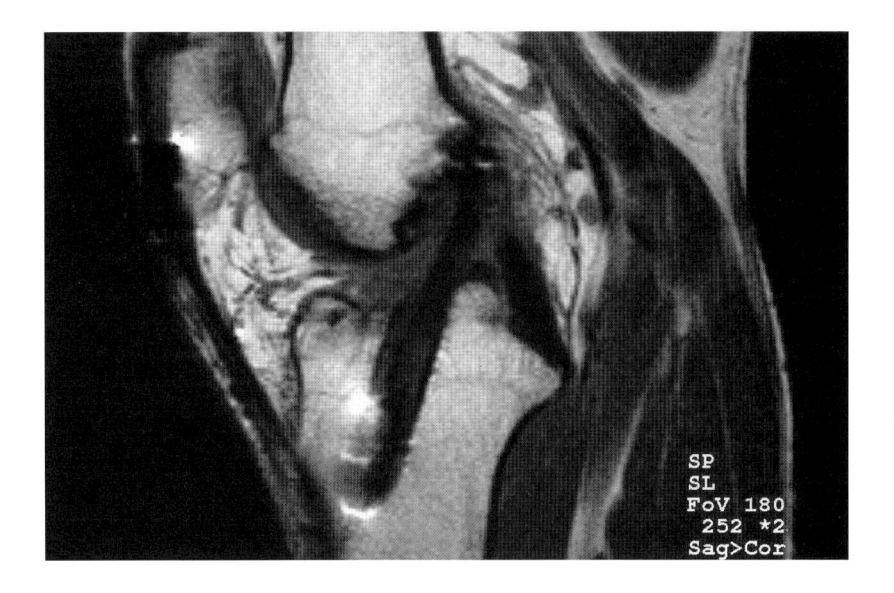

Abb. 5.2. Intakte vordere Kreuzbandplastik – OP vor 9 Monaten (45 Jahre, m.)

Koronar T1: Kreuzbandplastik in Gelenkmitte als signalarmes Band glattrandig identifizierbar. Steiles Notchdach, femorale Insertion bei 60% der Notchdachlänge

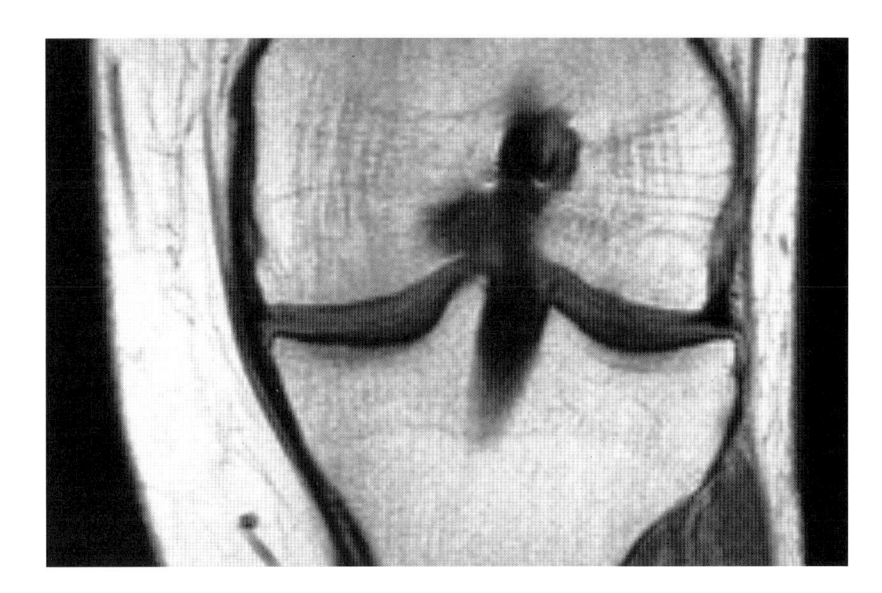

Abb. 5.3. Intakte, minimal ödematöse vordere Kreuzbandplastik – OP vor 1/2 Jahr (31 Jahre, w.)

Sagittal; *links* T1, *rechts* T2*: Regulärer Plastikverlauf mit einzelnen linearen intratendinösen Signalsteigerungen. Geringer Gelenkerguss. Paralleler Verlauf zum Notchdach (Blumensaat-Linie)

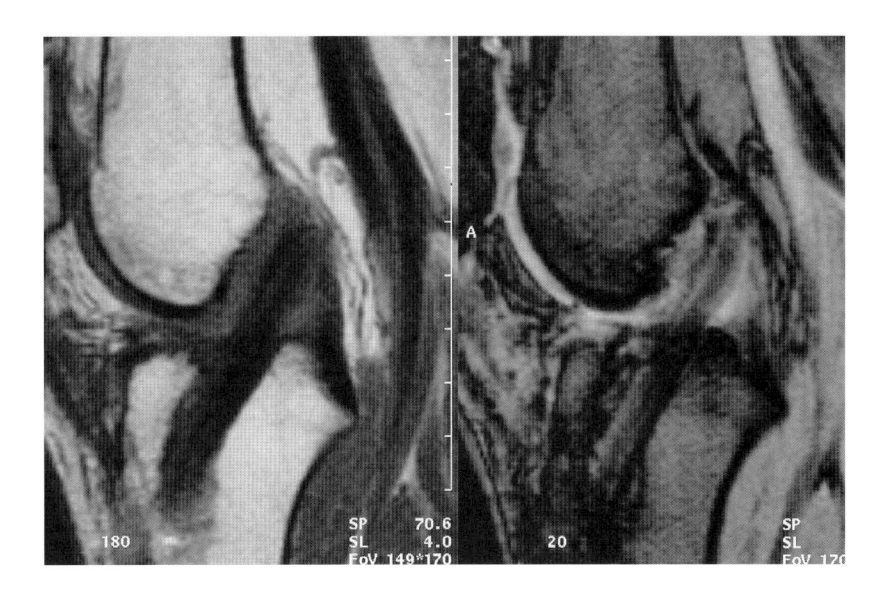

62 Vordere (und hintere) Kreuzbandplastik

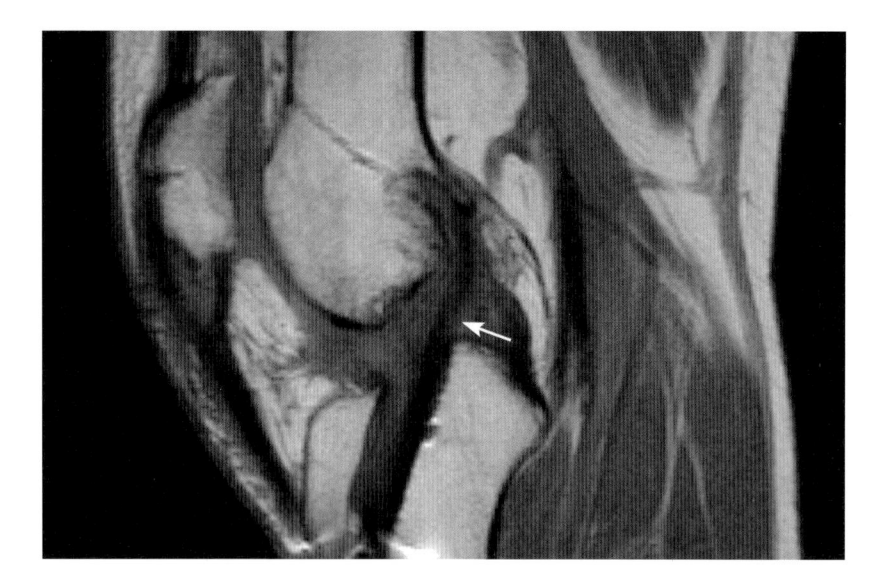

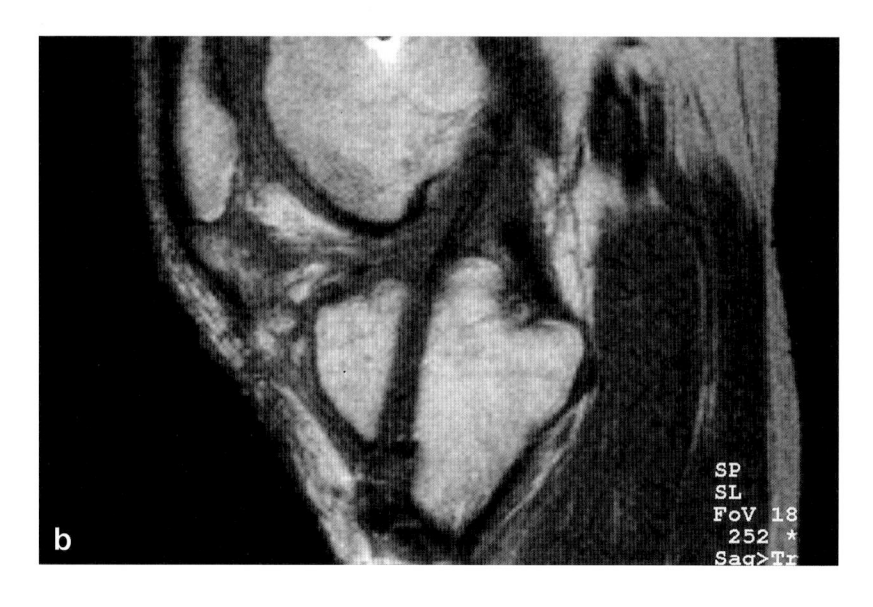

Abb. 5.4. Intakte vordere Kreuzbandplastik vor ½ Jahr (31 Jahre, m.)

Sagittal T1: Plastikverlauf intraartikulär schwächerkalibrig (*Pfeil*), Kontinuität jedoch einwandfrei. Einzelne Metallabriebartefakte am tibialen Tunnelhinterrand bzw. durch Osteosynthesematerial distal. Reiz Patellarsehnenlager proximal nach Kreuzbandplastik mit dreiecksförmiger Signalsteigerung in T1-Wichtung

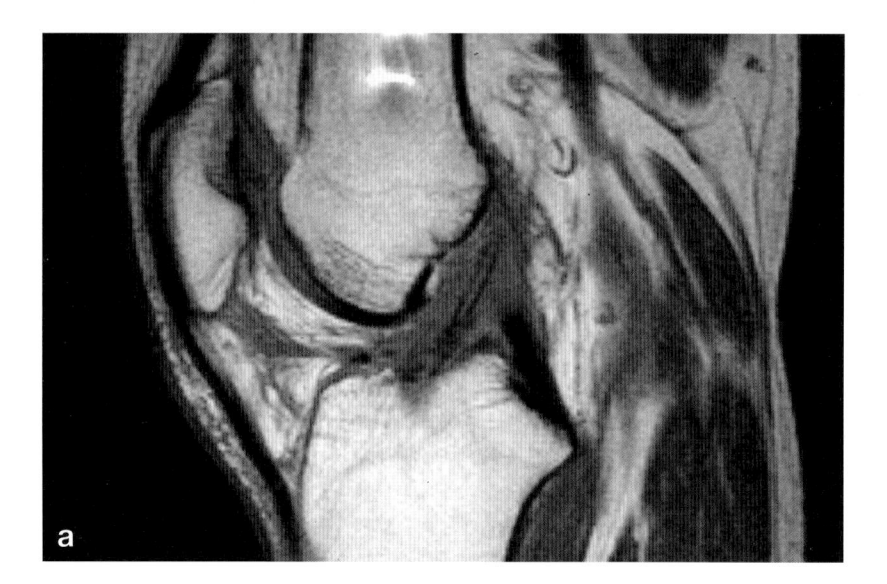

Abb. 5.5 a, b. Telosplastik vorderes Kreuzband vor 2 Monaten (30 Jahre, m.)

a Sagittal T1; b parasagittal T1 entlang des tibialen Tunnelverlaufs: Telosplastik als zarte schienenartige Formation im Gelenkbinnenraum und tibialen Tunnel identifizierbar. Patellarsehne intakt. Einrisse des Hoffa-Fettkörpers mit linearen bis flächigen Signalminderungen zentral. Korrekter Kreuzbandverlauf bei „Over-the-top-Route"

Vordere (und hintere) Kreuzbandplastik 63

Abb. 5.6. Ausgeprägte Atrophie vordere Kreuzbandplastik; OP vor 1 Jahr (35 Jahre, m.)

Sagittal T1: Kreuzbandplastik in der tibialen Hälfte proximal des Bohrkanals nur schemenhaft identifizierbar (*Pfeil*), Kontinuität jedoch erhalten. Notchimpingement durch Versatz tibiale Bohrung gegenüber Notchdach (Blumensaat-Linie)

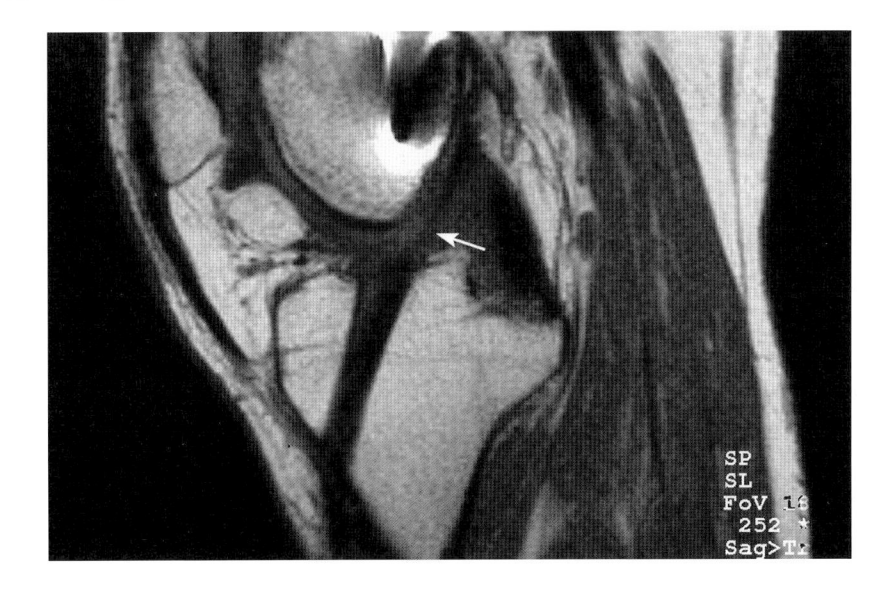

Abb. 5.7a, b. Erheblich ödematöse, teilrupturierte Kreuzbandplastik; OP vor 8 Monaten – klinisch fest (24 Jahre, w.)

a Sagittal T1; b sagittal T2*: Erheblich aufgetriebene intraartikuläre Anteile der vorderen Kreuzbandplastik mit kaum identifizierbaren Faserverläufen – MR-diagnostisch Kontinuität fraglich – keine OP

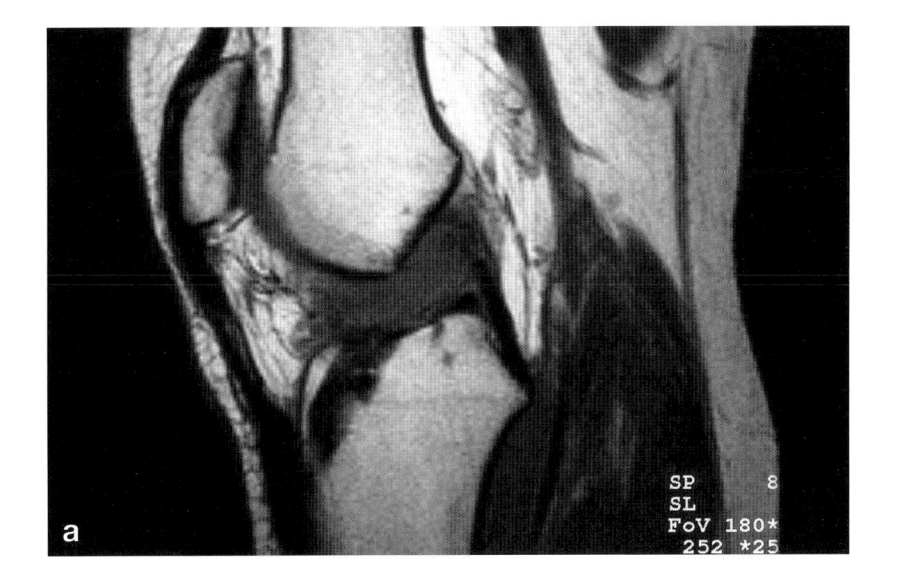

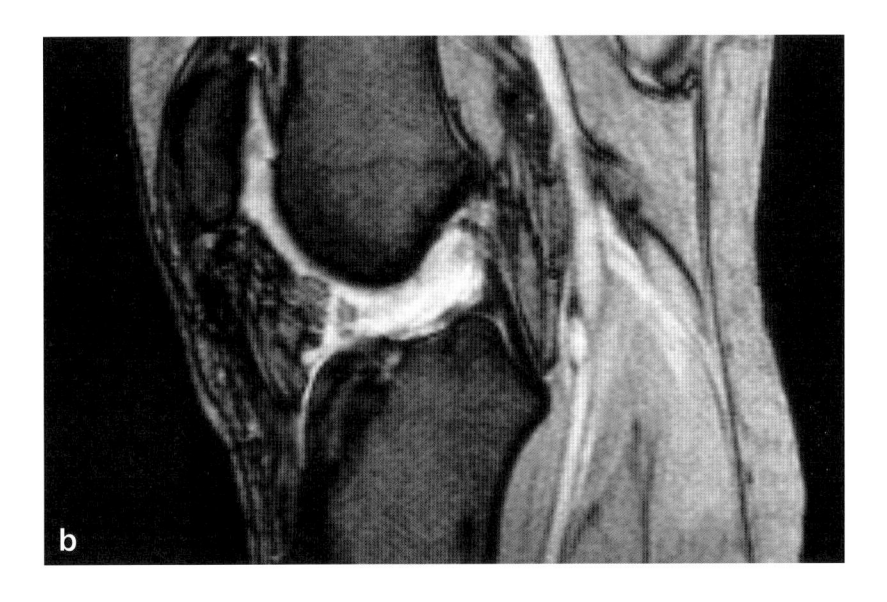

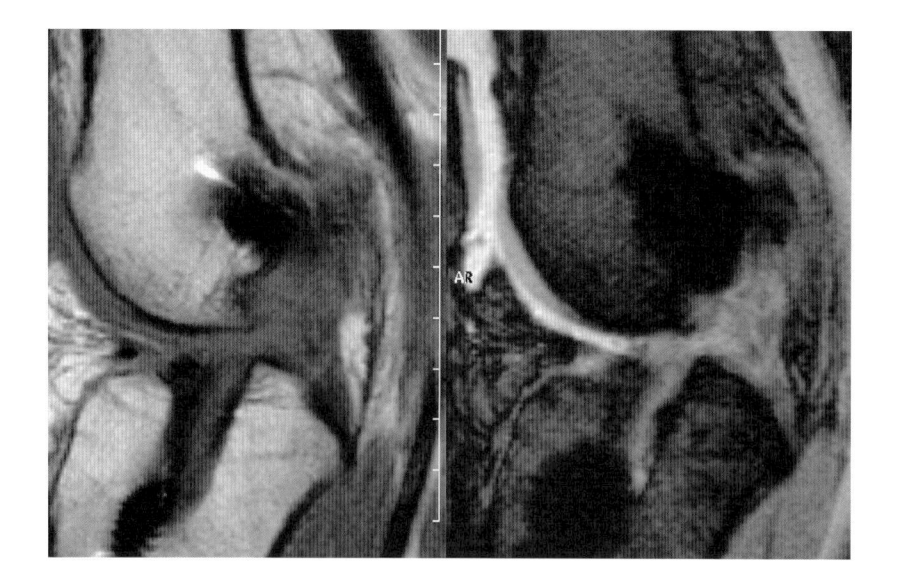

Abb. 5.8. Ruptur vordere Kreuzbandplastik vor 4 Wochen – OP vor 2 1/2 Jahren (32 Jahre, m.)

Sagittal; *links* T1, *rechts* T2*: Kreuzbandplastikfaserverlauf intraartikulär extrem unregelmäßig/diskontinuierlich – besonders deutlich in relativer T2-Wichtung (*rechte Bildhälfte*). Morphologisch eindeutiger Befund (keine neuerliche OP)

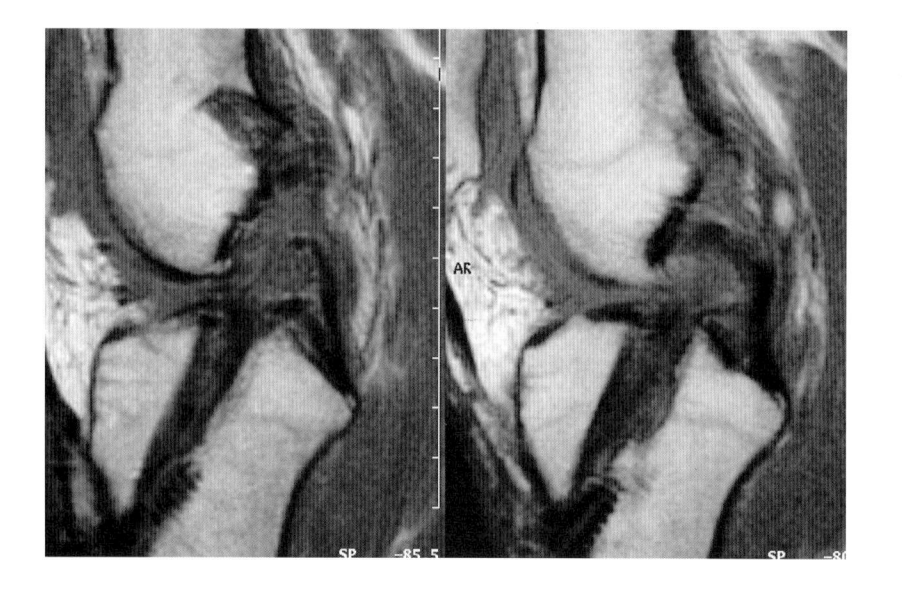

Abb. 5.9. Ruptur vordere Kreuzbandplastik am Vortag (23 Jahre, m.)

Sagittal; *links* und *rechts* jeweils T1: Intraartikulärer Verlauf der vorderen Kreuzbandplastik nicht mehr in Kontinuität nachweisbar

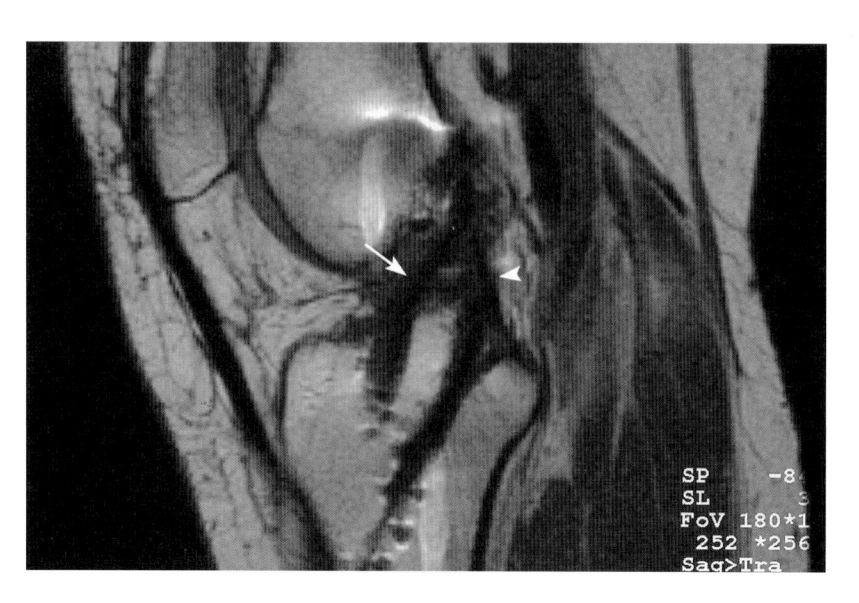

Abb. 5.10 a – c siehe S. 65

Abb. 5.11. Vordere und hintere Kreuzbandplastik intakt – OP vor 2 Jahren (24 Jahre, w.)

Sagittal T1: Innerhalb des Gelenkbinnenraums signalarm identifizierbare Strukturen von vorderer (*Pfeil*) und hinterer Kreuzbandplastik (*Pfeilspitze*). Tibiale Insertion hintere Kreuzbandplastik etwas zu weit ventral

Abb. 5.10 a–c. Proximale Atrophie hintere Kreuzbandplastik – OP vor 2 Jahren (36 Jahre, w.)

a, b Sagittal T1; **c** sagittal T2*: Längerstreckig signalarme Darstellung der hinteren Kreuzbandplastik einschließlich des intrakanalikulären Verlaufs. Lediglich die proximale Partie in T1-Wichtung unmittelbar distal des femoralen Tunneleingangs schlecht identifizierbar (*Pfeile*). In relativer T2-Wichtung hier zarte Restkontinuität am Vorderrand ventral eines benachbarten Metallartefaktes

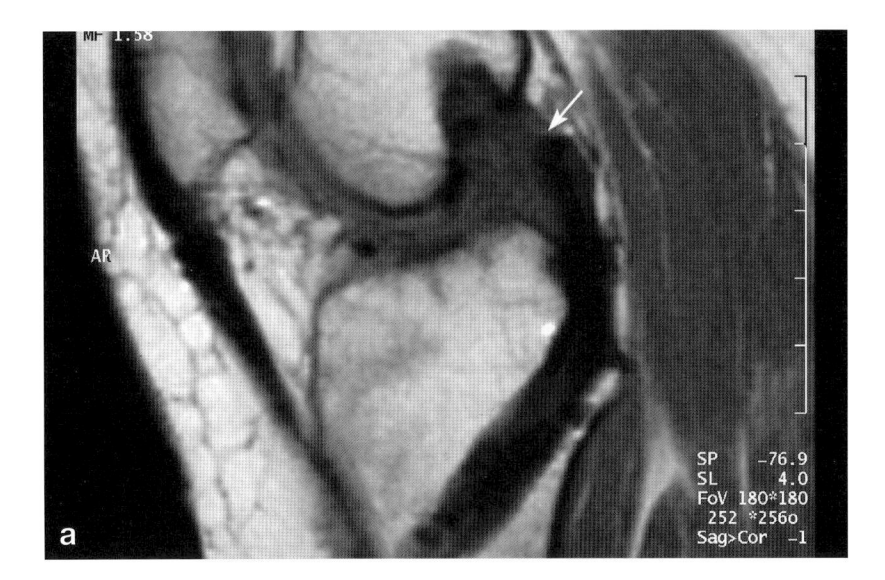

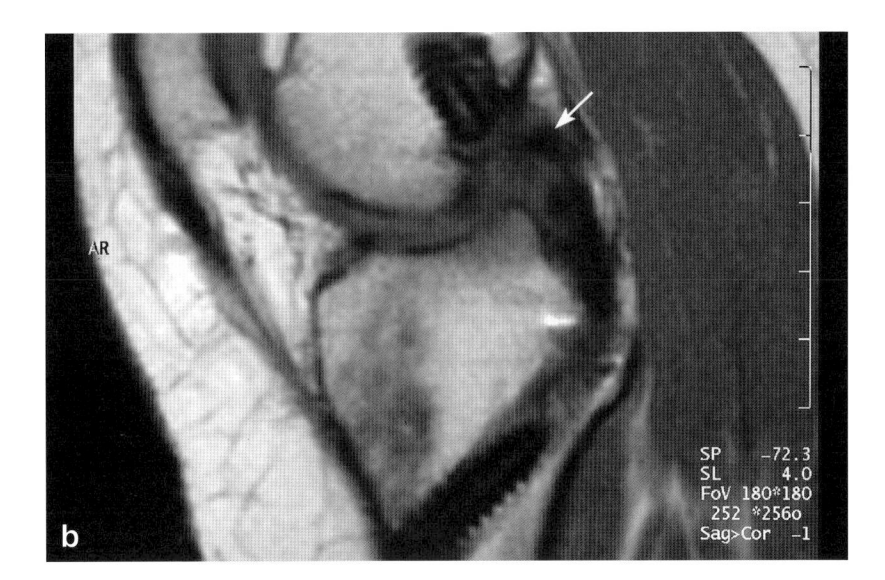

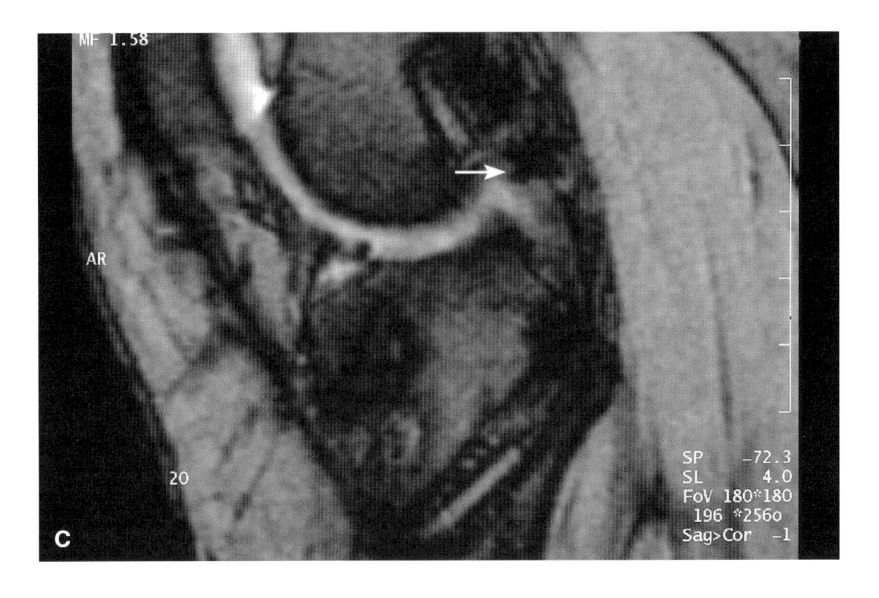

66 Vordere (und hintere) Kreuzbandplastik

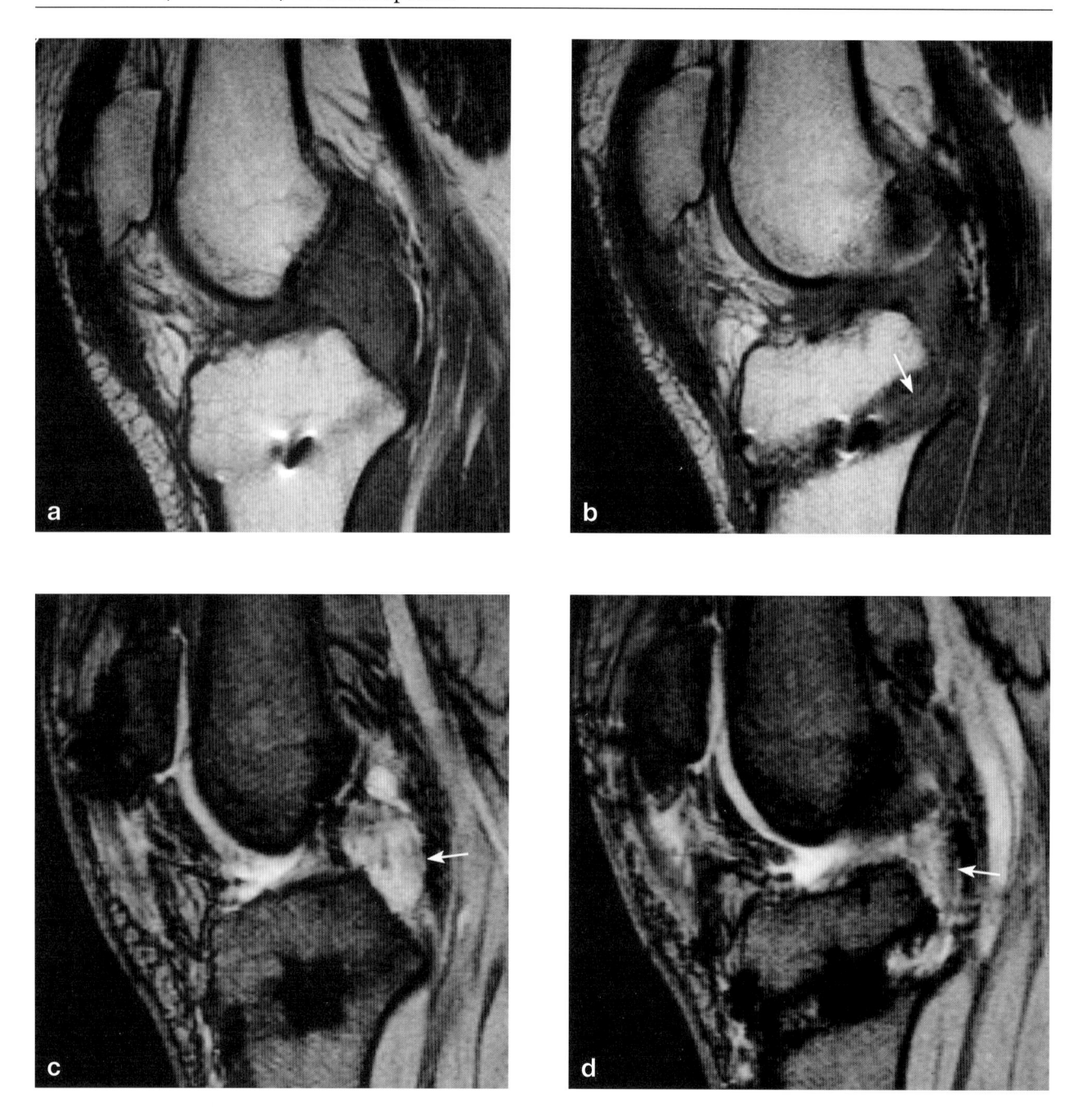

Abb. 5.12 a – d. Stark atrophe, laxe hintere Kreuzbandplastik nach Rezidiveinriss mit Instabilität; unzureichende Restkontinuität – OP vor 4 Monaten (22 Jahre, m.)

a, b Sagittal T1: Intraartikulärer Verlauf der hinteren Kreuzbandplastik nicht mehr eindeutig identifizierbar. Auch innerhalb des tibialen Tunnels lediglich atypisch hyperintense schmale Reststrukturen (*Pfeil*)

c, d Sagittal T2*: Auch hier Plastikverlauf nur äußerst fraglich bei stark hyperintenser Signalgebung – einzelne Faseranteile identifizierbar (*Pfeile*). Leichtes Ödem ventraler Hoffa-Abschnitte mit Signalsteigerung in relativer T2-Wichtung

6 Mediales und laterales Kollateralband

6.1 Technik und Methodik

Zur Darstellung des medialen und lateralen Kollateralbandes eignen sich insbesondere die koronaren und axialen Messungen bei T1- und T2-Wichtung.

6.2 Anatomie

Das Innenband verläuft als flaches Band zwischen medialem Femurepikondylus und medialer Tibiametaphyse unterhalb des Pes anserinus und hat eine Längenausdehnung von ca. 12 cm, 4 cm ober- und 8 cm unterhalb des Gelenkspaltes.

Es wird anatomisch unterschieden in eine oberflächliche, die Stabilität absichernde Portion und eine tiefe, die Verankerung mit den Menisken absichernde Portion. Beide Bandportionen verschmelzen in den dorsalen Anteilen miteinander und formen hier das zwischen Femurepikondylus und Ansatz der Semimembranosussehne verlaufende hintere Schrägband.

Das Außenband verläuft als bleistiftdicker Strang zwischen lateralem Femurepikondylus und der Spitze der Fibula leicht nach dorsal gerichtet und ist in Streckstellung gerade. Es wird unterkreuzt von der Popliteussehne, die in Streckstellung etwas ventral und distal des Außenbandes am lateralen Femurkondylus ansetzt.

Eine weitere Außenbandstruktur ist das Lig. arcuatum, das ventromedial vom fibularen Außenbandansatz bogenförmig zum lateralen Femurkondylus zieht und dabei die Popliteussehne überspannt. Zwischen Lig. arcuatum und Außenband verlaufen die lateralen inferioren Genikulargefäße.

6.3 MRT-Normalbefund

Das mediale und das wesentlich komplexer strukturierte laterale Kollateralband stellen sich homogen signalfrei bis signalarm dar. Die Insertionsbereiche an Femur und Tibia sind von der intakten Kortikalis nicht differenzierbar.

Zwischen Innenband und Innenmeniskus liegt eine schmale Bursa mit entsprechend bandförmiger Signalanhebung. Innen- und Außenband sind von fächerförmiger Struktur (Abb. 6.1, 6.7, 6.13 und 6.16).

6.4 Pathomechanismus

Innenbandverletzungen entstehen durch Abduktions- bzw. Außenrotationsmechanismen und können sich als femorale oder tibiale Ansatzausrisse oder flächenhafte Auffaserungen darstellen.

Die tiefe Schicht des Innenbandes kann unabhängig von der oberflächlichen Schicht des Innenbandes am kapsulären Ansatz oder an der Meniskusbasis abreißen. Mehretagige Verletzungen können vorkommen. Wenn sich die Ruptur nach dorsal ausbreitet, ist auch das hintere Schrägband bzw. die hintere Kapsel betroffen.

Lateral kann es ebenfalls zu femoralen oder fibularen Ansatzausrissen kommen, häufig sind dann auch die Popliteussehne und das Lig. arcuatum mit betroffen.

Unabhängig vom lateralen Kollateralband kann die anterolaterale Kapsel ausreißen, häufig mit einem kleinen knöchernen Fragment (Segond-Fragment). Dies ist ein Hinweis auf eine gleichzeitige Ruptur des vorderen Kreuzbandes.

6.5 Pathophysiologie

Beide Kollateralbänder sichern die Seitenregion der Kniegelenke gegen Varus-Valgus-Belastung bzw. gegen Rotationsbelastung und werden in der Regel konservativ behandelt. Lediglich bei Komplexverletzungen ist es sinnvoll, auch die peripheren Bandrupturen mit zu stabilisieren.

6.6 MRT-Zeichen pathologischer (Verletzungs-)Befunde

- Signalsteigerungen in T1- und T2-Wichtung (fokal oder generell).
- Binnenstrukturunregelmäßigkeit (Auffaserung, welliger Faserverlauf, Verwaschung, partielle Unterbrechung).
- Kaliberänderung (Verdickung, Verschmälerung, fokal oder generell).
- Außenkonturveränderung (unregelmäßig, partielle/komplette Konturunterbrechung).
- Paraligamentäre Veränderung: Flüssigkeitseinlagerungen innerhalb des angrenzenden Subkutangewebes bzw. ggf. der Popliteusmuskulatur mit Signalsteigerungen in relativer T2-Wichtung bei Signalminderung in T1-Wichtung.

6.7 MRT-Stadieneinteilung von Kollateralbandverletzungen

Entsprechend der international gebräuchlichen Klassifikationen von Bandverletzungen durch die American Medical Association erfolgt folgende Stadieneinteilung:

I. Zerrung/zentraler Minimalriss

Ausschließlich intraligamentäre Signal- bzw. Texturveränderungen mit Signalsteigerung in T1- und T2*-Wichtung bei erhaltenem Faserhauptverlauf und unbeeinträchtiger Außenform (unveränderte Kontur, Dicke, Länge; Abb. 6.2, 6.3 und 6.8).

II. Teilruptur

Signalsteigerung in beiden Sequenzen und zwiebelschalenartige Verdickung (Bandödem/Einblutungen), Kontur- und Faserunregelmäßigkeiten bzw. partielle Kontinuitätsunterbrechungen. Medial evtl. kleinere meniskoligamentäre Separation (Abb. 6.4–6.6, 6.9–6.11, 6.14, 6.15 und 6.17).

III. Komplettruptur

Erhebliche Signalsteigerungen, Diskontinuität, potentielle Retraktion, medial evtl. breitflächige meniskoligamentäre Separation, ausgedehnte Flüssigkeitseinlagerungen der Bandumgebung bis peri-/intramuskulär (Abb. 6.12 und 6.18).

Chronische Verletzungen

Sie sind gekennzeichnet durch geglättete Konturverbreiterungen und Signalminderungen der Bandverläufe. Hyperintense Abschnitte unter Umständen durch Fetteinlagerungen. Kalzifikationen im Bandverlauf oder Kapselbereich sind kernspintomographisch nur beschränkt beurteilbar (signalfreie oder bogenförmig signalvermehrte Partien durch Miteinlagerung ferromagnetischer Substanzen), Röntgenaufnahmen sind hier überlegen (s. Abb. 6.18).

Tabelle 6.1. Typisches Signalverhalten

	T1w	T2w	T2* w	rho-w	FAT/SAT
Kollateralbänder	0	0	0 – ↑	0	0
Zerrung	↑	↑ – ↑↑	↑	↑	↑
Ruptur	↑	↑↑ – ↑↑↑	↑↑ – ↑↑↑	↑↑	↑↑ – ↑↑↑

0 Signalfrei; ↑ geringe SI; ↑↑ mittlere SI; ↑↑↑ hohe SI.

6.8 Klinische Wertung der MRT-Befunde

Das MRT hat eine wichtige Bedeutung in der Risslokalisation der Kollateralbänder. Hinweise geben immer die klinischen Untersuchungen, insbesondere der Palpationsschmerz.

Das MRT kann wertvolle Bestätigungen einer definierten Ansatzruptur geben und die Höhe des operativen Zugangsweges sowie die Prognose einer Refixation mitbestimmen.

Weiterführende Literatur

Farooki S, Seeger LL (1999) Magnetic resonance imaging in the evaluation of ligament injuries. Skeletal Radiol 28 (2): 61–74

Irizarry JM, Recht MP (1997) MR imaging of the knee ligaments and the postoperativ knee. Radiol Clin North Am 35 (1): 45–76

Marks PH, Chew BH (1995) Magnetic resonance imaging of knee ligaments. Am J Knee Surg 8 (4): 181–187

Mirowitz SA, Shu HH (1994) MR imaging evaluation of knee collateral ligaments and related injuries: comparison of T1-weighted, T2-weighted, and fat-saturated T2-weighted sequences – correlation with clinical findings. J Magn Reson Imaging 4 (5): 725–732

Niitsu M, Ikeda K, Iijima T, Ochiai N, Noguchi M, Itai Y (1999) MR imaging of Pellegrini-Stieda disease. Radiat Med 17 (6): 405–409

Patel JJ (1999) Intra-articular entrapment of the medial collateral ligament: radiographic and MRI findings. Skeletal Radiol 28 (11): 658–660

Patten RM, Richardson ML, Zink Brody G, Rolfe BA (1994) The semimembranosus-tibial collateral ligament bursa. Anatomical study and magnetic resonance imaging. J Bone Joint Surg Am 76 (9): 1322–1327

Pomeranz SJ (1991) Orthopaedic MRI. JB Lippincott, Philadelphia, S 73–75

Pope TL Jr (1996) MR imaging of knee ligaments. J South Orthop Assoc 5 (1): 46–62

Rasenberg EI, Lemmens JA, von Kampen A, Schoots F, Bloo HJ, Wagemakers HP, Blankevoort L (1995) Grading medial collateral ligament injury: comparison of MR imaging and instrumented valgus-varus laxity test-device. A prospective double-blind patient study. Eur J Radiol 21 (1): 18–24

Rubin DA, Kettering JM, Towers JD, Britton CA (1998) MR imaging of knees having isolated and combined ligament injuries. AJR Am J Roentgenol 170 (5): 1207–1213

Yao L, Dungan D, Seeger LL (1994) MR imaging of tibial collateral ligament injury: comparison with clinical examination. Skeletal Radiol 23 (7): 521–524

70 Mediales und laterales Kollateralband

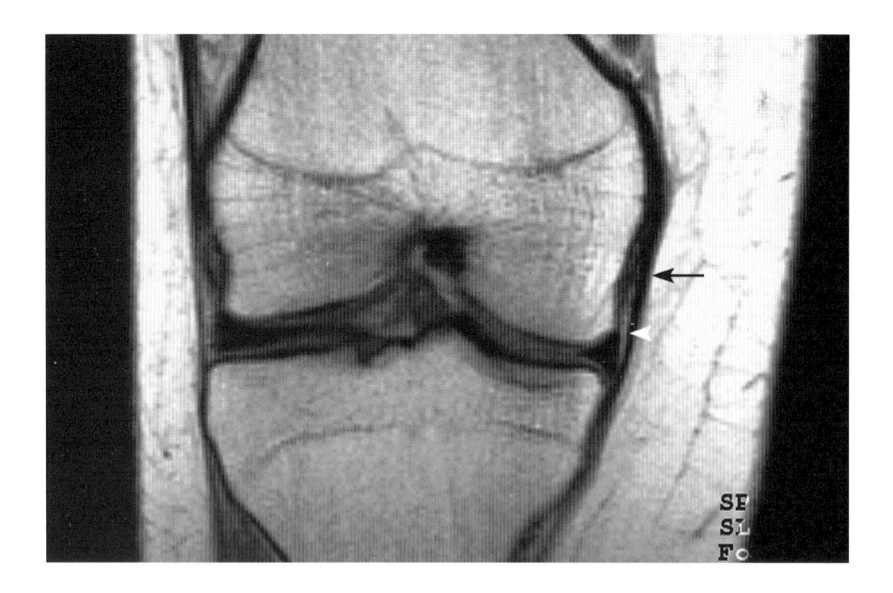

Abb. 6.1. Normales mediales Kollateralband rechts (19 Jahre, w.)

Koronar T1: Mediales Kollateralband als zarte glattrandige signalarme Struktur in Innenkondylusnachbarschaft identifizierbar (*Pfeil*). Fettiges Verschiebegewebe/ intraligamentäre Fettlamelle zwischen oberflächlichem und tiefem Bandanteil (*Pfeilspitze*)

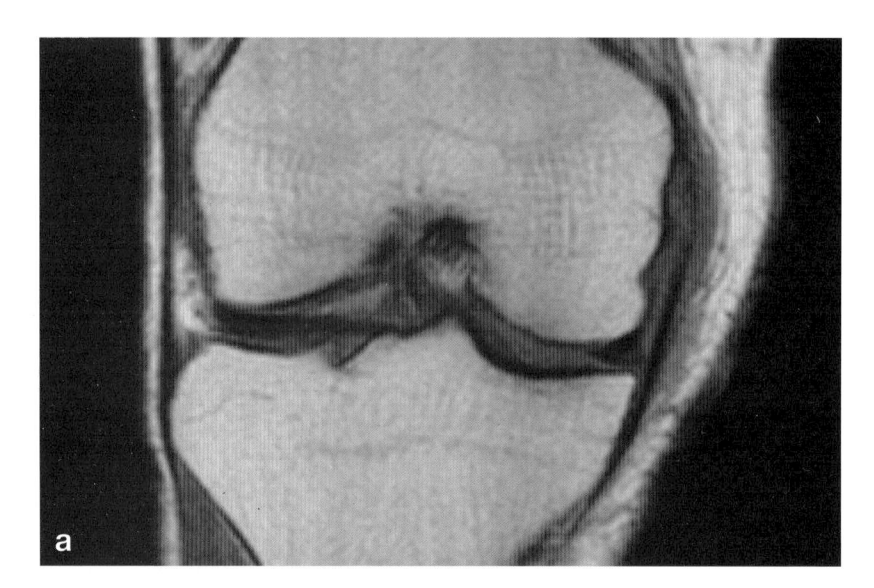

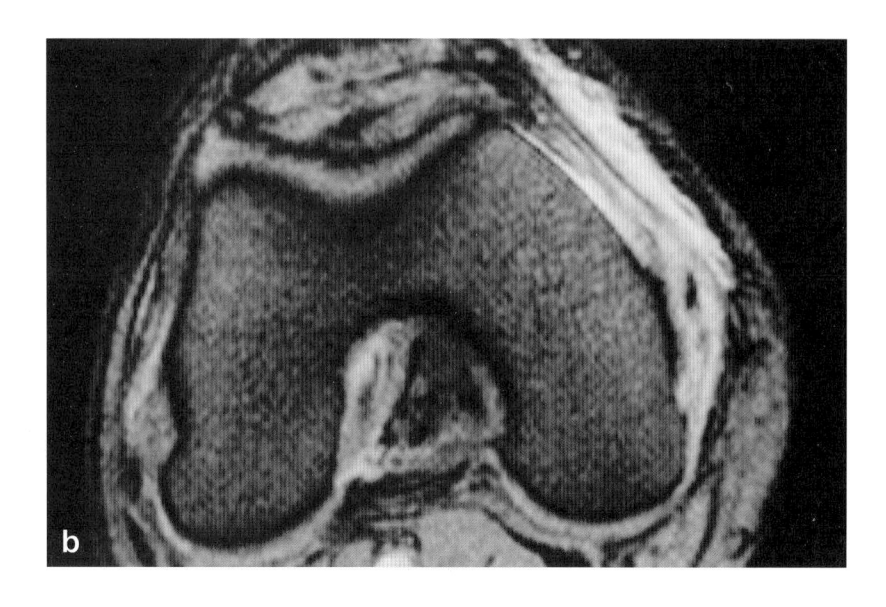

Abb. 6.2a, b. Teilriss mediales Kollateralband rechts Grad I – Distorsion vor 3 Tagen (59 Jahre, m.)

a Koronar T1: Mediales Kollateralband am femoralen Ansatz verdickt, signalgesteigert, partiell diskontinuierlich

b Axial T2*: Fasern des medialen Kollateralbandes deutlich hyperintens, partielle Kontinuitätsunterbrechungen. Leichte periligamentäre Signalsteigerungen angrenzender Subkutanstrukturen medioventral

Mediales und laterales Kollateralband 71

Abb. 6.3 a, b. Teilriss mediales Kollateralband rechts Grad I (41 Jahre, m.)

a Koronar T1: Mediales Kollateralband leicht (bis mäßig) verdickt, partielle Faserdiskontinuität

b Koronar T2*: Deutliche Signalsteigerung des ödematösen und partiell diskontinuierlichen Bandabschnitts medial (*Pfeil*)

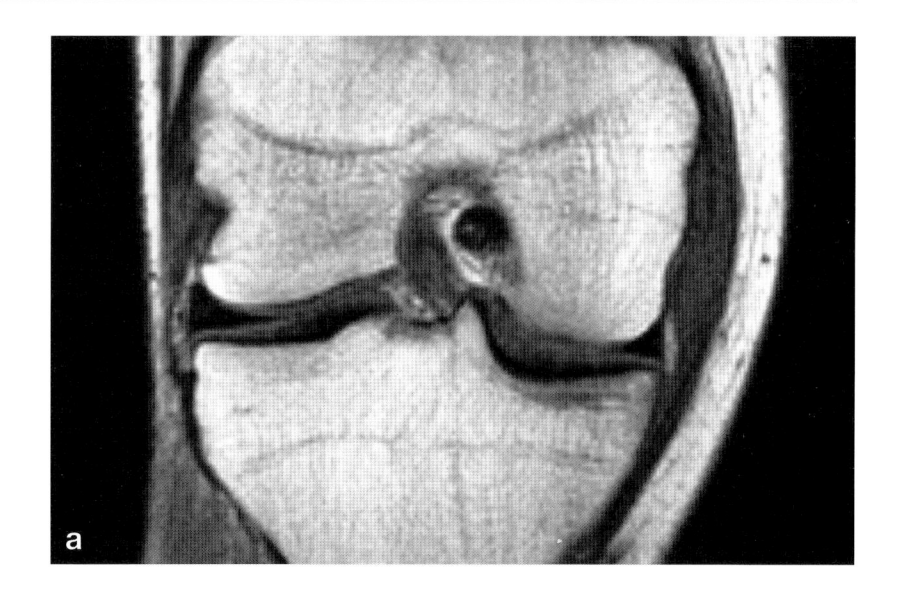

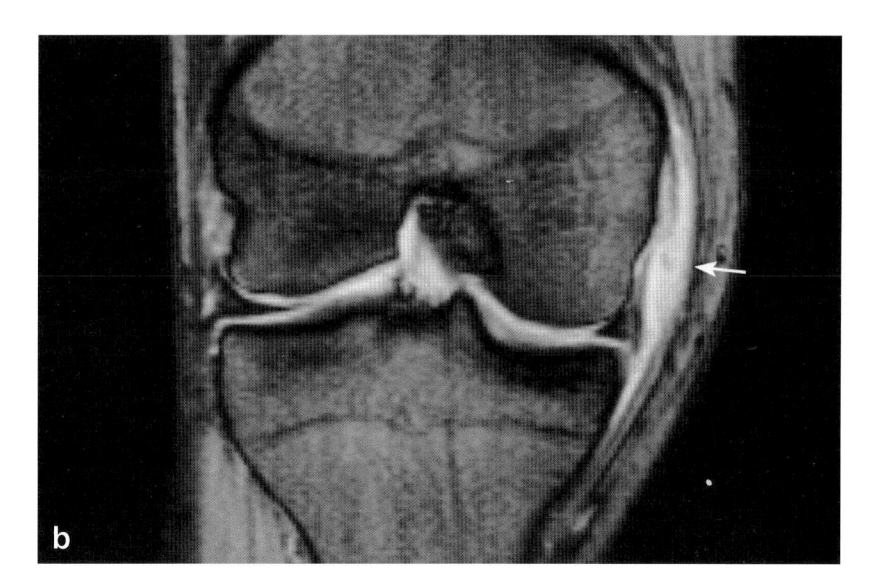

Abb. 6.4. Teilriss mediales Kollateralband rechts Grad II – seitliche Kniekontusion vor 3 Monaten (26 Jahre, m.)

Koronar T1: Mediales Kollateralband femoral deutlich verdickt, umschriebene Faserdiskontinuität (*Pfeil*)

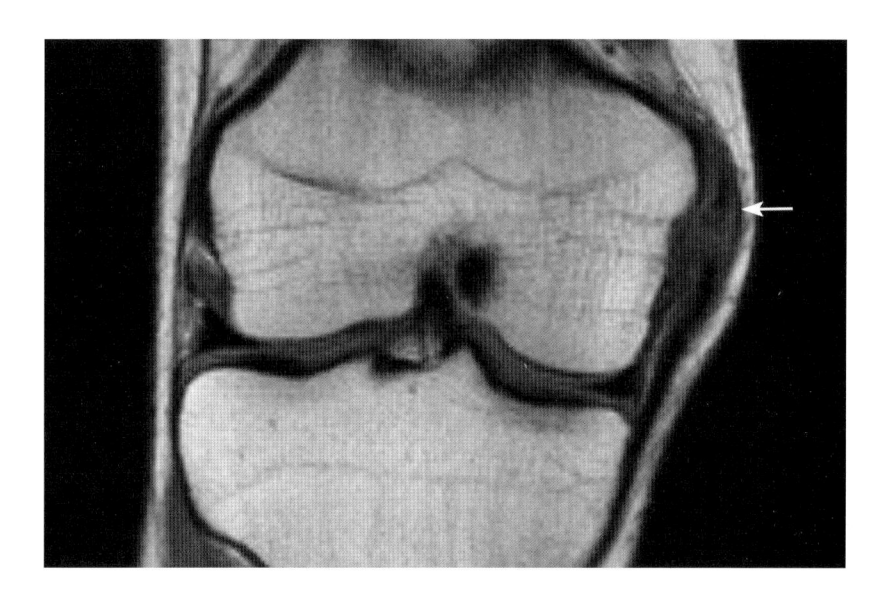

72 Mediales und laterales Kollateralband

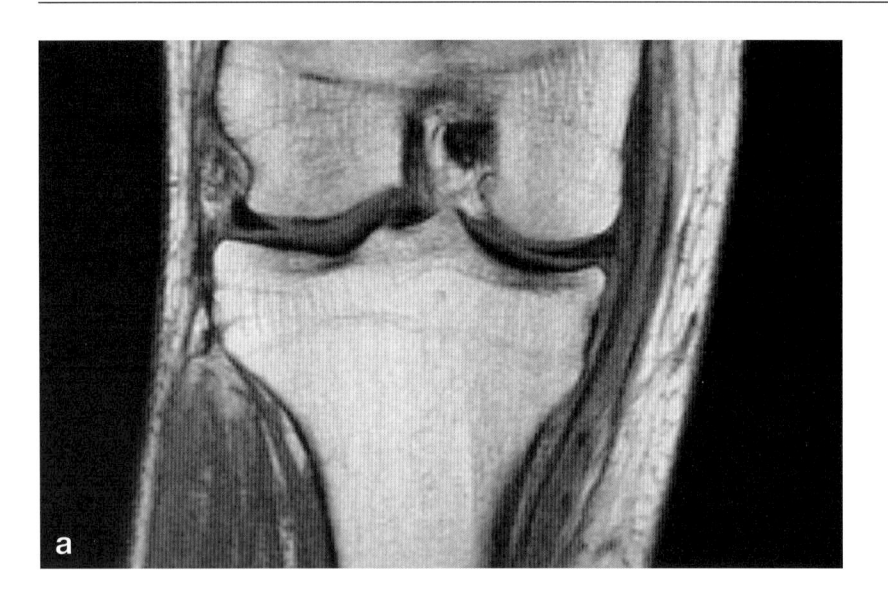

Abb. 6.5 a, b. Weitgehend vollständiger Riss mediales Kollateralband rechts tibial Grad II – III – Distorsion vor 4 Tagen (35 Jahre, m.)

a, b Koronar T1: Mediales Kollateralband tibial fast vollständig abgehoben, pathologisch signalgesteigert, erhebliche Faserdiskontinuität bis fast komplette Ruptur. Femoraler Bandabschnitt zum Teil verdickt (*Pfeil* in **b**)

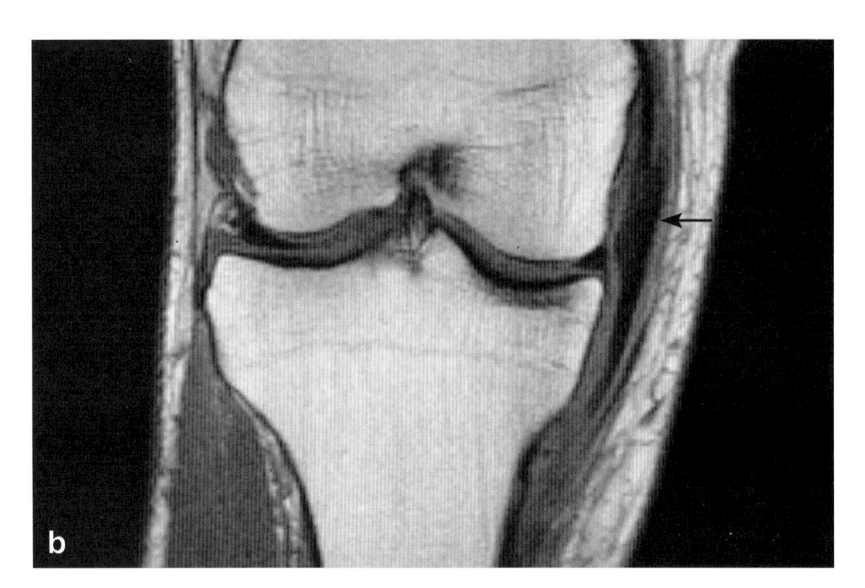

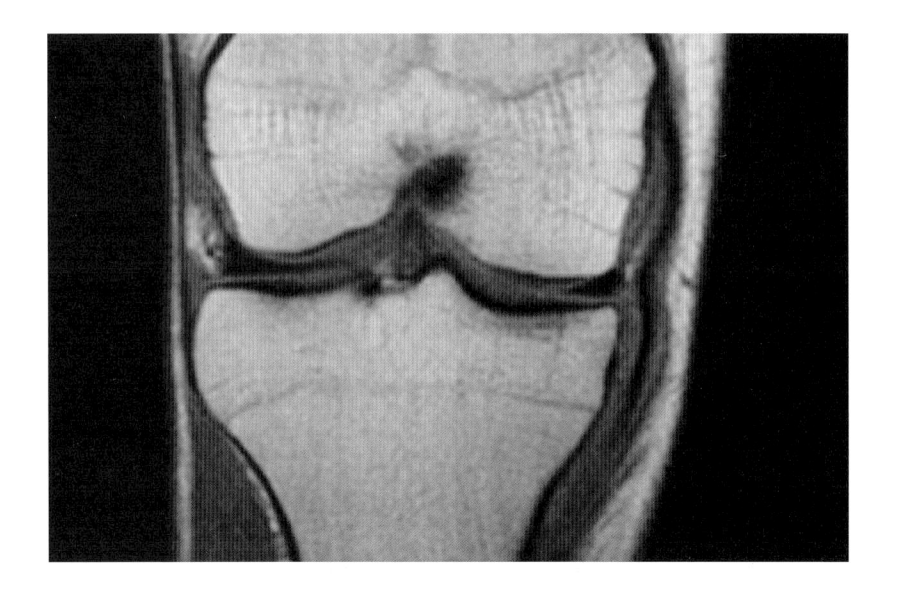

Abb. 6.6. Älterer Riss mediales Kollateralband rechts tibial Grad III vor 3 Monaten (23 Jahre, m.)

Koronar T1: Tibialer Bandansatz nicht mehr einwandfrei identifizierbar – Bereich verbreitert – auch auf Folgeschichten (*nicht abgebildet*) nur minimal identifizierbar

Mediales und laterales Kollateralband 73

Abb. 6.7. Normalbefund mediales Kollateralband links (34 Jahre, m.)

Koronar T1: Zartrandige glatte signalfreie Bandstruktur am Innenkondylus (*Pfeil*)

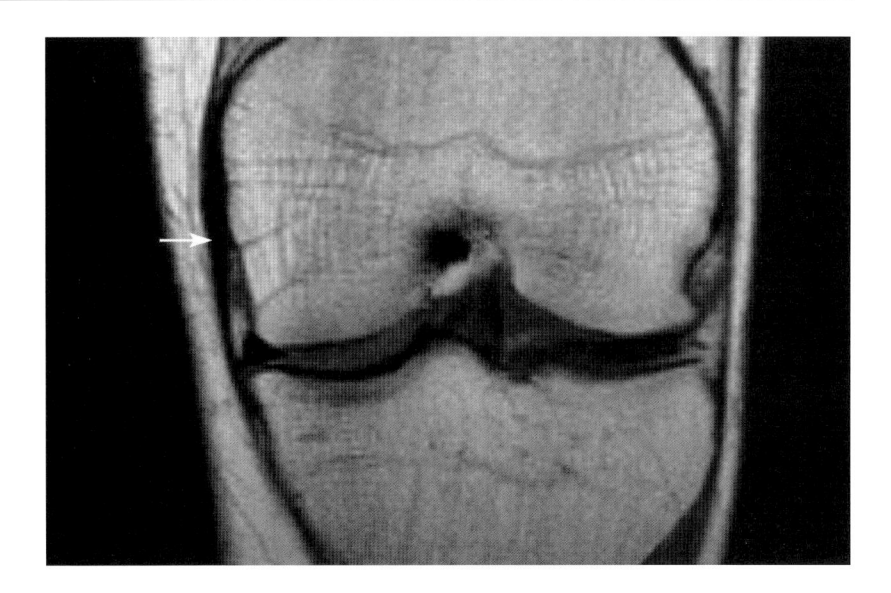

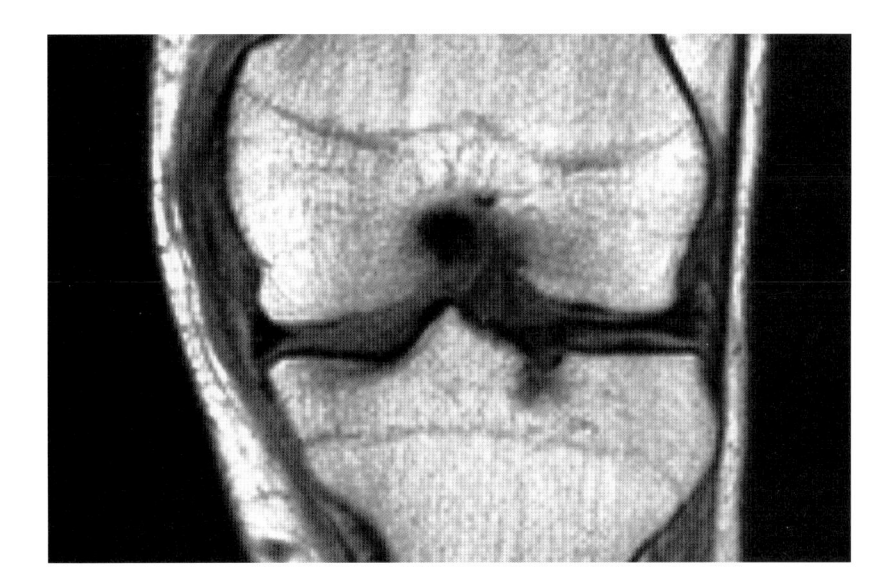

Abb. 6.8. Teilriss mediales Kollateralband links Grad I – II vor 3 Wochen (35 Jahre, m.)

Koronar T1: Bandverlauf am Innenkondylus deutlich verdickt, signalgesteigert, partiell diskontinuierlich

74   Mediales und laterales Kollateralband

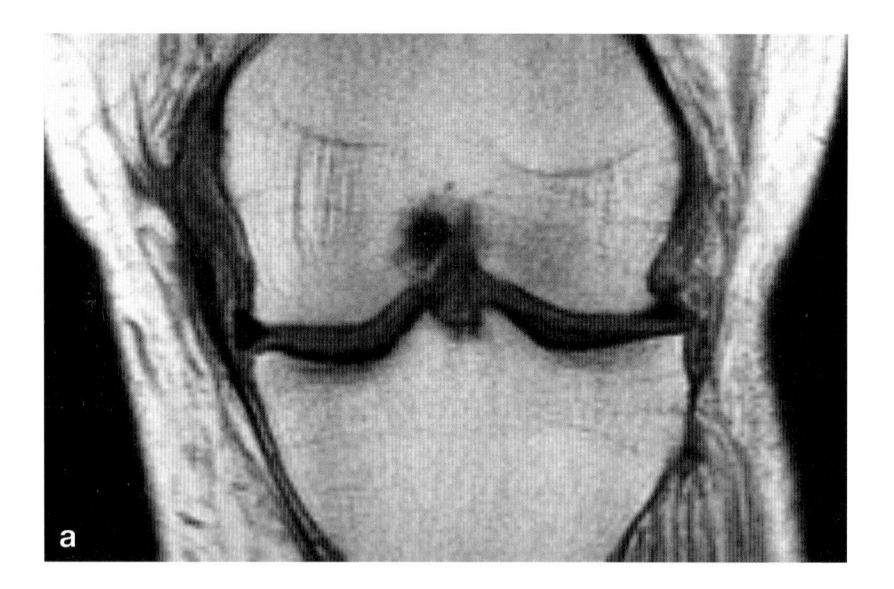

Abb. 6.9 a, b. (Subtotaler) Riss mediales Kollateralband links femoral Grad II – III; diskreter Teilriss lateral Grad I – Distorsion vor 3 Monaten (45 Jahre, m.)

a Koronar T1; **b** koronar T2*: Erhebliche Signalsteigerungen und Faserdiskontinuitäten mediales Kollateralband proximal – sehr ausgeprägt identifizierbar in relativer T2-Wichtung. Nicht abgebildete Partien ventral und dorsal erhalten. Flüssigkeitsaustritte ins subkutane Fettgewebe medial im Hauptverletzungsbereich. Geringfügige entsprechende Veränderungen lateral. Winziger peripherer Einriss des Innenmeniskus ohne eigentliche meniskoligamentäre Separation

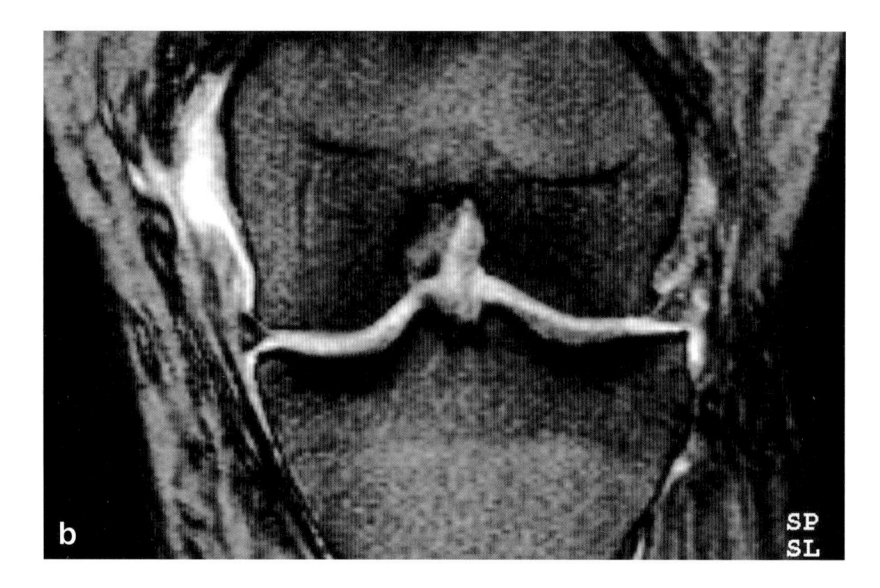

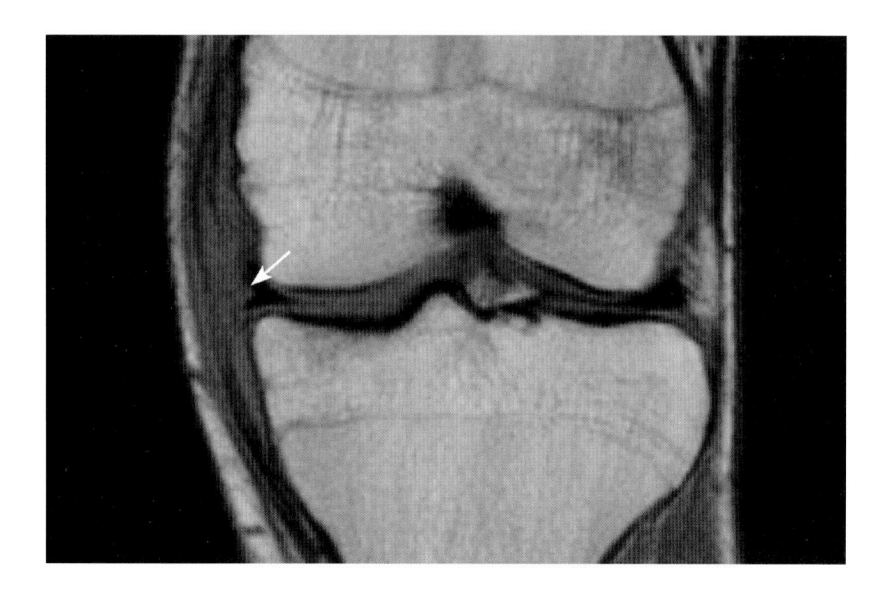

Abb. 6.10. Ausgedehnter Teilriss mediales Kollateralband links Grad II – Distorsion vor 10 Tagen (17 Jahre, m.)

Koronar T1: Erhebliche Faserdiskontinuität mediales Kollateralband im mittleren Abschnitt bei erhaltener Außenfaszie. Kleiner peripherer Innenmeniskuseinriss (*Pfeil*)

Abb. 6.11 a, b. Subtotaler Riss mediales Kollateralband links Grad II – III; meniskoligamentäre Separation mit zartem peripherem Innenmeniskuseinriss. Zerrungs-/ minimale Teilrissfolgen laterales Kollateralband Grad I – diskreter Außenmeniskusriss basal (51 Jahre, m.)

a, b Sagittal T2*: Distension, Verdickung und Signalsteigerung mediales Kollateralband mit erheblicher partieller Diskontinuität, besonders **b**: *Pfeil*. Zarter dreiecksförmiger Konturdefekt Innenmeniskus peripher und verstärkte Distanz zum Kollateralband (**a**). Leichte ödematöse Weichteilreaktionen lateral in Nähe des Tractus iliotibialis mit Signalsteigerung in relativer T2-Wichtung (laterale Kollateralbandverletzung nicht abgebildet). Diskrete Unterflächenkonturunterbrechung eines atypisch breiten Außenmeniskusvorderhorns

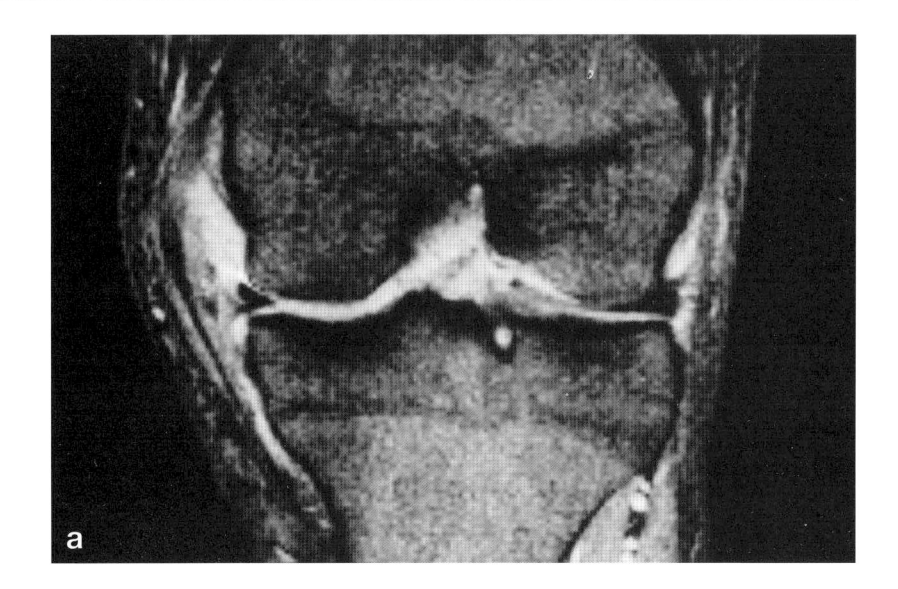

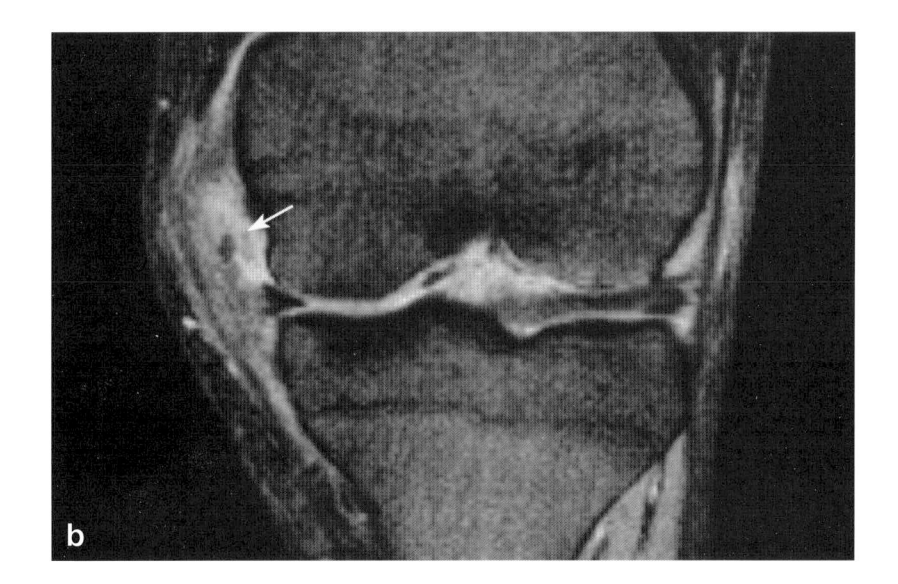

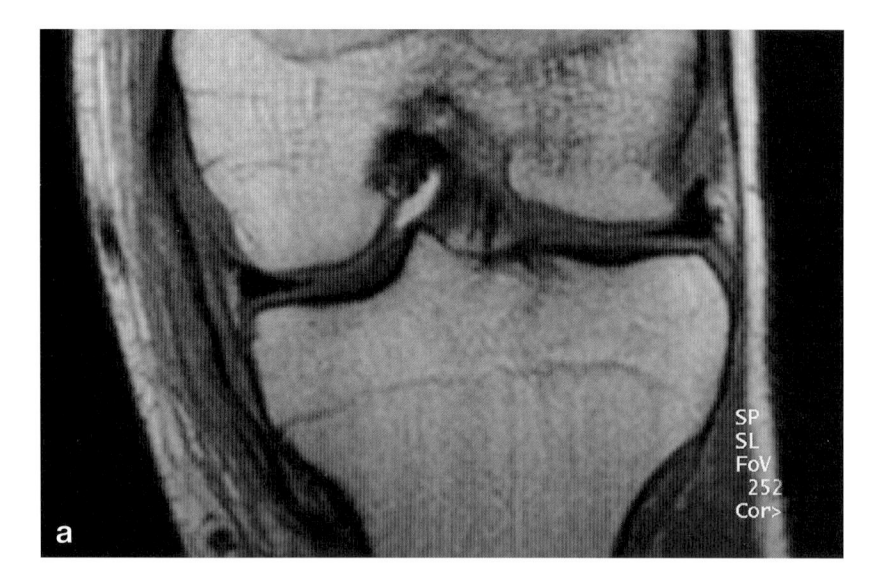

Abb. 6.12 a–c. Riss mediales Kollateralband links Grad III; Außenkondyluskontusion (16 Jahre, m.)

a, b Koronar T1: Massive Verbreiterung mediales Kollateralband mit weitgehend vollständiger Diskontinuität, besonders im mittleren Abschnitt (**b**) und distal (**a**). Signalminderung Außenkondylus lateral in T1-Wichtung als Korrelat umschriebener Mikrofrakturzone ohne Kortikalisunterbrechung

c Axial T2*: Massive Signalsteigerung und Faserunterbrechungen medialer Kollateralbandverlauf sowie ödematös bedingte Signalsteigerungen angrenzender Subkutanstrukturen medioventral

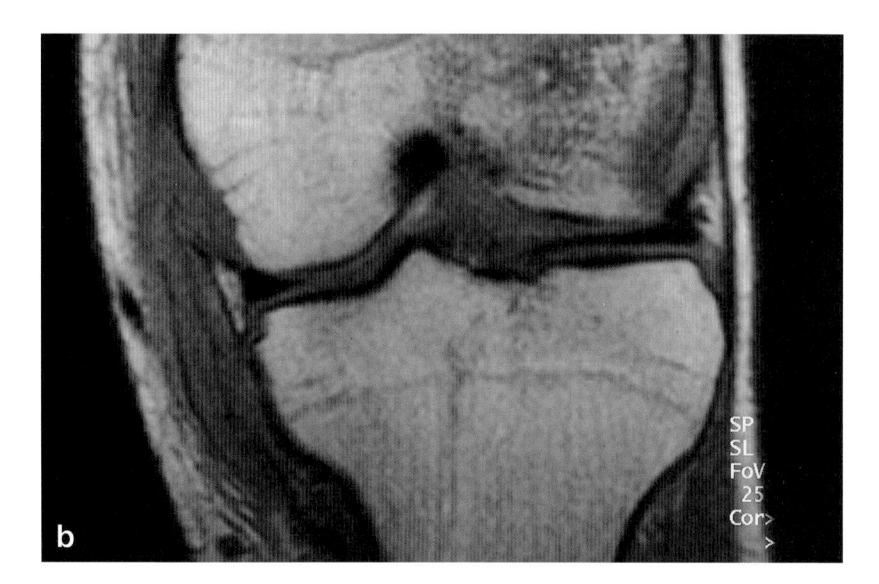

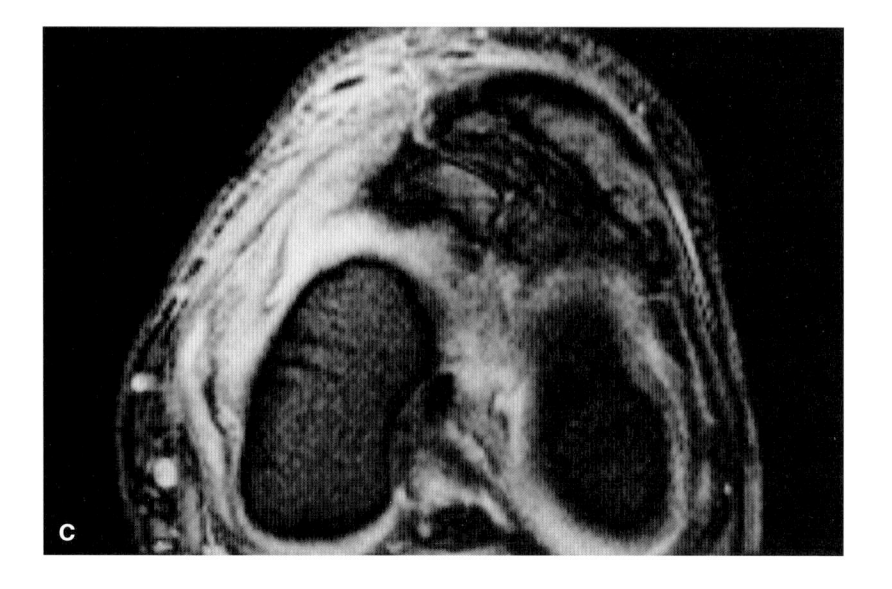

Mediales und laterales Kollateralband 77

Abb. 6.13. Unauffälliges laterales Kollateralband rechts; kleiner Innenmeniskusriss, Hinterhorn (31 Jahre, m.)

Koronar T1: Laterales Kollateralband als zarte signalarme Struktur zwischen Außenkondylus und Fibulaköpfchen identifizierbar (*Pfeil*)

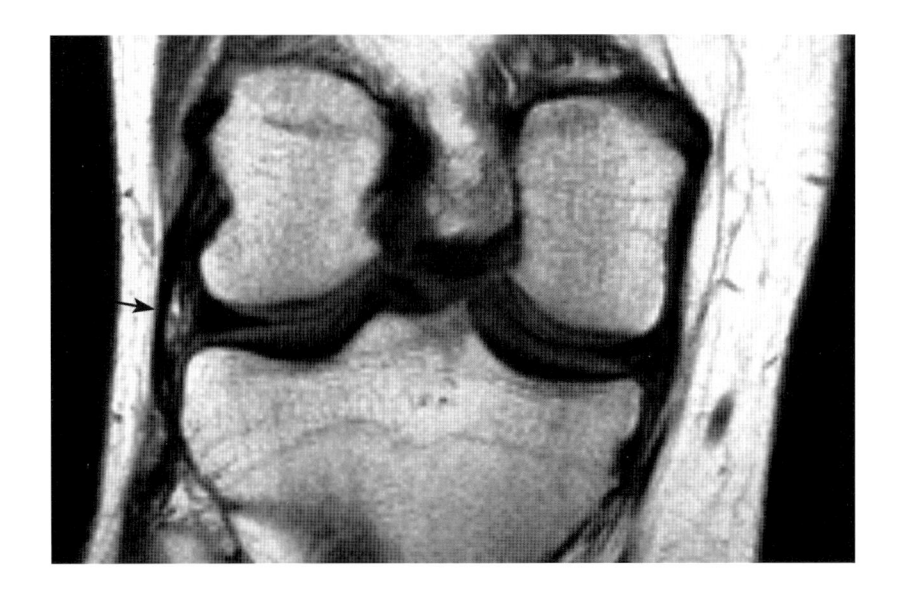

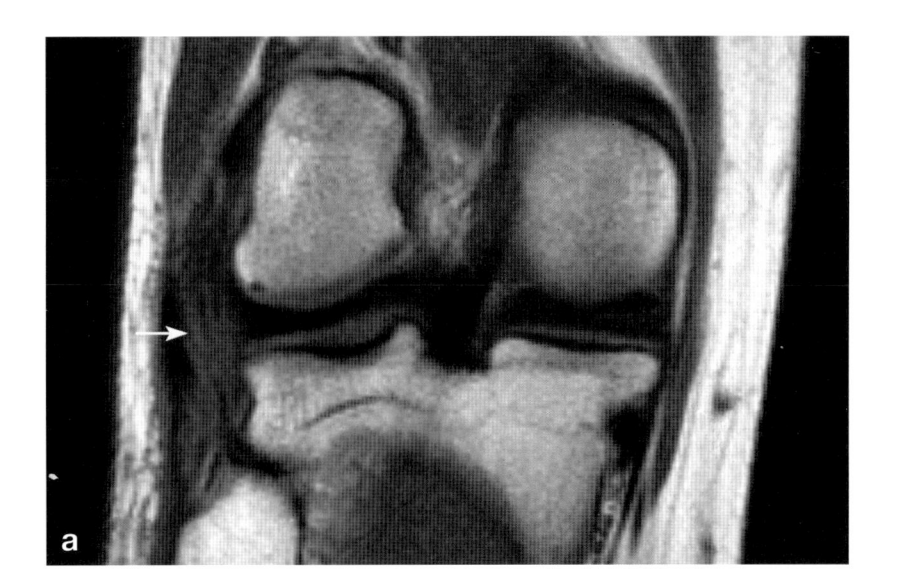

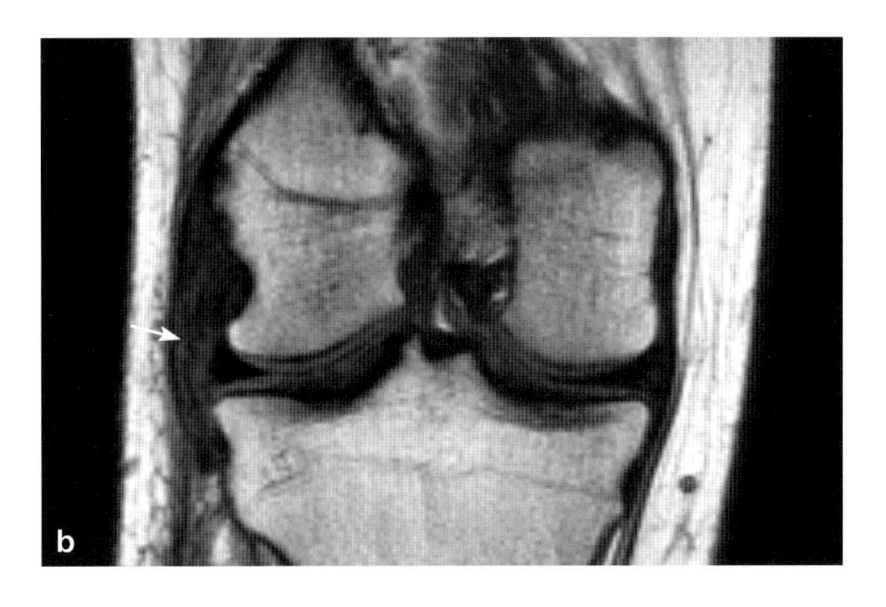

Abb. 6.14a, b. Teilriss laterales Kollateralband rechts Grad I–II (29 Jahre, m.)

a, b Koronar T1: Erheblich verdicktes und geschlängeltes laterales Kollateralband mit hyperintensem Signal im Vergleich zu sonstigen Bandstrukturen (*Pfeile*)

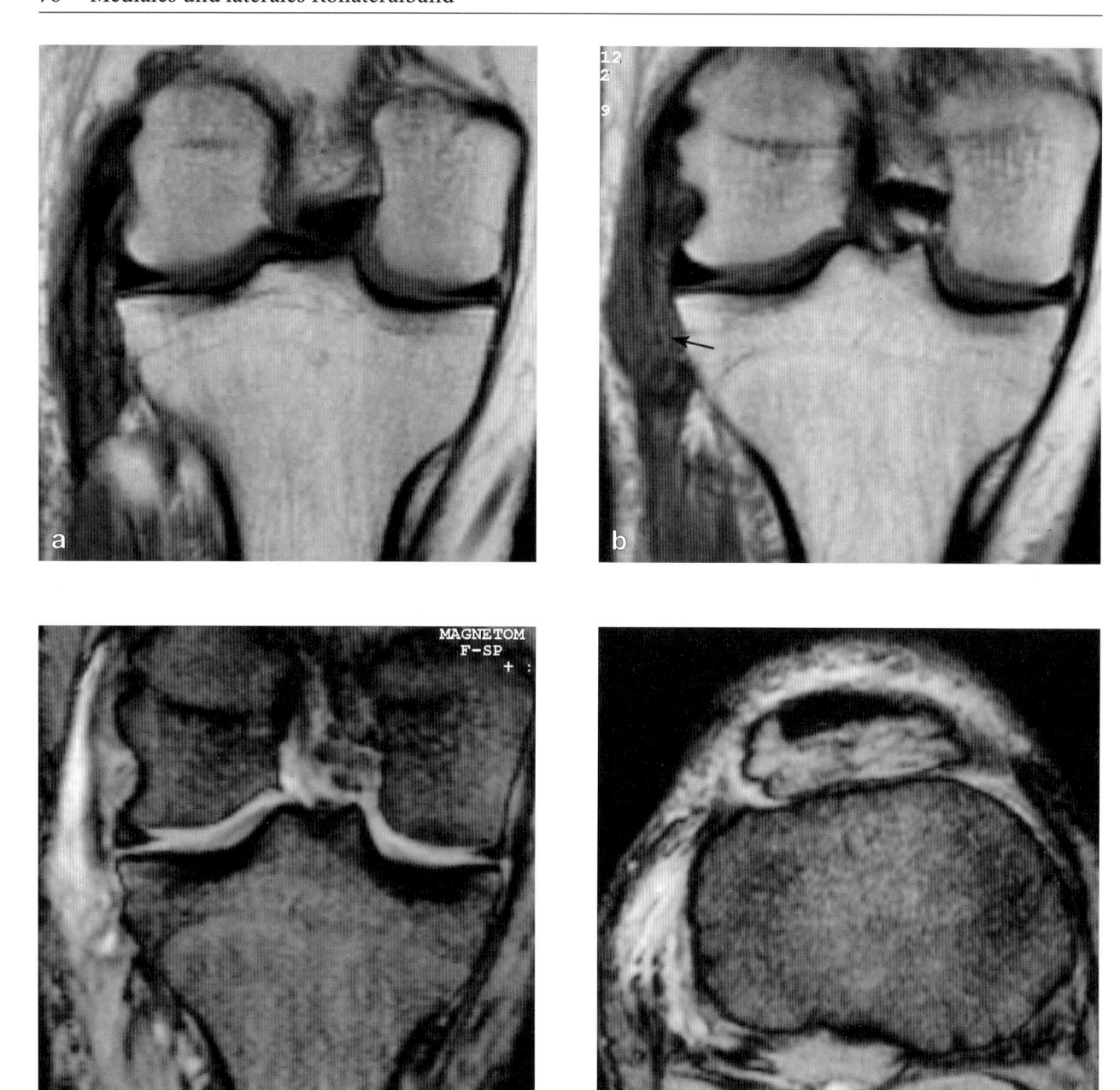

Abb. 6.15 a–d. Chronischer Teilriss laterales Kollateralband rechts Grad I–II – Distorsion vor 1 Jahr; initiales sekundäres Ganglion (57 Jahre, m.)

a, b Koronar T1: Verdickte, distendierte Fasern laterales Kollateralband mit partieller Diskontinuität distal. Ganglienartige Flüssigkeitspartien am Außenrand basal mit etwas konvexer Randkonfiguration (*Pfeil*). Ödem Popliteussehnenansatz mit Signalsteigerung in T1-Wichtung (b)

c Koronar T2*; **d** axial T2*: Jeweils deutliche Signalsteigerung der verdickten lateralen Kollateralbandpartie sowie des Popliteussehnenansatzes (c)

Mediales und laterales Kollateralband 79

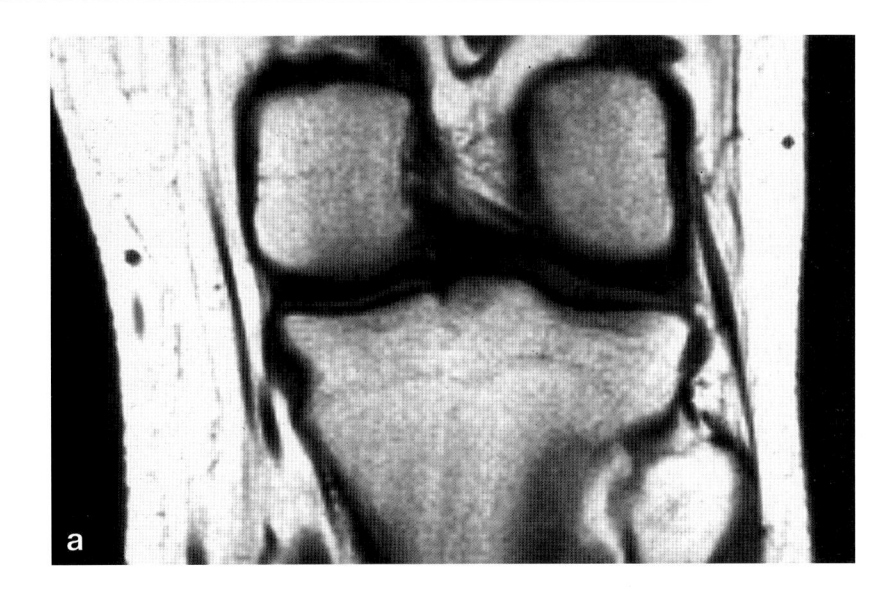

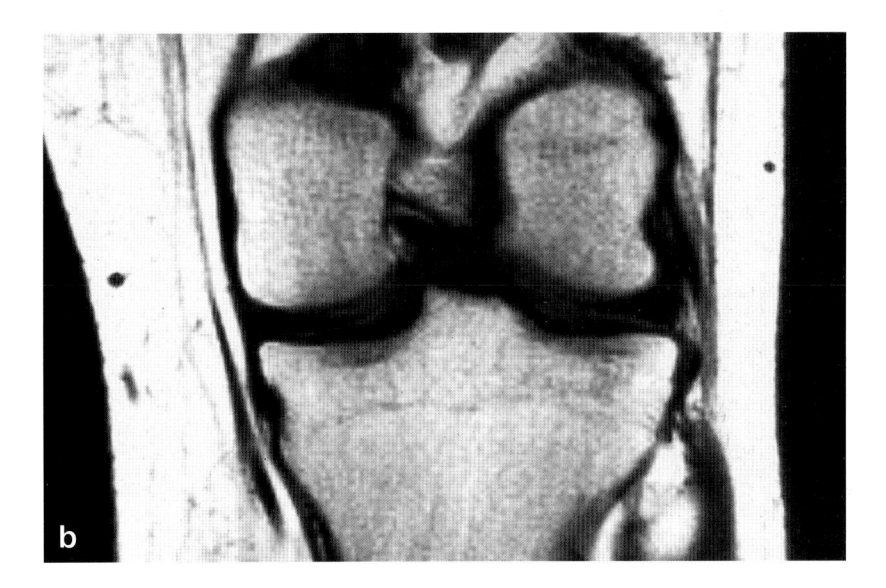

Abb. 6.16 a, b. Normalbefund laterales Kollateralband links (33 Jahre, w.)

a, b Koronar T1: Relativ schmächtiger, aber vollständig glatter signalarmer Verlauf laterales Kollateralband

80 Mediales und laterales Kollateralband

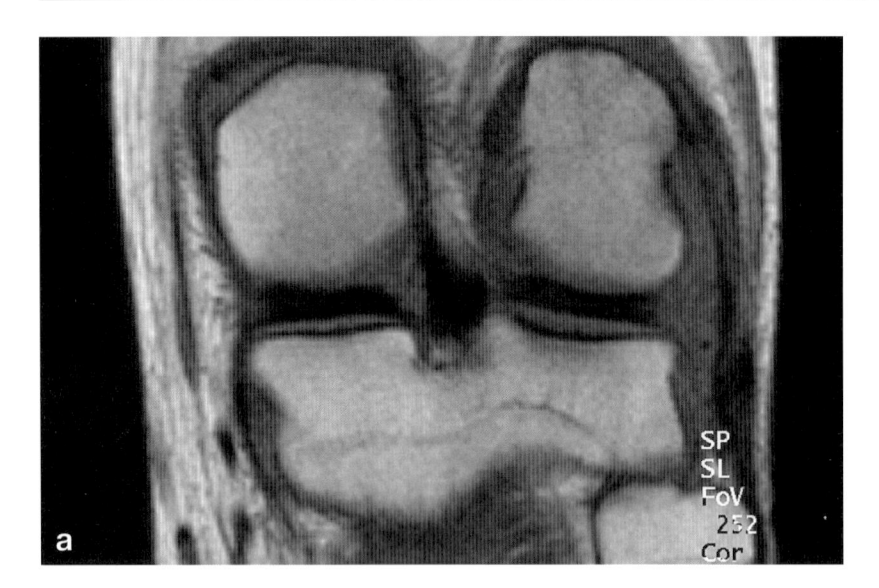

Abb. 6.17 a, b. Teilriss laterales Kollateralband links Grad I – II – Distorsion vor 2 Wochen (40 Jahre, m.)

a, b Koronar T1: Laterales Kollateralband aufgefasert, verbreitert, mäßig signalgesteigert

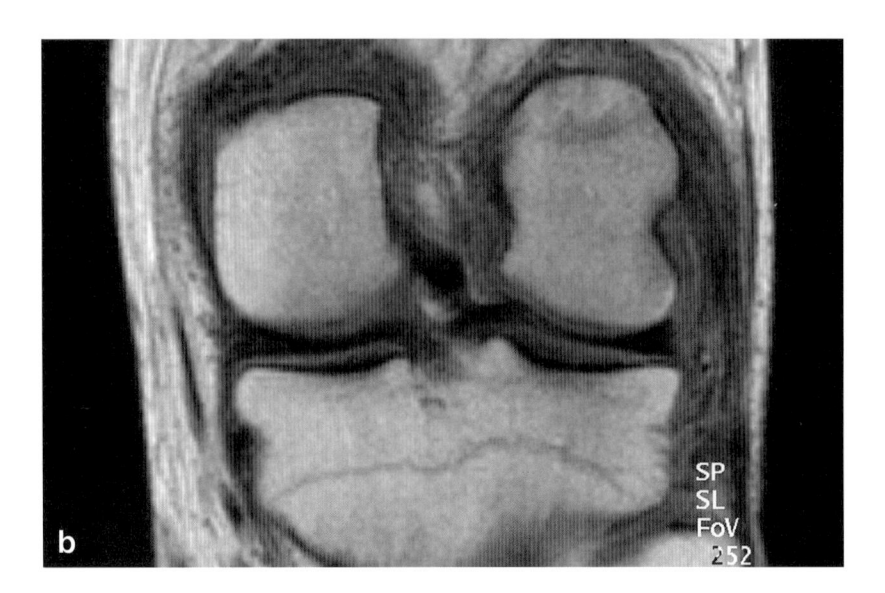

Abb. 6.18 a, b. Subtotale Risse laterales Kollateral- und hinteres Kreuzband links Grad II – III, diskrete Teilrisse vorderes Kreuz- und mediales Kollateralband Grad I – Distorsion vor 3 Wochen (29 Jahre, m.)

a, b Koronar T1: Massiv verdicktes, proximal und distal weitgehend diskontinuierliches laterales Kollateralband inklusive Popliteussehne mit deutlicher Signalsteigerung dieser Partien (*Pfeile*). Erheblich verdickter Querdurchmesser des hinteren Kreuzbandes am lateralen Innenkondylusrand (*Pfeilspitzen*) – vgl. Normalbefund in Abb. 6.1; nur leichte Unregelmäßigkeiten vorderes Kreuz- und mediales Kollateralband, jeweils an den femoralen Ansätzen (**a**)

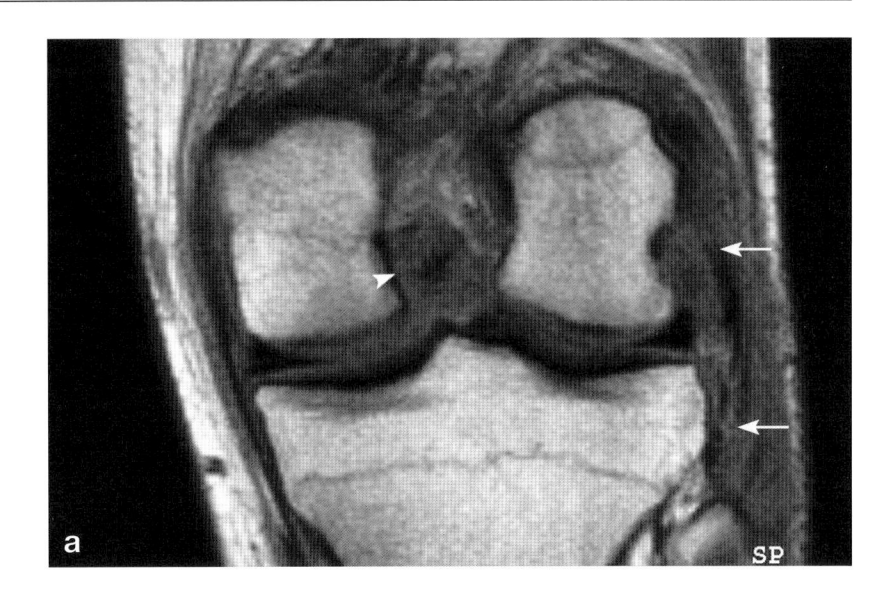

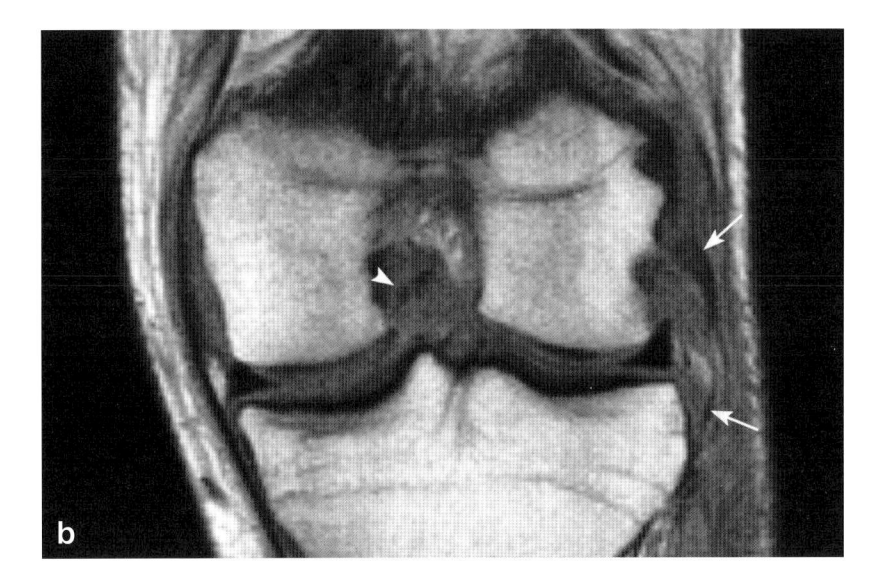

7 Komplexe Traumata, Frakturen, Patellaluxation

7.1 Technik und Methodik

Von herausragender Bedeutung sind hier neben T1-gewichteten Sequenzen insbesondere fettunterdrückte Messungen. Zur Beurteilung von Dissekaten oder von dislozierten Fragmenten kann eine zusätzliche intravenöse Kontrastmittelgabe sinnvoll sein. In der Regel ist sie jedoch nicht erforderlich, Kontrastmittel kann im Gegenteil Knochenmarksödemzonen regelrecht maskieren.

7.2 Anatomie

Alle Strukturen des Kniegelenkes können betroffen sein: Knöcherne, knorpelige, kapsuläre und ligamentäre Verletzungen sind möglich.

7.3 MRT-Normalbefund

Der subchondrale Markraum stellt sich bei T2-Wichtung im Normalzustand mittelintens, bei T1-Wichtung signalintensiv und bei Fettunterdrückung annähernd signalfrei dar.

7.4 Pathomechanismus

Bei komplexen Knieverletzungen sollte nach Möglichkeit der Verletzungsmechanismus anamnestisch erfragt und ggf. durch Nachstellung nachvollzogen werden. Ligamentäre und knöcherne Verletzungen können dann häufig zwanglos gemeinsam erklärt werden.

7.5 Pathophysiologie

Ein gerader Valgusaufklappmechanismus kann gleichzeitig oder nacheinander eine Ruptur des medialen Kollateralbandes und eine Kompressionsfraktur oder auch nur eine „bone bruise" am lateralen Gelenkanteil (meistens Tibiakopf) erzeugen.

Eine Patellaluxation ist gekennzeichnet durch Knorpel-Knochen-Verletzungen am medialen Patellarand und am lateralen Femurkondylus sowie Einblutungen am medialen Retinakulum zwischen Condylus medialis femoris und medialem Patellarand. Osteochondrale Abschlagfragmente können sich im Gelenkinneren befinden.

7.6 MRT-Zeichen pathologischer Befunde

Diskrete knöcherne Kontusionsfolgen („bone bruise")

Sie führen zu umschriebenen intraossären Ödemzonen mit flauer diffuser Signalminderung bei T1-Wichtung bzw. Signalsteigerungen in relativer T2-Wichtung oder auf fettsupprimierten Aufnahmen. Ausgedehntere Veränderungen zeigen unter Umständen linearen Charakter.

Bei diskreten Veränderungen klingen die Signaländerungen auf den Spinechosequenzaufnahmen in 2–4 Wochen ab – sie sind auf fettsupprimierten T2-gewichteten Aufnahmen (asymptomatisch) wesentlich länger nachweisbar, je nach Verletzungsintensität und Autor zwischen 3 und 10 Monaten.

Wesentlich ist die Beurteilung von Kortikalisunterbrechungen und chondralen Beteiligungen (osteochondrale Verletzung). Chondrale und subchondrale Begleitverletzungen zeigen eine gewisse Inzidenz für eine Osteochondrosis dissecans (Abb. 7.1, 7.3, 7.7 und 7.17).

Echte Frakturen

Echte Frakturen mit entsprechend linearer Signalminderung und Kortikalisunterbrechung evtl. mit Dislokation führen zum raschen Hämarthros mit in T1-Wichtung etwas signalintensiverem Signal als seröse Flüssigkeiten. In T2-Wichtung sind Blut und seröser Erguss nicht zu differenzieren (Abb. 7.2, 7.7, 7.9, 7.11 – 7.16).

Chronische Frakturen

Sie zeigen überwiegend in allen Sequenzen signalarme inhomogene Formationen als Ausdruck von Markraumsklerosierungen und Fibrosierungen (Abb. 7.21).

Ermüdungsfrakturen

Sie stellen eine Sonderform mit Kombination akuter und chronischer Veränderungen dar, d.h. sowohl signalarme als auch signalintensive, häufig lineare bis bandförmige Veränderungen an typischer Position, besonders der proximalen Tibia (Abb. 7.18 – 7.20).

Pathologische Frakturen

Infolge von Tumor- oder Metastasenwachstum auftretende pathologische Frakturen erfordern nur dann eine Kontrastmittelgabe, wenn extraossäre expansive Weichteilkomponenten besser abgegrenzt werden sollen.

Patellaluxationen

Patellaluxationen sind häufig durch Patellahochstand, -formvarianten Wiberg III, IV und Jägerhut bzw. Gleitlagerabflachungen (patellofemorale Dysplasie) disponiert. Typischerweise knöcherne Prellmarken am Außenkondylus (82%) und medialem Patellapol (41%), chondrale/osteochondrale Beteiligung (73%) und Hämarthros (95%).

Außerdem pathologische Signalsteigerungen, unter Umständen auch Kontinuitätsunterbrechungen des medialen Retinakulum und Umgebungseinblutungen (Abb. 7.4 – 7.8).

Posttraumatische Osteonekrosezonen

Sie zeigen ausgedehnte intraossäre Signalminderungen in T1-Wichtung, zum Teil subchondral betont mit lokalen Signalsteigerungen in relativer T2-Wichtung oder nach Fettsuppression (Abb. 7.22 und 7.23).

Hinsichtlich der speziellen Zeichen von *Bandverletzungen* siehe die Einzelkapitel Patellarsehne (Kap. 1), Quadrizepssehne (Kap. 2), vorderes Kreuzband (Kap. 3), hinteres Kreuzband (Kap. 4), Kreuzbandplastik (Kap. 5) und Kollateralbänder (Kap. 6).

7.7 Klinische Wertung der MRT-Befunde

Insbesondere die multiplen, erst durch das MRT entdeckten „bone bruises" können noch nicht abschließend bewertet werden, da nur wenige Langzeitstudien vorhanden sind.

Tabelle 7.1. Typisches Signalverhalten

	T1w	T2w	T2*w	rho-w	FAT/SAT
Kompakta/Spongiosa	0	0	0	0	0
Knochenmark (Fettmark)	↑↑↑	↑ – ↑↑	0 – ↑	↑↑	0
Knochenkontusion	↑ – 0	↑	↑↑ – ↑↑↑	↑ – ↑↑	↑↑ – ↑↑↑

0 Signalfrei; ↑ geringe SI; ↑↑ mittlere SI; ↑↑↑ hohe SI.

Faber et al. (1999) fanden, dass 6 Jahre nach vorderer Kreuzbandruptur im Bereich von „bone bruises" Knorpelhöhenminderungen und Signalveränderungen des Knochenmarkes vorhanden waren. Die Bedeutung dieser Knorpel-Knochen-Kontusion für die Primärbehandlung lässt sich noch nicht abschätzen.

Weiterführende Literatur

Arndt WF III, Truax AL, Barnett FM, Simmons GE, Brown DC (1996) MR diagnosis of bone contusions of the knee: comparison of coronal T2-weighted fast spin-echo with fat saturation and fast spin-echo STIR images with conventional STIR images. AJR Am J Roentgenol 166 (1): 119–124

Brophy DP, O'Malley M, Lui D, Denison B, Eustace S (1996) MR imaging of tibial plateau fractures. Clin Radiol 51 (12): 873–878

Faber KJ, Dill JR, Amendola A, Thain L, Spouge A, Fowler PJ (1999) Occult osteochondral lesions after anterior cruciate ligament rupture. Six-year magnetic resonance imaging follow-up study. Am J Sports Med 27 (4): 489–494

Hinshaw MH, Tuite MJ, De Smet AA (2000) "Dem bones": osteochondral injuries of the knee. Magn Reson Imaging Clin N Am 8 (2): 335–348

Johnson DL, Urban WP Jr, Caborn DN, Vanarthos WJ, Carlson CS (1998) Articular cartilage changes seen with magnetic resonance imaging-detected bone bruises associated with acute anterior cruciate ligament rupture. Am J Sports Med 26 (3): 409–414

Kaplan PA, Gehl RH, Dussault RG, Anderson MW, Diduch DR (1999) Bone contusions of the posterior lip of the medial tibial plateau (contrecoup injury) and associated internal derangements of the knee at MR imaging. Radiology 211(3):747–753

Kim CW, Jaramillo D, Hresko MT (1997) MRI demonstration of occult purely chondral fractures of the tibia: a potential mimic of meniscal tears. Pediatr Radiol 27 (9): 765–766

Kramer J, Scheurecker A, Mohr E (1995) Osteochondrale Läsionen. Radiologe 35 (2): 109–116

Kreitner KF, Grebe P, Runkel M, Schadmand Fischer S, Meurer A (1995) Stellenwert der MR-Tomographie bei traumatischen Patellaluxationen. Rofo Fortschr Geb Röntgenstr Neuen Bildgeb Verfahr 163 (1): 32–37

Mathis CE, Noonan K, Kayes K (1998) "Bones bruises" of the knee: a review. Iowa Orthop J 8: 112–117

Miller MD, Osborne JR, Gordon WT, Hinkin DT, Brinker MR (1998) the natural history of bone bruises. A prospective study of magnetic resonance imaging-detected trabecular microfractures in patients with isolated medial collateral ligament injuries. Am J Sports Med 26 (1): 15–19

Munshi M, Davidson M, Mac Donald PB, Froese W, Sutherland K (2000) The efficacy of magnetic resonance imaging in acute knee injuries. Clin J Sport Med 19 (1): 34–39

Newberg AH, Witzner SM (1994) Bone bruises: their patterns and significance. Semin Ultrasound CT MR 15 (5): 396–409

Pinar H, Akseki D, Kovanlikaya I, Arac S, Bozkurt M (1997) Bone bruises detected by magnetic resonance imaging following lateral ankle sprains. Knee Surg Sports Traumatol Arthrosc 5 (2): 113–117

Ryu KN, Jaovisidha S, De Maeseneer M, Jacobson J, Sartoris DJ, Resnick D (1997) Evolving stages of lipohemarthrosis of the knee. Sequential magnetic resonance imaging findings in cadavers with clinical correlation. Invest Radiol 32 (1): 7–11

Starok M, Lenchik L, Trudell D, Resnick D (1997) Normal patellar retinaculum: MR and sonographic imaging with cadaveric correlation. AJR Am J Roentgenol 168 (6): 1493–1499

Yu JS, Cook PA (1996) Magnetic resonance imaging (MRI) of the knee: a pattern approach for evaluating bone marrow edema. Crit Rev Diagn Imaging 37 (4): 261–303

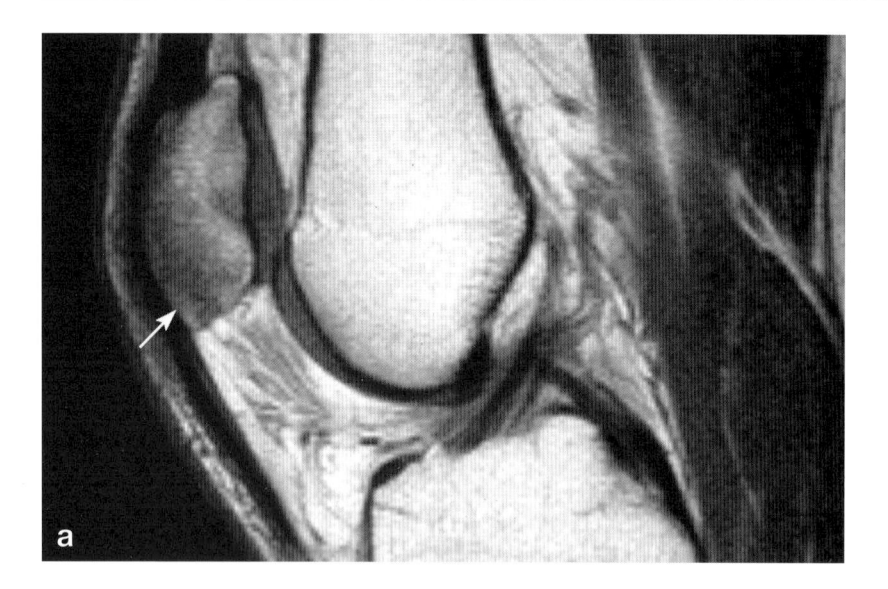

86 Komplexe Traumata, Frakturen, Patellaluxation

Abb. 7.1 a–c. Patella-Mikrofraktur ventromedial – ventrale Kniekontusion vor 3 Wochen (27 Jahre, m.)

a Sagittal T1: Flaue Signalminderung ventrobasaler Patellaabschnitte (*Pfeil*)

b Sagittal T2*; **c** axial T2*: Jeweils ausgeprägte Signalsteigerung ventrobasaler Patellaabschnitte (*Pfeile*) sowie geringfügig auch vorgelagerter Subkutanstrukturen

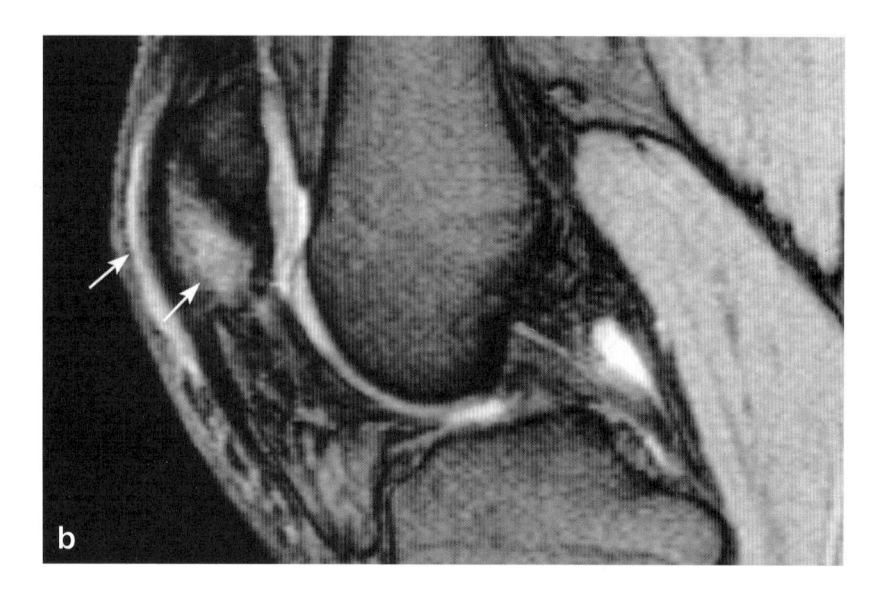

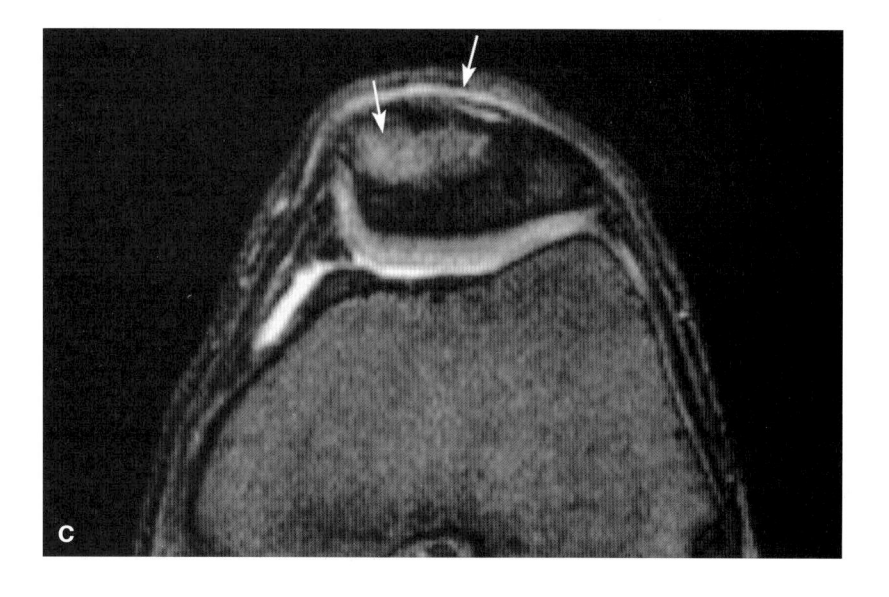

Komplexe Traumata, Frakturen, Patellaluxation   87

Abb. 7.2. Patella-Fraktur nach Kontusion vor 1 Woche (17 Jahre, m.)

Axial T2*: Vertikale Konturunterbrechung mediobasaler Patellabereich mit linearer Signalsteigerung in T2-Wichtung, umgeben von etwas schwächer hyperintensen Zonen

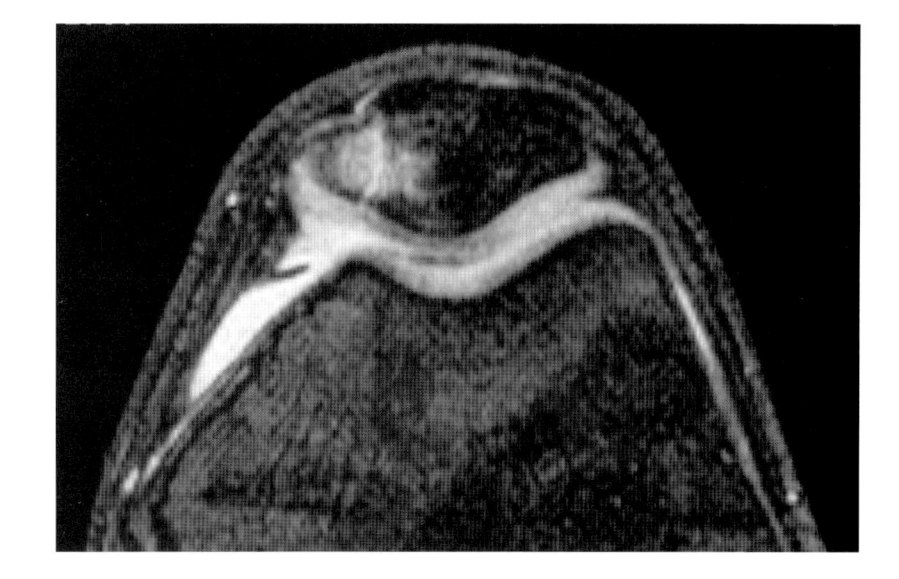

Abb. 7.3 a–d siehe S. 88

Abb. 7.4. Zerrung mediales Retinakulum nach Patella-Subluxation vor 3 Monaten bei patellofemoraler Dysplasie (Patella alta, Wiberg III und Winkelfehlstellung – 17 Jahre, m.)

Axial T2*: Diskrete Signalsteigerung mediales Retinakulum (*Pfeil*). Geringe residuale Patellalateralisation. Deutliche Kippung der flachen Jägerhut-Patella

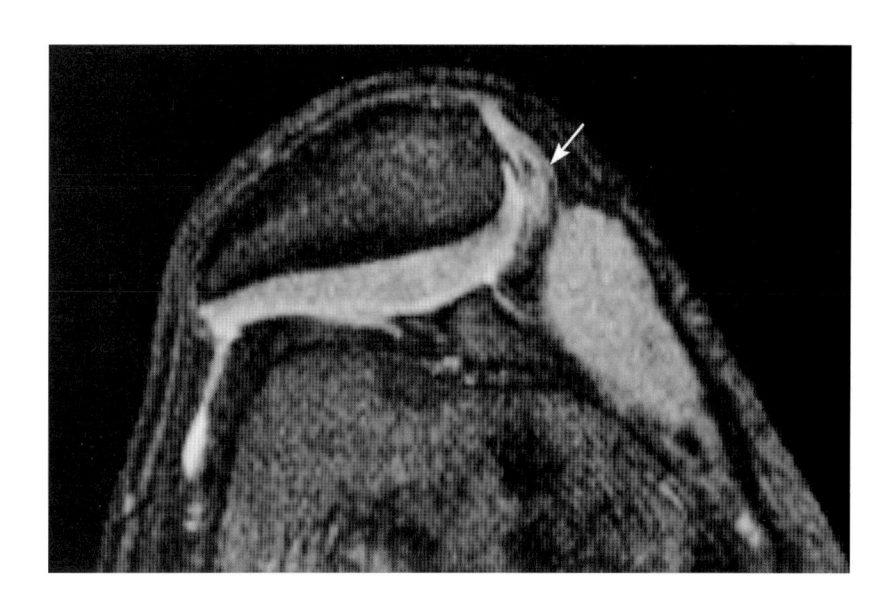

Abb. 7.5. Teilriss mediales Retinakulum nach reponierter Patella-Luxation vor 3 Tagen bei Jägerhut-Patella (11 Jahre, m.)

Axial T2*: Deutlich signalgesteigertes, etwas verdicktes, kaum diskontinuierliches mediales Retinakulum (*Pfeil*). Retropatellarer Knorpelbesatz laterale Facette verdickt, mediale Facette leicht unregelmäßig. Geringer Gelenkerguss

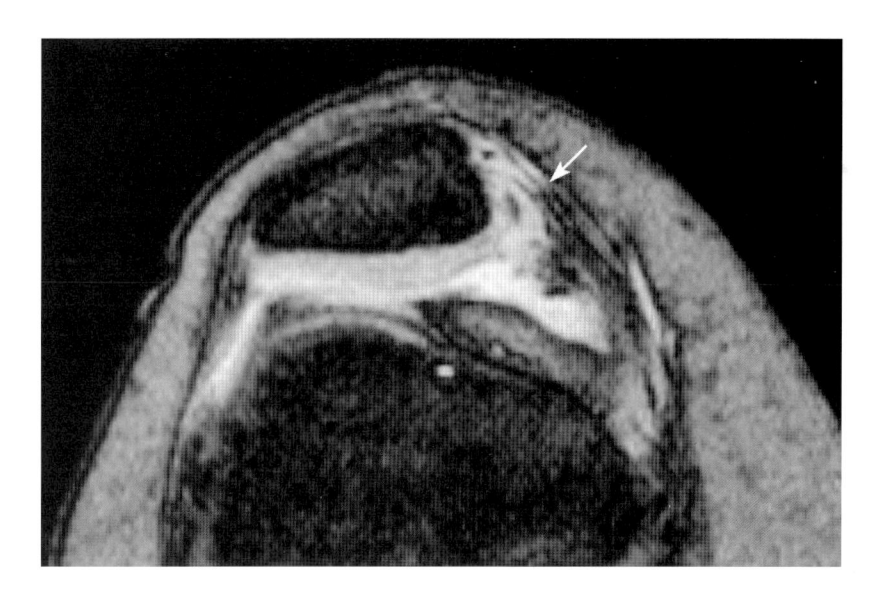

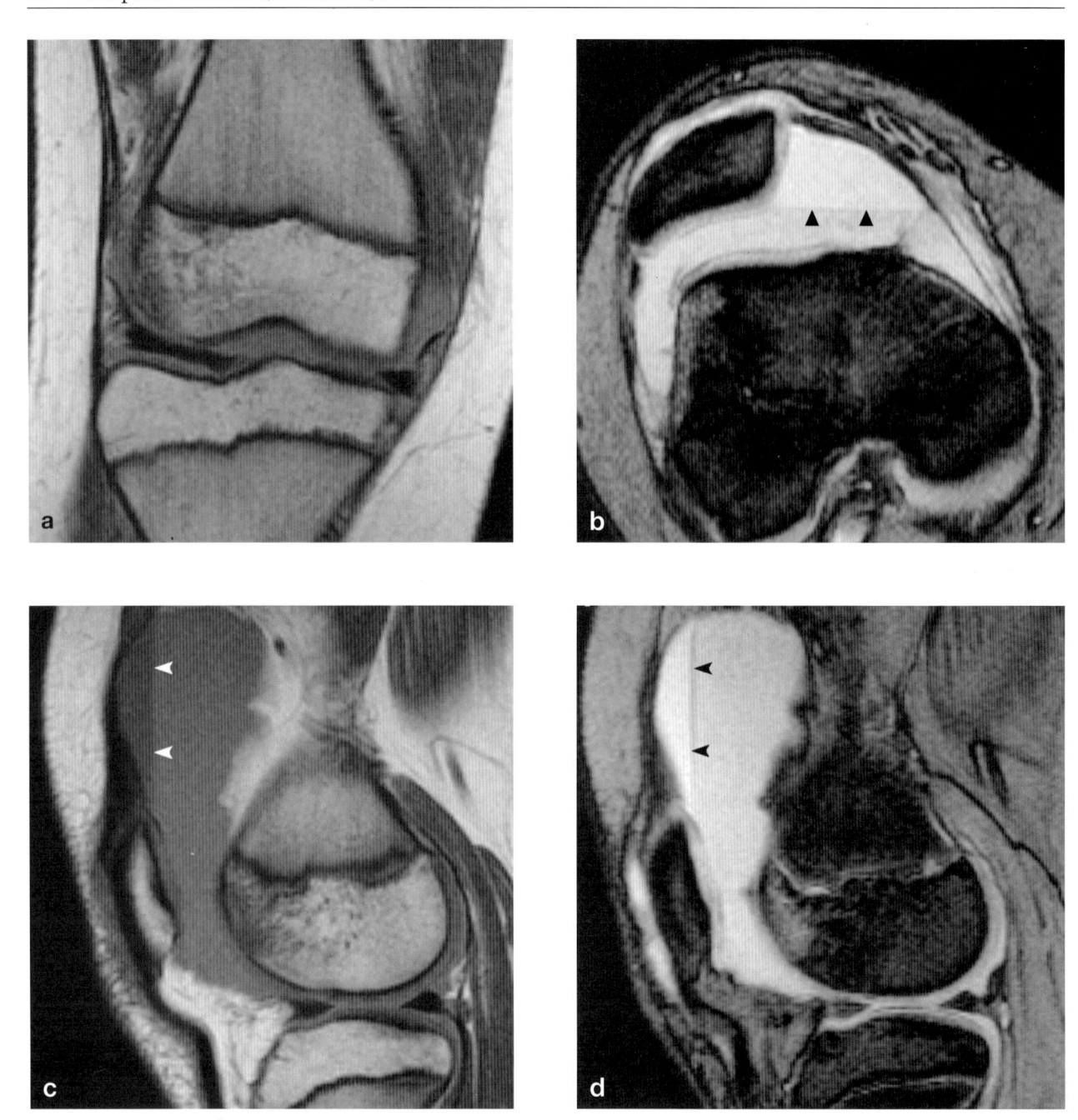

88 Komplexe Traumata, Frakturen, Patellaluxation

Abb. 7.3 a – d. Außenkondylus-Mikrofraktur nach Patellaluxation am Vortag; Hämarthros mit Spiegelbildung (12 Jahre, w.)

a Koronar T1; **c** sagittal T1: Jeweils flaue Signalminderungen ventrobasaler Anteile der Innenkondylusepiphyse ohne Kortikalisunterbrechung. Gelenkflüssigkeit hyperintenser, als rein seröser Flüssigkeit in T1-Wichtung entsprechend. Vertikale Spiegeleinstellung (*Pfeilspitzen* in **c**)

b Axial T2*; **d** sagittal T2*: Jeweils Signalsteigerungen Außenkondylus ventrobasal. Innerhalb der hyperintensen Gelenkflüssigkeit auch hier deutliche Spiegeleinstellung (*Pfeilspitzen*). Jägerhut-Patella in Lateralisation und Kippung bei abgeflachtem Gleitlager als prinzipiell luxationsbegünstigende Konstellation. Dehnung und Konturausdünnung des dorsomedialen Retinakulum (**b**)

Abb. 7.4 und **Abb. 7.5** siehe S. 87

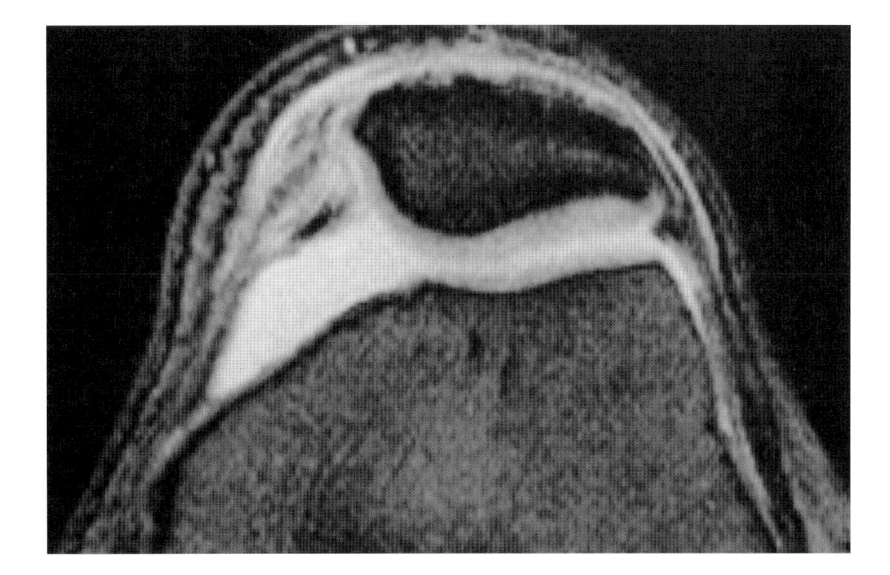

Komplexe Traumata, Frakturen, Patellaluxation   89

Abb. 7.6. Ausgedehnter Teilriss mediales Retinakulum vor 2 Wochen als Luxationsfolge (46 Jahre, m.)

Axial T2*: Erhebliche Signalsteigerung, Konturverbreiterung und deutliche partielle Diskontinuität patellanahes mediales Retinakulum. Gelenkerguss. Keine Patellalateralisation oder Kippung

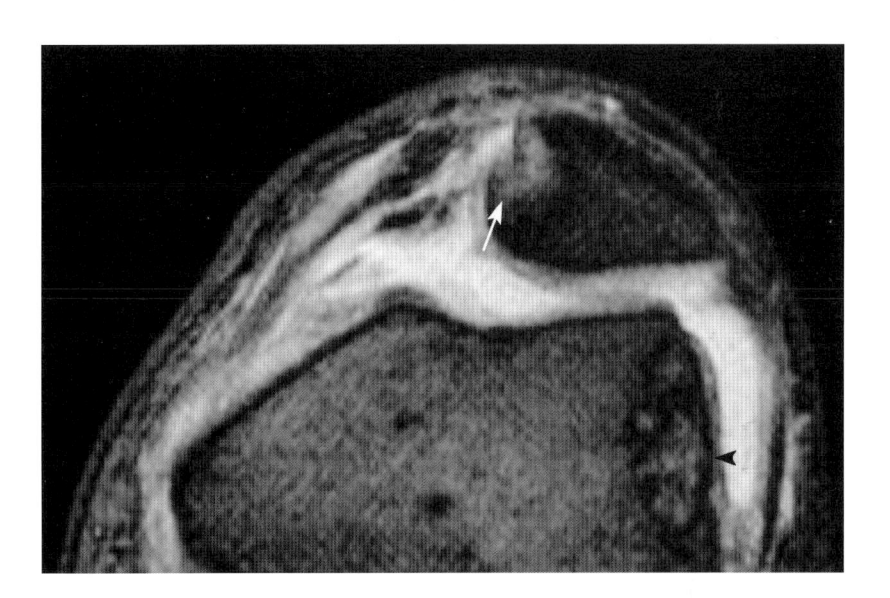

Abb. 7.7. Teilriss mediales Retinakulum, mediale Patella-Infraktion und diskrete Außenkondyluskontusion nach reponierter Luxation vor 2 Wochen bei Jägerhut-Patella (25 Jahre, m.)

Axial T2*: Winklige Kontureinsenkung mediokaudaler Patellarand mit umgebender Signalsteigerung in relativer T2-Wichtung (*Pfeil*). Geringe entsprechende Veränderungen auch am lateralen Außenkondylusrand ohne Kortikalisunterbrechung (*Pfeilspitze*). Residuale Patellalateralisation ohne wesentliche Kippung. Deutliche Verdickung, Signalsteigerung bzw. partielle Diskontinuität mediales Retinakulum. Geringfügig unregelmäßiger chondraler Besatz mediale Facette. Leichter Reizerguss

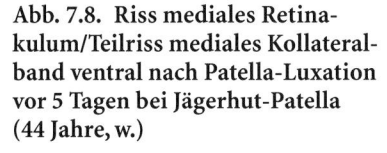

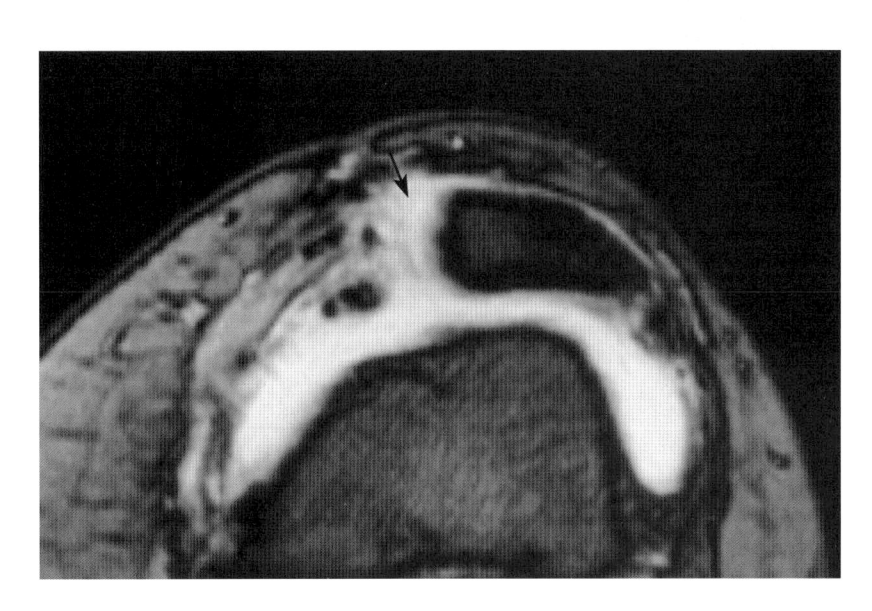

Abb. 7.8. Riss mediales Retinakulum/Teilriss mediales Kollateralband ventral nach Patella-Luxation vor 5 Tagen bei Jägerhut-Patella (44 Jahre, w.)

Axial T2*: Starke Unregelmäßigkeiten und Konturunterbrechung medialer patellarer Retinakulumansatz ohne ossäre Beteiligung (*Pfeil*). Laterale Patellasubluxationsstellung. Erheblicher Reizerguss

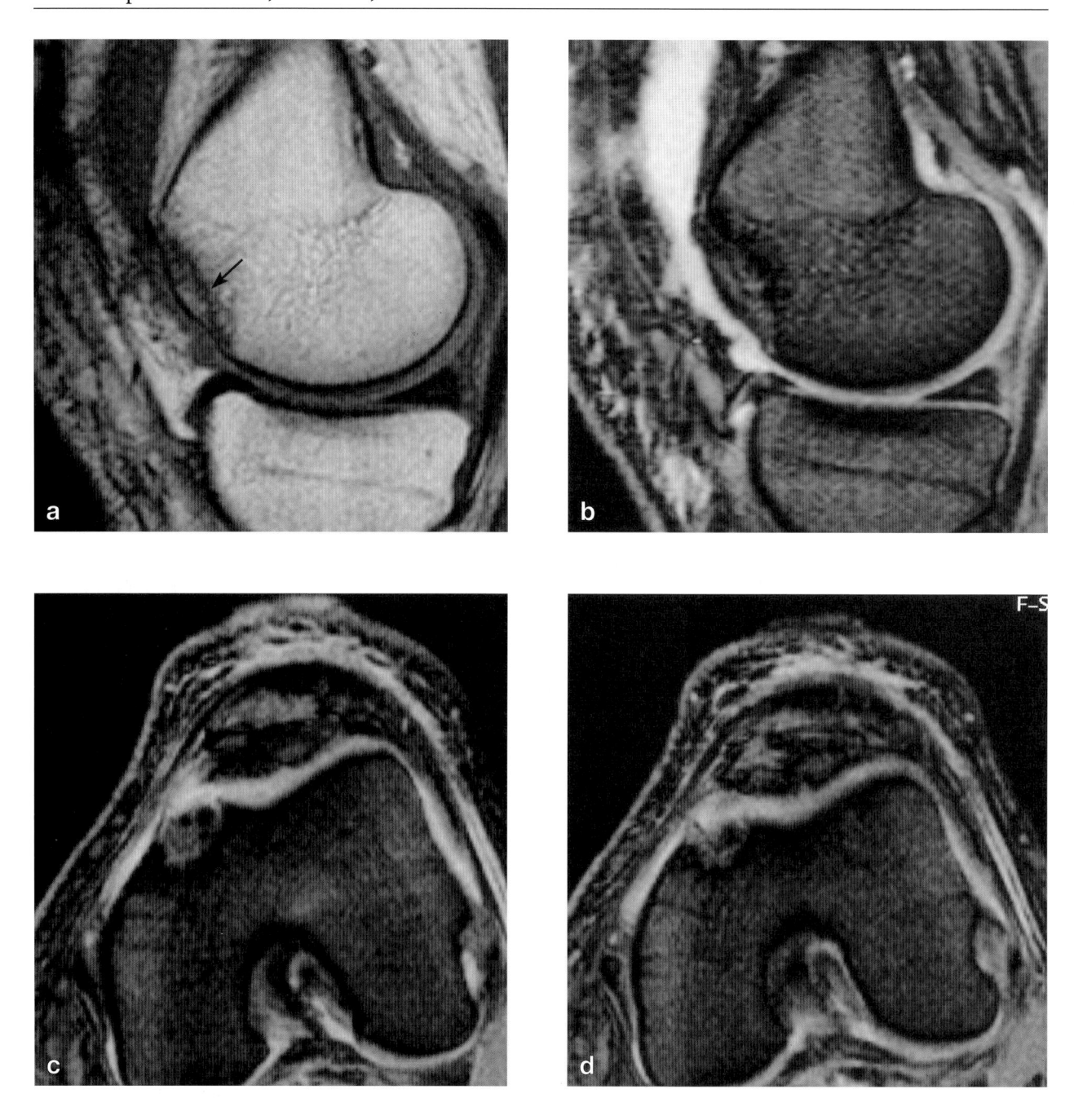

Abb. 7.9 a – d. Osteochondrale Fraktur Innenkondylus ventral vor 4 Tagen (37 Jahre, m.)

a Sagittal T1: Leicht eingestauchtes knöchernes Element der Innenkondylusvorderfläche mit kleiner Stufenbildung und signalarmer, leicht unscharfer Frakturspaltdarstellung (*Pfeil*)

b Sagittal T2*; **c, d** axial T2*: Jeweils Signalsteigerung der knöchernen Defektzone, insbesondere der Frakturberandung. Chondrale Unregelmäßigkeiten ventral (**c, d**). Mäßiger Gelenkerguss (**b**)

Abb. 7.10 a–c. Kleine Osteolyse Außenkondylus nach Dorn-/ Stachelverletzung vor 3 Monaten (33 Jahre, m.)

a Sagittal T1; **b** sagittal T2*; **c** axial T2*: Oväläres flüssigkeitsisointenses Areal am Außenkondylusvorderrand mit winziger stiftartiger Verbindung zum Gelenkbinnenraum (**b**). Deutlicher Gelenkerguss

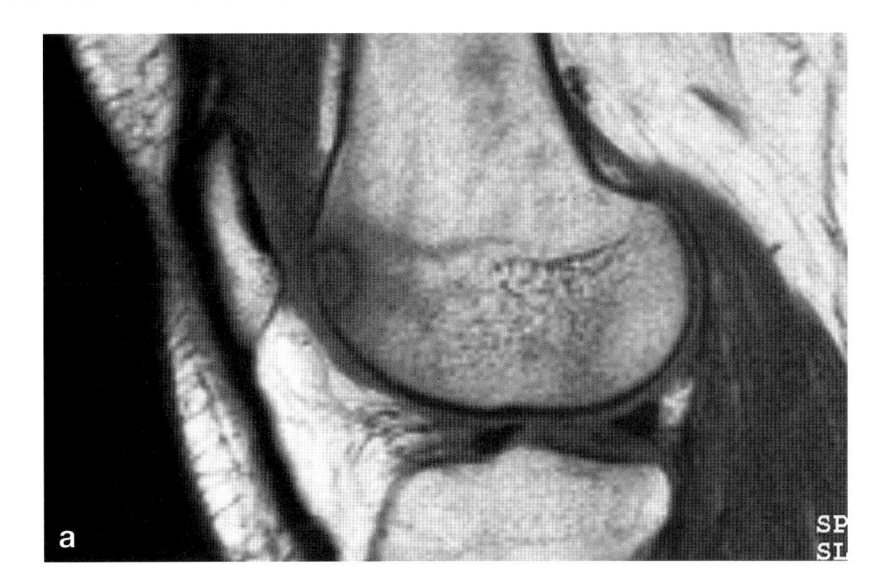

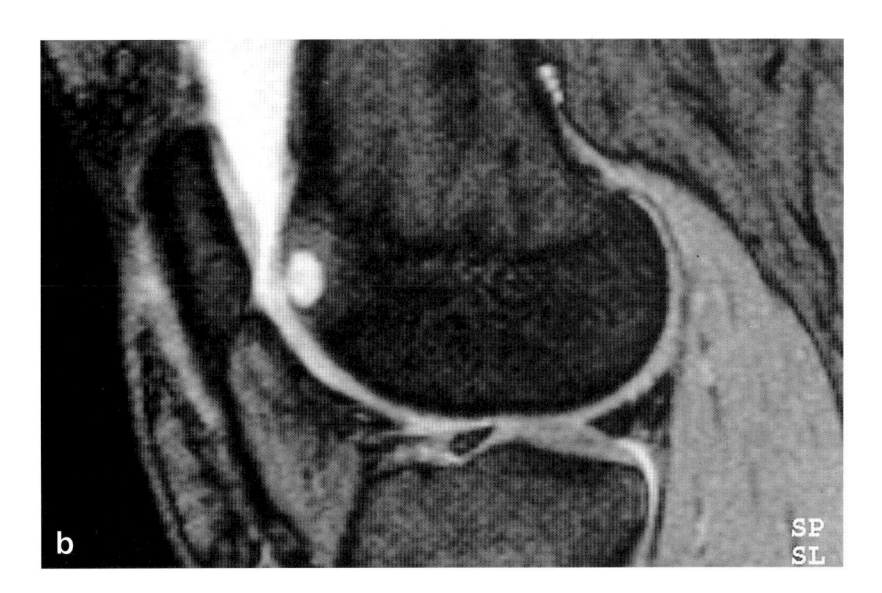

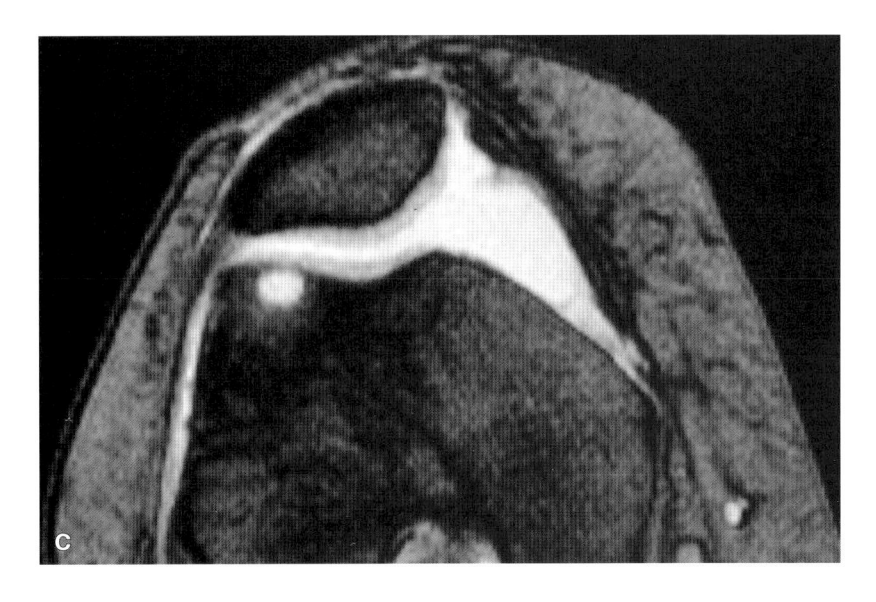

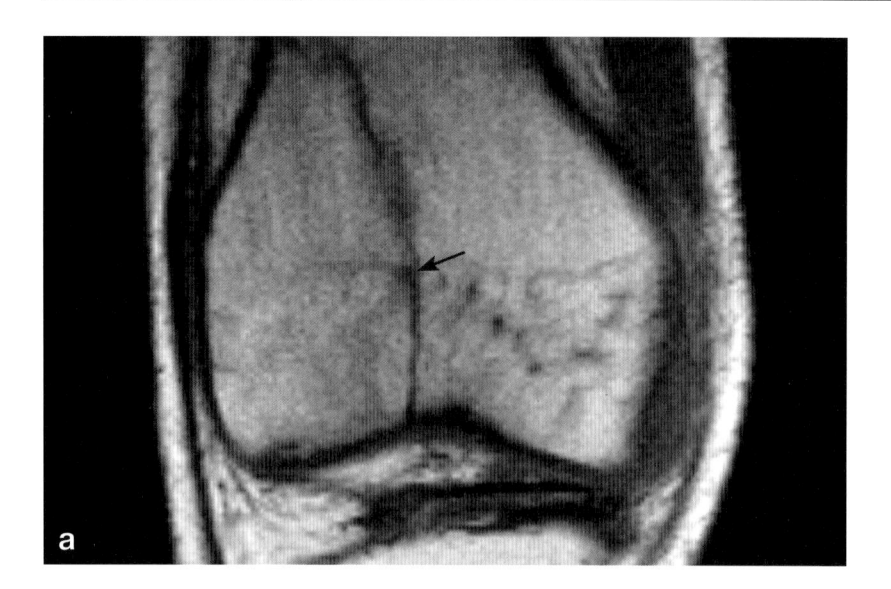

Abb. 7.11 a, b. Distale Femur-Fraktur vor knapp 4 Monaten (31 Jahre, m.)

a Koronar T1: Überwiegend vertikale lineare Signalminderung distale Femurmeta-/-epiphyse mit Gelenkflächenkontakt (*Pfeil*)

b Axial T2*: Schräg verlaufende lineare Signalsteigerung mit umgebender angedeuteter signalfreier Sklerose und zarter Kortikalisunterbrechung am Vorderrand der Fossa intercondylica (*Pfeil*). Leichter Reizerguss

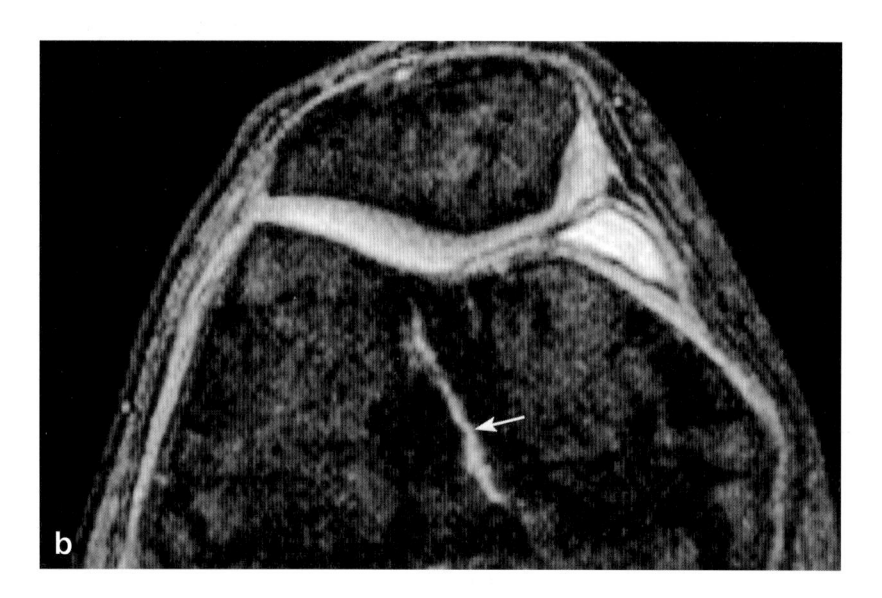

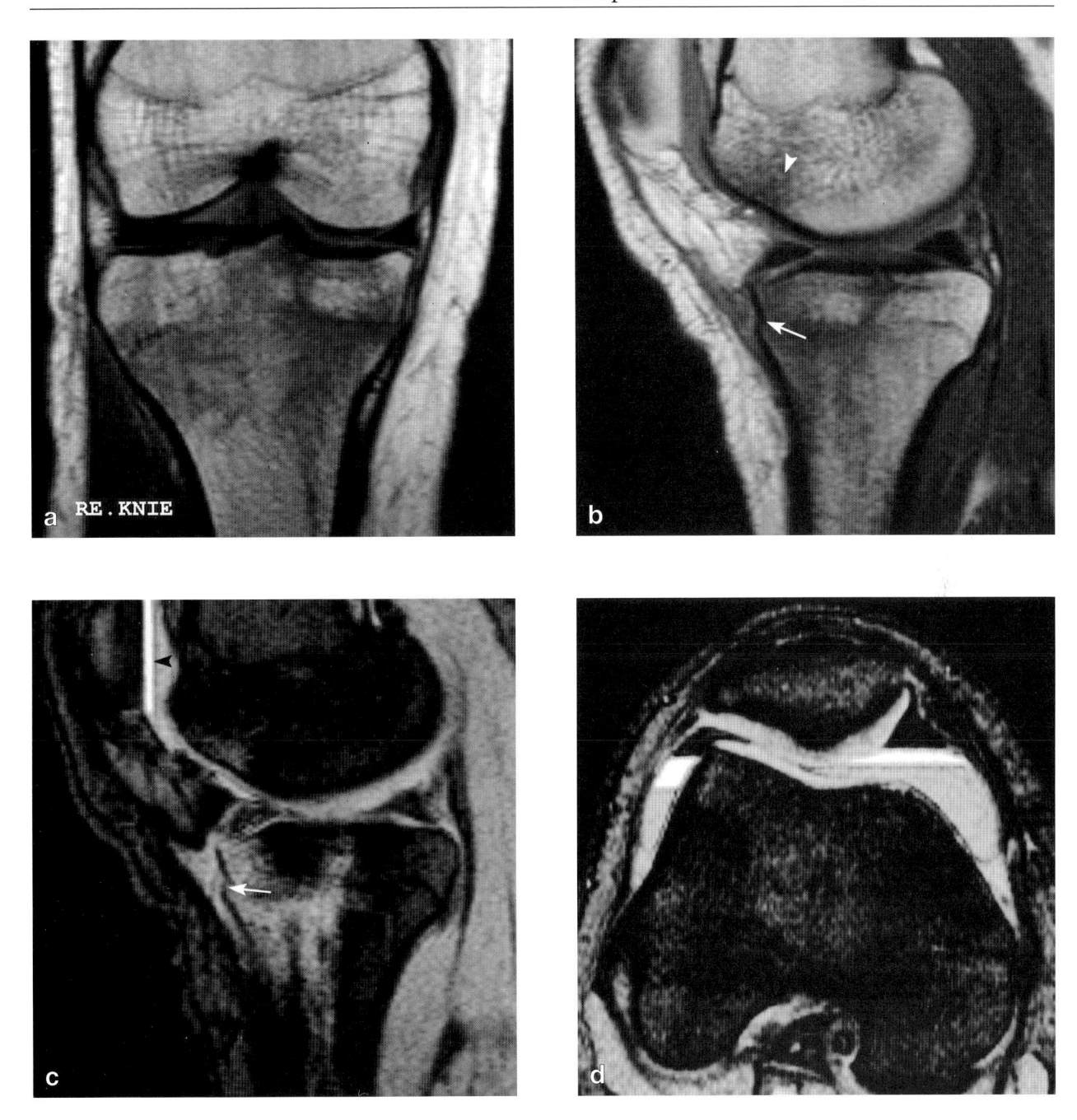

Komplexe Traumata, Frakturen, Patellaluxation 93

Abb. 7.12 a–d. Ausgedehnte Tibiakopf-Kontusion mit Infraktion; Kontusion Innenkondylusvorderrand; Lipohämarthros – Kniekontusion/Distorsion vor 2 Wochen (15 Jahre, w.)

a Koronar T1; **b** sagittal T1: Jeweils Signalminderungen des Tibiakopfes, teils diffus, ventromedial auch linear mit kleiner Stufenbildung unterhalb der Gelenkflächenebene ventral (*Pfeil*). Etwas weiter dorsal Ausläufer zur Gelenkfläche ohne Kortikalisunterbrechung oder chondrale Beteiligung. Kaum Signalminderung des Innenkondylusvorderrandes basal (*Pfeilspitze*)

c Sagittal T2*: Deutliche Signalsteigerungen der tibialen Frakturzonen – auch hier deutliche Stufenbildung am Tibiavorderrand (*Pfeil*). Geringe Signalsteigerung Innenkondylus ventrobasal. Vertikale Flüssigkeitsspiegeleinstellung (*Pfeilspitze*)

d Axial T2*: Horizontale Flüssigkeitsspiegel in Dreischichtung: ventral Fett – ausgesprochen signalarm in dieser Sequenz; mittlere Schicht serös – stark signalintensiv; dorsal angrenzend sedimentierte Blutanteile – schwächer signalintens

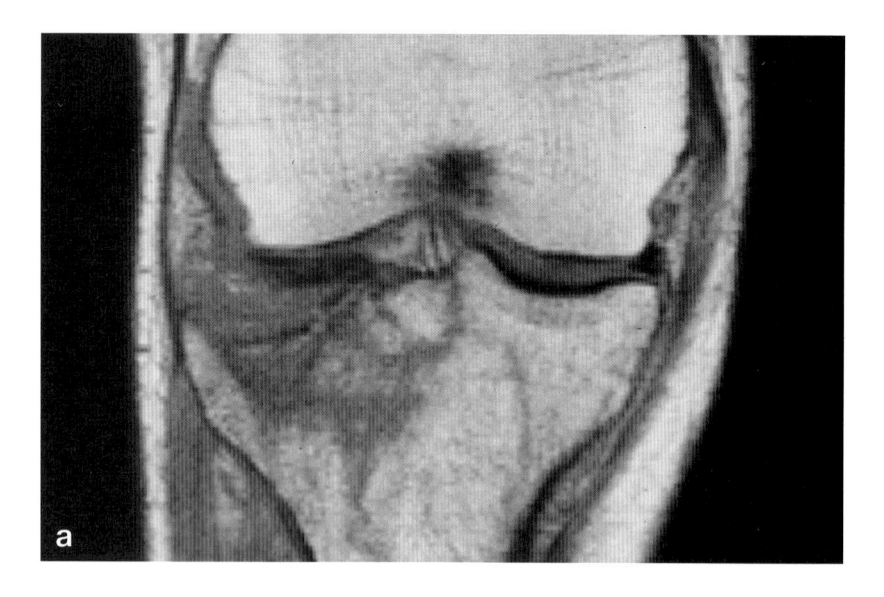

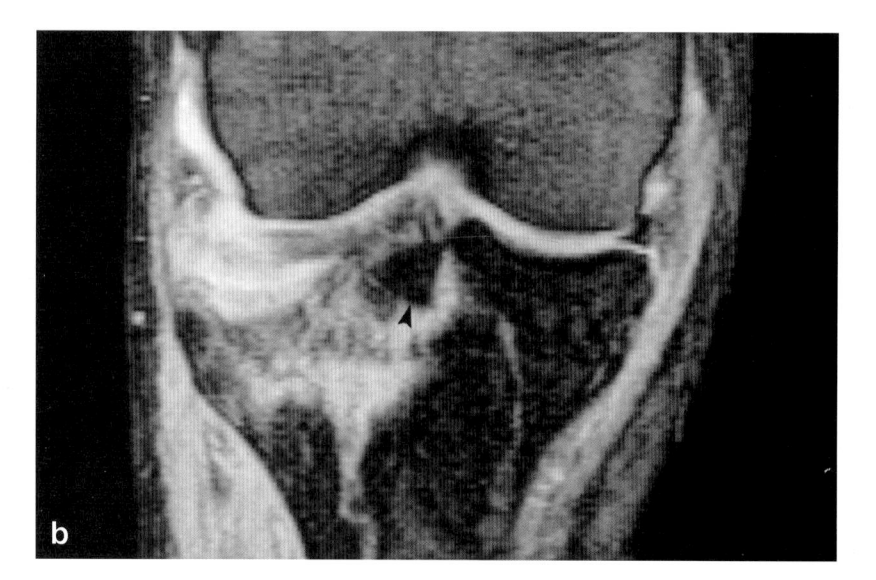

Abb. 7.13 a, b. Tibiakopf-Impressionsfraktur lateral; Außenmeniskusriss – Kniedistorsion vor 2 Wochen (45 Jahre, m.)

a Koronar T1: Ventral eingesunkener Tibiakopf mit deutlicher Signalminderung in T1-Wichtung. Zusätzlich Konturunregelmäßigkeit des Außenmeniskus laterobasal. Mediales Kollateralband leicht verdickt und im distalen Verlauf deutlich ödematös

b Sagittal T2*: Ausgeprägte Signalsteigerung lateroventraler Tibiakopf sowie Abgrenzung eines knöchernen Anteils der Eminentiabasis (*Pfeilspitze*). Konturdefekt Außenmeniskus basolateral. Gelenkerguss. Deutliche Signalsteigerung mediales Kollateralband mit partieller Abhebung des tibialen Ansatzes

Abb. 7.14 a, b. Tibiakopf-Impressionsfraktur laterodorsal – Kniedistorsion vor 5 Tagen (26 Jahre, w.)

a Sagittal T1; **b** sagittal T2*: Einstauchung eines basal bogig konturierten Tibiakopf-Fragments laterodorsal mit Stufenbildung von knapp 3 mm (*Pfeil* in **b**) und lokaler Unterbrechung des chondralen Besatzes. Signalminderung der Frakturlinien in T1-Wichtung bzw. Signalsteigerung in relativer T2-Wichtung. Mäßiger Gelenkerguss

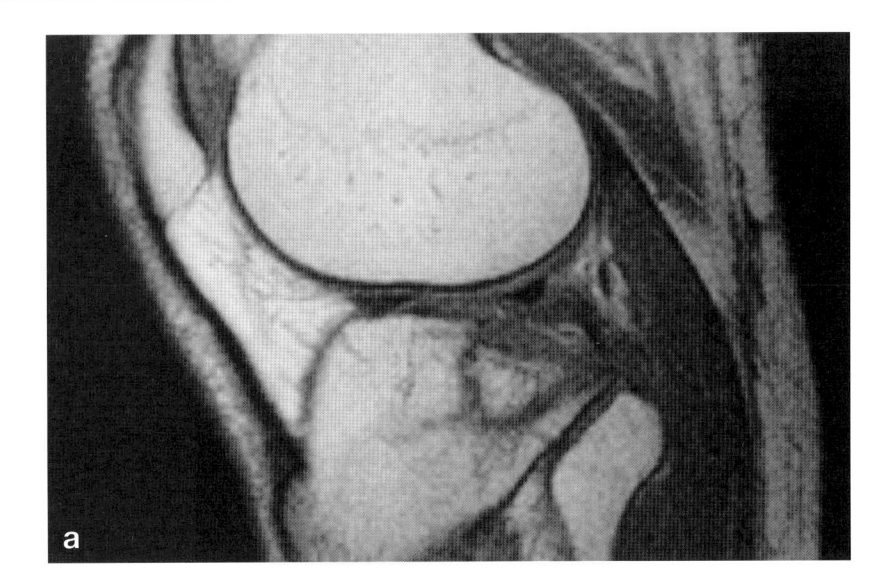

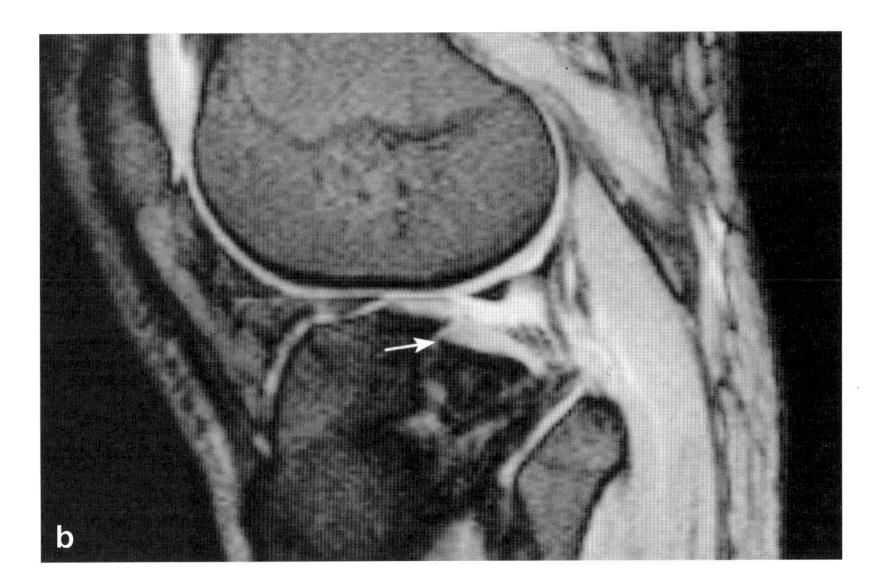

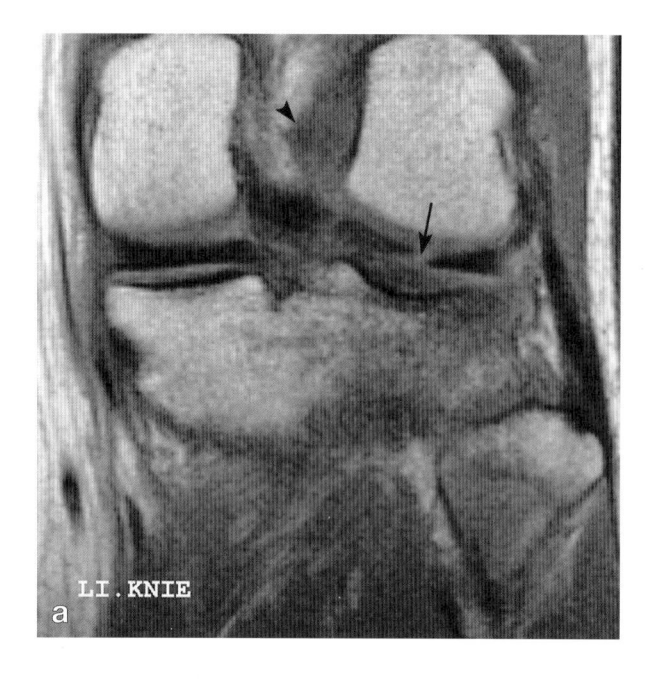

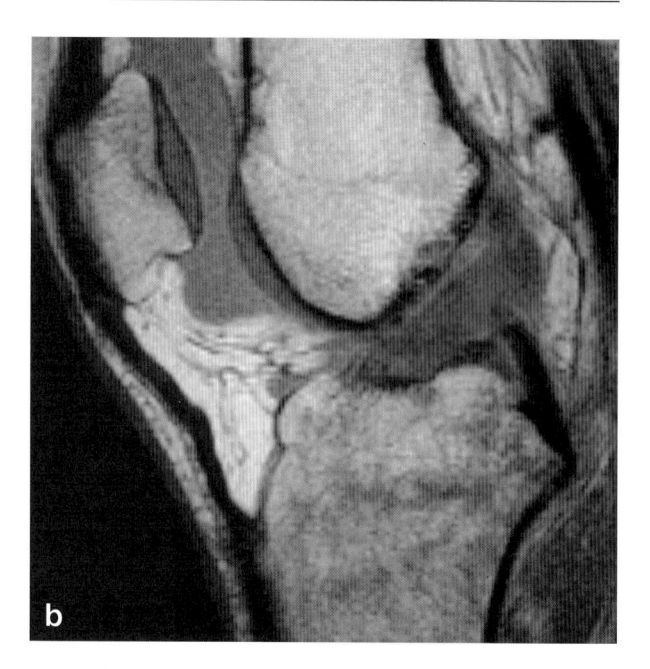

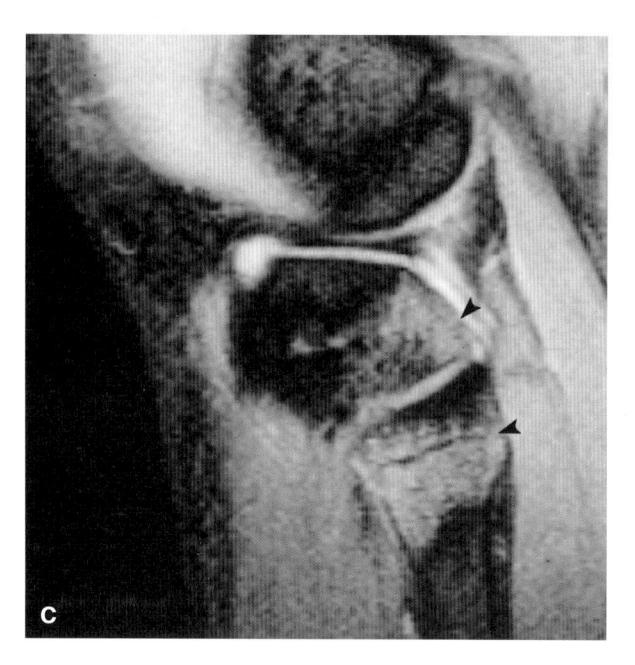

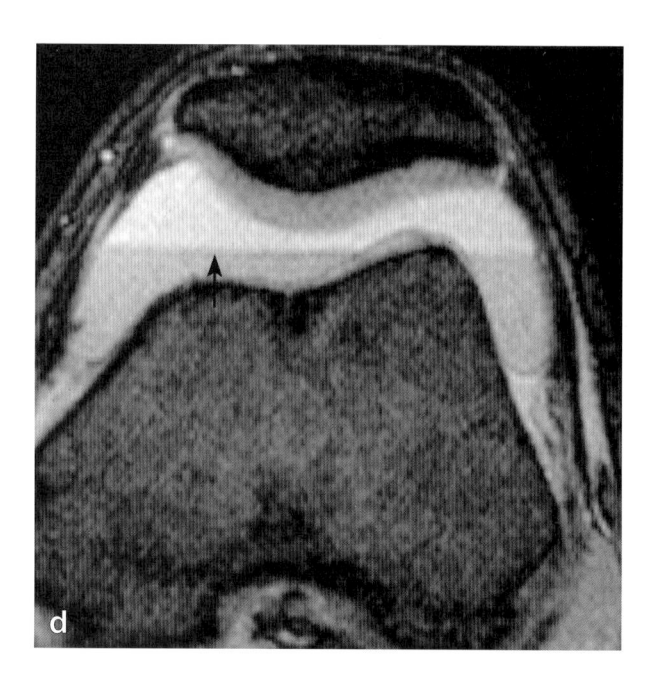

96　Komplexe Traumata, Frakturen, Patellaluxation

Abb. 7.15a–d. Infraktion/Mikrofraktur laterale Tibia und Fibula; Riss vorderes Kreuzband Grad III; Riss Außenmeniskushinterhorn; Hämarthros – schwere Kniedistorsion/Kontusion vor 1 Woche (23 Jahre, m.)

a Koronar T1: Signalminderung lateraler Tibiakopf und proximale Fibula in Nachbarschaft der alten Epiphysenlinie. Vertikale Konturunterbrechung Außenmeniskushinterhorn (*Pfeil*). Atypisch verdickte signalgesteigerte Partie des vorderen Kreuzbandes am medialen Außenkondylusrand (*Pfeilspitze*); vgl. Normalbefund Abb. 4.1, 6.1, 6.7, 6.13. und 6.16

b Sagittal T1: Pathologisch verdicktes vorderes Kreuzband mit atypisch winkligem Verlauf proximal bei lokaler Diskontinuität. Relativ hyperintense Ergusspartien durch Blutbestandteile, hyperintenser als der benachbarte Knorpelbesatz retropatellar. Flaue Signalstörungen Tibiakopf ohne Kortikalisalteration

c Sagittal T2*: Flaue Signalsteigerungen laterodorsale Tibiaanteile sowie proximale Fibula (*Pfeilspitzen*)

d Axial T2*: Deutliche Spiegeleinstellung zwischen sedimentierten Blutanteilen bzw. flüssigen/fetthaltigen Partien (*Pfeil*)

Komplexe Traumata, Frakturen, Patellaluxation 97

Abb. 7.16 a, b. Infraktion Fibulaköpfchen; minimale Kontusion/ Infraktion Tibiakopf laterodorsal – indirekte Kniekontusion vor 4 Wochen (28 Jahre, m.)

a Koronar T1: Deutliche Signalminderung medialer Fibulaköpfchenanteile mit Kortikalisunterbrechung und leichter Einstauchung mediobasaler Rand (*Pfeil*). Äußerst diskrete Signalminderung Tibiakopf laterodorsal (*Pfeilspitze*). Laterales Kollateralband und Popliteussehne gut abgrenzbar

b Sagittal T1: Teils diffuse, teils lineare Signalminderung Fibulaköpfchen im Frakturbereich (*Pfeil*). Fast horizontale Signalminderung Tibiakopf kortikalisnah (*Pfeilspitze*)

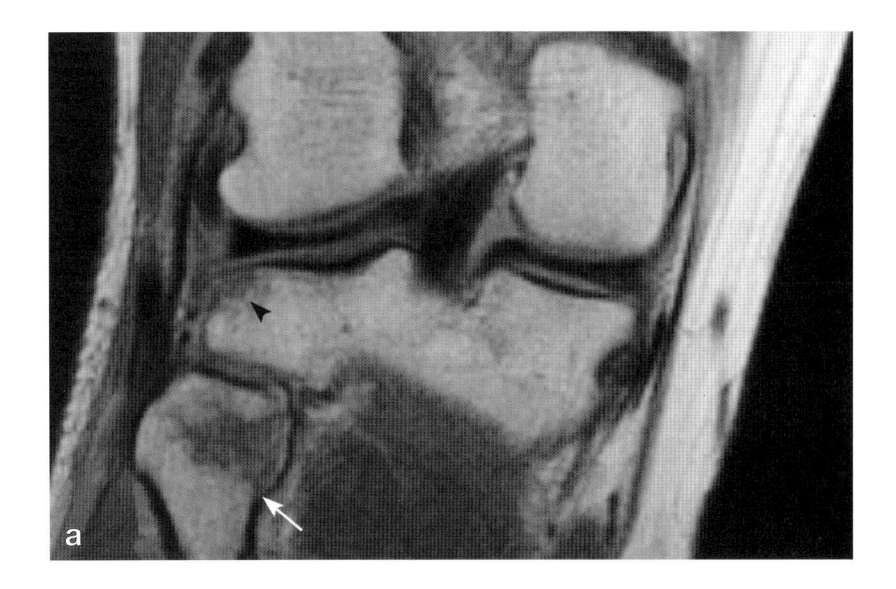

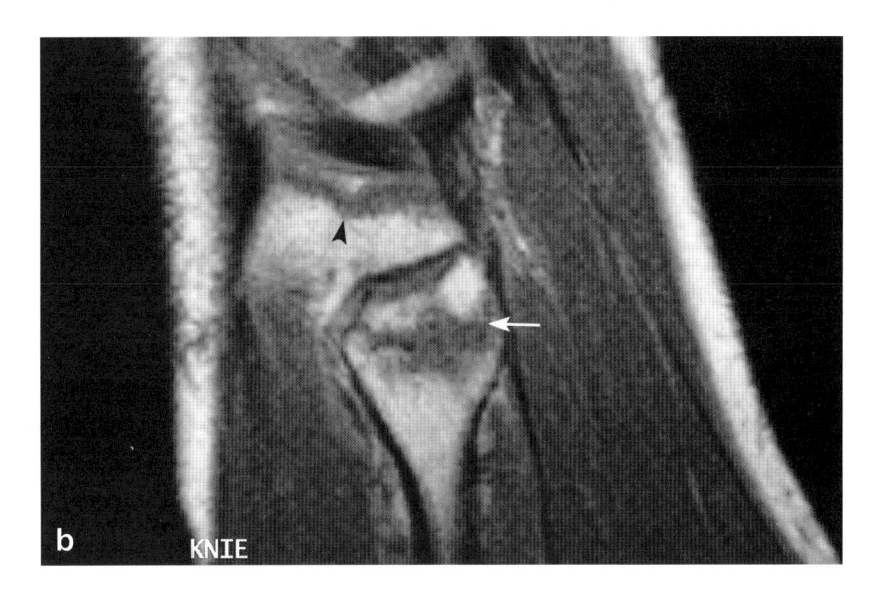

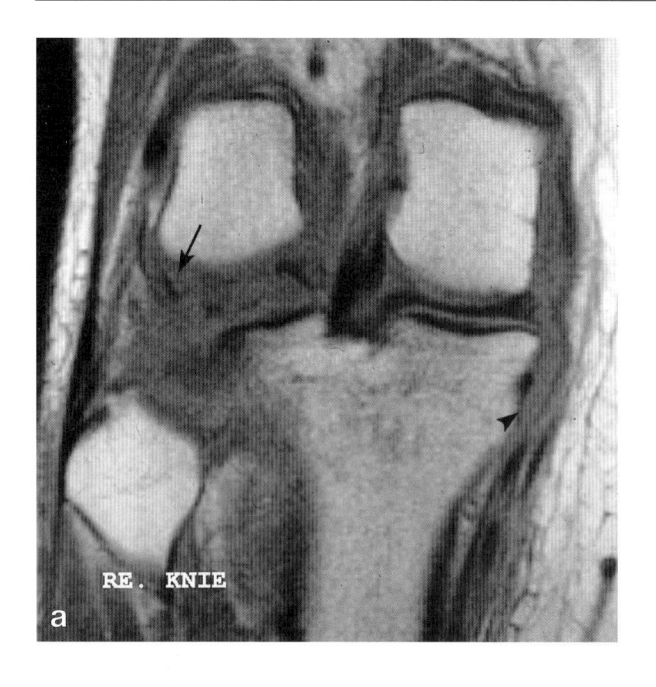

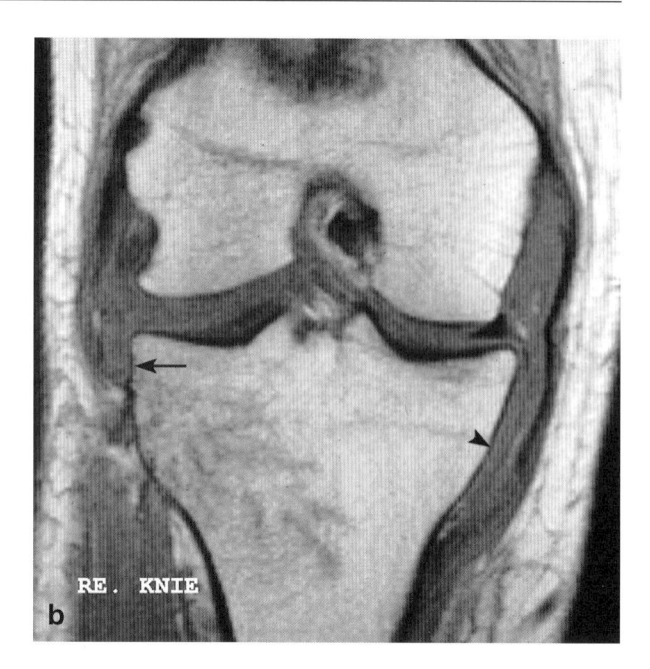

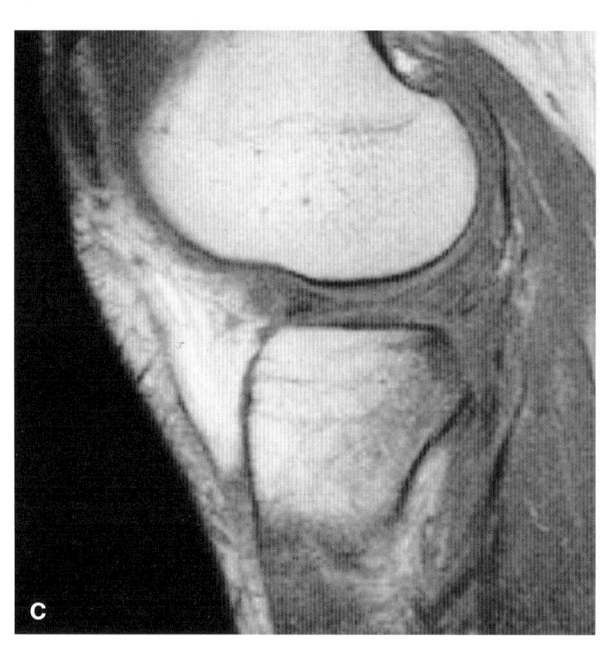

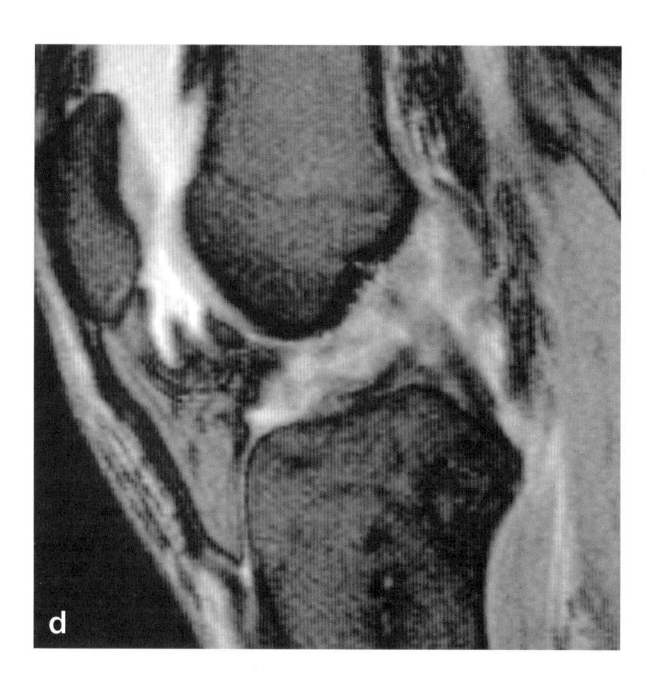

98 Komplexe Traumata, Frakturen, Patellaluxation

Abb. 7.17 a–d. Rupturen vorderes Kreuz- und mediales Kollateralband tibial Grad III; Teilriss laterales Kollateralband Grad II; dislozierter Außenmeniskusriss; Tibiakopf-Mikrofraktur laterodorsal – Kniedistorsion vor 14 Tagen (34 Jahre, m.)

a Koronar T1: Atypisch verdickter femoraler vorderer Kreuzbandansatz am medialen Außenkondylusrand (vgl. Normalbefunde Abb. 4.1, 6.1, 6.7, 6.13 und 6.16). Medialer Kollateralbandansatz tibial diskontinuierlich (*Pfeilspitze*) bzw. femoral ausgedünnt. Fragmentiertes Außenmeniskushinterhorn (*Pfeil*), gering signalgeminderter Tibiakopf laterodorsal

b Koronar T1: Diskontinuierlicher medialer Kollateralbandansatz tibial (*Pfeilspitze*; vgl. Normalbefunde Abb. 6.1 und 6.7); weitgehend diskontinuierlicher lateraler Kollateralbandansatz fibular (*Pfeil*; vgl. Normalbefunde Abb. 6.13 und 6.16)

c Sagittal T1: Außenmeniskushinterhorn kaum noch abgrenzbar. Geringe Signalminderung laterodorsaler Tibiakopf

d Sagittal T2*: Vorderes Kreuzband diskontinuierlich, pathologisch signalgesteigert. Hoffa-Defekte. Gelenkerguss

Abb. 7.18a, b. Tibia-Marschfraktur – 8-km-Marsch vor 6 Wochen (43 Jahre, m.)

a Koronar T1; **b** sagittal T1: Jeweils breite, fast horizontal verlaufende lineare Signalminderung des medialen Tibiakopfes etwa in Höhe der alten Epiphysenlinie

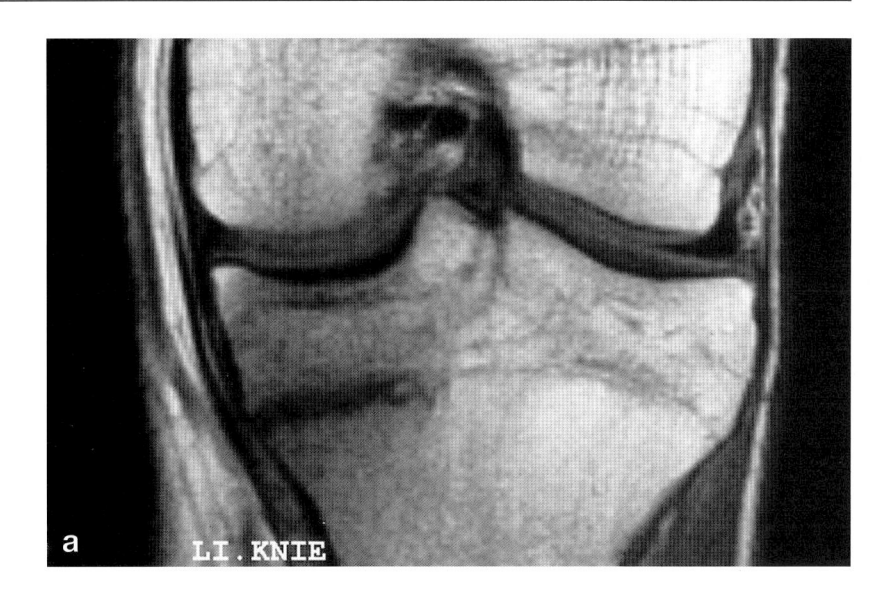

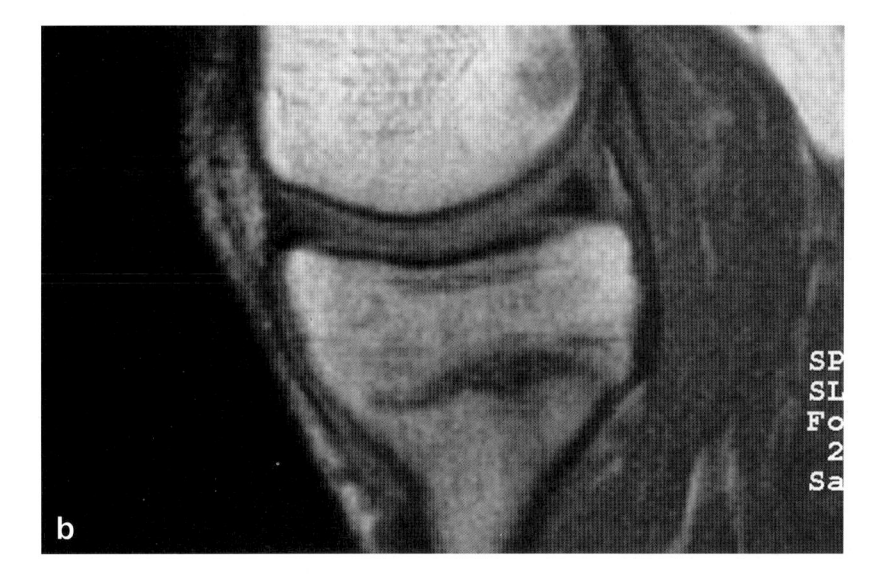

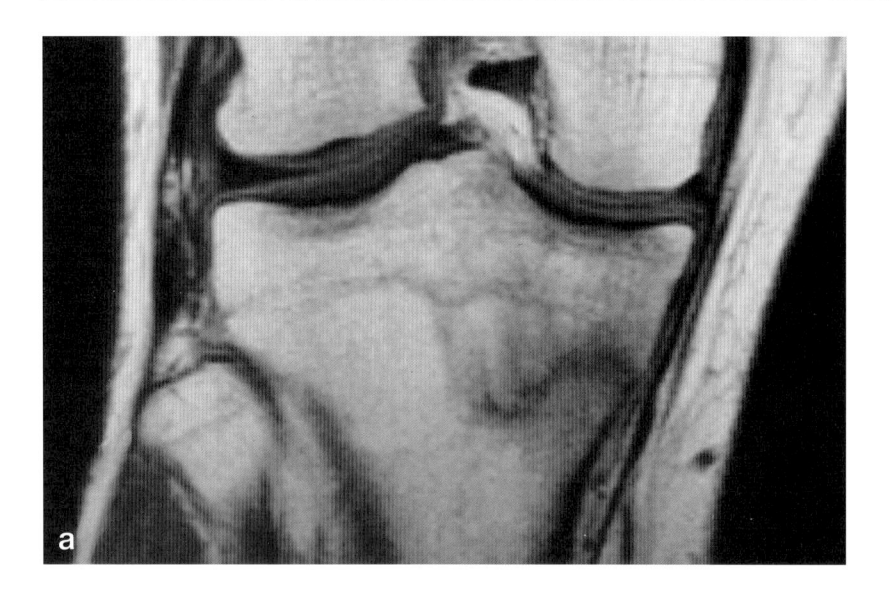

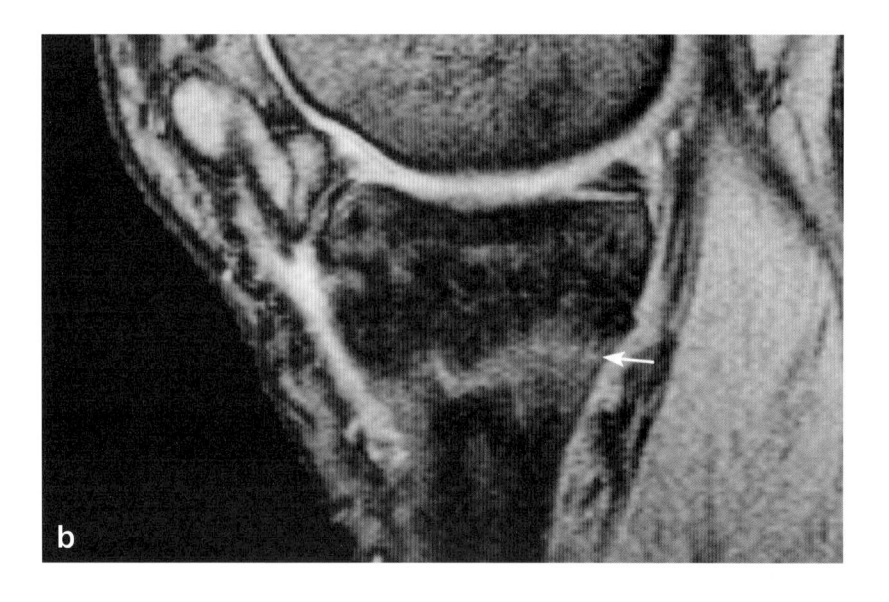

Abb. 7.19 a, b. Tibia-Marsch-/ Ermüdungsfraktur medial (48 Jahre, m.)

a Koronar T1: Bogige, relativ breite lineare Signalminderung der proximalen Tibia distal der alten Epiphysenlinie medial

b Sagittal T2*: Fast horizontale, leicht unregelmäßig konturierte Signalsteigerung der proximalen Tibia medial in relativer T2-Wichtung (*Pfeil*)

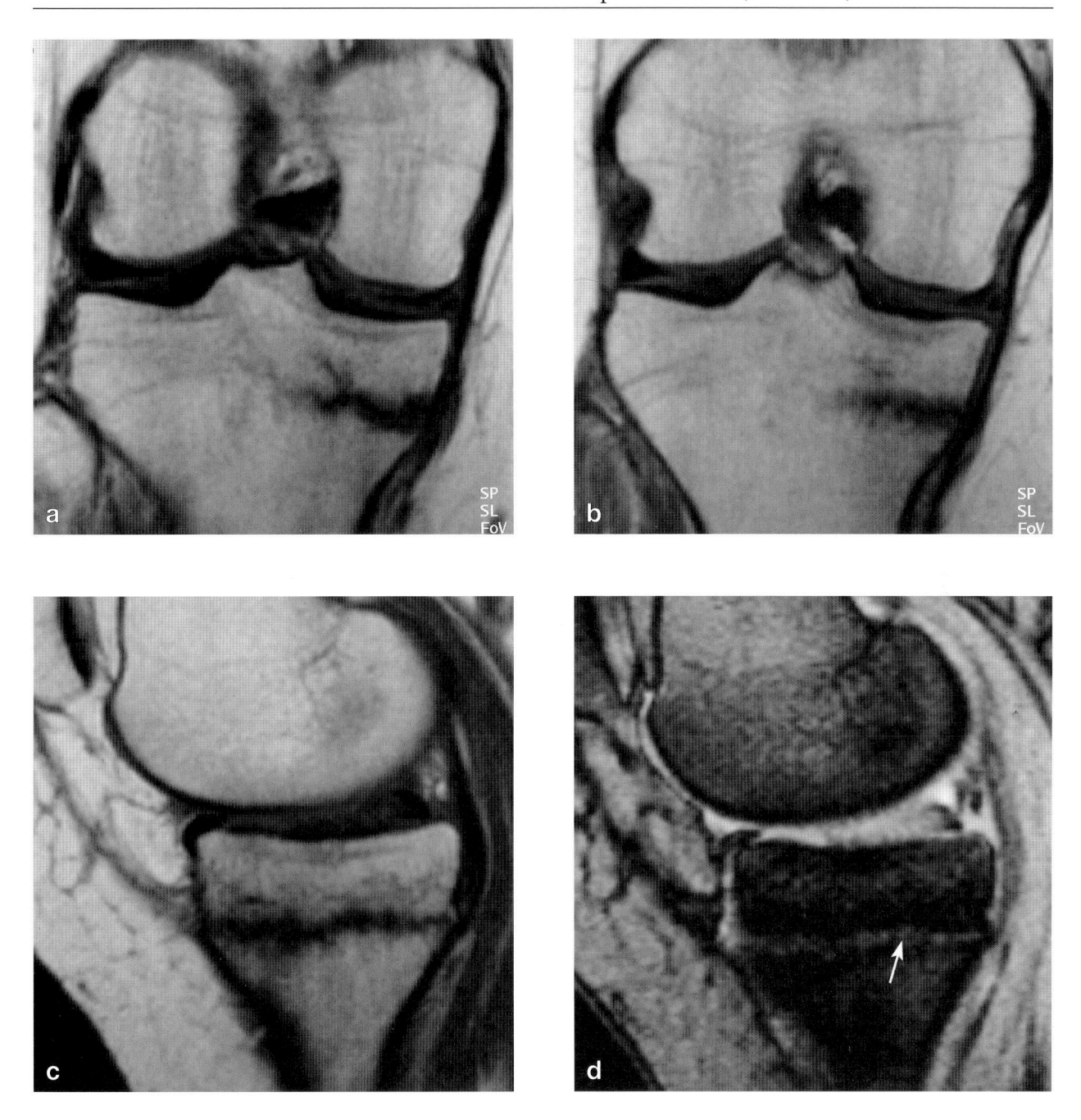

Abb. 7.20 a–d. Tibia-Marsch-/Ermüdungsfraktur medial; Innenmeniskus-Riss (69 Jahre, w.)

a, b Koronar T1; **c** sagittal T1: Jeweils nahezu horizontale breite lineare Signalminderung der proximalen Tibia medial, fast in Höhe der alten Epiphysenfuge. Schräge Unterflächen-Konturunterbrechung Innenmeniskus-Hinterhorn

d Sagittal T2*: Horizontal verlaufende lineare Signalsteigerung proximale Tibia (*Pfeil*). Ventrale Partie Innenmeniskus-Hinterhorn dekonfiguriert und pathologisch signalgesteigert

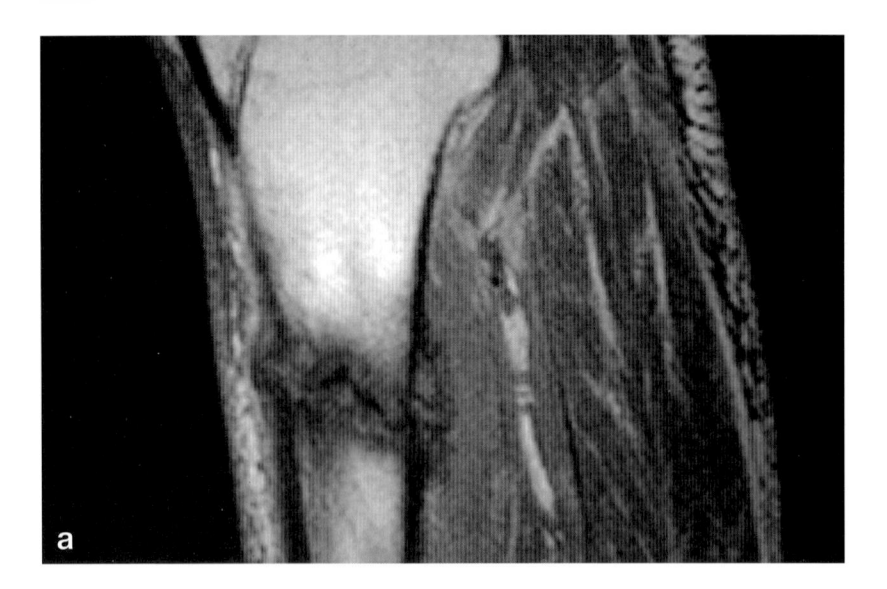

Abb. 7.21 a, b. Weitgehende Tibia-Pseudarthrose proximales Drittel nach Trauma vor 2 Monaten ohne Röntgenkontrolle (71 Jahre, w.)

a Sagittal T1: Kontinuitätsunterbrechung proximales Tibiadrittel mit lokaler Signalminderung bzw. zum Teil signalfreier Randbegrenzung von Frakturspaltanteilen mit Konturwulstungen ventral und dorsal. Beginnende dorsale Kallusbrücke

b Sagittal T2*: Frakturspalt mäßig hyperintens – Berandungen zum Teil signalfrei mit deutlichen Konturwulstungen. Leichter Reizzustand angrenzender Muskel/Subkutanstrukturen

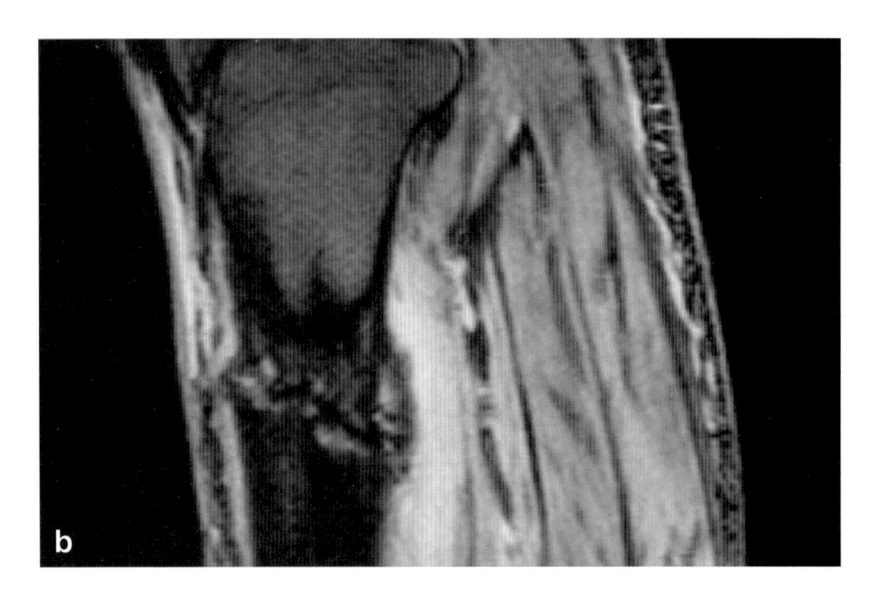

Abb. 7.22 a, b. Posttraumatische Osteonekrose Außenkondylushinterrand nach Distorsion vor 3 Monaten (50 Jahre, m.)

a Sagittal T1: Subchondrale, bogig begrenzte Signalminderung Außenkondylushinterrand ohne Kortikalisunterbrechung oder chondrale Beteiligung

b Sagittal T2*: Deutliche Signalsteigerung des subchondralen Areals mit angedeutet signalfreier Berandung

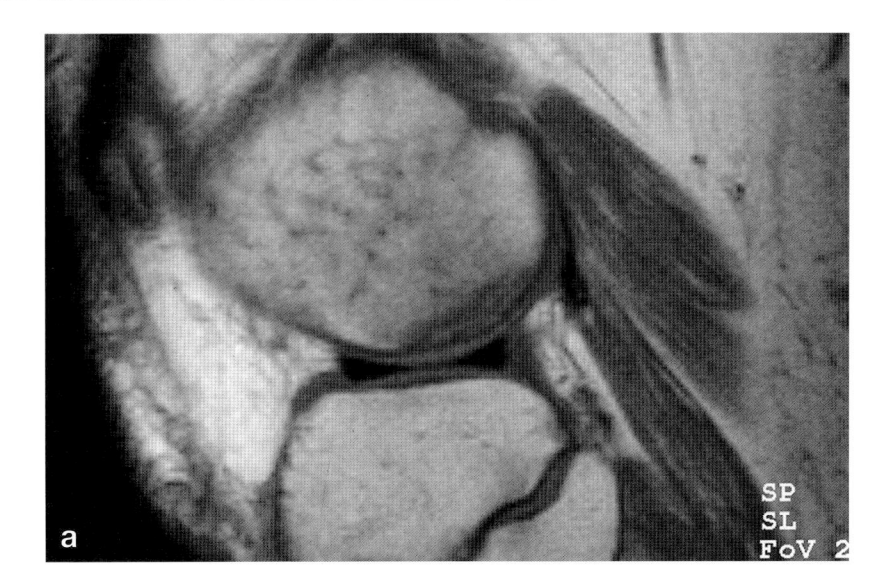

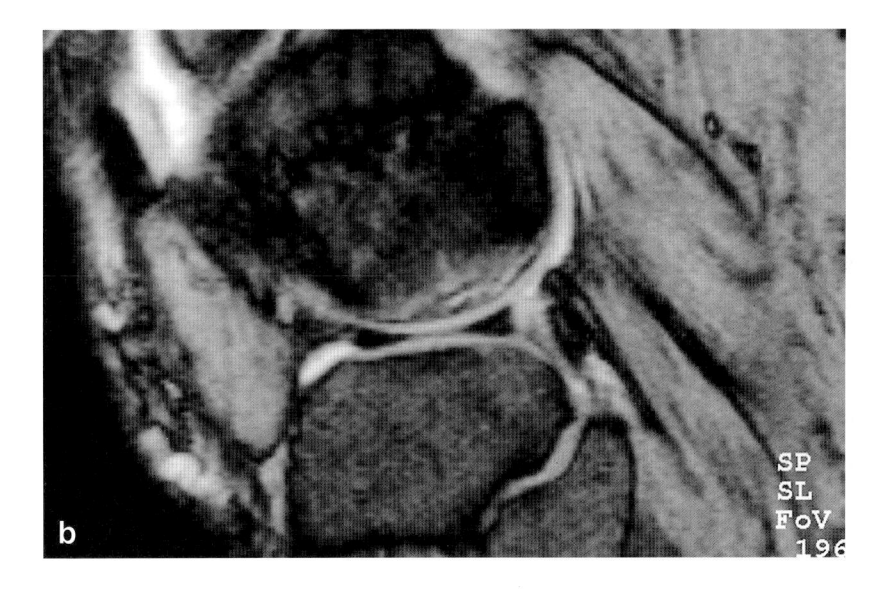

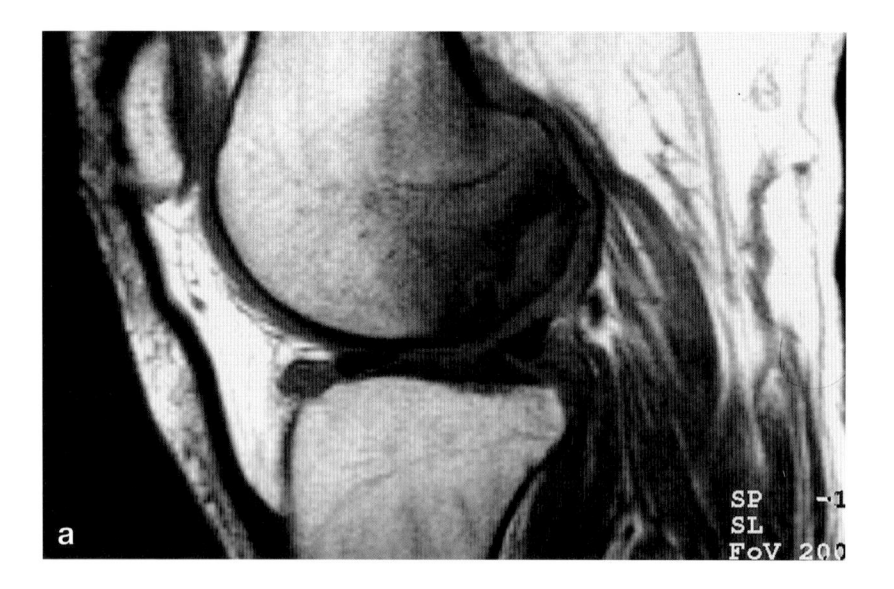

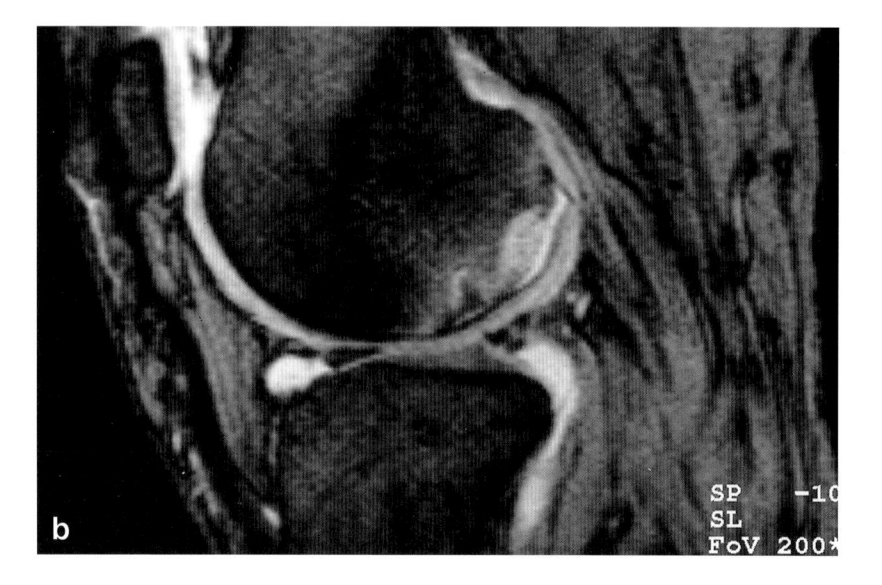

104　Komplexe Traumata, Frakturen, Patellaluxation

Abb. 7.23a, b. Ausgedehnte posttraumatische Osteonekrose nach Rotationstrauma vor 5 Monaten mit Riss Außenmeniskushinterhorn (54 Jahre, m.)

a Sagittal T1: Ausgedehnte Signalminderung Außenkondylus dorsal mit subchondral abgegrenzten, bogig konturierten, minimal stärker hyperintensen Anteilen. Keine Kortikalisunterbrechung oder chondrale Beteiligung. Fragliche Konturunterbrechung Außenmeniskushinterhorn

b Sagittal T2*: Ausgeprägte subchondrale Signalsteigerung Außenkondylushinterrand mit lediglich flau hyperintenser Nachbarschaft. Zarte Konturunterbrechungen des Außenmeniskushinterhorns, deutlicher als in der T1-gewichteten Referenzschicht

8 Innenmeniskusläsionen

8.1 Technik und Methodik

Insbesondere koronare und sagittale Schnittführungen, aber auch 3D-Messungen mit radialer Rekonstruktion, jeweils senkrecht zum entsprechenden Meniskusabschnitt, sind indiziert. Die angewandten Schichtdicken sollten dabei nicht über 3 mm betragen. Zum Nachweis von degenerativen Veränderungen wie auch von Meniskusrupturen sind T1-, T2-gewichtete und fettunterdrückte Messungen geeignet.

8.2 Anatomie

Der Innenmeniskus stellt eine C-förmige Faserknorpelscheibe dar, im Gegensatz zum äußeren Meniskus mehr halbmondförmig angelegt. Beide Enden des Innenmeniskus sind jeweils an der Area intercondylaris anterior und posterior fixiert; die Ansatzfelder des Meniskus medialis sind weiter voneinander entfernt als die des lateralen Meniskus und fassen diese zwischen sich ein.

Am Vorderrand können die beiden Menisci durch ein Lig. transversum genus verbunden sein. Der mediale Meniskus ist im Querschnitt keilförmig; der Tiefendurchmesser ist im Hinterhornbereich größer als in der Pars intermedia und im Vorderhornbereich.

Der äußere Rand des Meniskus ist verdickt und mit der Synovialmembran verbunden. Beim Erwachsenen ist das äußere Drittel bis Fünftel vaskularisiert, der Hauptanteil des Meniskus jedoch avaskulär.

Das mediale Seitenband ist in die Gelenkkapsel eingelassen und somit, vor allem mit seinen tiefen Schichten, fest mit dem Innenmeniskus verbunden.

8.3 MRT-Normalbefund

Der normale Meniskus stellt sich bei T1- und bei T2-Wichtung homogen signalarm bzw. signalfrei dar. Lediglich im Bereich der Meniskusbasis besteht ein zentrales leicht signalintenses Gefäßnervenbündel. Die Oberfläche ist allseitig glatt und scharf berandet, die freie Meniskuskante spitzwinkelig.

8.4 Pathomechanismus

- Isolierte traumatische Innenmeniskusläsion (eher selten) – gewaltsame Drehung des belasteten und fixierten Unterschenkels im gebeugten Knie.
- Traumatische Meniskusläsionen als Begleitverletzung (kniegelenksnahe Frakturen; komplexe Kapselbandläsion).
- Sekundäre Rissbildung bei Meniskusdegeneration.

8.5 Pathophysiologie

Die Rissformen des Meniskus werden unter morphologischen Gesichtspunkten nach *Trillat* eingeteilt: Unterschieden werden

- Initialrisse (Längsrisse im Hinterhorn),
- Lappenrisse,
- Korbhenkelrisse und
- horizontale Risse des Hinternhorns.

Die klinische Verdachtsdiagnose Meniskusriss ergibt sich aus dem Nachweis von Meniskuszeichen (Auslösung von Schmerzen durch Druck, Zug und Scherung des Meniskus in seinen verschiedenen Anteilen) oder durch den Nachweis von Einklemmungserscheinungen; die frische Läsion ist zusätzlich in der Regel mit einer Ergussbildung verbunden.

8.6 MRT-Zeichen pathologischer Befunde

Gradeinteilung

Grad I: *Diskrete zentrale Degeneration* – Nachweis einer intrameniskalen signalintensiven Läsion ohne Kontakt zu einer gelenkbildenden Oberfläche (Abb. 8.1).

Grad II: *Ausgeprägte zentrale Degeneration* – Ausgedehntere intrameniskale Signalsteigerung unter Umständen mit horizontaler bzw. linearer Verlaufsform, auch hier ohne Kontakt zu einer gelenkbildenden Oberfläche (Abb. 8.2 und 8.3).

Grad III: *Meniskusriss* – Intrameniskale Signalsteigerung mit Konturunterbrechung einer gelenkzugewandten Meniskusoberfläche, unter Umständen mit dislozierten Anteilen oder oberflächlicher Stufenbildung (Abb. 8.4 – 8.9, 8.13).

Grad IV: *Komplexer Meniskusriss* – Mehrfache Unterbrechungen von Meniskusoberflächen (Abb. 8.10 – 8.12, 8.14 – 8.16).

MRT-diagnostische Hauptprobleme sind die Beurteilung der Meniskusoberflächen. Dabei gilt folgende *Faustregel*:

- Fraglicher Kontakt ist kein Riss.
- Sog. *Einschichtenregel*: Oberflächenkontakt der pathologischen Meniskussignaländerungen nur auf einer Schicht → fraglicher Befund (50%ige Risswahrscheinlichkeit).
- Bei 2 oder mehr pathologischen Schichten steigt die Spezifität auf 90%.

Beschreibung des Rissverlaufes

- Horizontal (Abb. 8.6 und 8.7).
- Vertikal (Abb. 8.13).
- Schräg (Abb. 8.4, 8.5 und 8.9).
- Komplex mit mehreren Hauptrissrichtungen (Abb. 8.10 – 8.12).

Differenzierung der Rissart

- Korbhenkelriss, unter Umständen mit Dislokation in Richtung hinteres Kreuzband (doppeltes hinteres Kreuzbandzeichen), oder als fragmentierter Korbhenkelriss nach ventral (vorderes Doppelkonturzeichen; Abb. 8.14 – 8.16).
- Radialriss (vertikaler Einriss; Abb. 8.13).
- Peripherer Einriss.
- Einriss bei Scheibenmeniskus (Abb. 8.5).

Scheibenmenisken als angeborene Meniskusfehlform sind in der Regel höher und breiter als üblich (auf mehr als 2 sagittalen 4 oder 5 mm dicken Schichten in Kontinuität nachweisbar) und disponieren aufgrund der mechanisch ungünstigeren Konstellation zum Riss. Ein medialer Scheibenmeniskus (Häufigkeit 0,12 – 0,3%) ist etwa 10-mal seltener als ein lateraler (Häufigkeit 1,5 – 1,6%).

Risskomplikationen

- Dislokationen, besonders bei Korbhenkelrissen (Abb. 8.14 – 8.16).
- Meniskoligamentäre Separation (vergrößerter Abstand zwischen Meniskusperipherie und Kapselstrukturen auf 0,8 – 1 cm).
- Ganglienbildung (medial 10-mal seltener als lateral) – umschriebene, mit dem Riss in Verbindung stehende Flüssigkeitsverklebung mit hyperintensem Signal bei T2-Wichtung, beim Innenmeniskus besonders im dorsalen Meniskusrezessus (Abb. 8.18 und 8.19).

Postoperative Befunde

Im Bereich von Meniskusresektionsgrenzflächen kommt es durch Reparaturmechanismen des Faserknorpels zu oberflächlichen/oberflächennahen Signalanhebungen, meist unscharf berandet, die oft von einem Rest- oder Rezidiveinriss nicht abgrenzbar sind.

Außerdem besteht die Möglichkeit, dass über den eigentlichen Absetzungsbereich hinaus intrameniskale Rissanteile verbleiben, die aus Gründen der biomechanischen Stabilität nicht weiter korrigierbar sind.

8.7 MRT-Pitfalls bei Innenmeniskusläsionen

Meniskus-Agenesie (differentialdiagnostisch Zustand nach OP oder disloziertem Korbhenkelriss) oder -Hypoplasie (Abb. 8.20–8.23). Zentrale Gefäße bei Kindern sind keine Degeneration.

8.8 Klinische Wertung der MRT-Befunde

Therapeutische Konsequenzen aus einer kernspintomographisch nachgewiesenen Meniskusläsion ergeben sich stets nur in Verbindung mit der Klinik; nicht jede kernspintomographisch erkennbare Läsion bedarf einer invasiven Therapie.

Besondere Bedeutung kommt der nachgewiesenen Meniskusläsion bei Kombinationsverletzungen, insbesondere im Rahmen von Kapselbandverletzungen zu; da die Menisci neben ihren Aufgaben zur Verbesserung der Gelenkkongruenz auch gemeinsam mit den Kapselbandstrukturen stabilisierende Funktionen erfüllen.

Die Unterscheidung von Rissbildungen in der roten (vaskularisierten) und weißen (avaskulären) Zone ist wesentlich, da nur bei Verletzungen im vaskularisierten Bereich eine Refixierung abgelöster Meniskusteile erfolgversprechend ist.

Bei postoperativen Zuständen (Z.n. Meniskusteilresektion) ist eine Differenzierung zwischen Rest- bzw. Rezidivriss im Grunde nur möglich, wenn ein unmittelbar postoperatives Kontroll-MRT existiert.

Die klinische Relevanz entsprechender MRT-Befunde ist umstritten, da MR-tomographisch auffällige Meniskuspartien häufig aus Gründen der peripheren Statik belassen werden müssen (Abb. 8.21).

Weiterführende Literatur

Anderson MW, Raghavan N, Seidenwurm DJ, Greenspan A, Drake C (1995) Evaluation of meniscal tears: fast spin-echo versus conventional spin-echo magnetic resonance imaging. Acad Radiol 2 (3): 209–214

Arkel van ER, Goei R, de Ploeg I, de Boer HH (2000) Meniscal allografts: evaluation with magnetic resonance imaging and correlation with arthroscopy. Arthroscopy 16 (5): 517–521

Blair TR, Schweitzer M, Resnick D (1999) Meniscal cysts causing bone erosion: retrospective analysis of seven cases. Clin Imaging 23 (2): 134–138

Bohnsack M, Ruhmann O, Sander Beuermann A, Wirth CJ (1999) Vergleich der klinischen Untersuchung mit der kernspintomographischen Untersuchung zur Diagnostik von Meniskusläsionen in der täglichen Praxis. Z Orthop Ihre Grenzgeb 137(1):38–42

Cheung LP, Li KC, Hollett MD, Bergman AG, Herfkens RJ (1997) Meniscal tears of the knee: accuracy of detection with fast spin-echo MR imaging and arthroscopic correlation in 293 patients. Radiology 203 (2): 508–512

Connolly B, Babyn PS, Wright JG, Thorner PS (1996) Discoid meniscus in children: magnetic resonance imaging characteristics. Can Assoc Radiol J 47 (5): 347–354

Elvenes J, Jerome CP, Reikeras O, Johansen O (2000) Magnetic resonance imaging as a screening procedure to avoid arthroscopy for meniscal tears. Arch Orthop Trauma Surg 120(1–2):14–16

Horton LK, Jacobson JA, Lin J, Hayes CW (2000) Characterization of the "red zone" of knee meniscus: MR imaging and histologic correlation. Radiology 217 (1): 193–200

Lecas LK, Helms CA, Kosarek FJ, Garret WE (1999) Inferiorly displaced flap tears of the medial meniscus: MR appearance and clinical significance. J Biomech Eng 121(6):161–164

Tabelle 8.1. Typisches Signalverhalten

	T1w	T2w	T2* w	rho-w	FAT/SAT
Meniskus	0	0	0	0	0
Zentrale Meniskus-Degeneration	↑	↑ – ↑↑	↑ – ↑↑	↑	↑↑
Meniskus-Ruptur	↑	↑ – ↑↑	↑ – ↑↑	↑	↑↑ – ↑↑↑
Meniskus-Reparationszonen	↑	↑	↑	↑	↑↑

0 Signalfrei; ↑ geringe SI; ↑↑ mittlere SI; ↑↑↑ hohe SI.

Lektrakul N, Skaf A, Yeh L, Roger B, Schweitzer M, Blasbalg R, Resnick D (1999) Pericruciate meniscal cysts arising form tears of the posterior horn of the medial meniscus: MR imaging features that simulate posterior cruciate ganglion cysts. AJR Am J Roentgenol 172 (6): 1575-1579

Lim PS, Schweitzer ME, Bhatia M et al. (1999) Repeat tear of postoperative meniscus: potential MR imaging signs. Radiology 210 (1): 183-188

Ludman CN, Hough DO, Cooper TG, Gottschalk A (1999) Silent meniscal abnormalities in athletes: magnetic resonance imaging of asymptomatic competitive gymnasts. Br J Sports Med 33 (6): 414-416

Magee TH, Hinson GW (1998) MRI of meniscal bucket-handle tears. Skeletal Radiol 27 (9): 495-499

Muellner T, Nikolic A, Kubiena H, Kainberger F, Mettlboeck M, Vecsei V (1999) The role of magnetic resonance imaging in routine decision making for meniscal surgery. Knee Surg Sports Traumatol Arthrosc 7 (5): 278-283

Muellner T, Weinstabl R, Schabus R, Vecsei V, Kainberger F (1997) The diagnosis of meniscal tears in athletes. A comparison of clinical and magnetic resonance imaging investigations. Am J Sports Med 25 (1): 7-12

Nawata K, Teshima R, Enokida M, Suzuki T, Yamagata T (1999) Magnetic resonance imaging of meniscal degeneration in torn menisci: a comparison between anterior cruciate ligament deficient knees and stable knees. Knee Surg Sports Traumatol Arthrosec 7 (5): 274-277

Rappeport ED, Wieslander SB, Stephensen S, Lausten GS, Thomsen HS (1997) MRI preferable to diagnostic arthroscopy in knee joint injuries. A double-blind comparison of 47 patients. Acta Orthop Scand 68 (3): 277-281

Rubin DA (1997) MR imaging of the knee menisci. Radiol Clin North Am 35(1):21-44

Rubin DA, Paletta GA Jr (2000) Current concepts and controversies in meniscal imaging. Magn Reson Imaging Clin N Am 8(2):243-270

Schaefer WD, Martin DF, Pope TL Jr, Rudicil HS (1996) Meniscal ossicle. J South Orthop Assoc 5 (2): 126-129

Sciulli RL, Boutin RD, Brown RR et al. (1999) Evaluation of the postoperative meniscus of the knee: a study comparing conventional arthrography, conventional MR imaging, MR arthrography with iodinated contrast material, and MR arthrography with gadolinium-based contrast material. Skeletal Radiol 28 (9): 508-514

Tasker AD, Ostlere SJ (1995) Relative incidence and morphology of lateral and medial meniscal cysts detected by magnetic resonance imaging. Clin Radiol 50 (11): 778-781

Totty WG, Matava MJ (2000) Imaging the postoperative meniscus. Magn Reson Imaging Clin N Am 8 (2): 271-283

Trillat A (1962) Lesions traumatique du menisque interne du genou. Classement anatomique et diagnostic clinique. Rev Chir Orthop 48: 551

Tuite MJ, De Smet AA, Swan JS, Keene JS (1995) MR imaging of a meniscal ossicle. Skeletal Radiol 24 (7): 543-545

Tyson LL, Daughters TC Jr, Ryu RK, Crues JV III (1995) MRI appearance of meniscal cysts. Skeletal Radiol 24 (6): 421-424

Uppal A, Disler DG, Short WB, Mc Cauley TR, Cooper JA (1998) Internal derangements of the knee: rates of occurrence at MR imaging in patients referred by orthopedic surgeons compared with rates in patients referred by physicians who are not orthopedic surgeons. Radiology 207 (3): 633-636

Watt AJ, Halliday T, Raby N (2000) The value of the absent bow tie sign in MRI of bucket-handle tears. Clin Radiol 55 (8): 622-626

White LM, Schweitzer ME, Johnson WJ, Amster BJ, Oliveri MP, Russell K (1996) The role of T2-weighted fast-spin-echo imaging in the diagnosis of meniscal tears. J Magn Reson Imaging 6 (6): 874-877

Wright DH, De Smet AA, Norris M (1995) Bucket-handle tears of the medial and lateral menisci of the knee: value of MR imaging in detecting displaced fragments. AJR Am J Roentgenol 165 (3): 621-625

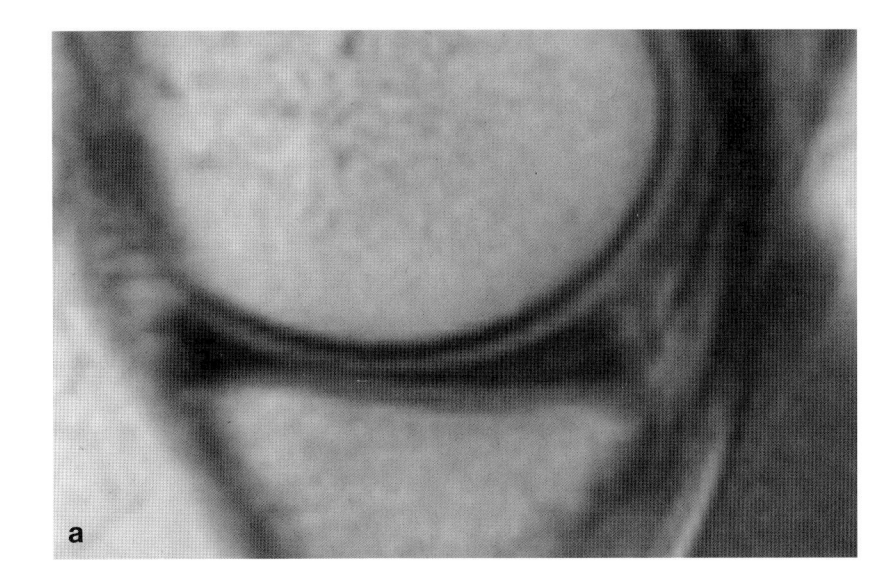

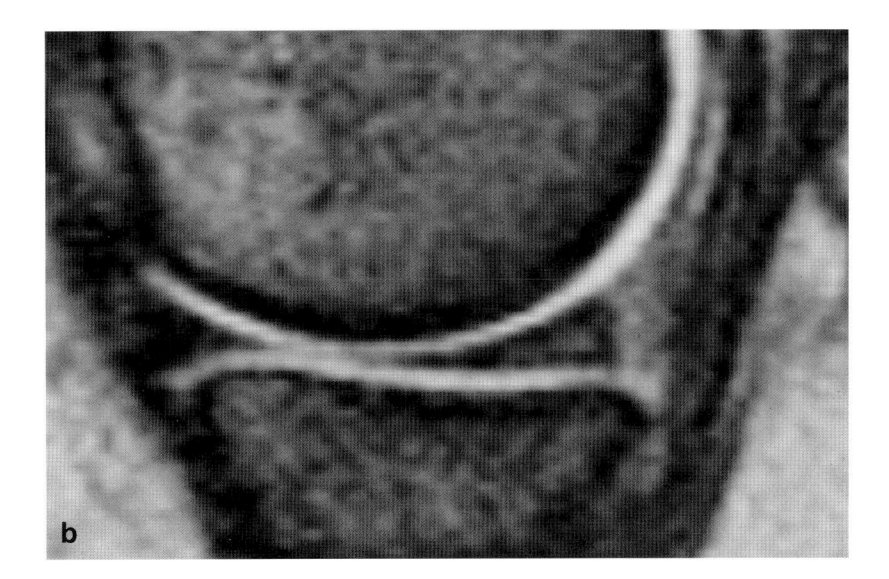

Abb. 8.1 a, b. Zentrale Degeneration Innenmeniskushinterhorn Grad I (23 Jahre, w.)

a Sagittal T1; **b** sagittal T2*: Leichte zentrale Signalsteigerung innerhalb des Innenmeniskushinterhorns ohne Konturunterbrechung

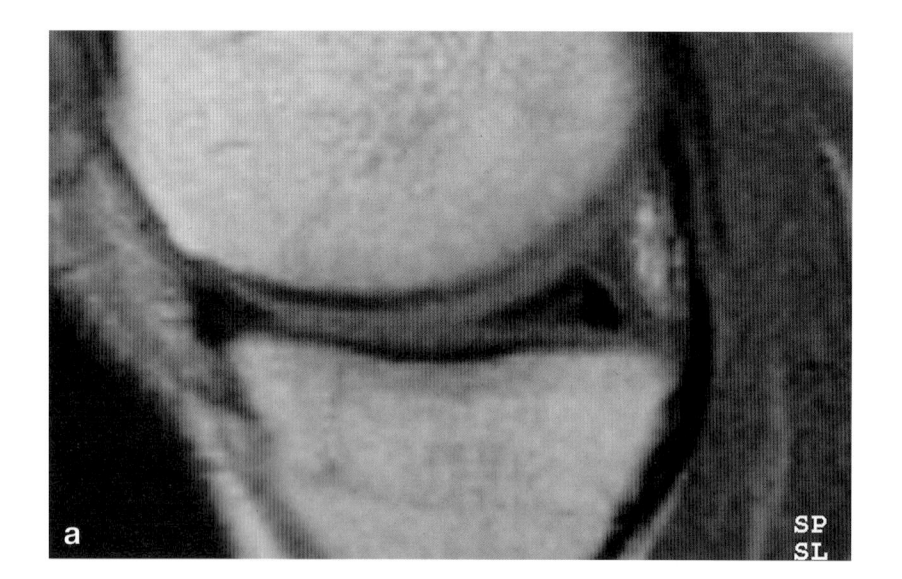

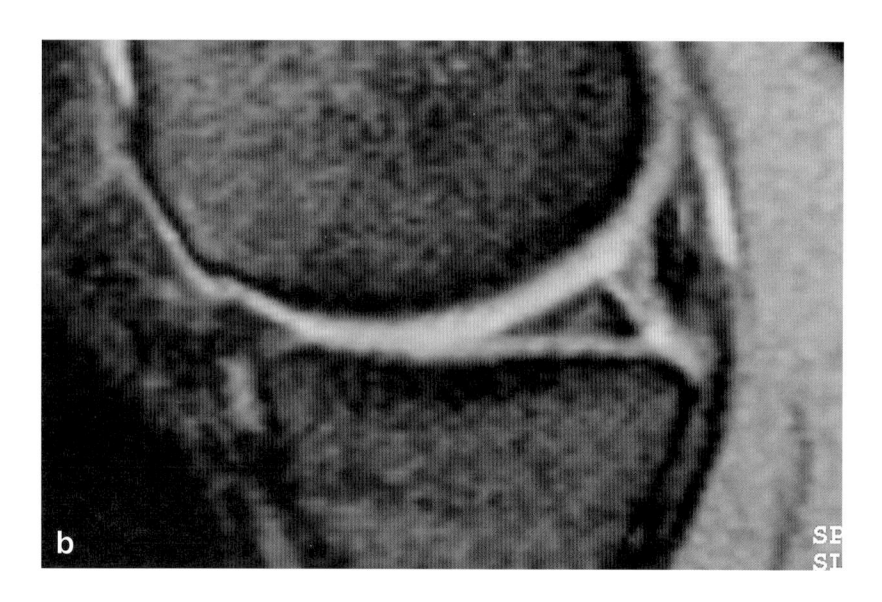

Abb. 8.2a, b. Zentrale Degeneration Innenmeniskushinterhorn Grad II (36 Jahre, m.)

a Sagittal T1; **b** sagittal T2*: Ausgeprägtere zentrale Signalsteigerung des Innenmeniskushinterhorns mit Verlauf in Richtung Unterfläche, jedoch ohne Konturdefekt (Riss-Grenzbefund)

Innenmeniskusläsionen 111

Abb. 8.3 a, b. Zentrale Degeneration Innenmeniskushinterhorn Grad II (29 Jahre, m.)

a Sagittal T1; **b** sagittal T2*: Ausgedehnte, zum Teil lineare Signalsteigerung innerhalb des Innenmeniskushinterhorns ohne Konturunterbrechung

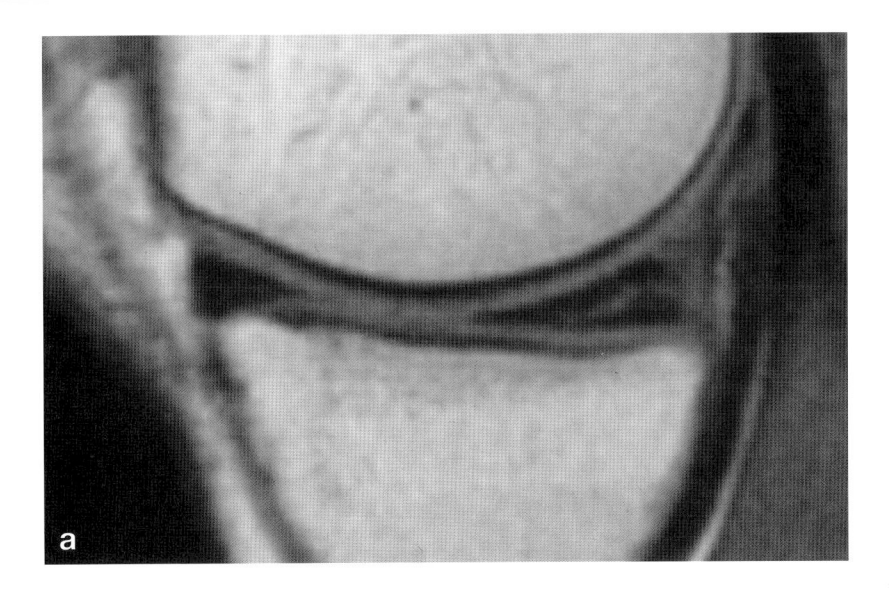

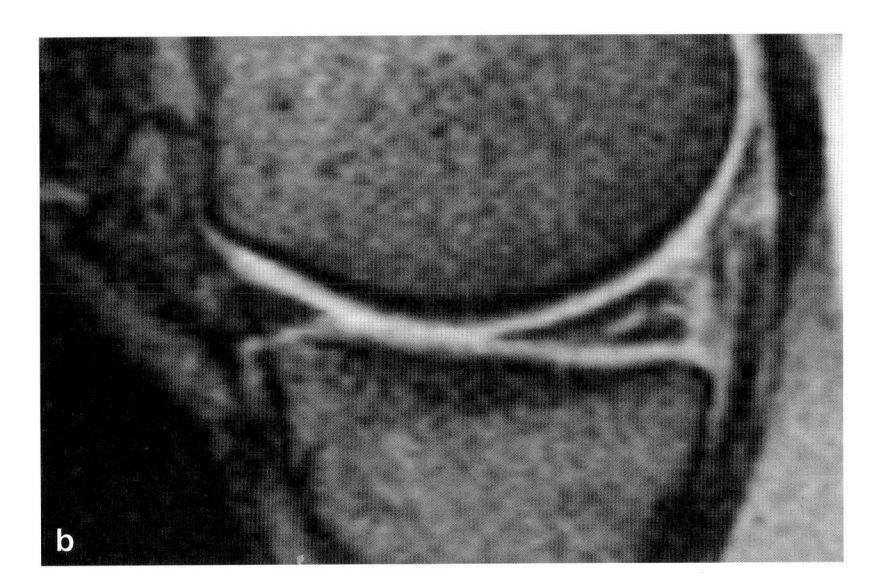

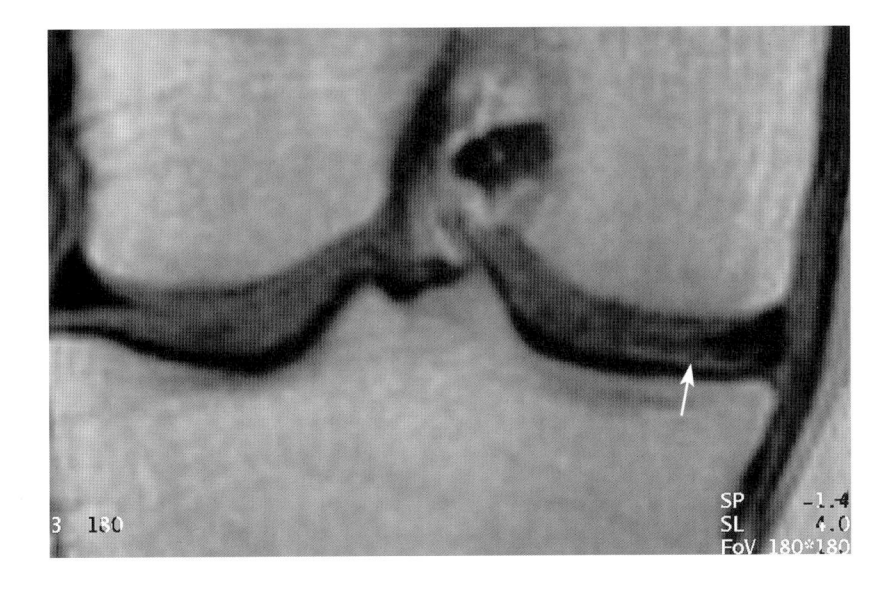

Abb. 8.4. Äußerst diskreter Riss Innenmeniskushinterhorn, Unterfläche, initial Grad III (55 Jahre, w.)

Koronar T1: Kaum wahrnehmbare Unterflächenkonturunterbrechung bei insgesamt diskreter intrameniskaler Signalsteigerung (*Pfeil*)

112 Innenmeniskusläsionen

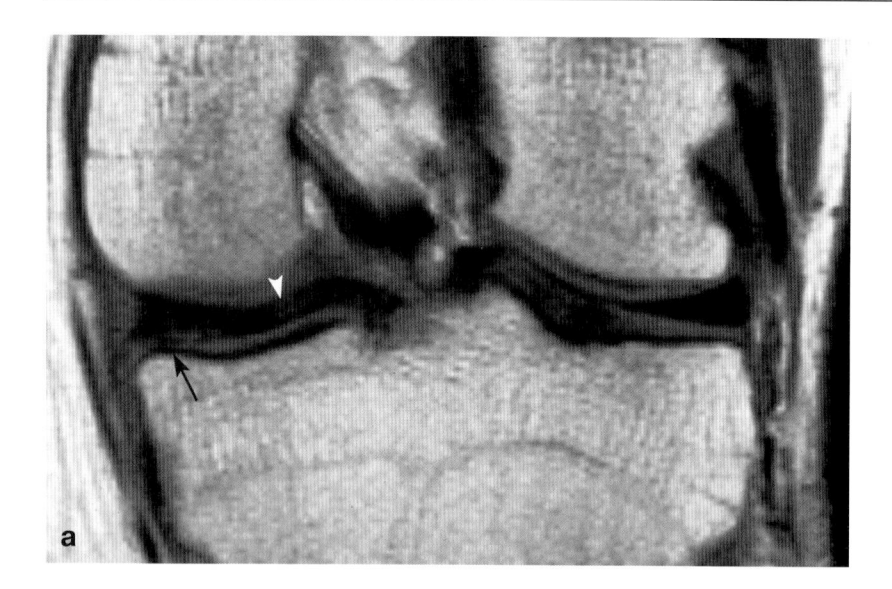

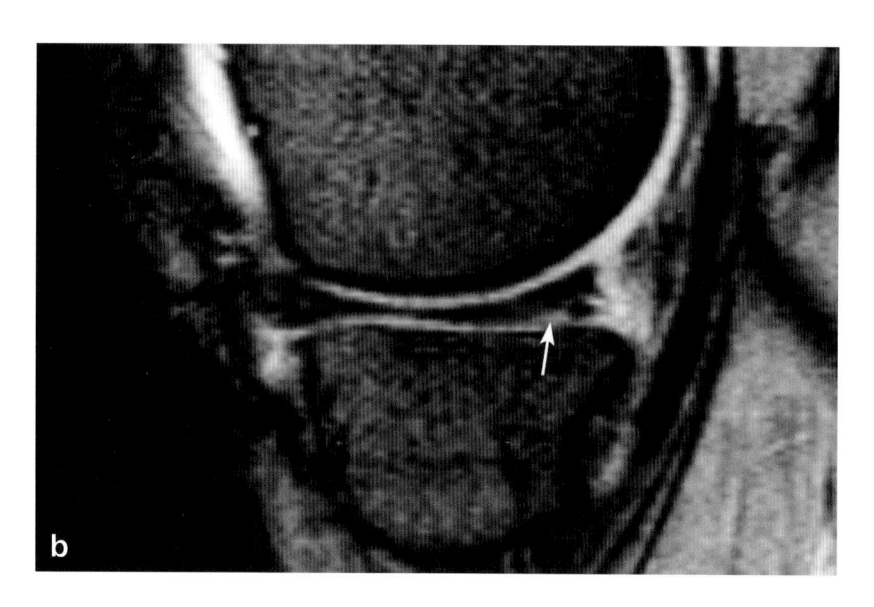

Abb. 8.5 a, b. Diskreter Riss Innenmeniskushinterhorn Grad III bei medialem Scheibenmeniskus (41 Jahre, m.)

a Koronar T1: Leichte Unterflächenkonturunterbrechung periphere Innenmeniskushälfte (*Pfeil*). Geringfügige zentrale Signalsteigerung laterales Drittel (*Pfeilspitze*)

b Sagittal T2*: Diskrete Unterflächenkonturunterbrechung (*Pfeil*). Kontinuität zwischen Hinter- und Vorderhorn auf mehr als 2 Schichten (*nicht abgebildet*) bei Scheibenmeniskus

Innenmeniskusläsionen 113

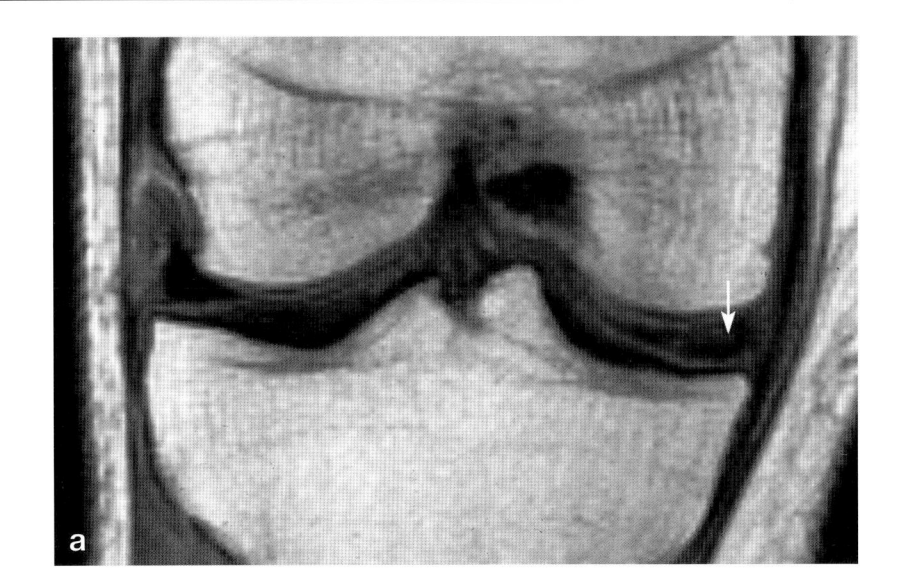

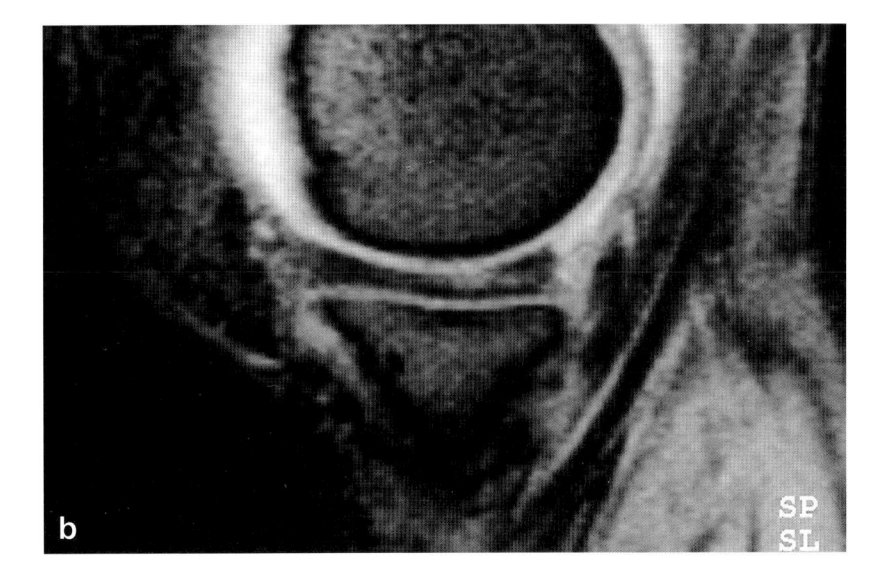

Abb. 8.6 a, b. Riss Innenmeniskushinterhorn/Übergang Pars intermedia Grad III (63 Jahre, m.)

a Koronar T1: Horizontale Oberflächenkonturunterbrechung Innenmeniskushinterhorn (*Pfeil*)

b Sagittal T2*: Deutliche horizontale Hinterhornsignalsteigerung mit Oberflächenkonturunterbrechung

114 Innenmeniskusläsionen

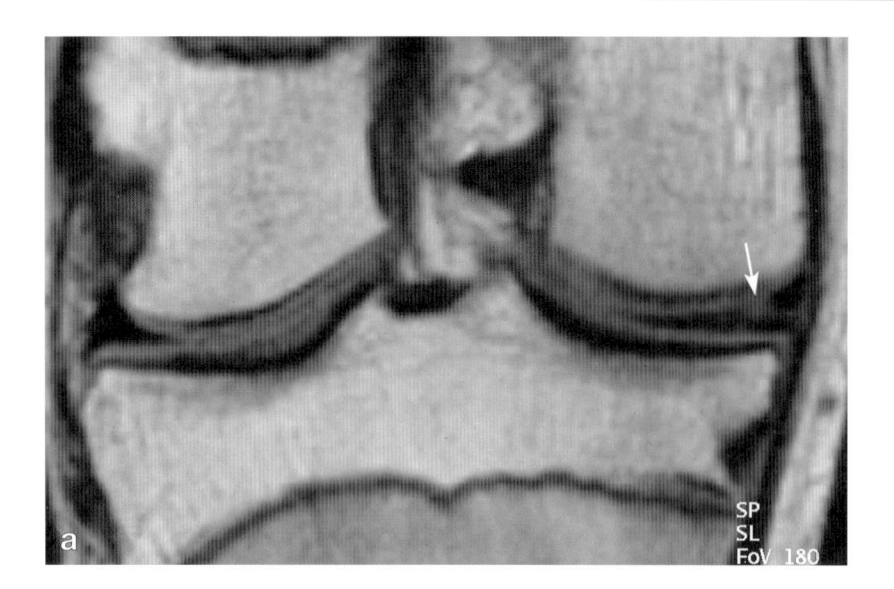

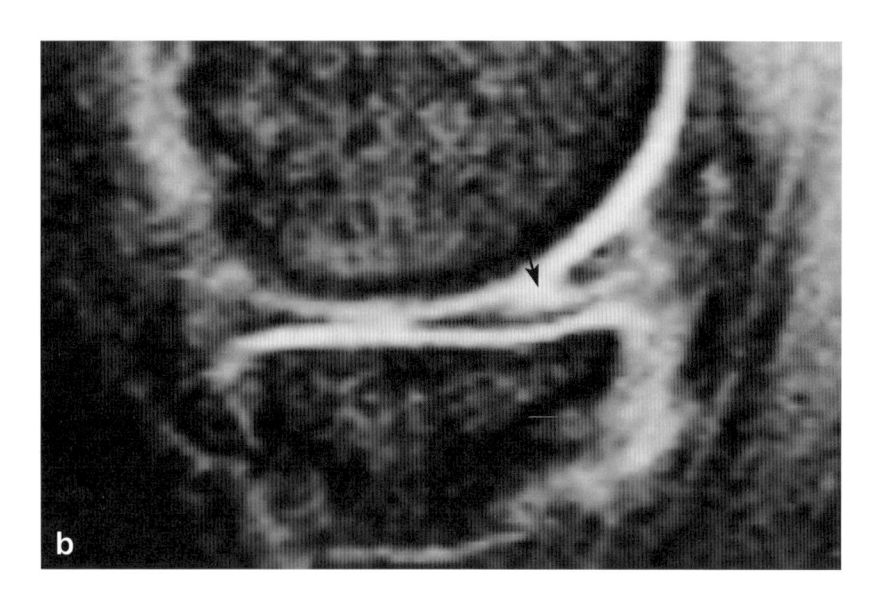

Abb. 8.7 a, b. Horizontalriss Innenmeniskushinterhorn Grad III (17 Jahre, m.)

a Koronar T1; **b** sagittal T2*: Jeweils horizontal verlaufende breite Oberflächenkonturunterbrechung des Meniskushinterhorns (*Pfeile*)

Innenmeniskusläsionen 115

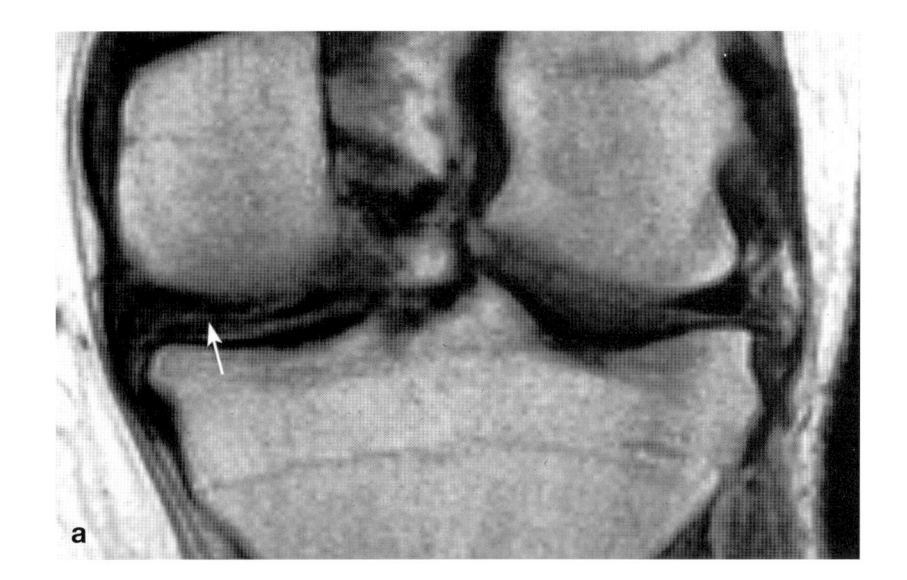

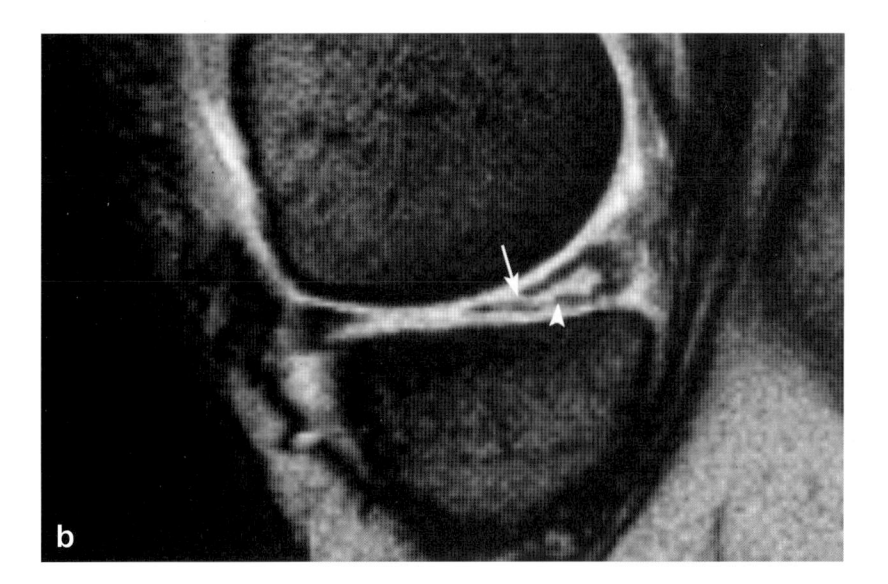

Abb. 8.8a, b. Ausgedehnter Riss Innenmeniskushinterhorn Grad III (38 Jahre, m.)

a Koronar T1: Ausgedehnte intrameniskale Signalsteigerungen Innenmeniskushinterhorn mit Oberflächenkonturunterbrechung (*Pfeil*)

b Sagittal T2*: Erhebliche intrameniskale Signalsteigerung mit Oberflächenkonturunterbrechung (*Pfeil*) und Unterflächenausdünnung (*Pfeilspitze*)

116 Innenmeniskusläsionen

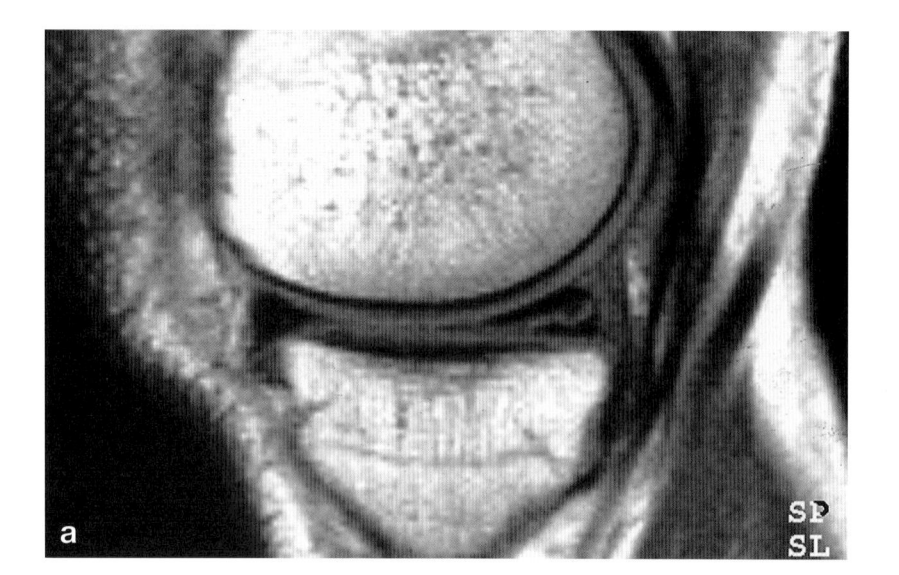

Abb. 8.9a, b. Ausgedehnter Riss Innenmeniskushinterhorn Grad III (36 Jahre, m.)

a Sagittal T1; **b** sagittal T2*: Scharfrandige, dorsal etwas wellige lineare Signalsteigerung Innenmeniskushinterhorn mit Unterflächenkonturunterbrechung

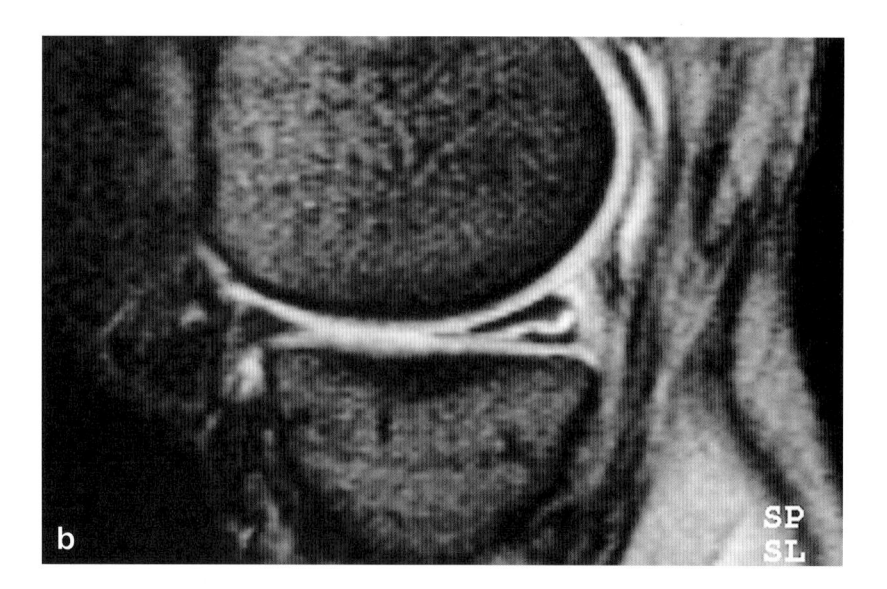

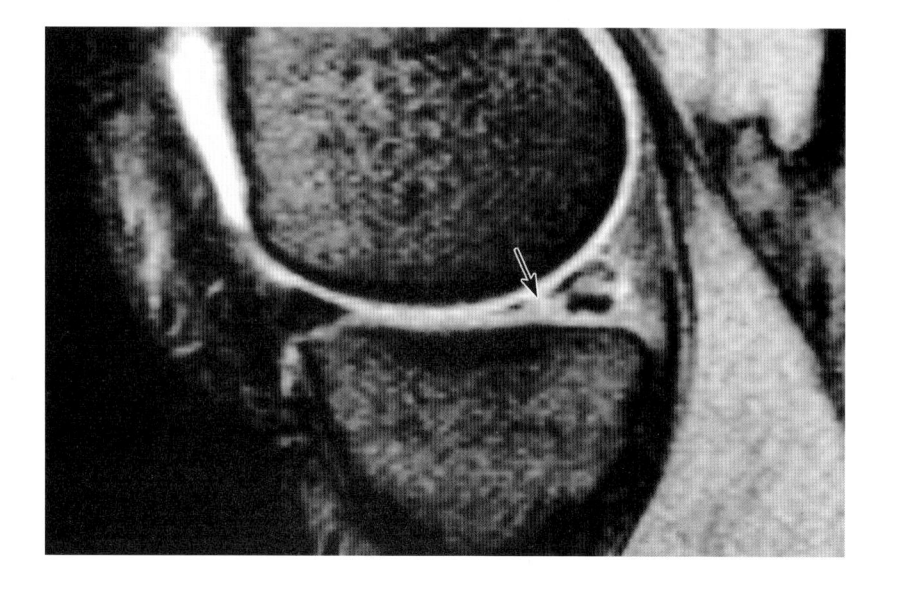

Abb. 8.10. Komplexer Riss Innenmeniskushinterhorn Grad IV (39 Jahre, m.)

Sagittal T2*: Lineare Signalsteigerung Innenmeniskushinterhorn mit Konturunterbrechungen an Ober- und Unterfläche (*Pfeil*)

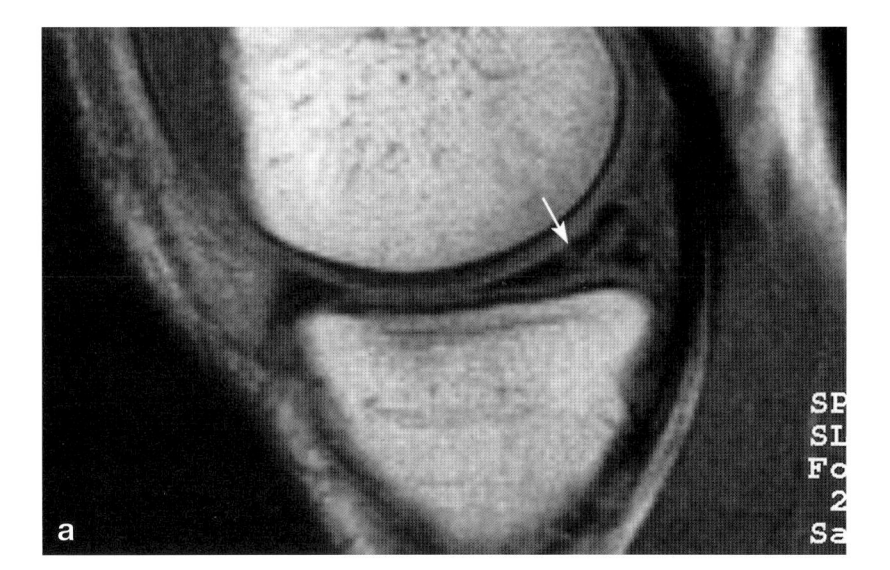

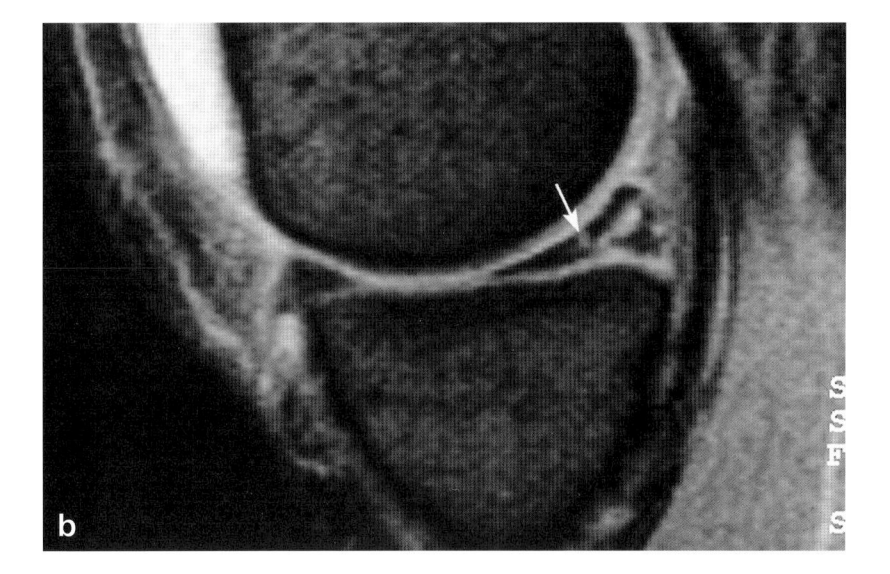

Abb. 8.11 a, b. Komplexer Riss Innenmeniskushinterhorn Grad IV (28 Jahre, m.)

a Sagittal T1; **b** sagittal T2*: Lineare intrameniskale Signalsteigerung mit breiter Unterflächen- und zarter Oberflächenkonturunterbrechung (*Pfeile*)

118 Innenmeniskusläsionen

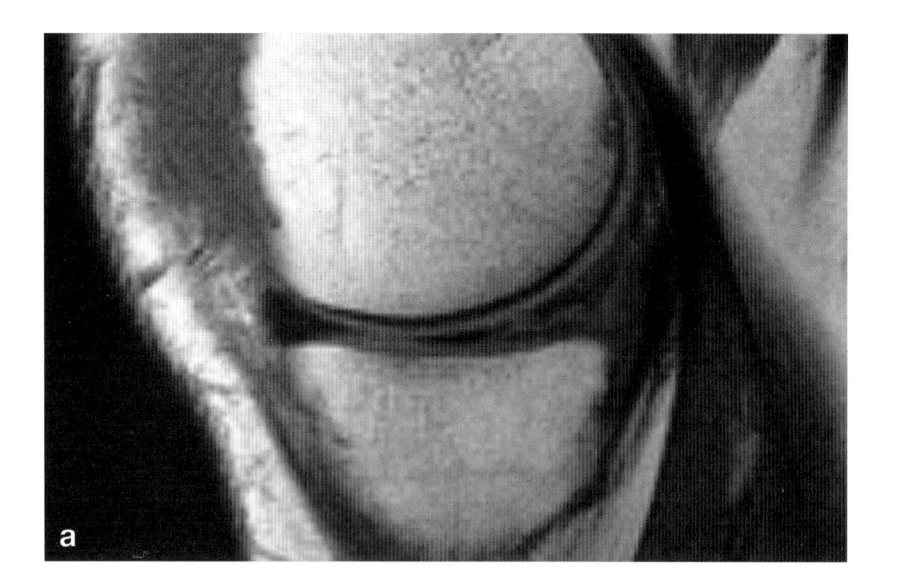

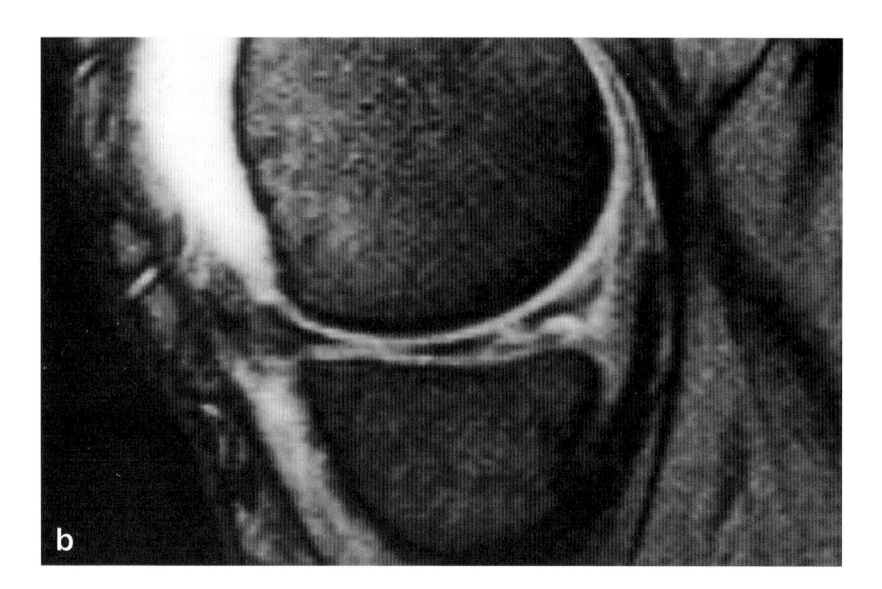

Abb. 8.12 a, b. Komplexer Riss Innenmeniskushinterhorn Grad IV (54 Jahre, m.)

a Sagittal T1; **b** sagittal T2*: Deutliche Konturunterbrechungen Innenmeniskushinterhorn an Ober- und Unterfläche mit zentralen linearen Signalsteigerungen in beiden Sequenzen. Gelenkerguss

Abb. 8.13 a, b. Vertikalriss Innenmeniskushinterhorn Grad III bei Scheibenmeniskus (47 Jahre, m.)

a Koronar T1: Vertikale Kontinuitätsunterbrechung eines ausgesprochen breiten Innenmeniskushinterhorns, peripheres Viertel (*Pfeil*)

b Sagittal T2*: Vertikale Konturunterbrechung Hinterhorn im Übergang zur Pars intermedia. Meniskusvorder- und Hinterhorn auf mehr als 2 sagittalen Schichten in Kontinuität erfasst (Nachbarschichten *nicht abgebildet*)

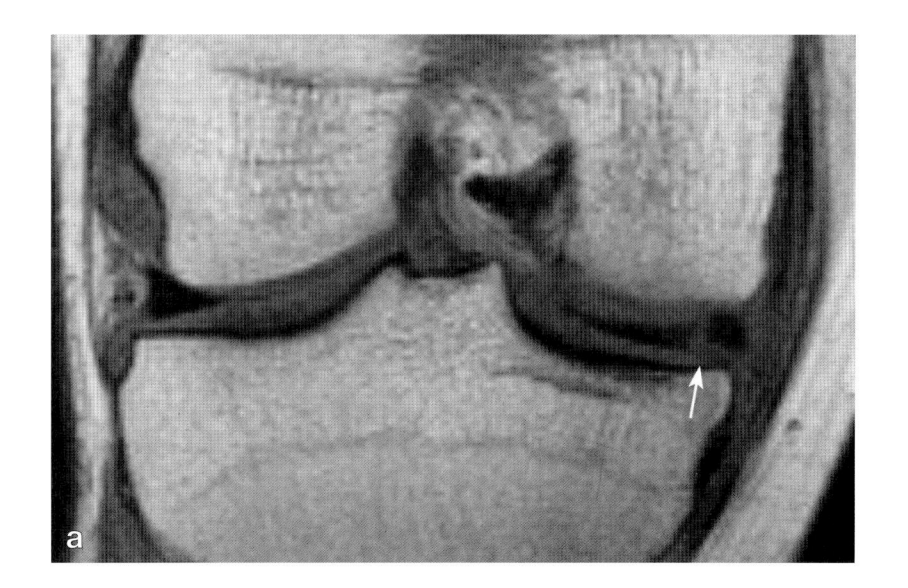

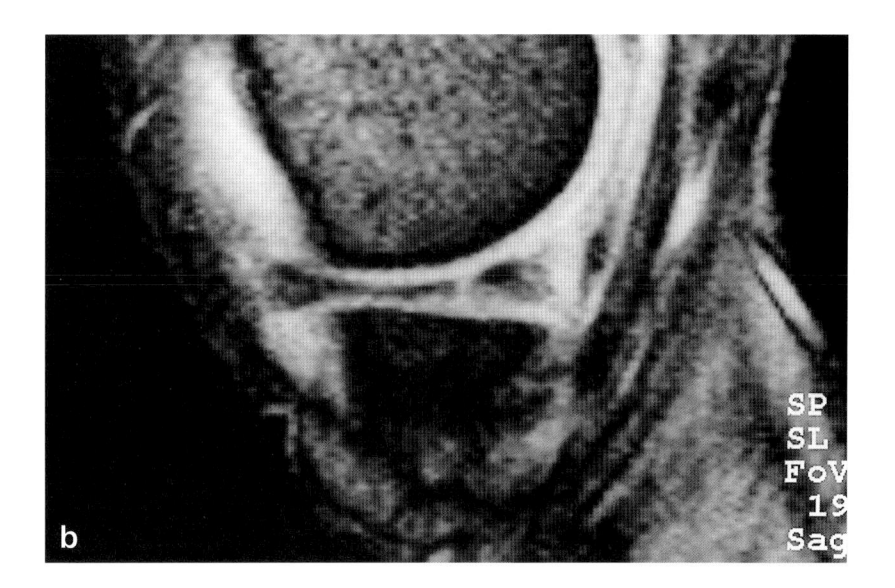

120 Innenmeniskusläsionen

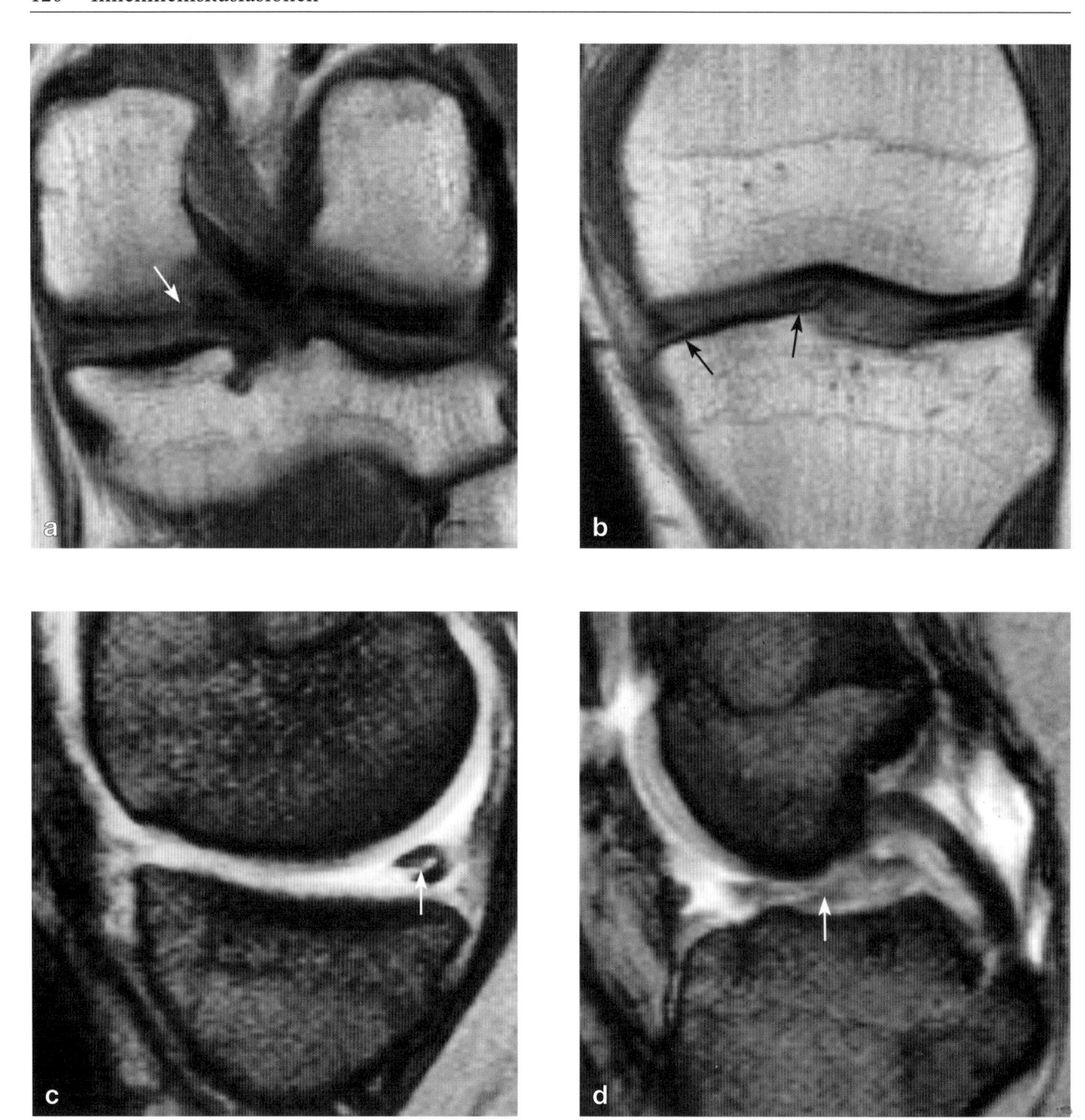

Abb. 8.14a–d. Dislozierter Korbhenkelriss Innenmeniskus (19 Jahre, m.)

a Koronar T1: Vertikale Konturunterbrechung Innenmeniskushinterhorn, laterales Drittel (*Pfeil*). Zusätzlich horizontale lineare Signalsteigerung mit Unterflächenkonturunterbrechung mittlerer und peripherer Abschnitt

b Koronar T1: Meniskuskontinuität breit unterbrochen: Anteile peripher und am Eminentiarand positioniert (*Pfeile*)

c Sagittal T2*: Amputiert wirkendes Innenmeniskushinterhorn mit zusätzlicher linearer Signalsteigerung und Konturunterbrechung (*Pfeil*)

d Sagittal T2*: Ausgedehnte Anteile der Pars intermedia bzw. des ursprünglichen freien Randes in Richtung Eminentia disloziert und dort als mittelintenses Band mit Konturunregelmäßigkeiten identifizierbar (*Pfeil*)

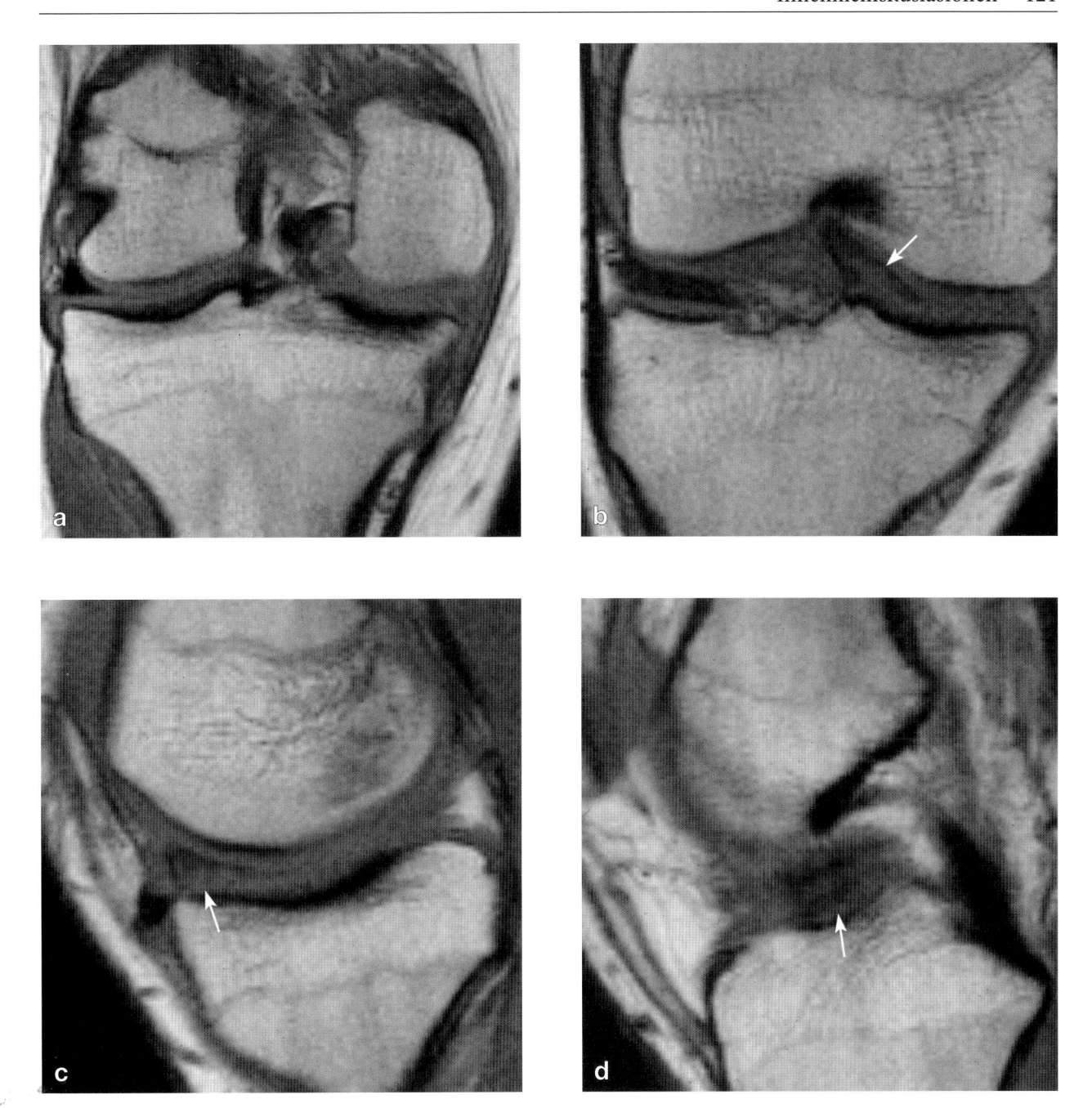

Abb. 8.15 a–d. Dislozierter bzw. fragmentierter Korbhenkelriss des Innenmeniskus (18 Jahre, m.)

a Koronar T1: Dorsaler Meniskusrezessus medial weitgehend leer – lediglich medial und peripher schemenhafte Meniskusreste

b Koronar T1: Größere Innenmeniskusabschnitte in inverser „V-Form" in Richtung Eminentia verlagert (*Pfeil*)

c Sagittal T1: Leerer dorsaler Meniskusrezessus, von lokalen hyperintensen Fettanschnitten abgesehen. Atypisch voluminöser, basal deutlich signalgesteigerter Vorderhornabschnitt (*Pfeil*)

d Sagittal T1: Innenmeniskusanteile bandförmig in Richtung Eminentia verlagert (*Pfeil*)

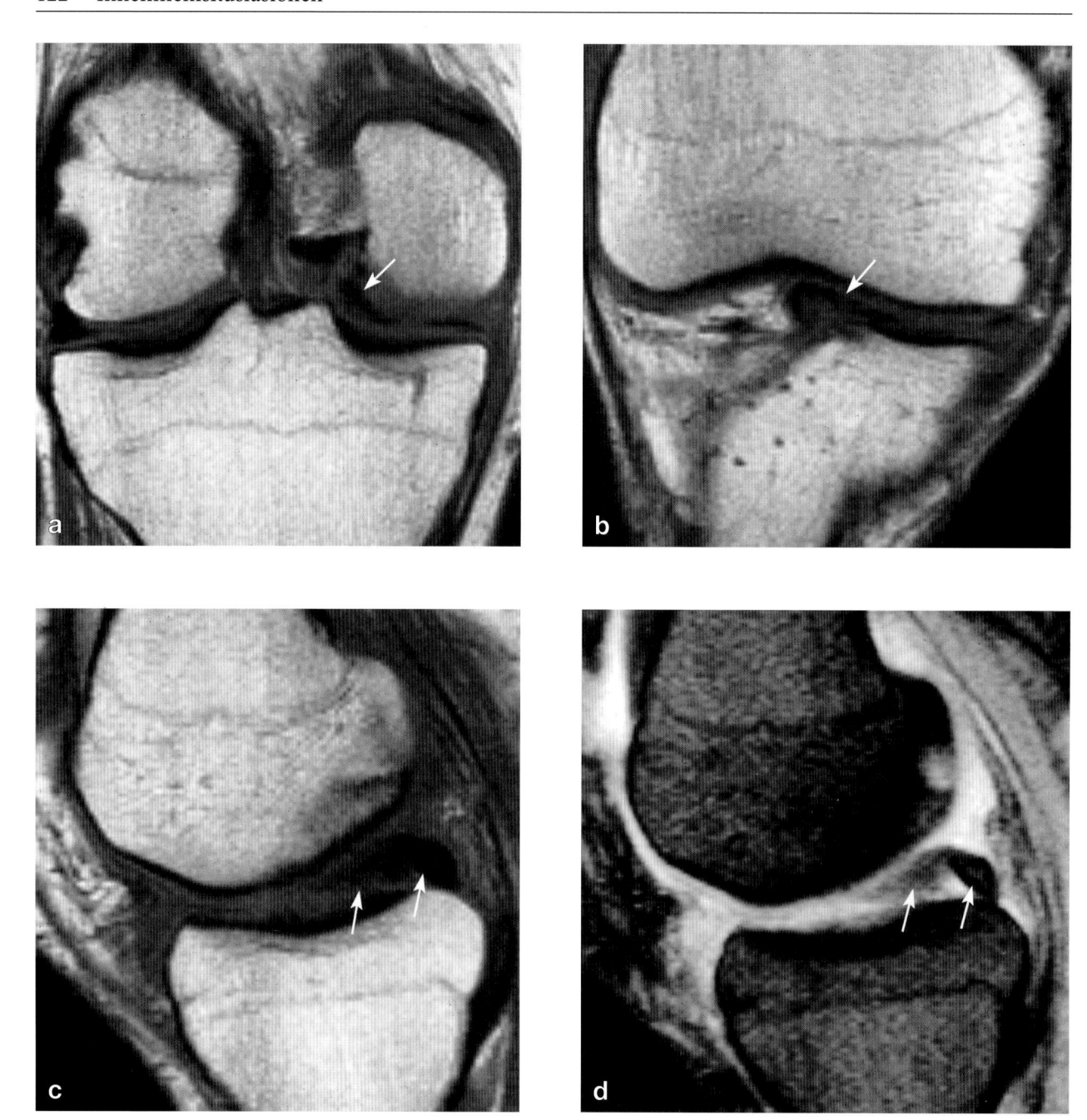

Abb. 8.16a–d. Dislozierter Korbhenkelriss des Innenmeniskus (60 Jahre, m.)

a, b Koronar T1: Kontur Innenmeniskushinterhorn im mittleren Drittel unterbrochen mit Verlagerung größerer Anteile in Richtung Eminentia (*Pfeile*)

c Sagittal T1; **d** sagittal T2*: Vorderhornanteile nicht eindeutig identifizierbar. Atypische Doppelkontur des Innenmeniskushinterhorns durch verlagerte Abschnitte (*Pfeile*)

Abb. 8.17 a–c. Kleine Verknöcherung Innenmeniskushinterhorn; diskreter Unterflächeneinriss (21 Jahre, m.)

a Koronar T1: Fett- bzw. knochenmarksisointense rundliche hyperintense Struktur am freien Rand des Innenmeniskushinterhorns (*Pfeil*)

b Sagittal T1: Dreiecksförmiges hyperintenses Element innerhalb der kranialen Hälfte eines verkürzten Innenmeniskushinterhorns (*Pfeil*). Direkt angrenzender Unterflächeneinriss durch den Befund maskiert (vgl. c)

c Sagittal T2*: Die in T1-Wichtung auffällige Verkalkungsstruktur (a, b) nicht mehr identifizierbar, dafür jedoch deutlicher eine zarte Unterflächenkonturunterbrechung (*Pfeil*)

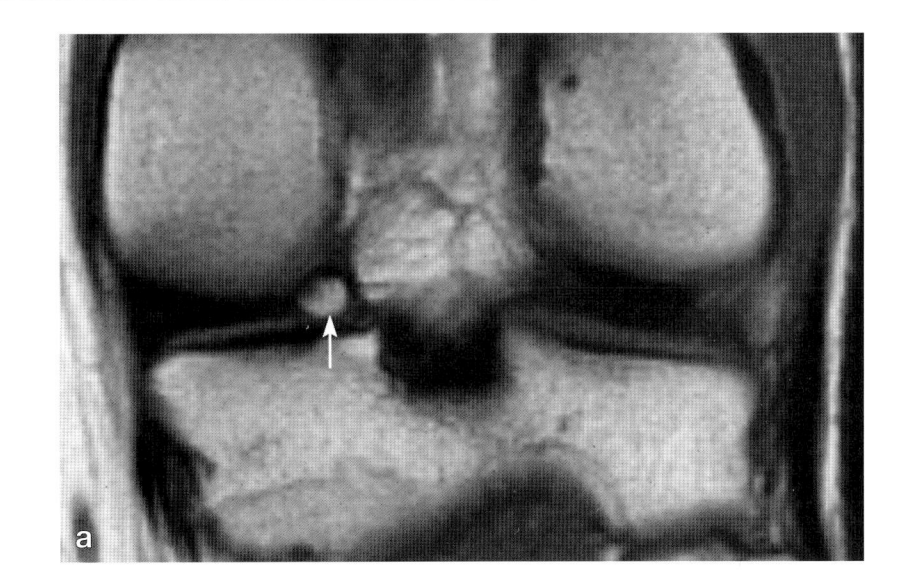

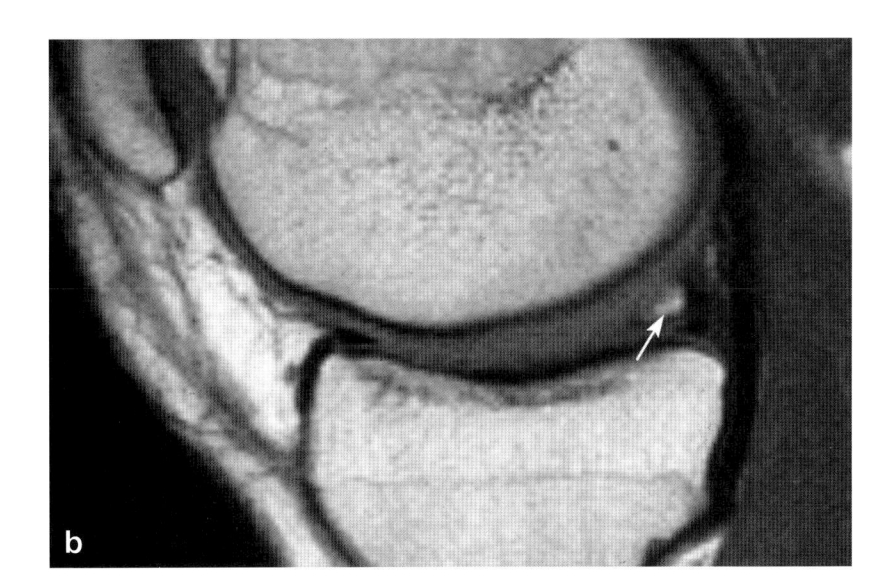

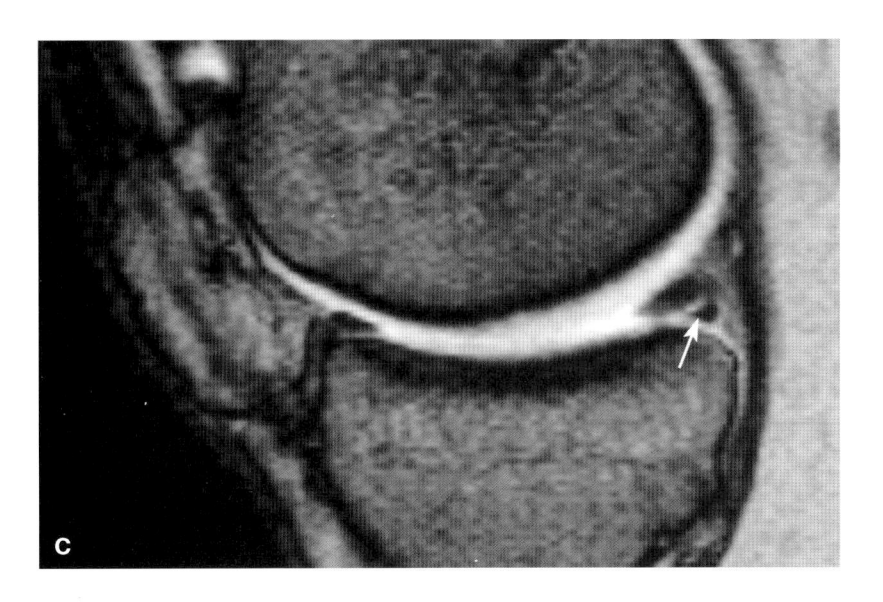

124 Innenmeniskusläsionen

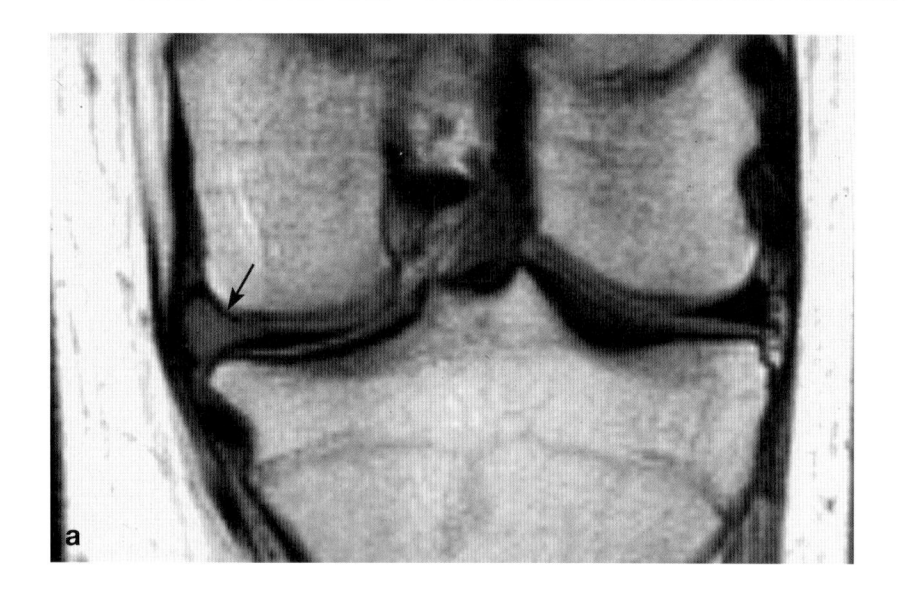

Abb. 8.18 a, b. Innenmeniskusganglion (15 Jahre, w.)

a Koronar T1; **b** koronar T2*: Peripherer Abschnitt des Innenmeniskushinterhorns ovalär bis dreiecksförmig aufgetrieben mit umschlossener flüssigkeitsisointenser Formation (*Pfeile*)

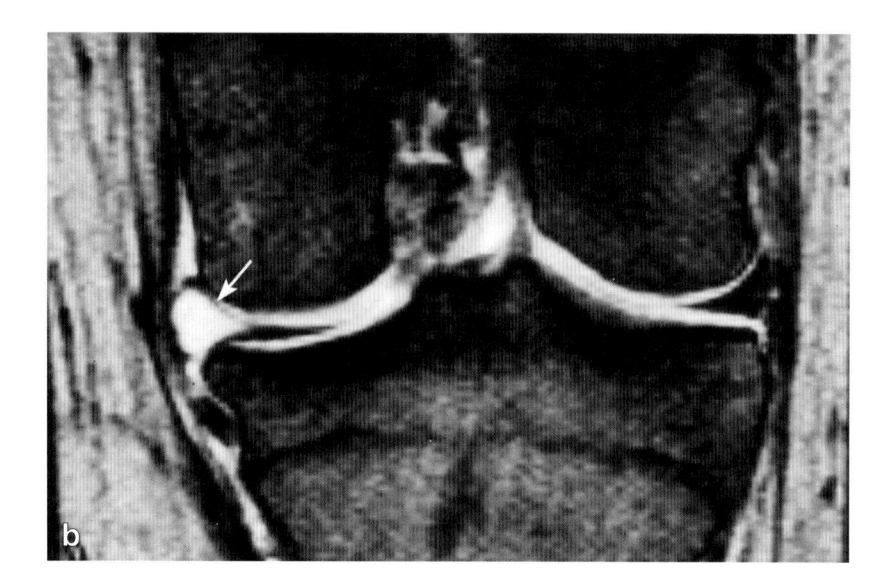

Innenmeniskusläsionen 125

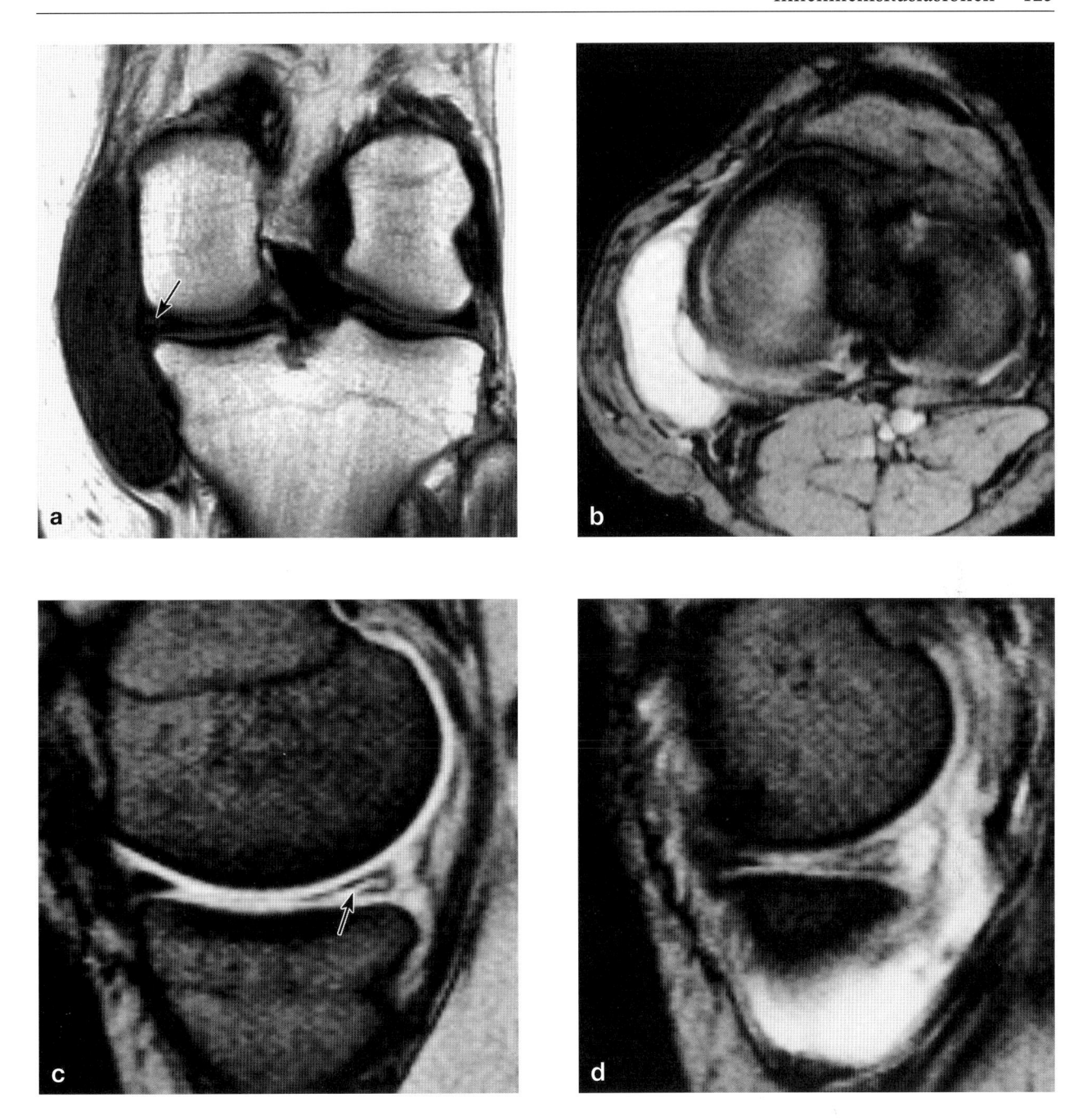

Abb. 8.19a–d. Ausgedehntes Innenmeniskus-/Kapselganglion bei Hinterhornriss Grad III (38 Jahre, w.)

a Koronar T1: Ovaläre kapselständige, fast muskelisointense Formation medial. Zusätzlich intrameniskale Hinterhornsignalsteigerung medial peripher (*Pfeil*)

b Axial T2*: Hyperintense, teilseptierte Flüssigkeitsansammlung am medialen Gelenkrand

c, d Sagittal T2*: Leicht abgeflachtes Innenmeniskushinterhorn mit linearer Unterflächenkonturunterbrechung (*Pfeil* in **c**). Zusätzlich vom hinteren Innenmeniskusrezessus ausgehende zarte Verbindung (**c**) zu einer ausgedehnten größeren, teils extrakapsulären teilseptierten Flüssigkeitsformation mit deutlich hyperintensem Signal

126 Innenmeniskusläsionen

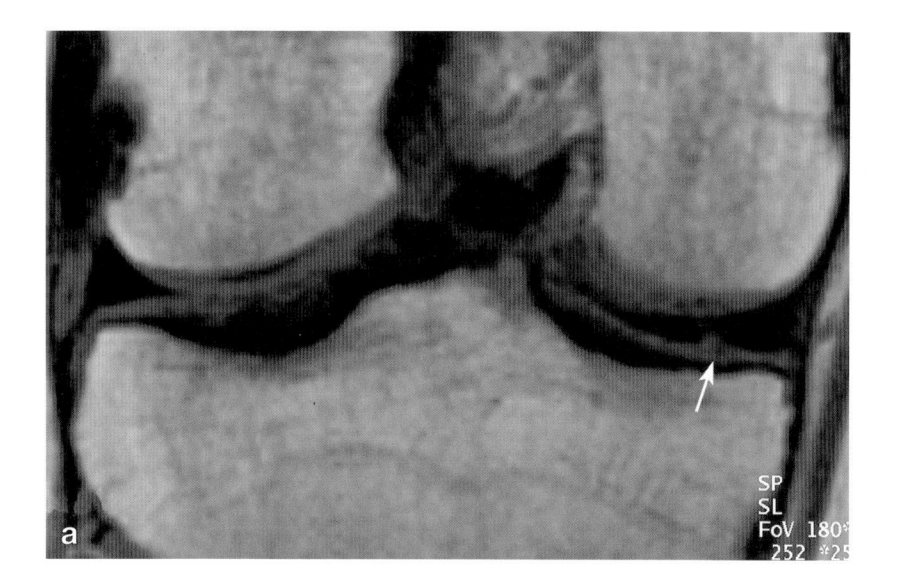

Abb. 8.20 a, b. Postarthroskopischer Resektionsdefekt Innenmeniskushinterhorn (25 Jahre, m.)

a Koronar T1: Umschriebener Unterflächendefekt Innenmeniskushinterhorn (*Pfeil*)

b Sagittal T1: Partiell amputiert wirkende vordere Basispartie des Innenmeniskushinterhorns (*Pfeil*)

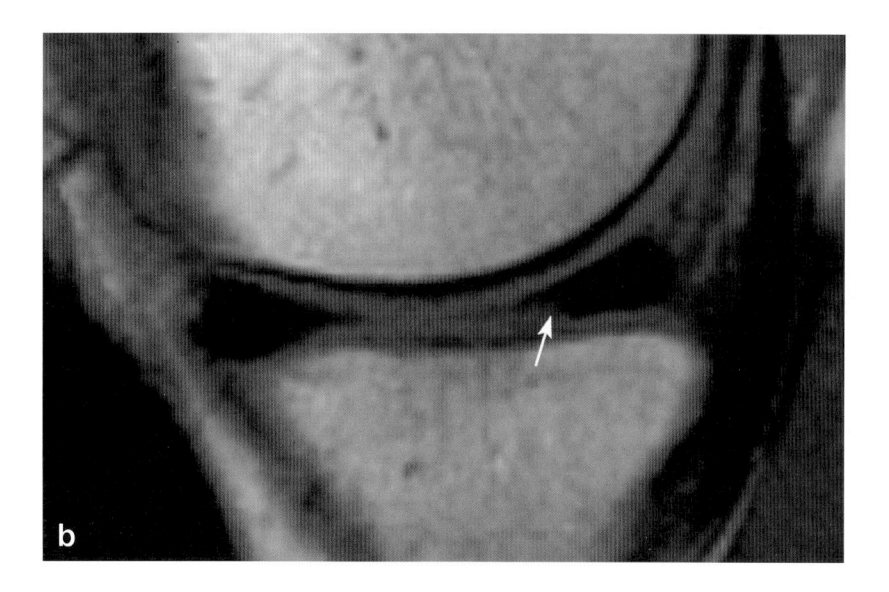

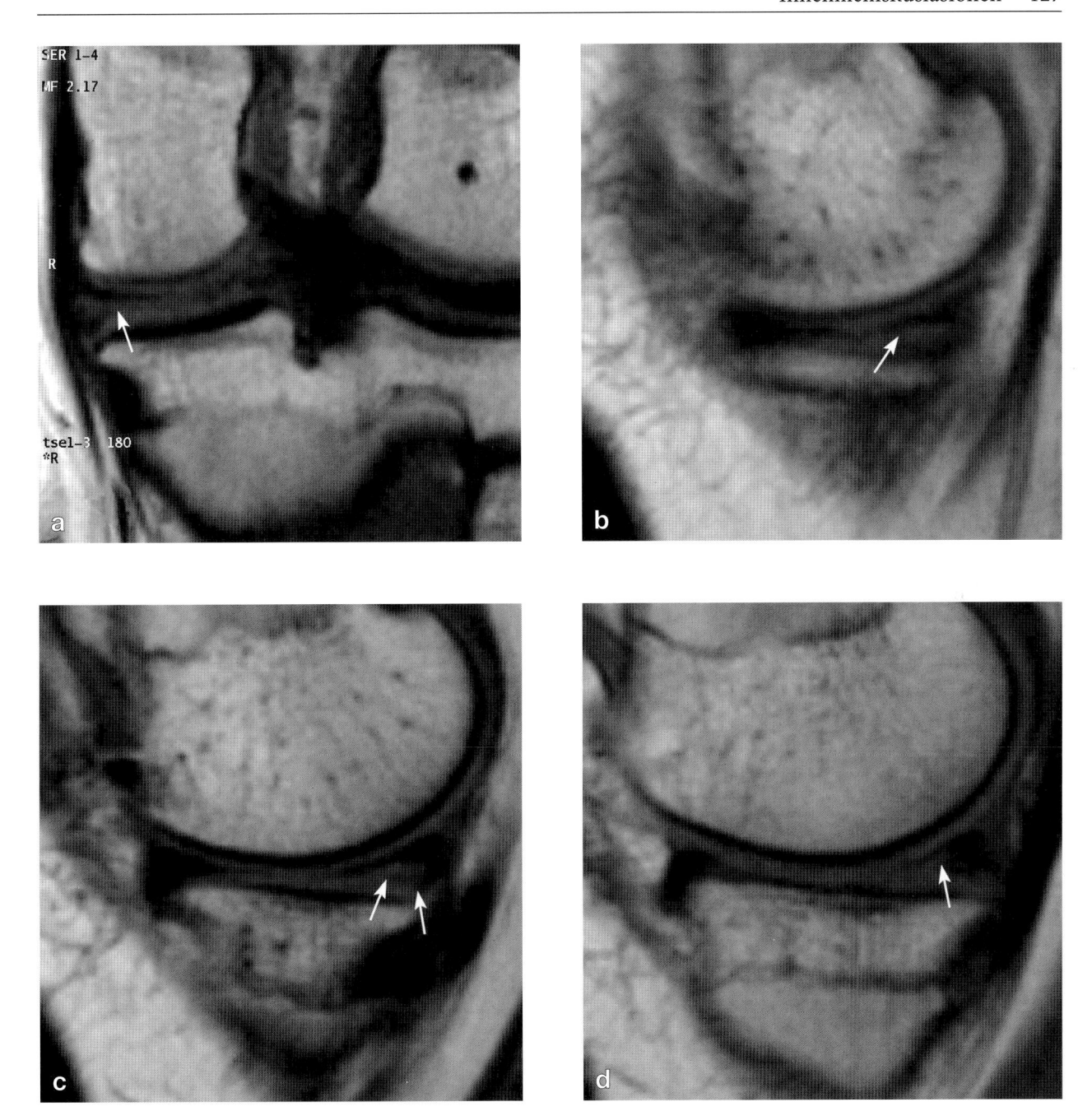

Abb. 8.21 a–d. Rest-/Rezidivriss Innenmeniskushinterhorn nach arthroskopischer Teilresektion vor $^1/_2$ Jahr – keine neue OP (15 Jahre, w.)

a Koronar T1: Unregelmäßige Innenmeniskushinterhornreststrukturen mit Konturunterbrechungen (*Pfeil*)

b Sagittal T1: Unregelmäßigkeiten und Konturdefekte Übergangsbereich Hinterhorn/Pars intermedia (*Pfeil*)

c, d Sagittal T1: Schräg verlaufende Unterflächenkonturunterbrechung verbliebener Hinterhornreste (*Pfeile*). Anmerkung: Bei Unterflächenresektion und Belassung basisnaher Abschnitte eines Horizontal- oder Schrägrisses kann dies u. U. noch einem normalen postoperativen Befund entsprechen, zumal Regenerate kernspintomographisch häufig nicht identifizierbar sind

128　Innenmeniskusläsionen

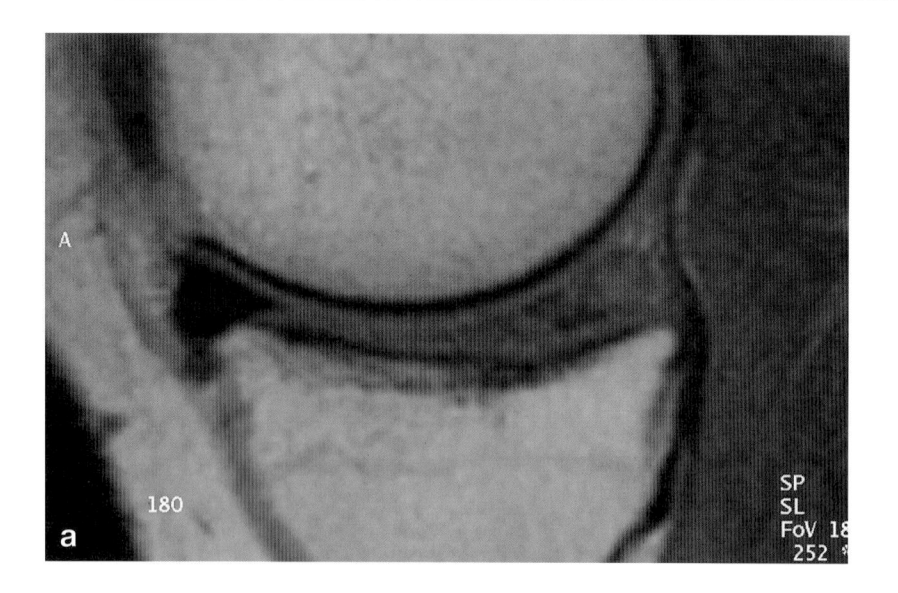

Abb. 8.22 a, b. Unregelmäßigkeiten/Rissreste Innenmeniskus/Regenerat nach 2-maliger Teilresektion vor 3 und 2 Jahren (25 Jahre, w.)

a Sagittal T1; **b** sagittal T2*: In T1-Wichtung relativ schlecht, in T2* besser abgrenzbare unregelmäßige Reststrukturen im ehemaligen Hinterhornlager (*Pfeil*)

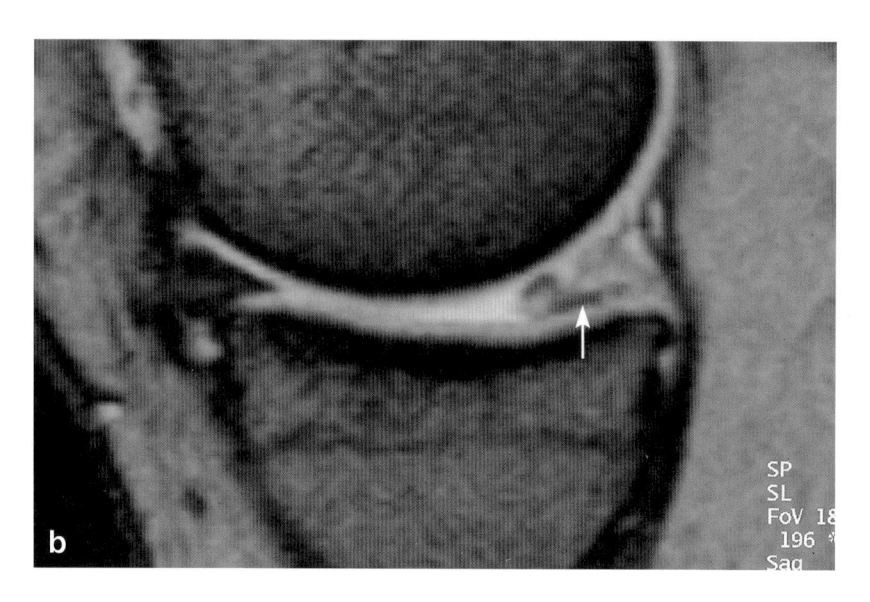

Innenmeniskusläsionen 129

Abb. 8.23 a, b. Dislozierter Meniskusrest-/Regenerat Innenmeniskushinterhorn nach Teilresektion vor ¹/₂ Jahr (49 Jahre, w.)

a Koronar T1: Bogiges isoliertes meniskusisointenses Element am lateralen Innenkondylusrand (*Pfeil*)

b Axial T2*: Am Innenkondylushinterrand paramedian oväläre signalarme Meniskusreststrukturen (*Pfeil*)

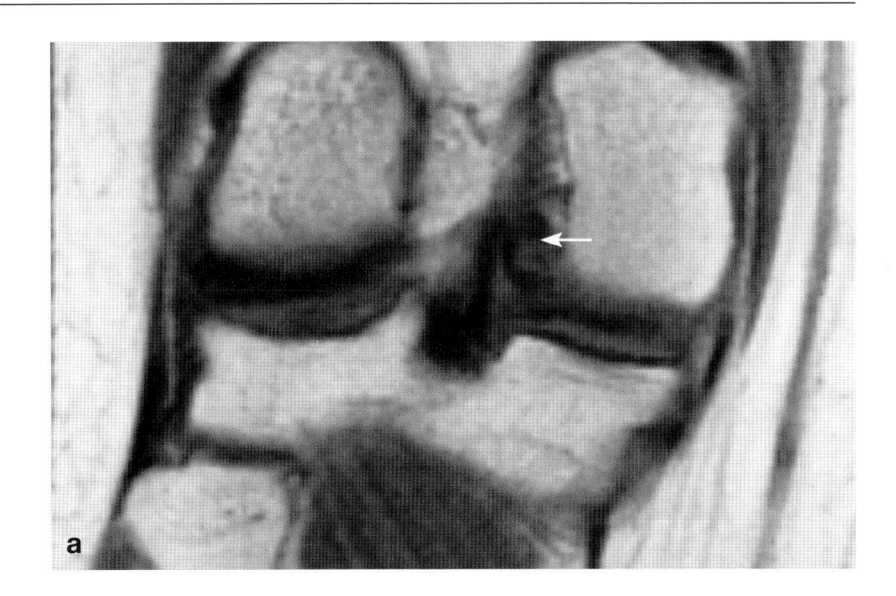

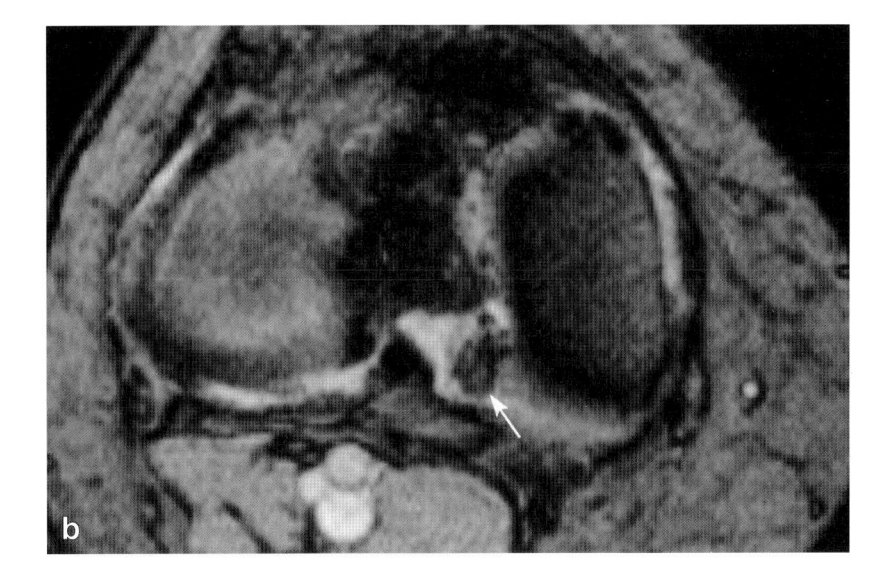

9 Außenmeniskusläsionen

9.1 Technik und Methodik

Hier gelten identische Bedingungen wie beim Innenmeniskus.

9.2 Anatomie

Der Meniskus lateralis bildet einen nahezu geschlossenen Ring. Auch er ist vorne und hinten an der Area intercondylaris innerhalb der Ansatzstellen des inneren Meniskus fixiert.

Der äußere Meniskus ist nur relativ locker an der Gelenkkapsel adhärent und nicht mit dem lateralen Seitenband verbunden, das durch einen Spalt von der Gelenkkapsel getrennt ist. Die Sehne des Musculus popliteus verläuft frei in der Gelenkkapsel, in diesem Bereich liegt das Hinterhorn des Außenmeniskus frei. Das hintere Ende des lateralen Meniskus kann durch Bandstrukturen mit dem medialen Femurkondylus verbunden sein (Lig. meniscofemorale posterius und anterius).

9.3 MRT-Normalbefund

Während der Innenmeniskus ein betontes Hinterhorn aufweist und eine offene C-Form hat, ist der Außenmeniskus mehr zirkulär konfiguriert und insgesamt symmetrischer: Vorder- und Hinterhorn sind in der Regel gleich hoch (Abb. 9.1).

Das Signalverhalten ist wie beim Innenmeniskus in allen Sequenzen signalarm. Mediale Vorderhornanteile des Außenmeniskus zeigen eine leichte Auffaserung. Eine Besonderheit des Außenmeniskus ist außerdem der lockere synoviale Kontakt zur Poplitealsehne im Hinterhornbereich. Zwischen Außenmeniskus und lateralem Kollateralband besteht anatomisch kein direkter Bezug.

9.4 Pathomechanismus

Läsionen des Außenmeniskus sind weitaus seltener (1:20) als Läsionen des Innenmeniskus; Läsionen entweder im Rahmen von komplexen Verletzungen oder auf der Grundlage einer Meniskusdegeneration.

9.5 MRT-Zeichen pathologischer Befunde

Gradeinteilung

Die Einteilung pathologischer Außenmenikusbefunde entspricht der Graduierung bei Innenmeniskusläsionen.

Grad I: *Diskrete zentrale Meniskusdegeneration* – Nachweis einer intrameniskalen signalintensiven Läsion ohne Kontakt zu einer gelenkbildenden Oberfläche.

Grad II: *Ausgeprägte zentrale Degeneration* – Ausgedehntere intrameniskale Signalsteigerung unter Umständen mit horizontalem bzw. linearem Verlauf, ebenfalls ohne Kontakt zu einer gelenkbildenden Oberfläche (Abb. 9.4).

Grad III: *Meniskusriss* – Intrameniskale Signalsteigerung mit Konturunterbrechung einer gelenkzugewandten Meniskusoberfläche, unter Umständen auch mit dislozierten Anteilen und oberflächlichen Stufenbildungen (Abb. 9.5–9.9).

Grad IV: *Komplexer Meniskusriss* – mehrfache Unterbrechungen von Meniskusoberflächen (Abb. 9.10–9.18).

Differenzierung der Rissart

Prinzipiell kommen alle Rupturformen sowohl beim Außen- wie auch beim Innenmeniskus vor (s. Kap. 8). Läsionen im Vorderhornbereich sind dabei aufgrund der kräftigeren Ausbildung beim Außenmeniskus häufiger. Korbhenkelrisse treten hingegen überwiegend, basisnahe Rupturen mit Trennung zwischen Meniskus und Kapsel ausschließlich beim Innenmeniskus auf.

Scheibenmenisken

Als angeborene Meniskusfehlform kommen Scheibenmenisken am Außenmeniskus 10-mal häufiger vor als am Innenmeniskus – die Inzidenz liegt bei 1,5–1,6% (mediale Scheibenmeniskusinzidenz 0,12–0,3%). Sie disponieren aufgrund der mechanisch ungünstigen Konstellation zum Riss (Abb. 9.15, 9.17, 9.23–9.26).

Risskomplikationen

Als Risskomplikation besteht – lateral 10-mal häufiger als medial – die Möglichkeit von Ganglienbildungen: Umschriebene mit dem Riss in Verbindung stehende Flüssigkeitsverklebungen mit hyperintensem Signal bei T2-Wichtung – am Außenmeniskus häufiger im Bereich der Meniskusbasis, überwiegend ventral in Richtung Hoffa-Fettkörper orientiert (Abb. 9.19–9.22; s. Abb. 11.14).

9.6 MRT-Pitfalls beim Außenmeniskus

- Am Vorderhorn Anschnittsphänomen transverses vorderes Meniskusligament Winslow (Abb. 9.3).
- Am Hinterhorn Anschnittsphänomen Lig. Wrisberg.
- Am Hinterhorn separierender Fettstreifen zur Popliteussehne (Abb. 9.2).
- Zentrale myxoide Degeneration bzw. Randfibrillationen (Abb. 9.4).
- Kleine Menisken (Zustand nach Teilresektion, Arthritis, Korbhenkelriss, Hypoplasie).
- Fenestration bei Scheibenmeniskus.

9.7 Klinische Wertung der MRT-Befunde

Es gilt das für den Innenmeniskus Ausgeführte (s. Hauptkapitel 8). Topographisch-anatomisch muss beim Außenmeniskus insbesondere der Hiatus popliteus beachtet werden, der von einer Rissbildung zu unterscheiden ist (und demnach auch bei einer Meniskusnaht nicht verschlossen werden darf).

Tabelle 9.1. Typisches Signalverhalten

	T1w	T2w	T2* w	rho-w	FAT/SAT
Meniskus	0	0	0	0	0
Zentrale Meniskus-Degeneration	↑	↑ – ↑↑	↑ – ↑↑	↑	↑↑
Meniskus-Ruptur	↑	↑ – ↑↑	↑ – ↑↑	↑	↑↑ – ↑↑↑
Meniskus-Reparationszonen	↑	↑	↑	↑	↑↑

0 Signalfrei; ↑ geringe SI; ↑↑ mittlere SI; ↑↑↑ hohe SI.

Weiterführende Literatur

Anderson MW, Raghavan N, Seidenwurm DJ, Greenspan A, Drake C (1995) Evaluation of meniscal tears: fast spin-echo versus conventional spin-echo magnetic resonance imaging. Acad Radiol 2 (3): 209–214

Araki Y, Ashikaga R, Fujii K, Ishida O, Hamada M, Ueda J, Tsukaguchi I (1998) MR imaging of meniscal tears with discoid lateral meniscus. Eur J Radiol 27 (2): 153–160

Arkel van ER, Goei R, de Ploeg I, de Boer HH (2000) Meniscal allografts: evaluation with magnetic resonance imaging and correlation with arthroscopy. Arthroscopy 16 (5): 517–521

Blair TR, Schweitzer M, Resnick D (1999) Meniscal cysts causing bone erosion: retrospective analysis of seven cases. Clin Imaging 23 (2): 134–138

Bohnsack M, Ruhmann O, Sander Beuermann A, Wirth CJ (1999) Vergleich der klinischen Untersuchung mit der kernspintomographischen Untersuchung zur Diagnostik von Meniskusläsionen in der täglichen Praxis. Z Orthop Ihre Grenzgeb 137 (1): 38–42

Cheung LP, Li KC, Hollett MD, Bergman AG, Herfkens RJ (1997) Meniscal tears of the knee: accuracy of detection with fast spin-echo MR imaging and arthroscopic correlation in 293 patients. Radiology 203 (2): 508–512

Connolly B, Babyn PS, Wright JG, Thorner PS (1996) Discoid meniscus in children: magnetic resonance imaging characteristics. Can Assoc Radiol J 47 (5): 347–354

Elvenes J, Jerome CP, Reikeras O, Johansen O (2000) Magnetic resonance imaging as a screening procedure to avoid arthroscopy for meniscal tears. Arch Orthop Trauma Surg 120 (1–2): 14–16

Horton LK, Jacobson JA, Lin-J, Hayes CW (2000) Characterization of the "red zone" of knee meniscus: MR imaging and histologic correlation. Radiology 217 (1): 193–200

Lim PS, Schweitzer ME, Bhatia M et al. (1999) Repeat tear of postoperative meniscus: potential MR imaging signs. Radiology 210 (1): 183–188

Ludman CN, Hough DO, Cooper TG, Gottschalk A (1999) Silent meniscal abnormalities in athletes: magnetic resonance imaging of asymptomatic competitive gymnasts. Br J Sports Med 33 (6): 414–416

Magee TH, Hinson GW (1998) MRI of meniscal bucket-handle tears. Skeletal Radiol 27 (9): 495–499

Muellner T, Nikolic A, Kubiena H, Kainberger F, Mettlboeck M, Vecsei V (1999) The role of magnetic resonance imaging in routine decision making for meniscal surgery. Knee Surg Sports Traumatol Arthrosc 7 (5): 278–283

Muellner T, Weinstabl R, Schabus R, Vecsei V, Kainberger F (1997) The diagnosis of meniscal tears in athletes. A comparison of clinical and magnetic resonance imaging investigations. Am J Sports Med 25 (1): 7–12

Nawata K, Teshima R, Enokida M, Suzuki T, Yamagata T (1999) Magnetic resonance imaging of meniscal degeneration in torn menisci: a comparison between anterior cruciate ligament deficient knees and stable knees. Knee Surg Sports Traumatol Arthrosec 7 (5): 274–277

Rappeport ED, Wieslander SB, Stephensen S, Lausten GS, Thomsen HS (1997) MRI preferable to diagnostic arthroscopy in knee joint injuries. A double-blind comparison of 47 patients. Acta Orthop Scand 68 (3): 277–281

Rubin DA (1997) MR imaging of the knee menisci. Radiol Clin North Am 35 (1): 21–44

Rubin DA, Paletta GA Jr (2000) Current concepts and controversies in meniscal imaging. Magn Reson Imaging Clin N Am 8 (2): 243–270

Ryu KN, Kim IS, Kim EJ, Ahn JW, Bae DK, Sartoris DJ, Resnick D (1998) MR imaging of tears of discoid lateral menisci. AJR Am J Roentgenol 171 (4): 963–967

Schaefer WD, Martin DF, Pope TL Jr, Rudicil HS (1996) Meniscal ossicle. J South Orthop Assoc 5 (2): 126–129

Sciulli RL, Boutin RD, Brown RR et al. (1999) Evaluation of the postoperative meniscus of the knee: a study comparing conventional arthrography, conventional MR imaging, MR arthrography with iodinated contrast material, and MR arthrography with gadolinium-based contrast material. Skeletal Radiol 28 (9): 508–514

Shankman S, Beltran J, Melamed E, Rosenberg ZS (1997) Anterior horn of the lateral meniscus: another potential pitfall in MR imaging of the knee. Radiology 204 (1): 181–184

Tasker AD, Ostlere SJ (1995) Relative incidence and morphology of lateral and medial meniscal cysts detected by magnetic resonance imaging. Clin Radiol 50 (11): 778–781

Totty WG, Matava MJ (2000) Imaging the postoperative meniscus. Magn Reson Imaging Clin N Am 8 (2): 271–283

Tuite MJ, De Smet AA, Swan JS, Keene JS (1995) MR imaging of a meniscal ossicle. Skeletal Radiol 24 (7): 543–545

Tyson LL, Daughters TC Jr, Ryu RK, Crues JV III (1995) MRI appearance of meniscal cysts. Skeletal Radiol 24 (6): 421–424

Uppal A, Disler DG, Short WB, Mc Cauley TR, Cooper JA (1998) Internal derangements of the knee: rates of occurrence at MR imaging in patients referred by orthopedic surgeons compared with rates in patients referred by physicians who are not orthopedic surgeons. Radiology 207 (3): 633–636

Watt AJ, Halliday T, Raby N (2000) The value of the absent bow tie sign in MRI of bucket-handle tears. Clin Radiol 55 (8): 622–626

White LM, Schweitzer ME, Johnson WJ, Amster BJ, Oliveri MP, Russell K (1996) The role of T2-weighted fast-spin-echo imaging in the diagnosis of meniscal tears. J Magn Reson Imaging 6 (6): 874–877

Wright DH, De Smet AA, Norris M (1995) Bucket-handle tears of the medial and lateral menisci of the knee: value of MR imaging in detecting displaced fragments. AJR Am J Roentgenol 165 (3): 621–625

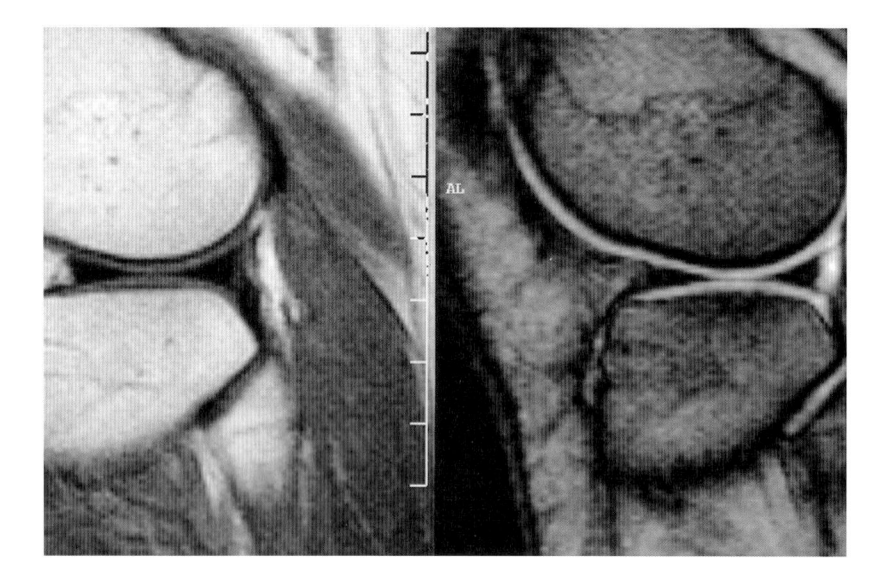

Abb. 9.1. Normaler Außenmeniskus (20 Jahre, w.)

Sagittal; *links* T1, *rechts* T2*: Homogene signalfreie Darstellung des Außenmeniskus in beiden Sequenzen. Popliteusloge auf der *linken Bildhälfte* in T1-Wichtung gut erkennbar

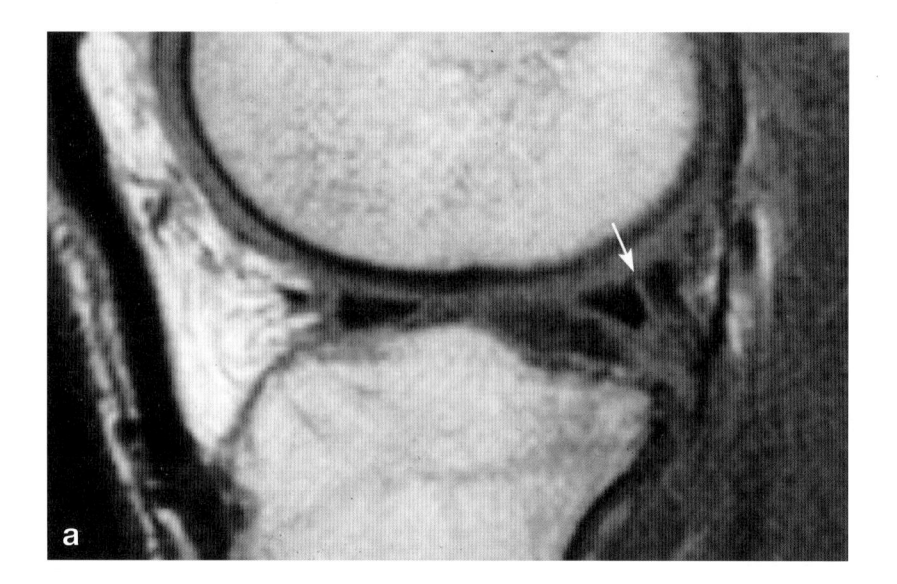

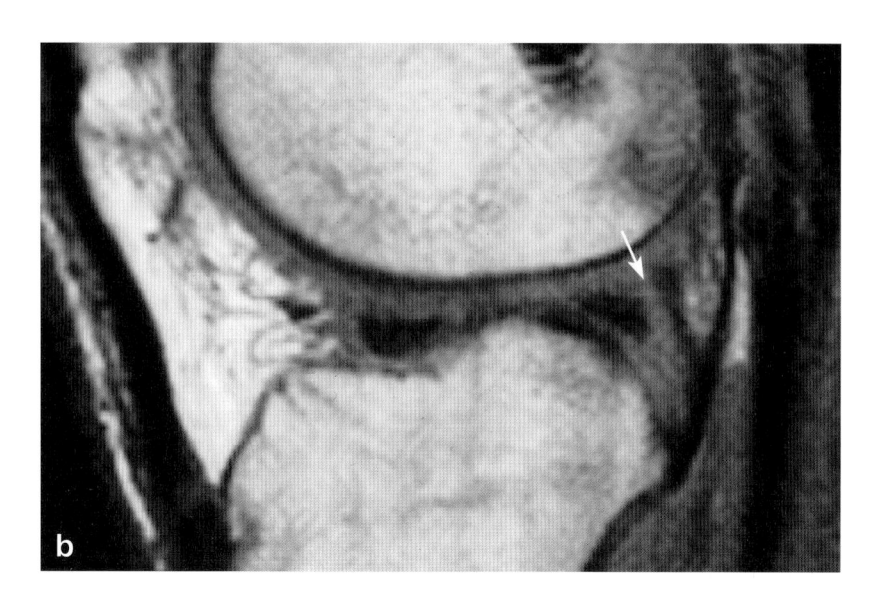

Abb. 9.2 a, b. Pseudoriss Außenmeniskus: Anschnitte dorsales Meniskusligament (23 Jahre, m.)

a, b Sagittal T1: Quadratische bis rechteckige Struktur dorsal des Außenmeniskushinterhorns, vom Meniskus durch eine zarte Linie separiert (*Pfeile*) – kein Meniskusriss

Außenmeniskusläsionen   135

Abb. 9.3 a, b. Pseudoriss Außenmeniskus: Anschnitte Meniskusligamente (48 Jahre, w.)

a, b Sagittal T1: Zarte lineare Signalaufhellungen separieren Meniskusvorder- und -hinterhorn jeweils von den unmittelbar angrenzenden Meniskusligamenten (*Pfeile*)

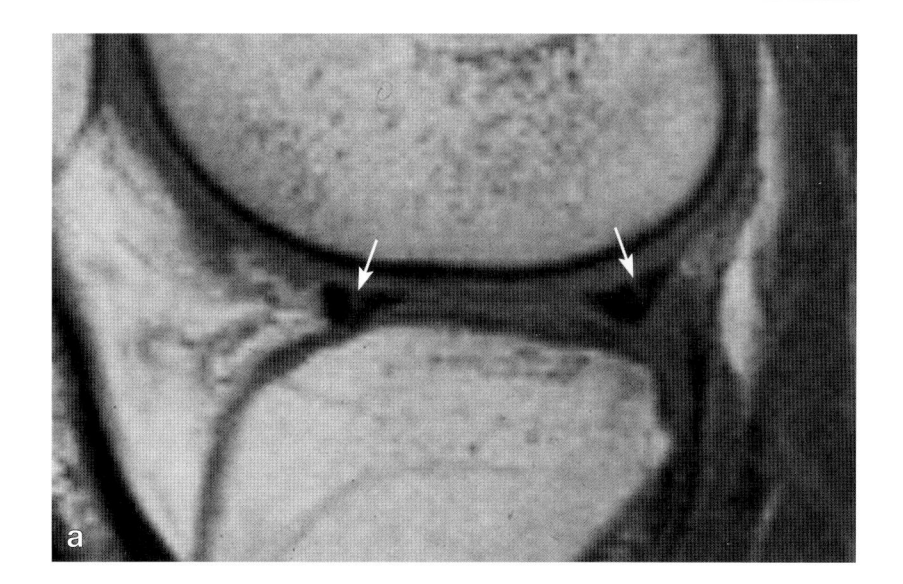

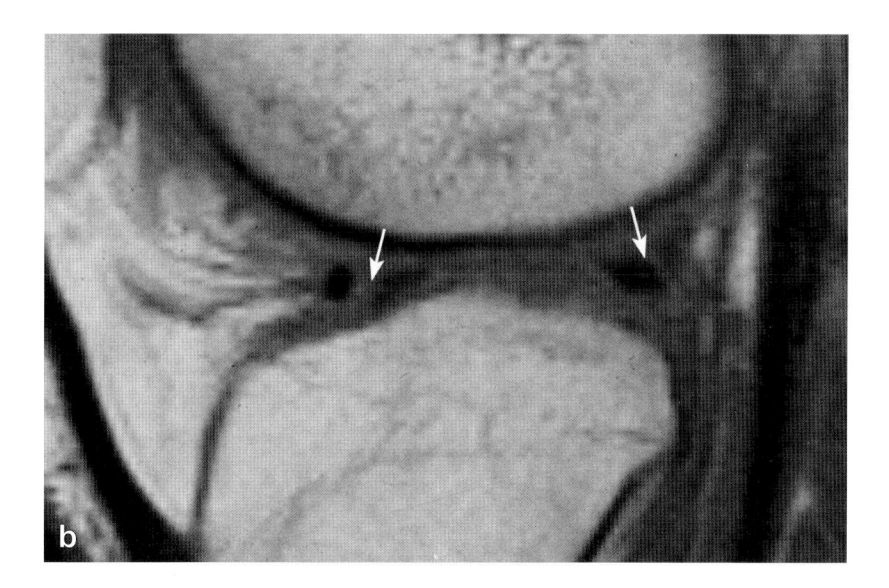

136 Außenmeniskusläsionen

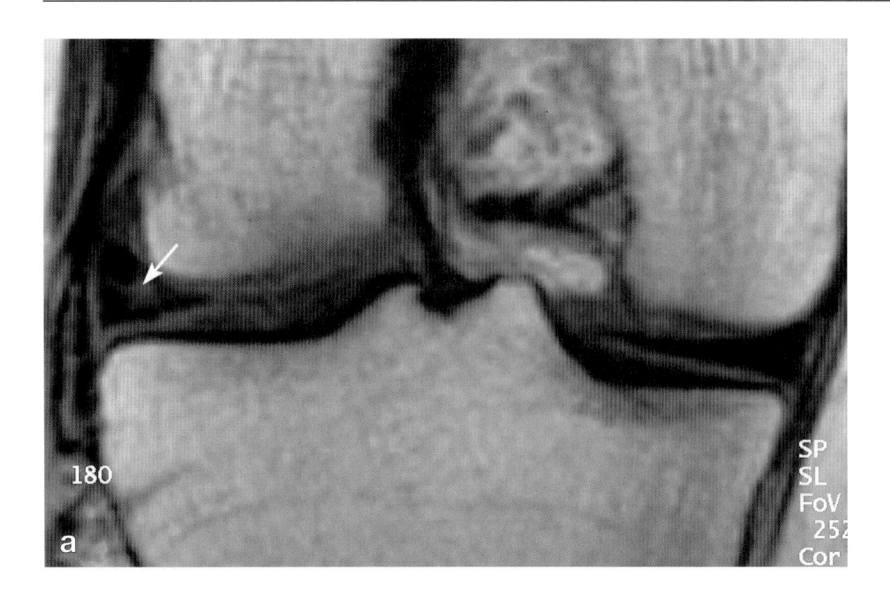

Abb. 9.4a, b. Überwiegende zentrale Degeneration Außenmeniskushinterhorn; fissurale Unterflächenläsion Grad II–III (30 Jahre, m.)

a Koronar T1: Deutliche rundliche, peripher auch lineare Signalsteigerung innerhalb des Außenmeniskushinterhorns (*Pfeil*)

b Sagittal T1: Zum Teil unterflächennaher Sitz der intrameniskalen Signalsteigerung – Ausdünnung der Basispartie. Keine auf den Aufnahmen bewiesene Konturunterbrechung

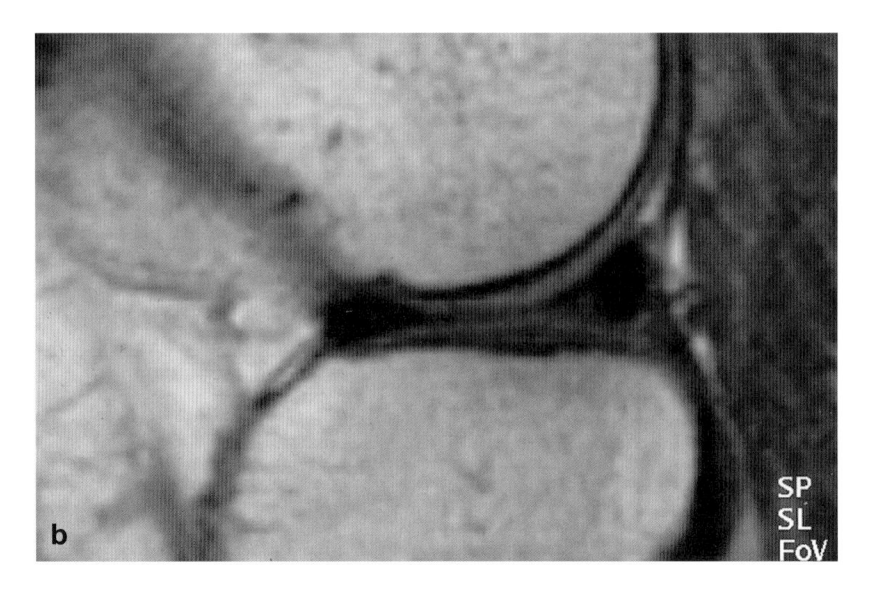

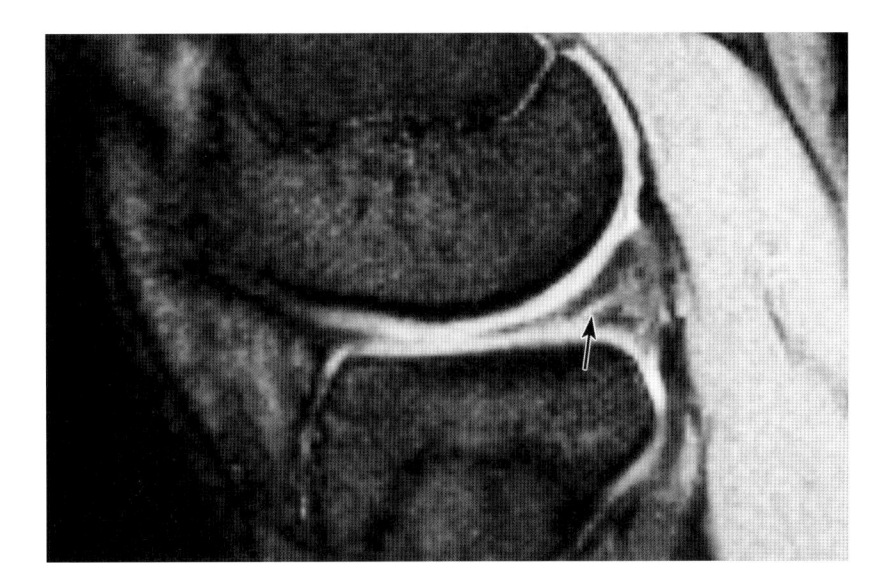

Abb. 9.5 a, b. Zarter Einriss Außenmeniskushinterhorn Grad III (33 Jahre, w.)

a Sagittal T1; **b** sagittal T2*: Diskrete dreiecksförmige Unterflächenkonturinkongruenz mit lokaler Signalsteigerung in beiden Sequenzen (*Pfeile*)

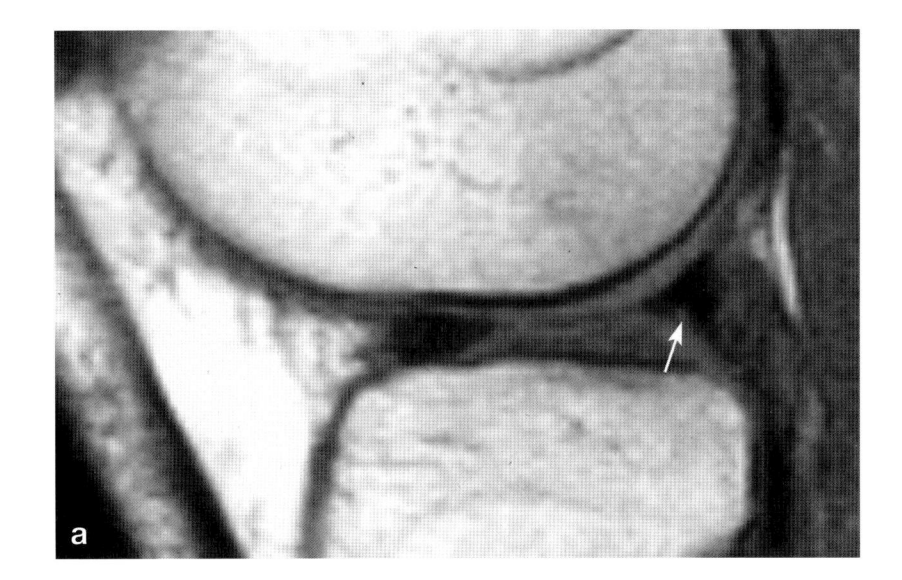

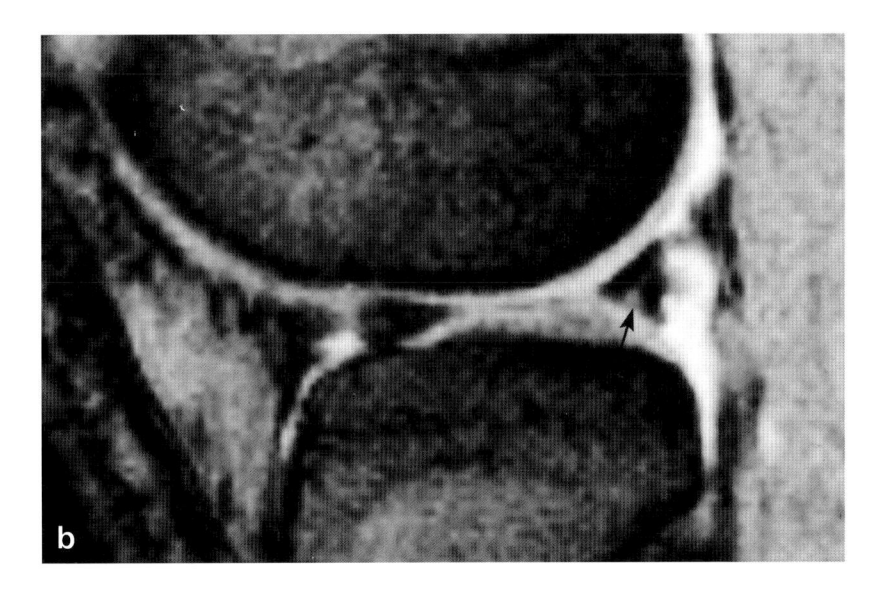

Abb. 9.6. Riss Außenmeniskushinterhorn Grad III (14 Jahre, w.)

Sagittal T2*: Schräg verlaufende lineare Signalsteigerung Außenmeniskushinterhorn mit Unterflächenkonturunterbrechung (*Pfeil*)

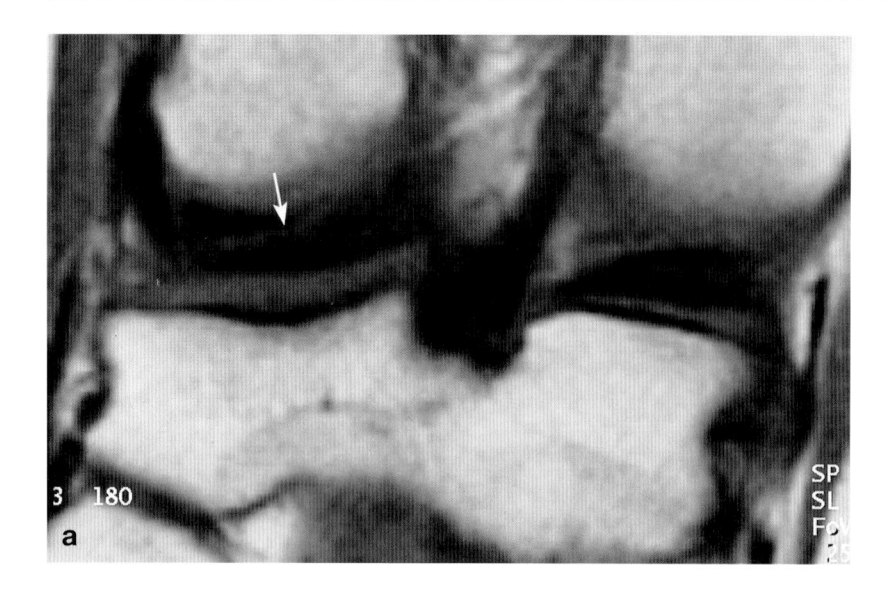

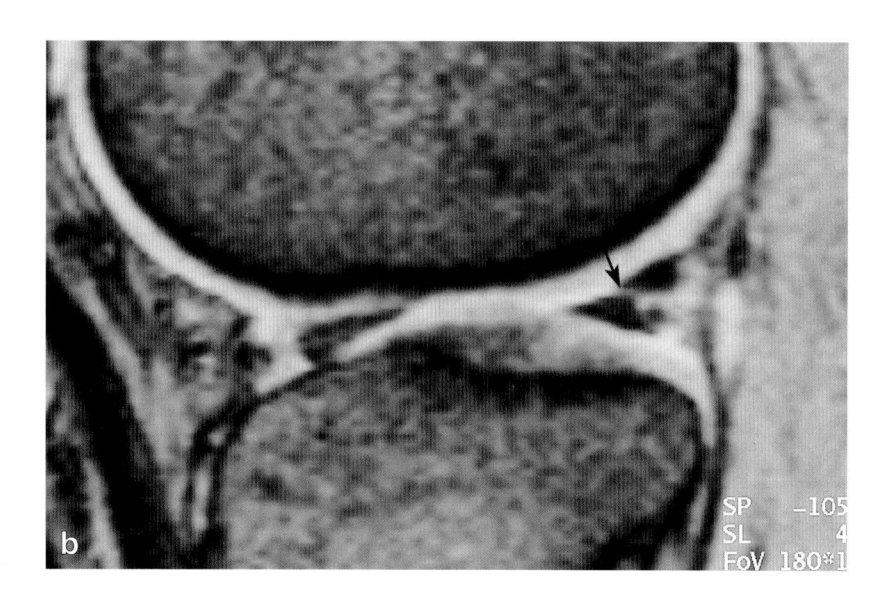

Abb. 9.7 a, b. Horizontalriss Außenmeniskushinterhorn Grad III (37 Jahre, m.)

a Koronar T1: Lineare Signalsteigerung innerhalb des Außenmeniskushinterhorns mit Oberflächenkonturunterbrechung (*Pfeil*)

b Sagittal T2*: Horizontale Kontinuitätsunterbrechung Außenmeniskushinterhorn (*Pfeil*)

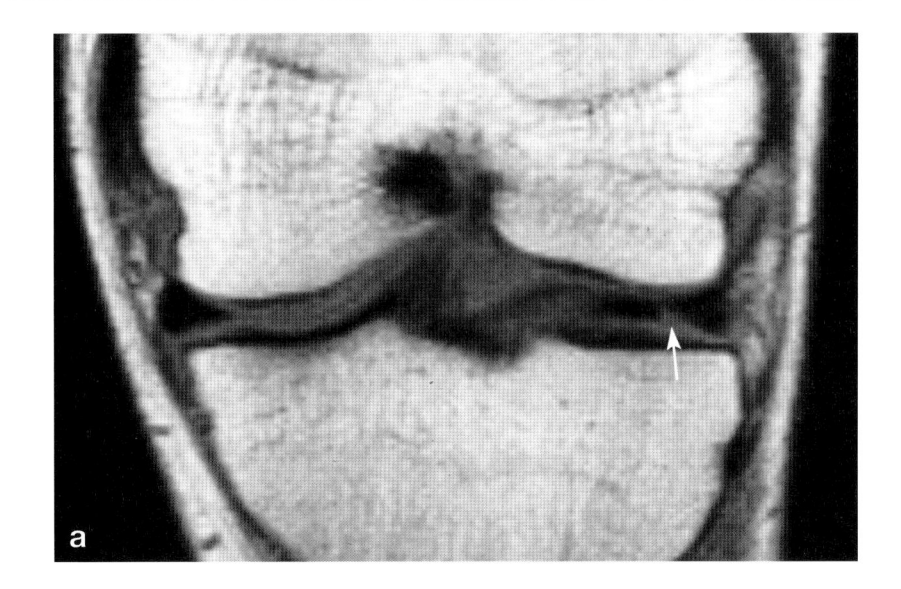

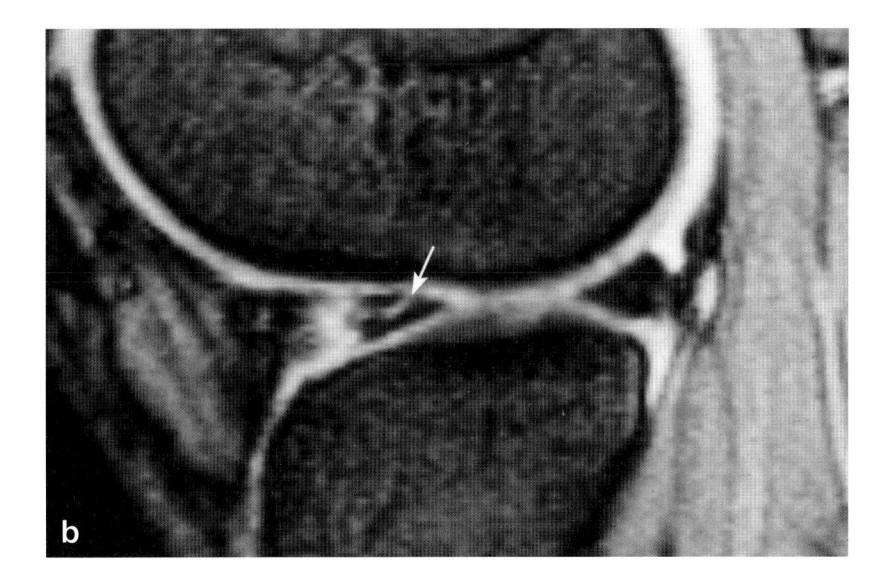

Abb. 9.8 a, b. Riss Außenmeniskusvorderhorn Grad III (26 Jahre, m.)

a Koronar T1: Keilförmige Konturunterbrechung Außenmeniskusvorderhorn (*Pfeil*) – mediale Partie atypisch verdickt durch verlagerten Anteil

b Sagittal T2*: Bogige, zum Teil horizontale Konturunterbrechungen Außenmeniskusvorderhorn mit linearen Signalsteigerungen (*Pfeil*)

140 Außenmeniskusläsionen

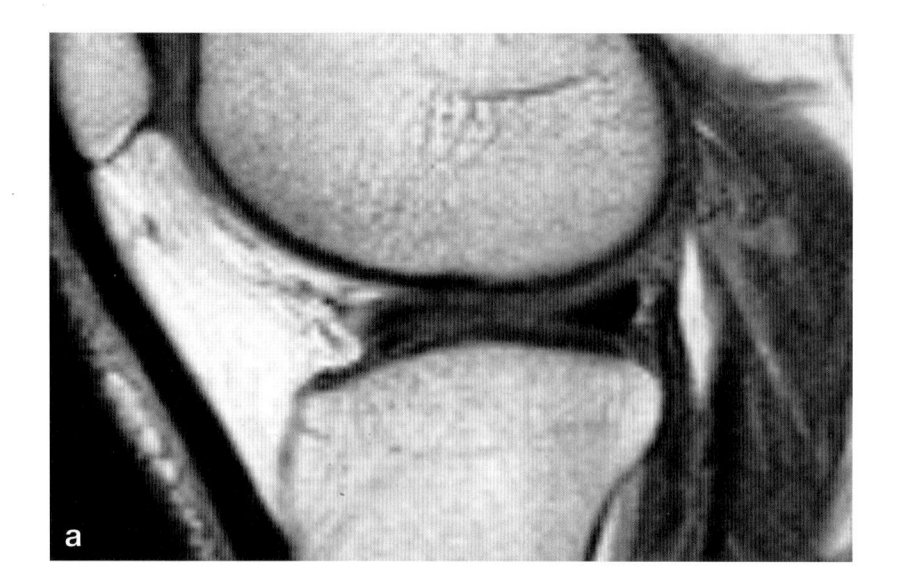

Abb. 9.9 a, b. Riss Außenmeniskusvorderhorn Grad III (59 Jahre, w.)

a Sagittal T1; **b** sagittal T2*: Jeweils horizontale lineare Signalsteigerung und Konturdefekte Außenmeniskusvorderhorn, am deutlichsten in relativer T2-Wichtung (**b**)

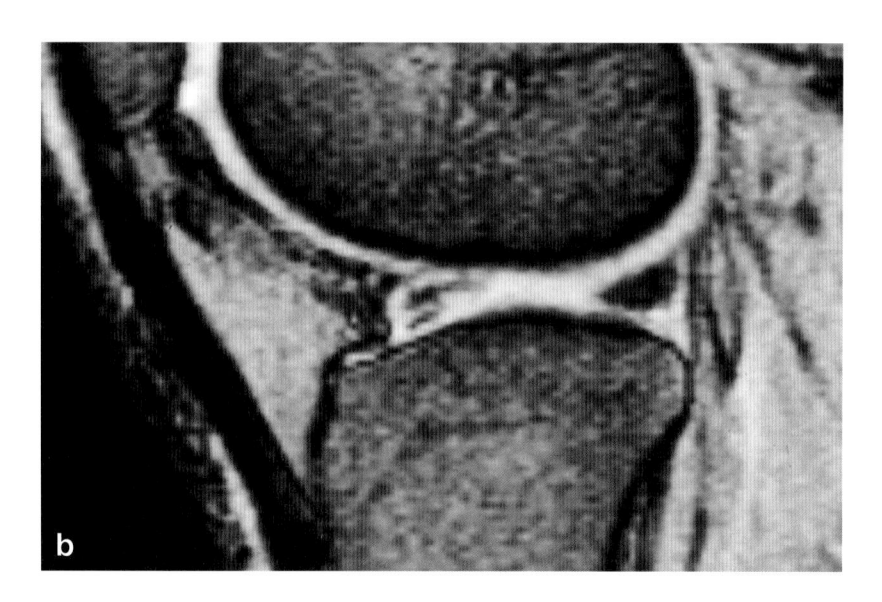

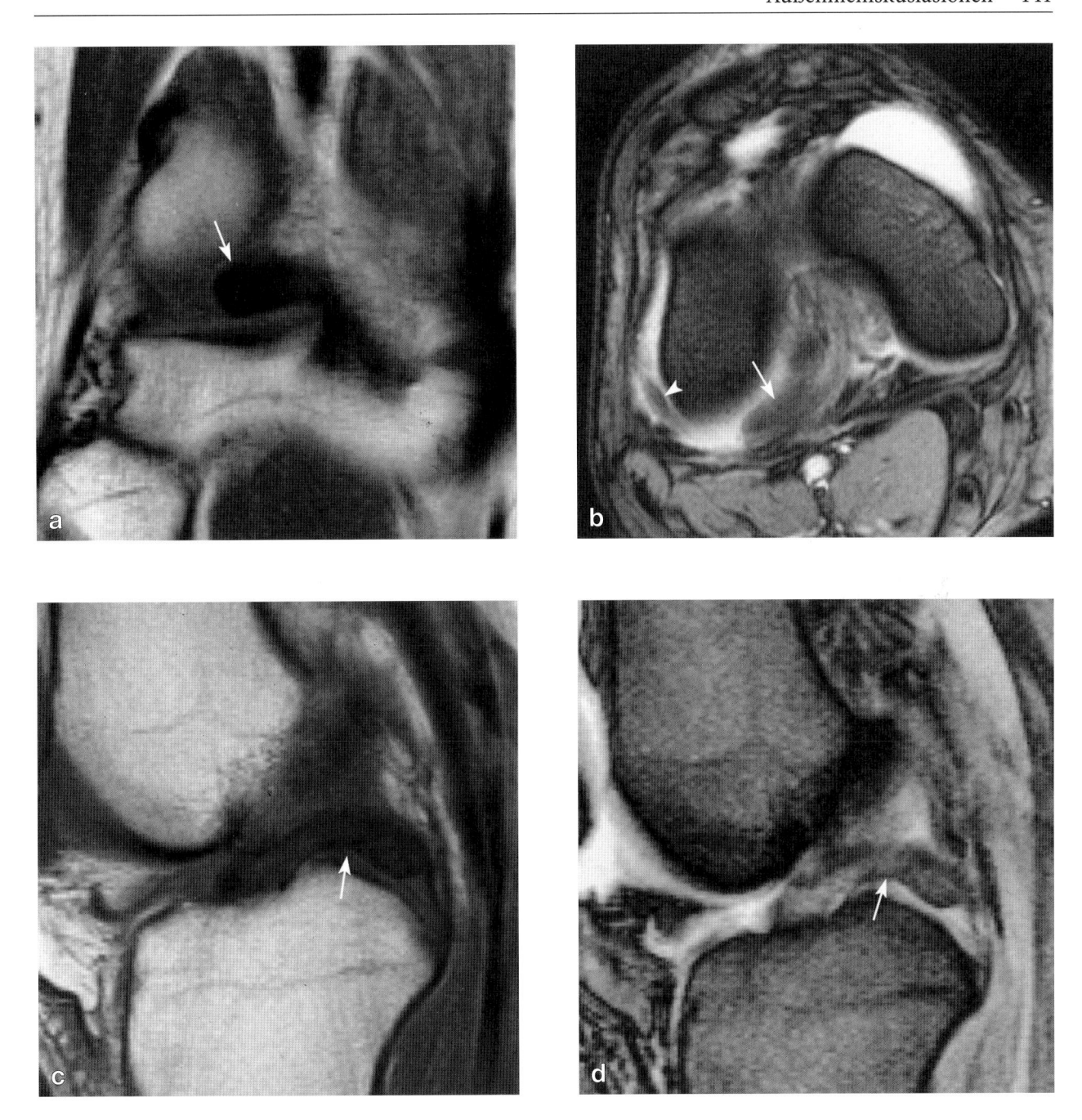

Abb. 9.10 a–d. Dislozierter, fragmentierter Korbhenkelriss (33 Jahre, m.)

a Koronar T1: Pathologisch verdickte und medial verlagerte Außenmeniskushinterhornabschnitte (*Pfeil*)

b Axial T2*: Größerer Anteil des Außenmeniskus (mediale dorsale ²/₃) bogenförmig medial des Außenkondylus im Bereich der Fossa intercondylaris nachweisbar (*Pfeil*). Kleiner isolierter Anteil lateral dorsaler Außenkondyluspartien (*Pfeilspitze*)

c Sagittal T1; d sagittal T2*: Großer bogenförmiger, zentral in beiden Sequenzen schwach hyperintenser, in Richtung Eminentia verlagerter Außenmeniskusanteil (*Pfeile*)

142 Außenmeniskusläsionen

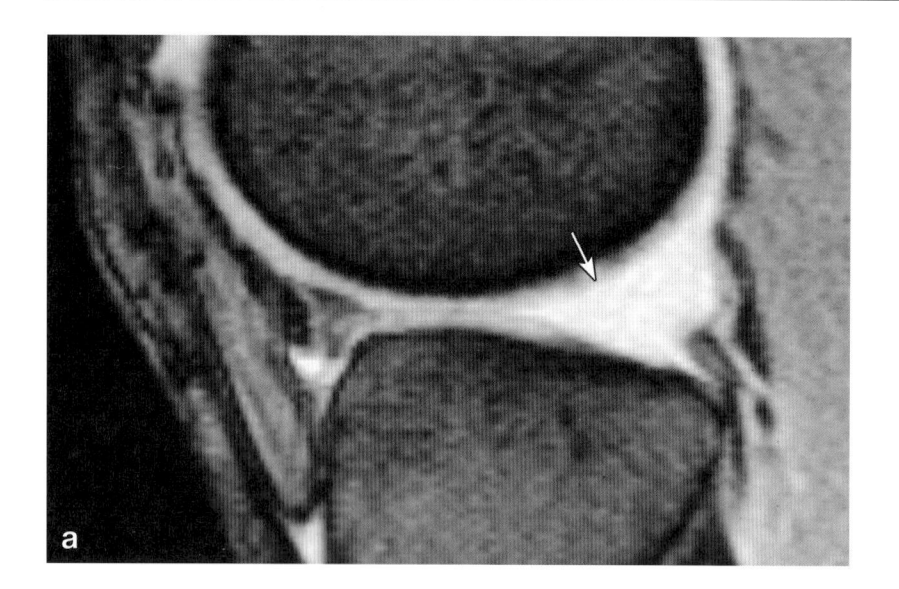

Abb. 9.11 a, b. Dislozierter Außenmeniskusriss (55 Jahre, w.)

a Sagittal T2*: Dorsaler Meniskusrezessus leer, lediglich flüssigkeitsgefüllt (*Pfeil*)

b Sagittal T2*: Größere longitudinale Außenmeniskusanteile in Richtung Eminentia verlagert (*Pfeil*)

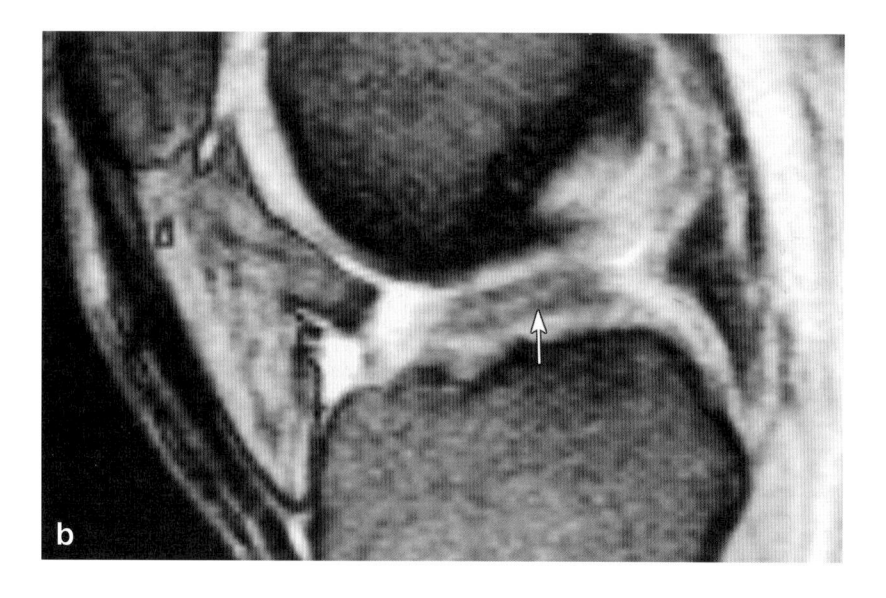

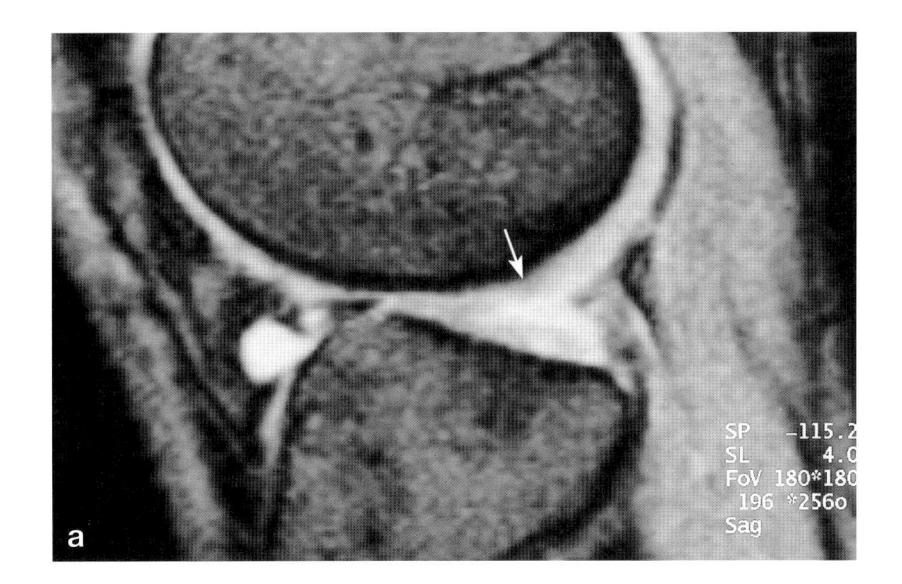

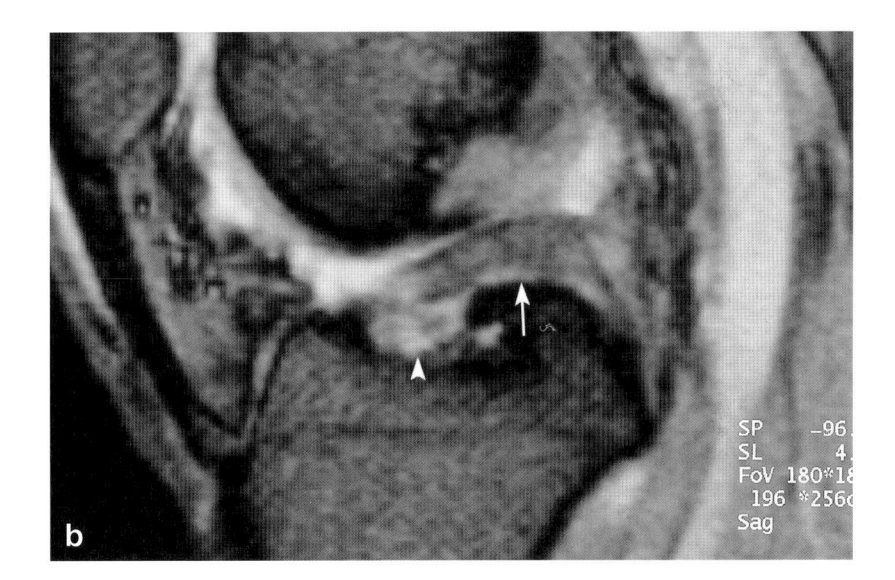

Abb. 9.12 a, b. Dislozierter Korbhenkelriss des Außenmeniskus (49 Jahre, m.)

a Sagittal T2*: Leerer dorsaler Außenmeniskusrezessus – lediglich signalintense Flüssigkeitsfüllung (*Pfeil*). Zystische Ausstülpung der ventralen meniskotibialen Kapsel – Differentialdiagnose: Kleines Flüssigkeitsdepot am Hoffa-Hinterrand

b Sagittal T2*: Bogenförmige verdickte kompakte Außenmeniskusanteile in Richtung Eminentia verlagert (*Pfeil*). Schüsselförmiger geröllzystenartiger Tibiakopfdefekt (*Pfeilspitze*)

144 Außenmeniskusläsionen

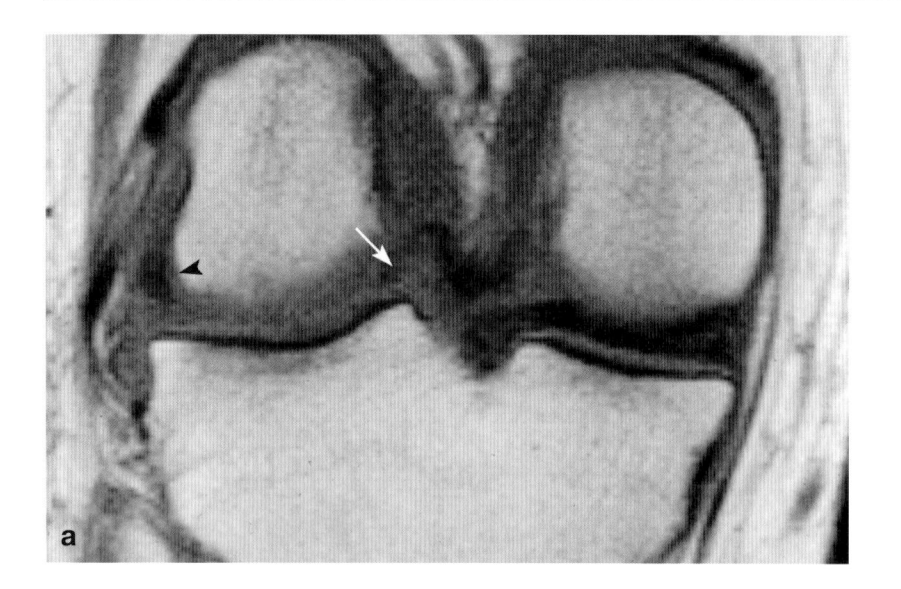

Abb. 9.13 a, b. Dislozierter Korbhenkelriss des Außenmeniskus (43 Jahre, m.)

a Koronar T1: Breite Dehiszenz des Außenmeniskushinterhorns mit Verlagerung eines kleineren Anteils nach lateral (*Pfeilspitze*) und eines etwas größeren Fragments nach medial in Richtung Eminentia (*Pfeil*)

b Sagittal T2*: Dorsaler Außenmeniskusrezessus leer – lediglich flüssigkeitsgefüllt

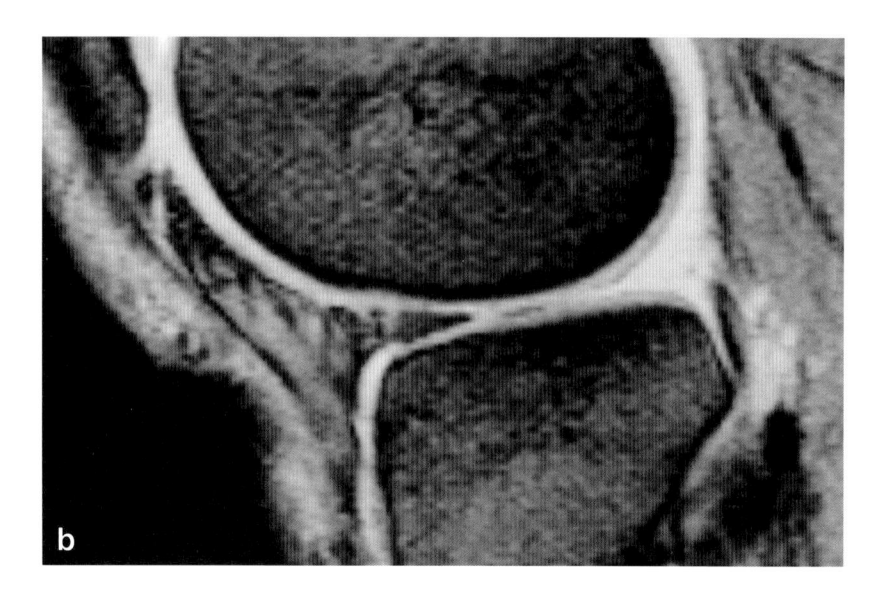

Außenmeniskusläsionen 145

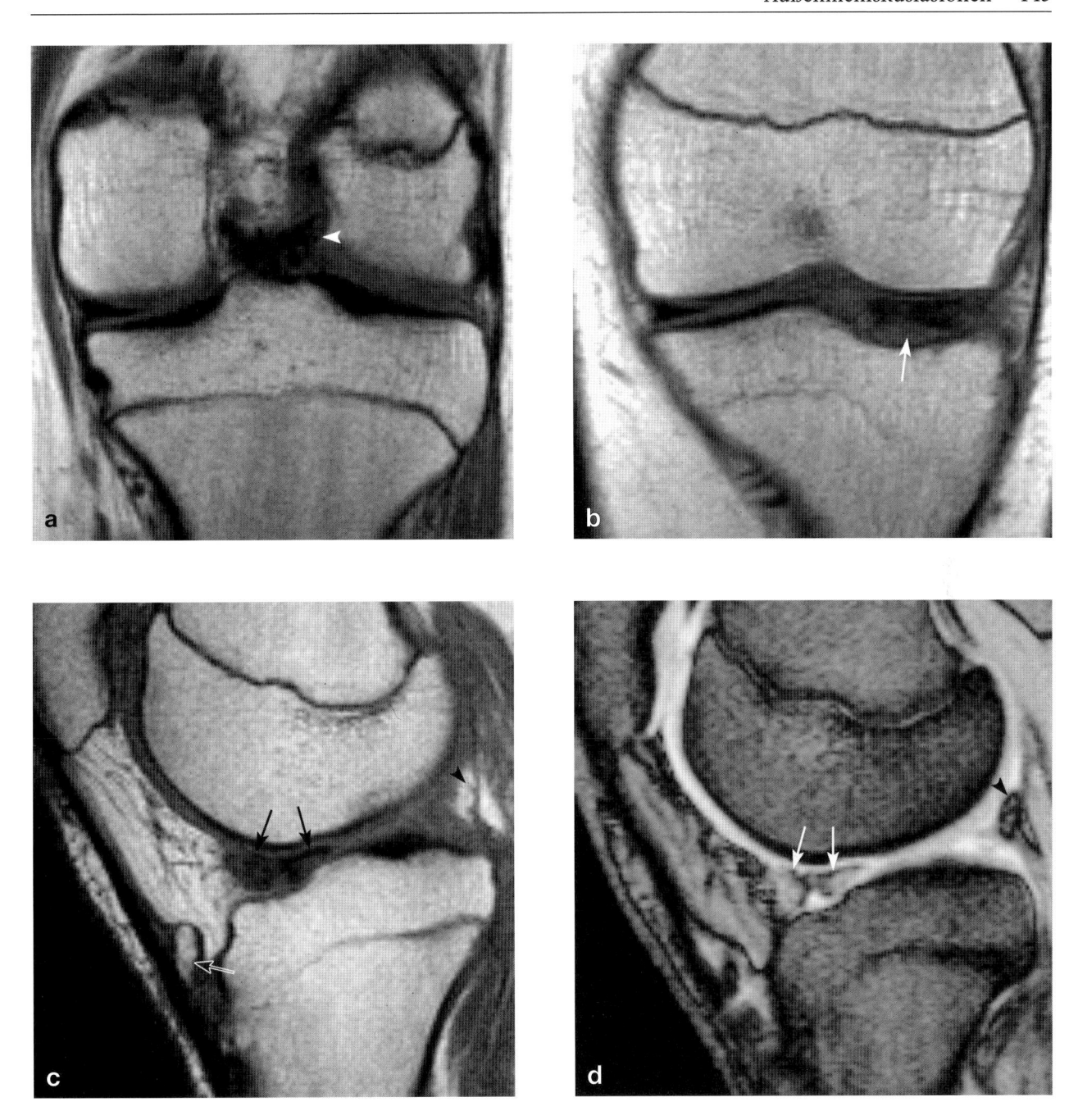

Abb. 9.14 a–d. Ventral dislozierter, fragmentierter lateraler Korbhenkelriss – Doppelkonturzeichen; tibiale Ossifikationsstörung: Isolierter Apophysenkern (15 Jahre, m.)

a Koronar T1: Dorsaler Außenmeniskusrezessus leer bis auf einen kleinen, medial verlagerten Meniskusrestanteil (*Pfeilspitze*)

b Koronar T1: Pathologisch volumenvermehrte Außenmeniskusanteile im Vorderhornbereich mit Konturunterbrechungen (*Pfeil*)

c Sagittal T1; **d** sagittal T2*: Dorsaler Meniskusrezessus jeweils leer – hyperintense Fettanschnitte in T1-Wichtung täuschen in relativer T2-Wichtung Meniskusreste vor (*Pfeilspitzen*). Auffällige Doppelkontur am Außenmeniskusvorderhorn durch ventral dislozierte Anteile (*Pfeile*). Isoliertes Knochenelement ventral der Tuberositas an der distalen Patellarsehnenrückfläche (*offener Pfeil*)

146 Außenmeniskusläsionen

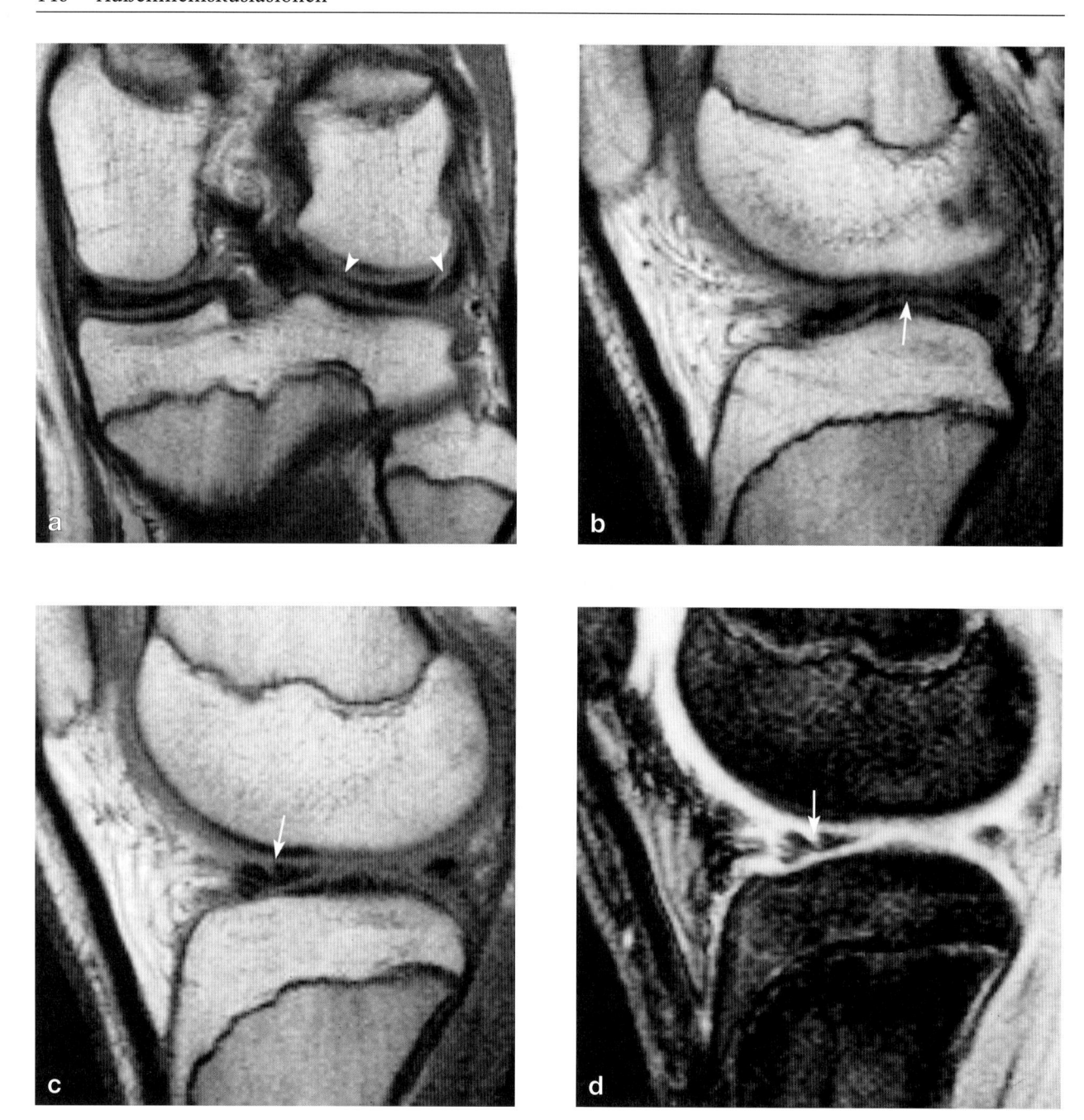

Abb. 9.15 a–d. Disloziertert Außenmeniskus-Korbhenkelriss bei abortivem Scheibenmeniskus; Doppelkonturzeichen (16 Jahre, m.)

a Koronar T1: Mehrfache Konturunterbrechungen des Außenmeniskushinterhorns im medialen und lateralen Viertel (*Pfeilspitzen*)

b Sagittal T1: Größere Außenmeniskuspartien medial in Richtung Eminentia verlagert und in Kontinuität zwischen Hinter- und Vorderhorn nachweisbar (*Pfeil*)

c Sagittal T1; d sagittal T2*: Atypische Doppelkontur des Vorderhorns durch ventral verlagerte Außenmeniskusanteile (*Pfeile*)

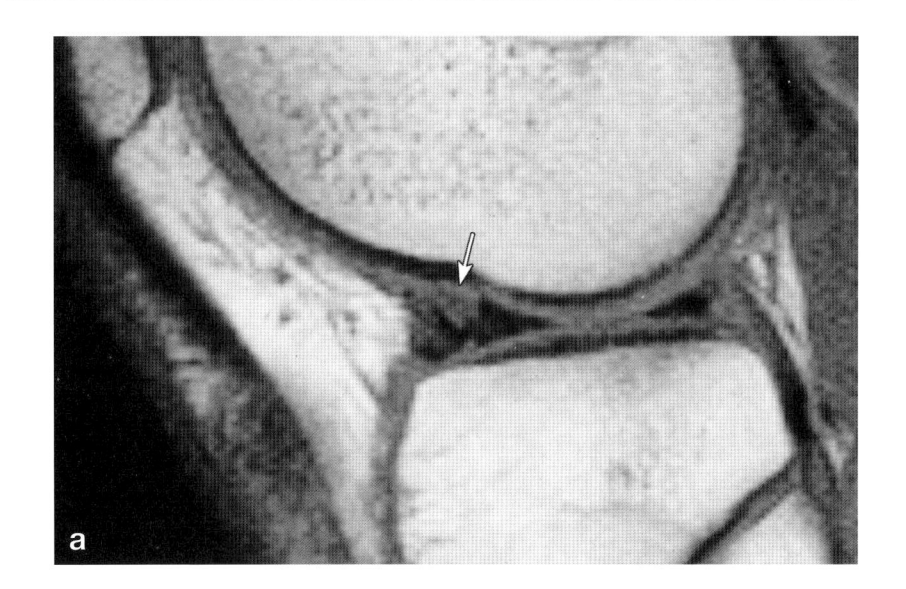

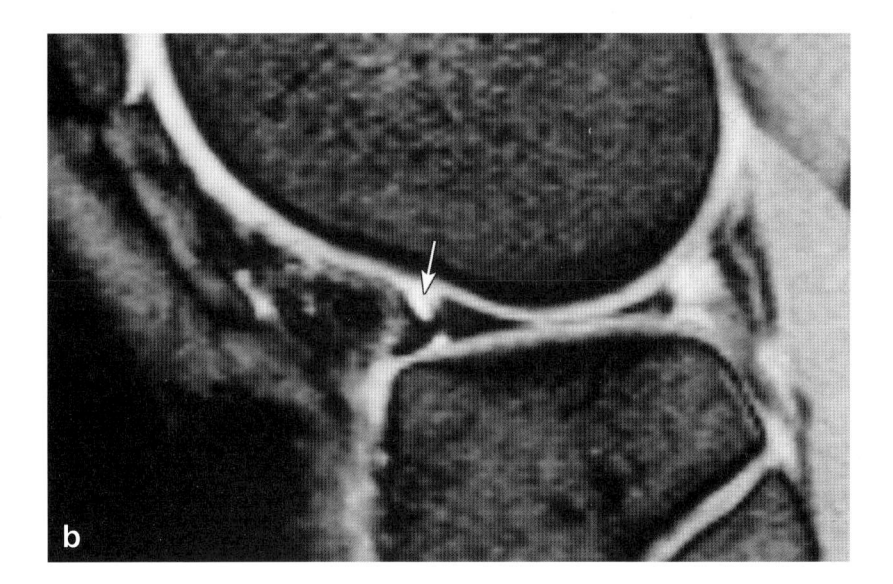

Abb. 9.16 a, b. Dislozierter Außenmeniskusriss: Doppelkonturzeichen Vorderhorn (17 Jahre, m.)

a Sagittal T1; **b** sagittal T2*: Im Vergleich zum Vorderhorn atypisch abgeflachte Hinterhornpartie. Zusätzlich Doppelkonturzeichen am Vorderhorn durch ventral dislozierte Außenmeniskusanteile (*Pfeile*)

148 Außenmeniskusläsionen

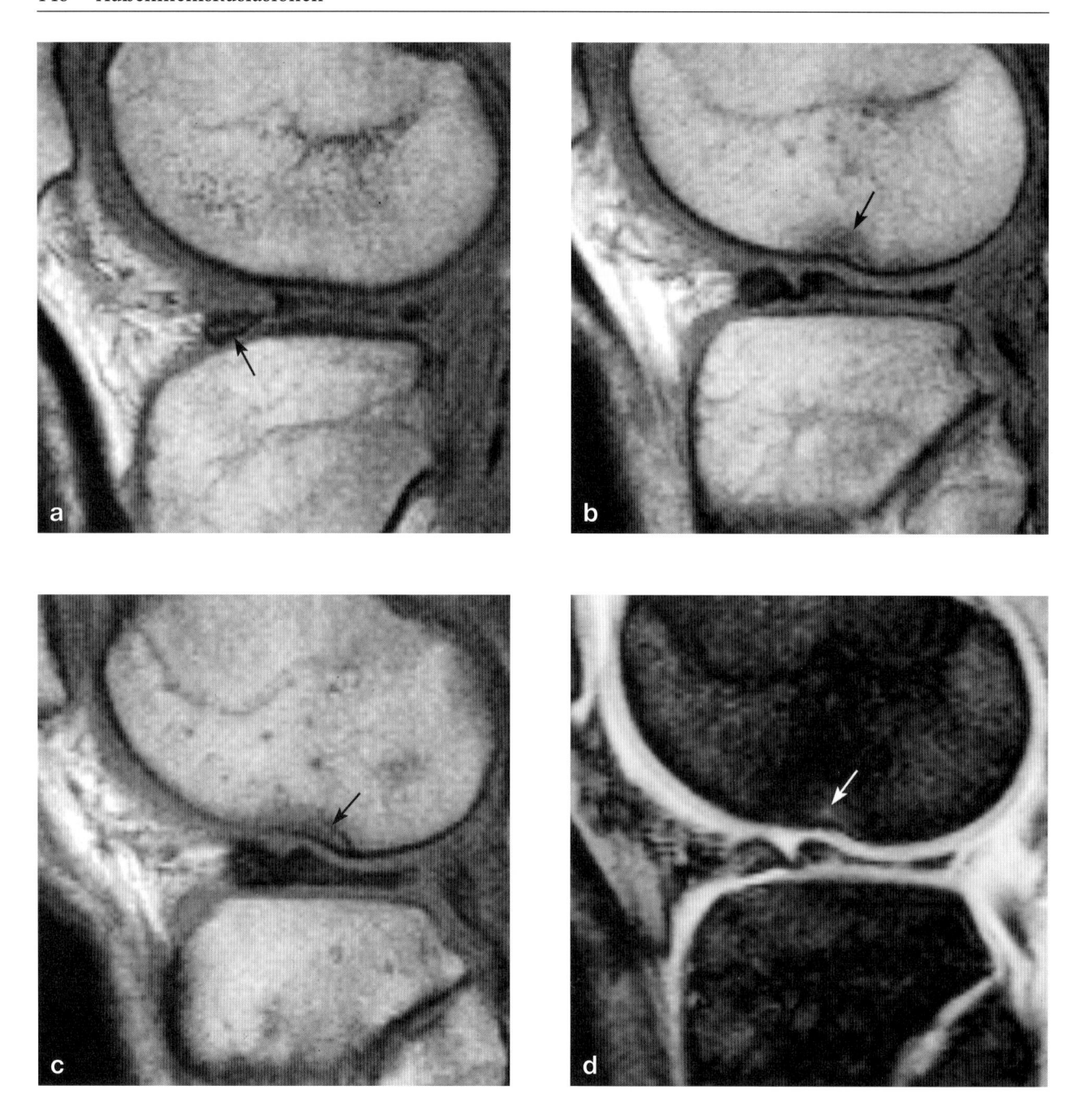

Abb. 9.17 a–d. Partiell dislozierter Mehrfachriss lateraler Scheibenmeniskus: Doppelkonturzeichen Vorderhorn (17 Jahre, m.)

a Sagittal T1: Mehrfach unterbrochene Außenmeniskusanteile mit Verlagerung eines dreiecksförmigen Anteils ventral des Vorderhorns (*Pfeil*)

b, c Sagittal T1; d sagittal T2*: Außenmeniskus auf mehreren sagittalen Schichten jeweils in Kontinuität nachweisbar – abgeflachtes Hinterhorn; pathologische Doppelkontur am Vorderhorn durch verlagerte Außenmeniskusanteile. Diskrete knöcherne Kontusionsfolge des Außenkondylus mit subchondraler geringer Signalminderung in T1 bzw. Signalsteigerung in relativer T2-Wichtung ohne Kortikalisunterbrechung (*Pfeile*)

Abb. 9.18. Außenmeniskusriss Pars intermedia/Vorderhorn Grad III (63 Jahre, w.)

Sagittal T2*: Vertikale Konturunterbrechung zwischen Pars intermedia und verdicktem Vorderhorn (*Pfeil*)

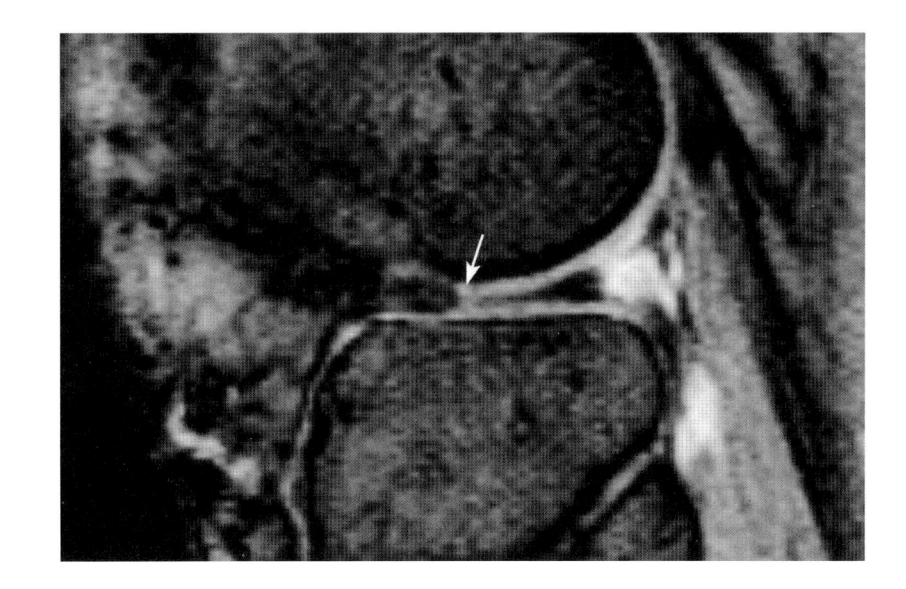

Abb. 9.19. Initiales Außenmeniskusganglion bei zartem Riss Vorderhorn/Pars intermedia (24 Jahre, m.)

Sagittal T1: Rundliche Signalsteigerung innerhalb des Außenmeniskusvorderhorns (*Pfeil*). Stufenbildung zwischen Vorderhorn und Pars intermedia mit lokaler Konturverdünnung (*Pfeilspitze*)

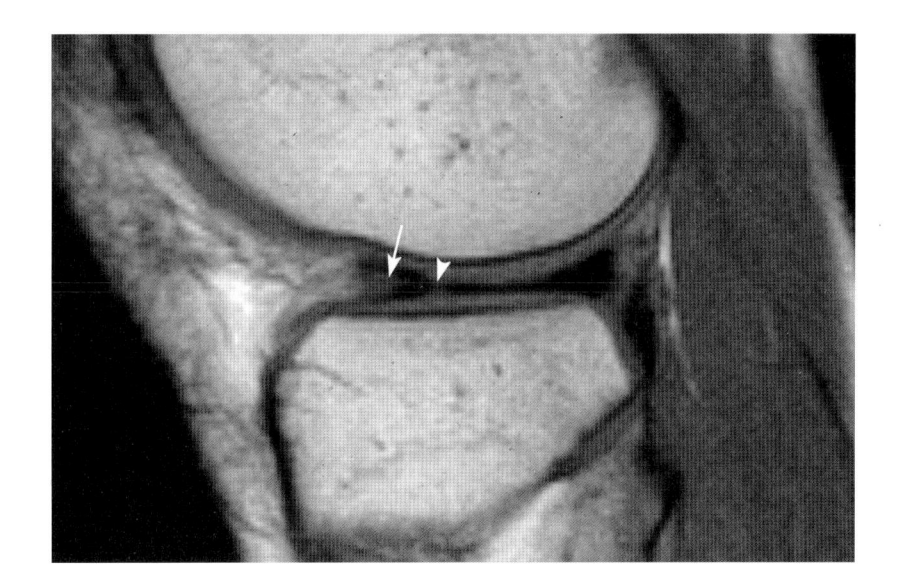

Abb. 9.20. Außenmeniskusganglion (30 Jahre, w.)

Sagittal T2*: Rundliche Signalsteigerung am Vorderrand des Außenmeniskusvorderhorns bei angedeutetem Meniskusfrontdefekt

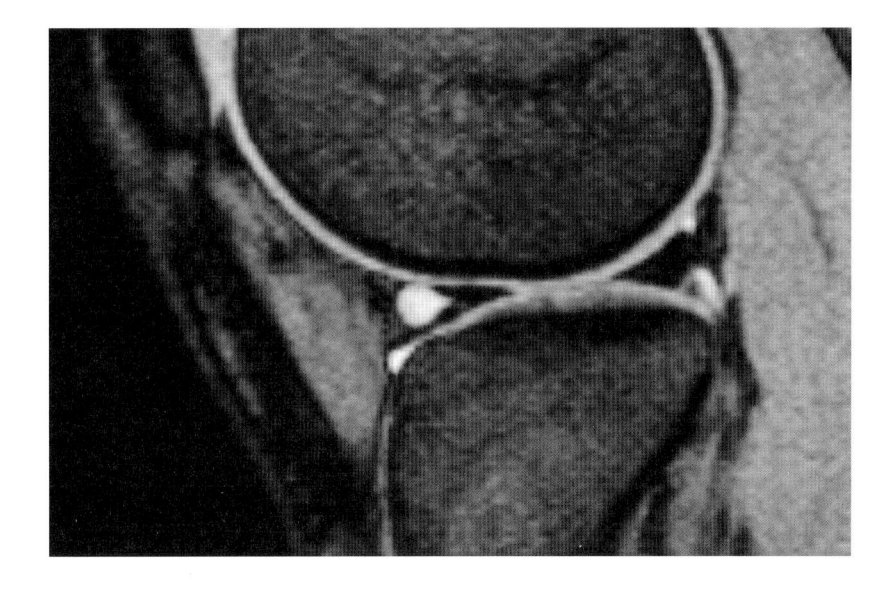

150 Außenmeniskusläsionen

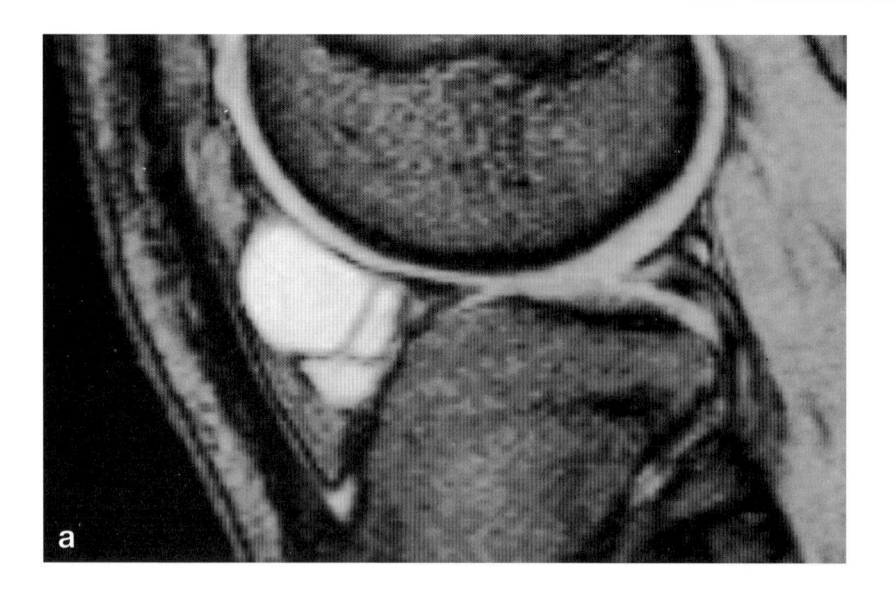

Abb. 9.21 a, b. Außenmeniskusganglion, ausgedehnt, bei Vorderhornriss (nicht abgebildet) (15 Jahre, w.)

a Sagittal T2*; **b** axial T2*: Gelappte, teilseptierte ovaläre flüssigkeitsisointense Formation unmittelbar ventral des Außenmeniskusvorderhorns innerhalb angrenzender lateraler Hoffa-Abschnitte

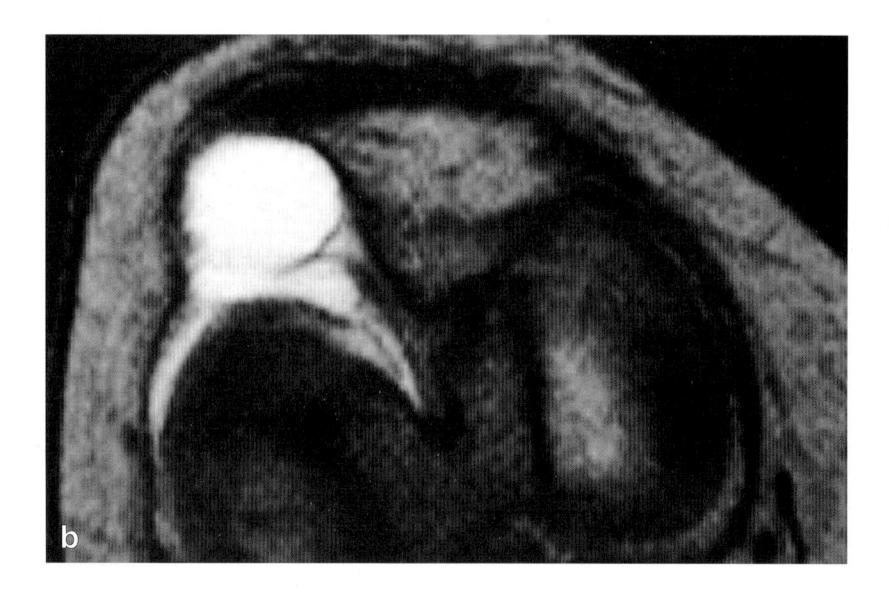

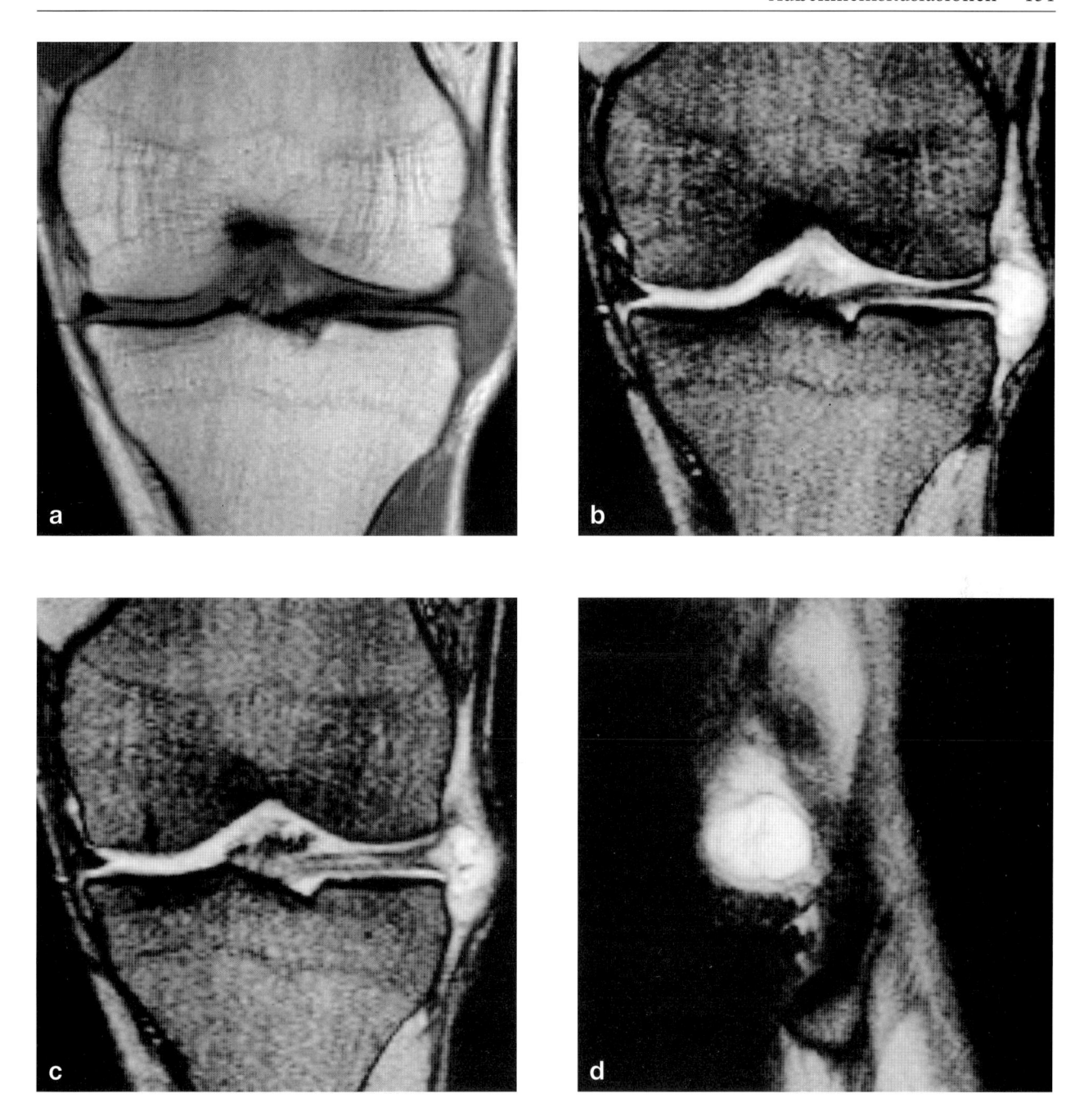

Abb. 9.22a–d. Außenmeniskusganglion bei Riss Außenmeniskusvorderhorn/Pars intermedia (32 Jahre, m.)

a Koronar T1: Dreiecksförmige Aufspreizung der Außenmeniskusperipherie mit anhängender, in T1-Wichtung schwach hyperintenser ovalärer Formation

b, c Koronar T2*; **d** sagittal T2*: Jeweils deutlich hyperintenses Signal der Meniskusrandformation mit einzelnen Septierungen und Einstrahlung in die Meniskusperipherie

152 Außenmeniskusläsionen

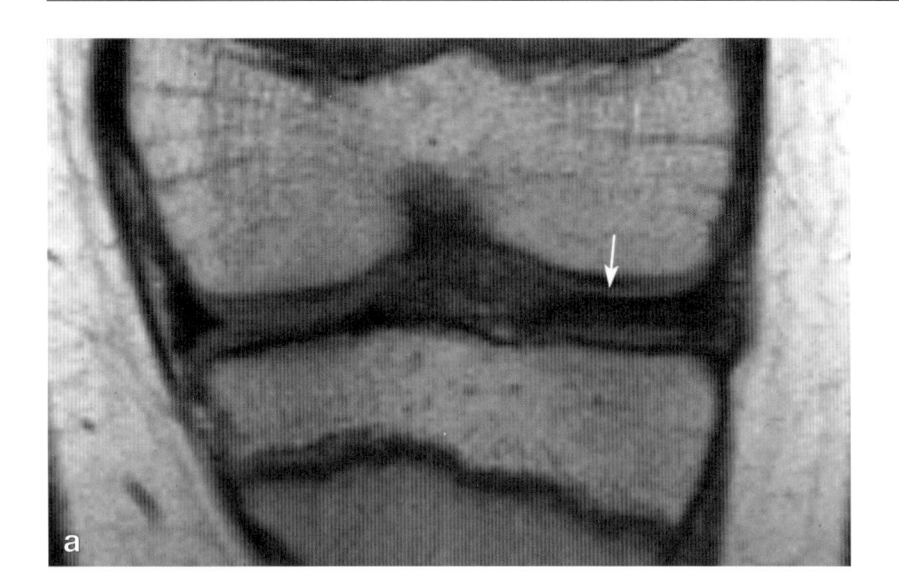

Abb. 9.23 a, b. Lateraler Scheibenmeniskus (13 Jahre, m.)

a Koronar T1; **b** sagittal T1: Außenmeniskus im Vergleich zum Innenmeniskus wesentlich größer (*Pfeile*), auf mehreren sagittalen Schichten in Kontinuität erfasst

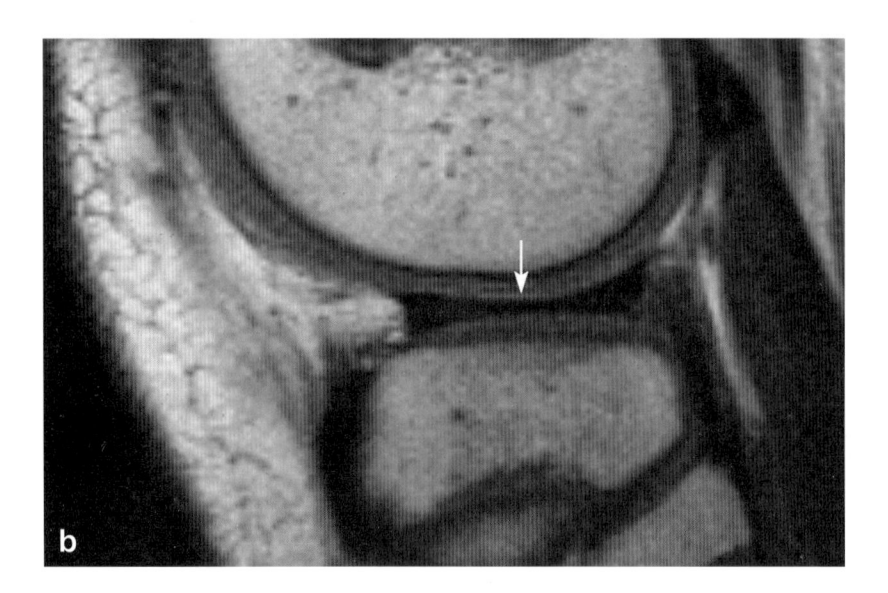

Außenmeniskusläsionen 153

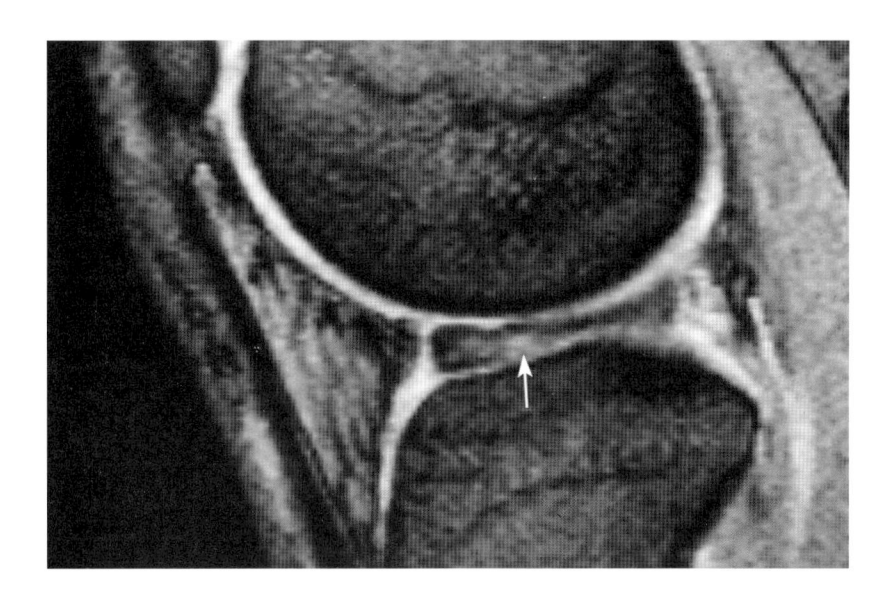

Abb. 9.24 a, b. Riss lateraler Scheibenmeniskus Pars intermedia/Übergang Vorderhorn; Verkalkung Außenmeniskushinterhorn medial (55 Jahre, m.)

a Koronar T1: Oberflächenkonturdefekt Außenmeniskushinterhorn, laterales Viertel (*Pfeil*). Knochenmarksisointense rundliche Formation am freien Rand des Außenmeniskus dorsal (*Pfeilspitze*)

b Sagittal T1: Angedeutet keilförmiger Konturdefekt Außenmeniskusvorderhorn/Übergang Pars intermedia (*Pfeil*)

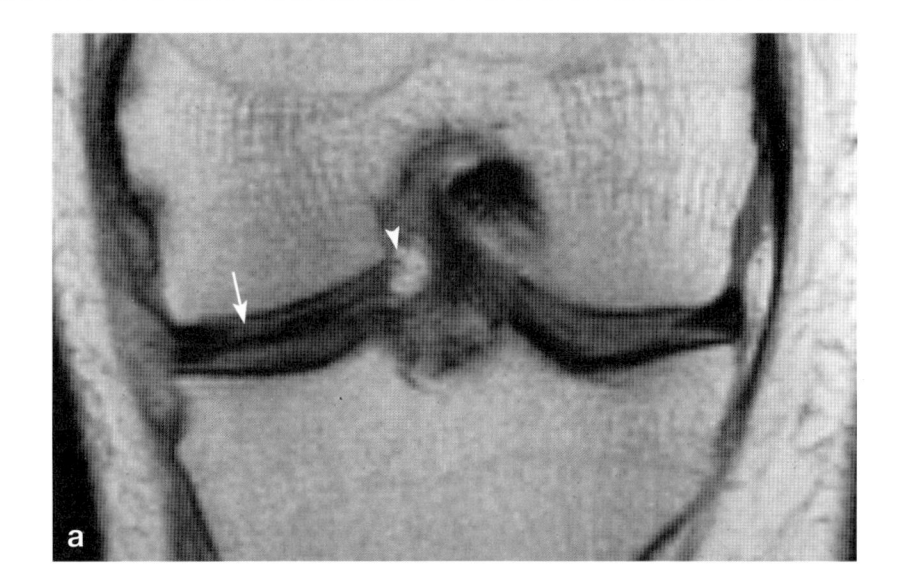

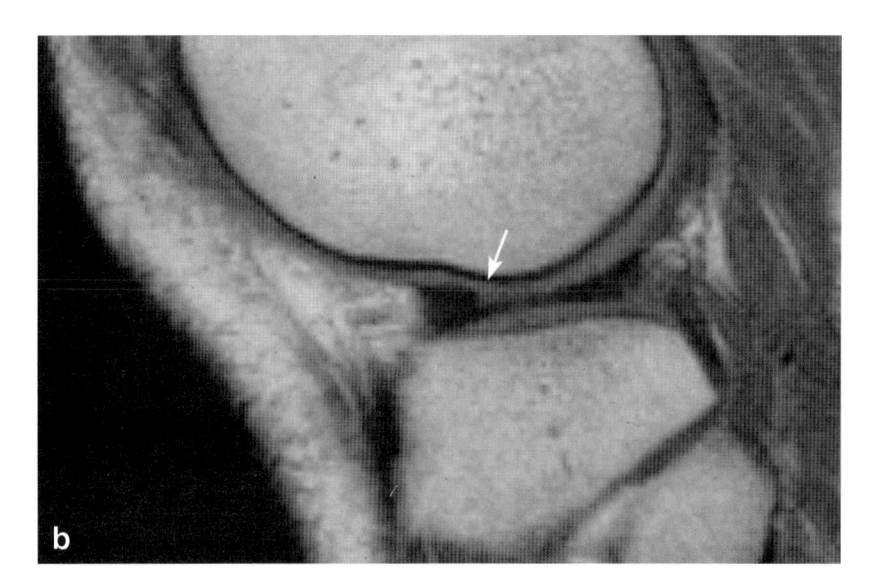

Abb. 9.25. Riss lateraler Scheibenmeniskus/Pars intermedia (44 Jahre, m.)

Sagittal T2*: Unterflächenkonturdefekt im Übergangsbereich Vorderhorn/Pars intermedia (*Pfeil*). Atypische Außenmeniskusgröße, insbesondere kompaktes Vorderhorn

154 Außenmeniskusläsionen

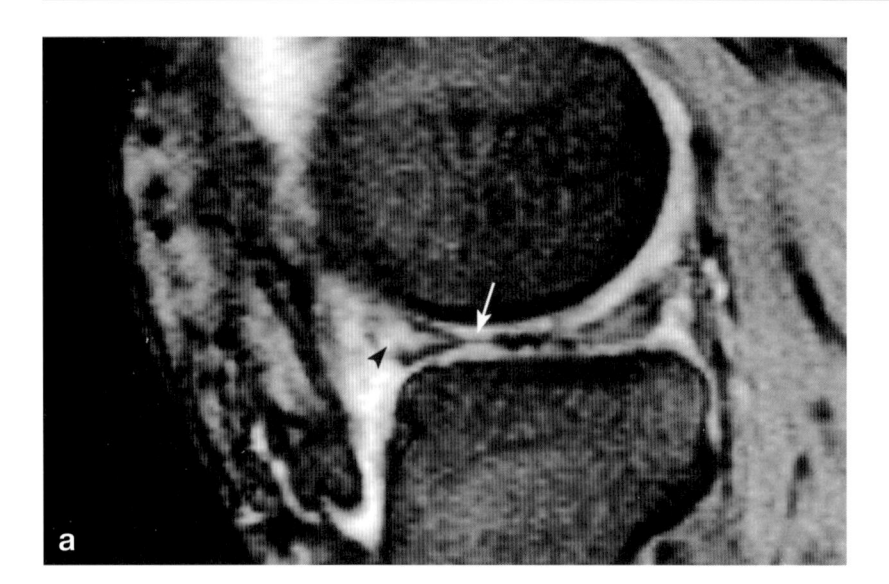

Abb. 9.26 a, b. Mehrfach-Riss lateraler Scheibenmeniskus mit partieller Dislokation/initialem Ganglion (55 Jahre, w.)

a, b Sagittal T2*: Ausdünnung und Konturunterbrechungen Pars intermedia im Übergangsbereich zum Vorderhorn (*Pfeile*). Zusätzlich Konturunterbrechungen der Vorderfläche des Vorderhorns mit initialer Sekretverklebung (*Pfeilspitzen*)

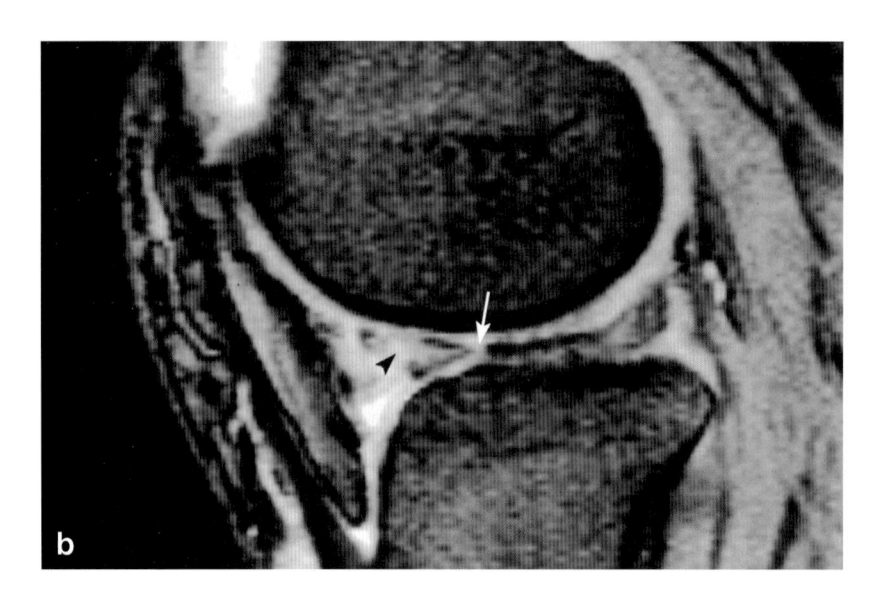

Außenmeniskusläsionen

Abb. 9.27 a, b. Verkalkung Außen- und Innenmeniskushinterhorn (63 Jahre, w.)

a Koronar T1: Knochenmarksisointense rundliche Läsionen am Außenmeniskushinterrand medial und lateral (*Pfeile*) sowie freien Rand des Innenmeniskushinterhorns (*Pfeilspitze*)

b Sagittal T1: Dreiecksförmige knochenmarksisointense Formation im dorsalen Meniskusrezessus lateral

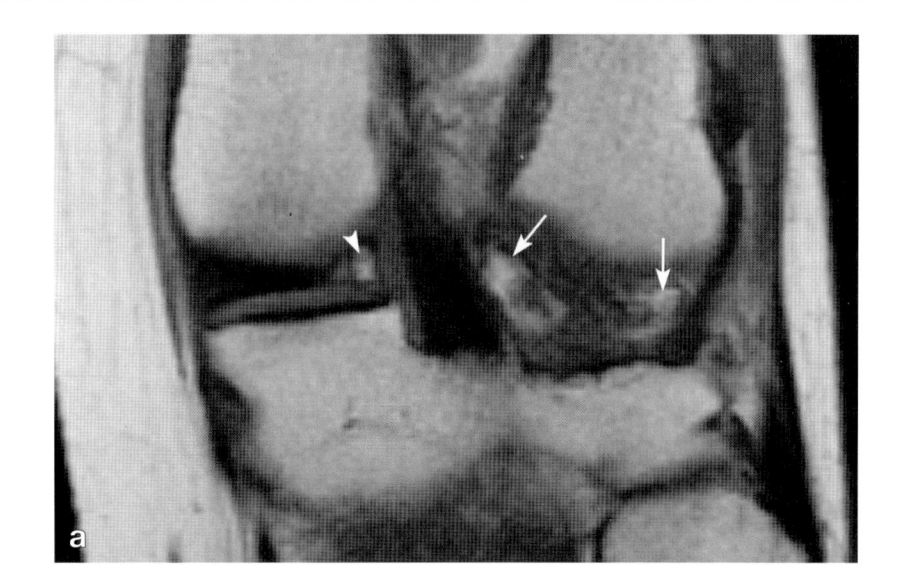

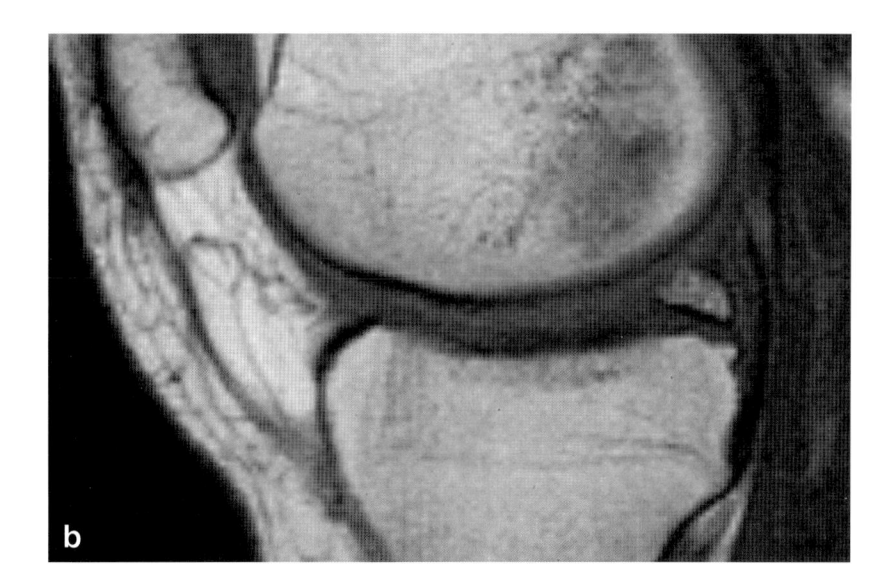

10 Hoffa-Fettkörperläsionen, freie Gelenkkörper, präpatellare Bursen

10.1 Technik und Methodik

Zur Abgrenzung von Läsionen innerhalb des fettreichen Hoffa-Fettkörpers sind neben T1-gewichteten Messungen besonders T2- und fettunterdrückte Messungen sinnvoll, bei proliferativen Synovialreaktionen oder tumorbedingten Veränderungen zusätzlich eine intravenöse Kontrastmittelgabe.

10.2 Anatomie

Der Fettkörper stellt eine verformbare Struktur dar. Sie füllt einen in seiner Form von der Gelenkstellung abhängigen, unterschiedlich gestalteten Raum zwischen der synovialen und der Faserschicht der Gelenkkapsel unterhalb der Patella aus. Dieses Corpus adiposum infrapatellare ist keilförmig ausgebildet und läuft proximal in drei Falten aus: Plicae alares medialis und Plica synovialis infrapatellaris.

Die subkutan, subfaszial oder subtendinös gelegene Bursa praepatellaris weist nie eine Verbindung zur Gelenkhöhle auf.

10.3 MRT-Normalbefund

Der Hoffa-Fettkörper besteht aus fibrös-kompartimentiertem Fettgewebe. Das Signalverhalten ist entsprechend in allen Sequenzen fettisointens, d.h. in T1-Wichtung stark hyper-, in T2-Wichtung mäßig hyper- und in T2*-Wichtung hypointens (Abb. 10.1).

Prä- und infrapatellare Bursen zeigen in T1-Wichtung hypointenses Signal in einem nur flachen Bezirk von bis zu 0,5 cm Tiefe. In relativer T2-Messung oder T2-Wichtung nach Fettsuppression normalerweise kein wesentlicher Signalanstieg.

10.4 Pathomechanismus/Pathophysiologie

- Eine Vergrößerung des Corpus adiposum infrapatellare wird auch als Hoffa-Erkrankung bezeichnet. Nach heutiger Auffassung handelt es sich nicht um eine eigene Entität. Eine Vergrößerung des Hoffa-Fettkörpers wird vielmehr bei unterschiedlichen kniegelenksnahen Erkrankungen als Begleitsymptom gesehen.
- Bei Reizzuständen im Kniegelenk oder bei Überbeanspruchung kann es zu einer Fibrosierung und Hyperplasie einer Plica kommen, insbesondere der Plica alaris medialis, die dann symptomatisch wird.
- Freie Gelenkkörper im Kniegelenk finden sich bei der Gelenkchondromatose, bei schweren degenerativen Gelenkschäden (Gonarthrose), als Dissekat nach aseptischen Knochennekrosen und nach chondralen oder osteochondralen Frakturen.
- Bei der Bursitis praepatellaris muss zwischen einer akuten und einer chronischen Form, insbesondere aber zwischen einer eitrigen und einer nichteitrigen Entzündung unterschieden werden.

10.5 MRT-Zeichen pathologischer Befunde

Hoffa-Fettkörperhypertrophie

Vermehrung des Fettgewebes insbesondere nach dorsal in Richtung Fossa intercondylica. Reversible Einklemmungserscheinungen in diesem Bereich können zu Signalminderungen des entsprechenden Hoffa-Abschnittes in T1-Wichtung bzw. Signalsteigerungen in relativer T2-Wichtung führen (Abb. 10.2).

Hoffa-Einriss

Oberflächenkontinuität des Fettkörpers unterbrochen. Eindringen von Flüssigkeit innerhalb der Spaltbildung mit entsprechender Signalminderung in T1- und Signalsteigerung in relativer und reiner T2-Wichtung. Als Sekundärkomplikation unter Umständen Entwicklung nekrotischer Hoffa-Bezirke (stärkere signalarme bis signalfreie Abschnitte in allen Sequenzen; Abb. 10.3–10.5).

Entzündliche Hoffa-Veränderungen (Hoffa'itis)

Diffuse Signalminderung des Hoffa-Fettkörpers in T1-Wichtung mit entsprechender Signalsteigerung in relativer T2-Wichtung. Zusätzlich können bei der rheumatoiden Arthritis entzündliche Synovialreaktionen exsudativer oder proliferativer Art zu einer Infiltration des Hoffa-Fettkörpers führen mit umschriebener, sonst identischer Signalcharakteristik (Abb. 10.6).

Hoffa-Raumforderungen

Innerhalb des Hoffa-Fettkörpers sind ganglienartige Sekretverklebungen möglich, auch umschriebene herdförmige Synovialproliferate und Synovialome – Signalverhalten in allen Fällen in T2-Wichtung hyperintens, Ganglien vorwiegend teilseptiert. Eine intravenöse Kontrastmittelgabe ist besonders bei proliferativen Synovialveränderungen erforderlich (Abb. 10.7–10.11).

Freie Gelenkkörper

Sie zeichnen sich durch signalarme bis signalfreie Darstellung in allen Sequenzen aus. Sie sind besonders in T2-Wichtung gegenüber der signalintensiven Flüssigkeit gut abgrenzbar. Hierzu zählen sowohl Gelenkchondrome als u. U. auch knochenmarksisointense Gelenkosteome (s. Abb. 11.2, 11.3, 11.15 und 11.16) und ausgesprochen signalfreie multiple kleine Elemente durch Hämosiderinauflagerungen bei pigmentierter villonodulärer Synovialitis (Abb. 10.8, 10.9 und Abb. 17.32, 17.33).

Bursareizzustände

Sie sind im Wesentlichen durch zunehmende Flüssigkeitseinlagerungen mit entsprechender Signalsteigerung in relativer oder reiner T2-Wichtung gekennzeichnet. In T1-Wichtung jeweils Signalminderung. Potentielle hämorrhagische Anteile können in T1-Wichtung zu leicht hyperintensem Signal führen (Abb. 10.16–10.24).

10.6 Klinische Wertung der MRT-Befunde

In der Differentialdiagnose von Volumenzunahmen im Bereich des Hoffa-Fettkörpers kann die MRT in der Abgrenzung der so genannten Hoffa-Erkrankung von z. B. echten Geschwülsten einen wichtigen Beitrag leisten.

Eine Plica synovialis mediopatellaris findet sich bei etwa der Hälfte aller Kniegelenke in mehr oder minder starker Ausprägung. Therapiebedürftig wird die Plica synovialis mediopatellaris nur bei eindeutiger klinischer Symptomatik.

Tabelle 10.1. Typisches Signalverhalten

	T1w	T2w	T2*w	rho-w	FAT/SAT
Hoffa-Fettkörper	↑↑	↑	0	↑	0 – ↑
Hoffa-Einriss	0 – ↑	↑↑ – ↑↑↑	↑↑ – ↑↑↑	↑↑	↑↑ – ↑↑↑
Hoffa'itis	↑	↑ – ↑↑	↑ – ↑↑	↑↑	↑↑ – ↑↑↑
Bursitis	0 – ↑	↑↑↑	↑↑↑	↑↑	↑↑↑

0 Signalfrei; ↑ geringe SI; ↑↑ mittlere SI; ↑↑↑ hohe SI.

Freie Gelenkkörper lassen sich in aller Regel durch konventionelles Röntgen und/oder CT besser als durch MRT nachweisen.

Die MRT-Diagnose Bursitis praepatellaris ist eher ein Nebenbefund. Zur sicheren Diagnose Bursitis praepatellaris ist in aller Regel eine MRT-Untersuchung nicht notwendig; in der Differentialdiagnose der unterschiedlichen Formen der Bursitis praepatellaris ist die MRT ebenfalls nur wenig hilfreich, mehr in der Beurteilung der Läsionsausdehnung.

Weiterführende Literatur

Boles CA, Ward WG SR (2000) Loose fragments and other debris: miscellaneous synovial and marrow disorders. Magn Reson Imaging Clin N Am 8 (2): 371–390

Jacobson JA, Lenchik L, Ruhoy MK, Schweitzer ME, Resnick D (1997) MR imaging of the infrapatellar fat pad of Hoffa. Radiographics 17 (3): 675–691

Jee WH, Choe BY, Kim JM, Song HH, Choi KH (1998) The plica syndrome: diagnostic value of MRI with arthroscopic correlation. J Comput Assist Tomogr 22 (5): 814–818

Nakanishi K, Inoue M, Ishida T, Murakami T, Tsuda K, Ikezoe J, Nakamura H (1996) MR evaluation of mediopatellar plica. Acta Radiol 37 (4): 567–571

Patel SJ, Kaplan PA, Dussault RG, Kahler DM (1998) Anatomy and clinical significance of the horizontal cleft in the infrapatellar fat pad of the knee: MR imaging. AJR Am J Roentgenol 170 (6): 1551–1555

Tang G, Niitsu M, Ikeda K, Endo H, Itai Y (2000) Fibrous scar in the infrapatellar fat pad after arthroscopy: MR imaging. Radiat Med 18 (1): 1–5

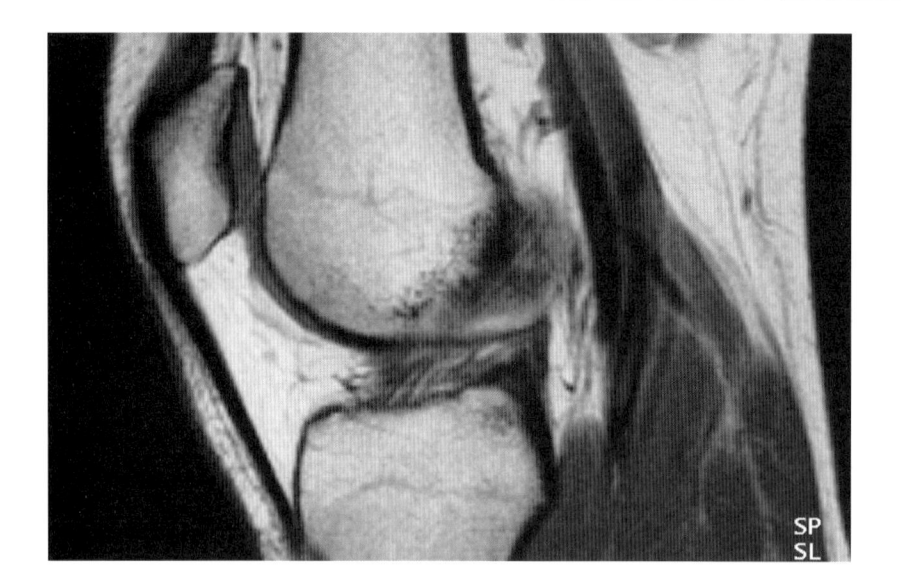

160 Hoffa-Fettkörperläsionen, freie Gelenkkörper, präpatellare Bursen

Abb. 10.1. Normaler Hoffa-Fettkörper (18 Jahre, w.)

Sagittal T1: Fettisointenses hyperintenses Signal des Hoffa-Fettkörpers, identisch zu subkutanen Fettstrukturen. Leichte Patella alta (Insall-Salvati-Index 1,32)

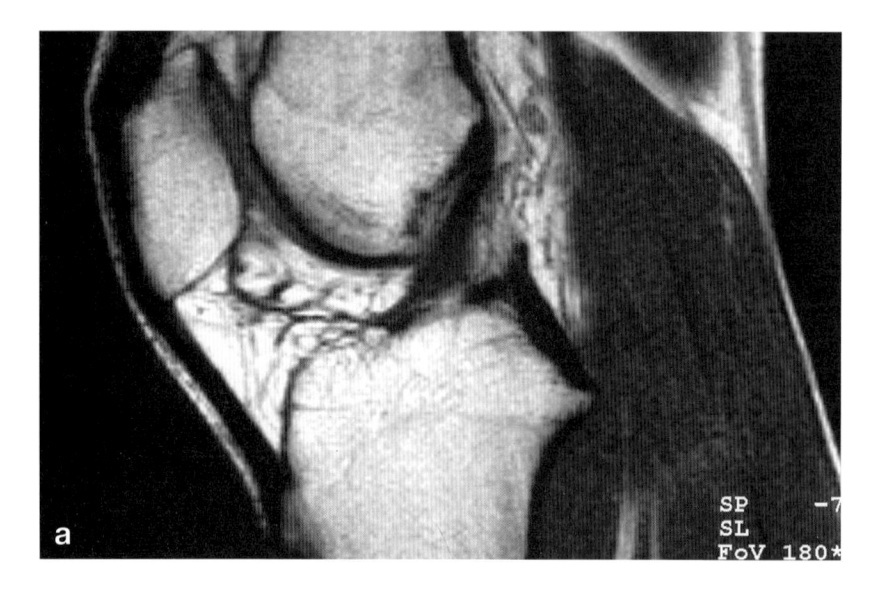

Abb. 10.2 a, b. Hoffa-Fettkörper weit dorsal ausgedehnt; diskrete Einrisse und Einklemmungserscheinungen (19 Jahre, m.)

a Sagittal T1: Bogige lineare zentrale Signalminderungen des Hoffa-Fettkörpers, der insgesamt weit nach dorsal reicht

b Sagittal T2*: Zentrale Spaltbildung innerhalb des Hoffa-Fettkörpers mit hyperintensem Signal durch Eindringen von Ergusspartien. Darstellung des Fettkörpers ansonsten in relativer T2-Wichtung signalarm

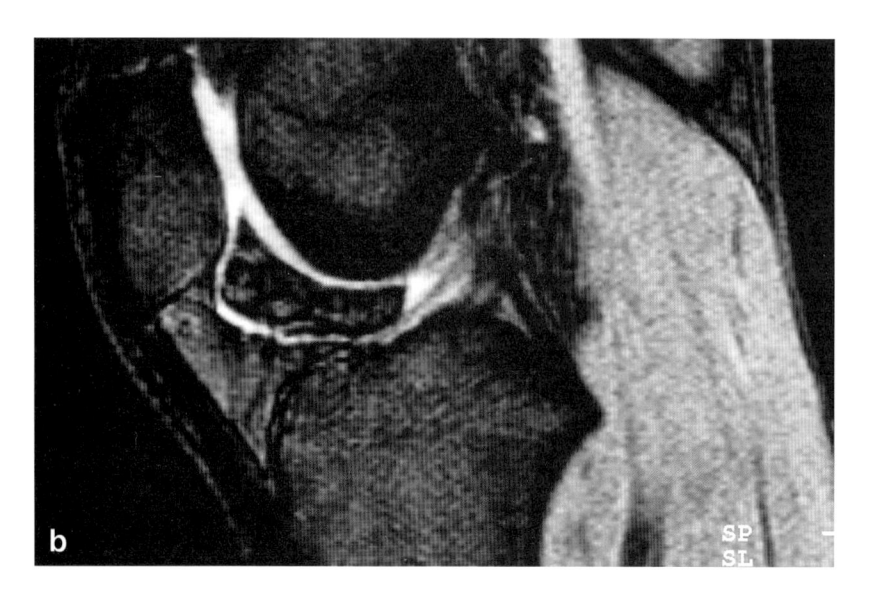

Abb. 10.3. Hoffa-Riss (16 Jahre, m.)

Sagittal; *links* T1, *rechts* T2*: Breite bogige Kontinuitätsunterbrechung zentraler Hoffa-Abschnitte mit Signalminderung in T2- und deutlicher Signalsteigerung in relativer T2-Wichtung. Leichter Gelenkerguss

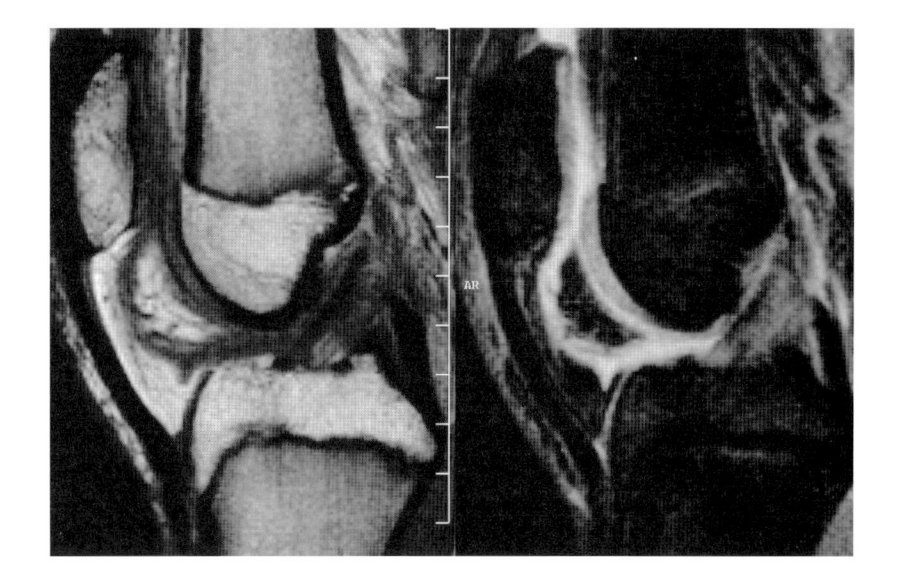

Abb. 10.4. Ausgedehnte Hoffa-Einrisse kranial bei diskreter, kaudaler Patellafraktur (12 Jahre, m.)

Sagittal; *links* T1, *rechts* T2*: Schmale signalgeminderte Zone am Patellavorderrand basal in T1-Wichtung mit Signalsteigerung in relativer T2-Wichtung (*Pfeile*) und Konturunterbrechung basal. Zusätzlich keilförmige Hoffa-Defekte kranial mit lokaler Signalminderung in T1 und Signalsteigerung relativ T2-gewichtet. Leichter Gelenkerguss

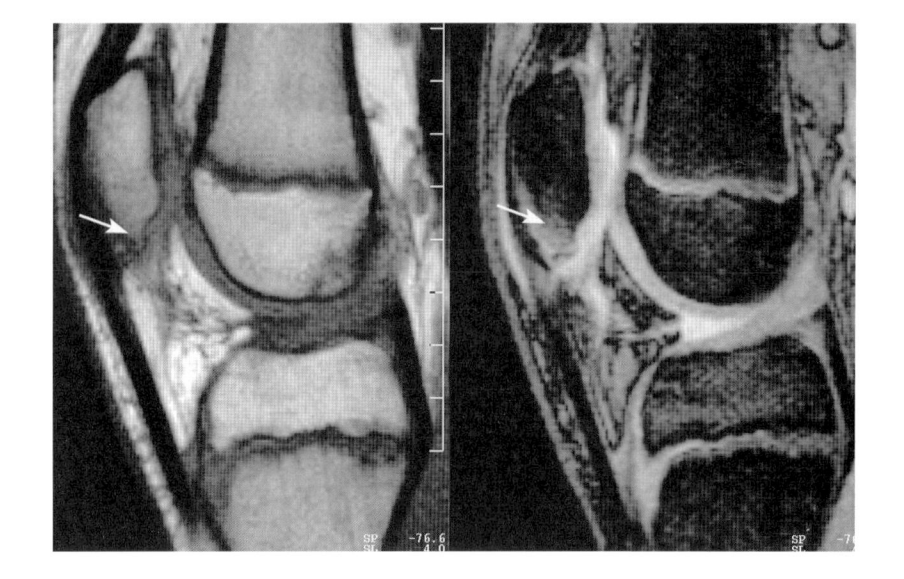

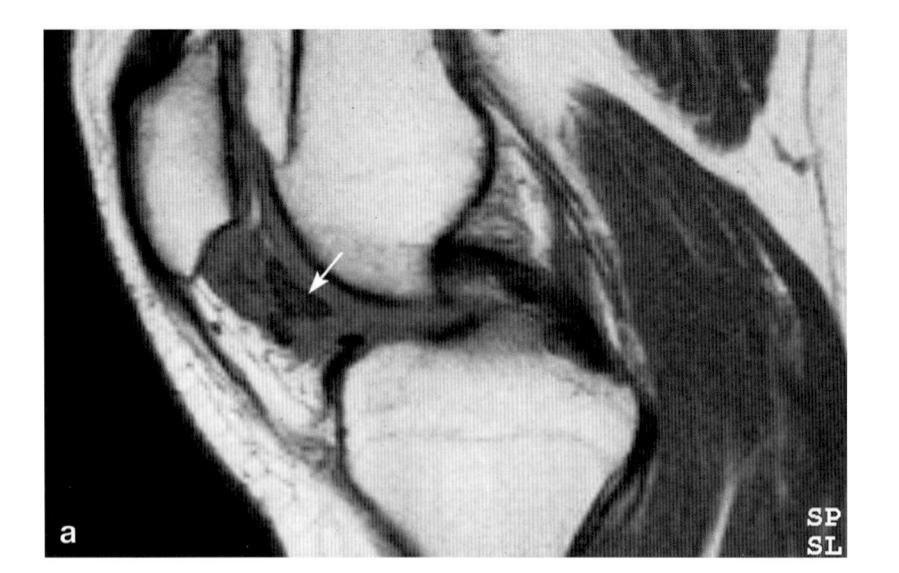

162 Hoffa-Fettkörperläsionen, freie Gelenkkörper, präpatellare Bursen

Abb. 10.5 a, b. Ausgedehnter Hoffa-Einriss; partielle, teilverkalkte Fettgewebsnekrose (47 Jahre, w.)

a Sagittal T1; b sagittal T2*: Signalminderung kraniodorsaler Hoffa-Abschnitte mit signalfreiem Anteil am Hinterrand in T1-Wichtung (*Pfeil* in a), fast signalfreier Abschnitt auch in relativer T2-Wichtung (*Pfeil* in b). Leichter Gelenkerguss

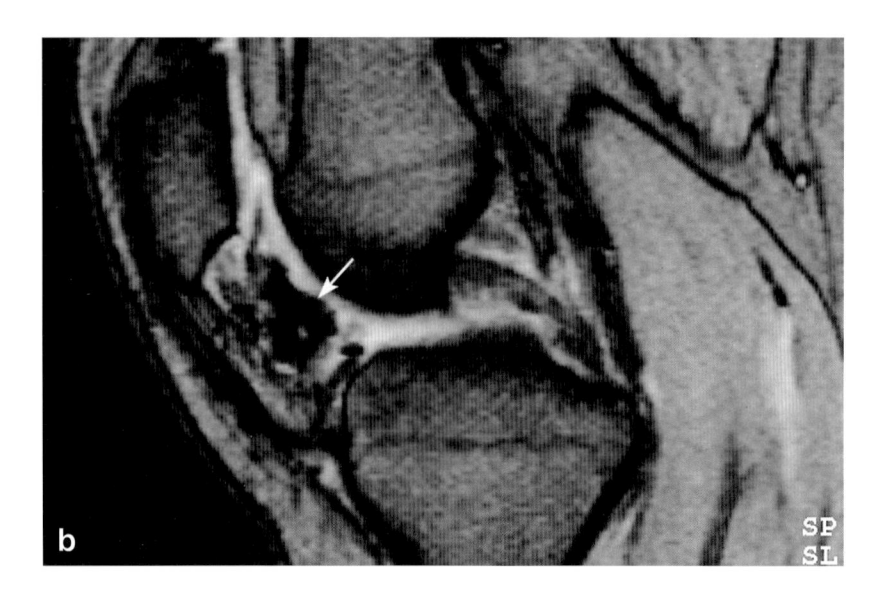

**Abb. 10.6 a, b. Hoffa'itis
(46 Jahre, m.)**

a Sagittal T1: Diffuse, zum Teil netzige Signalminderung fast des gesamten Fettkörpers in T1-Wichtung durch ausgeprägtes Ödem

b Sagittal T2*: Erhebliche Hoffa-Signalsteigerung zentral in relativer T2-Wichtung. Kleinere Konturdefekte an Vorder- und Hinterrand. Leichter Gelenkerguss. Diffuse Signalsteigerungen prä-/infrapatellarer Subkutanstrukturen bei lokalem Begleitödem

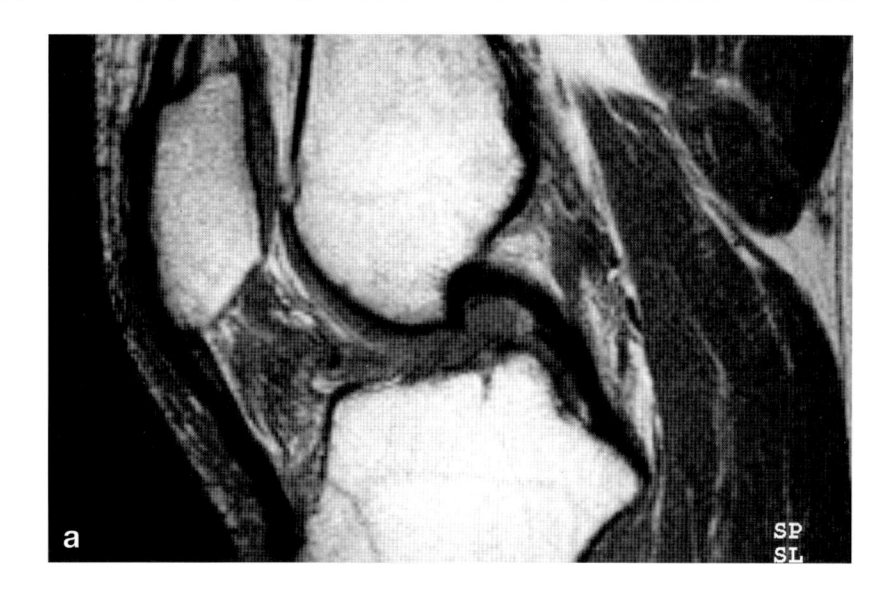

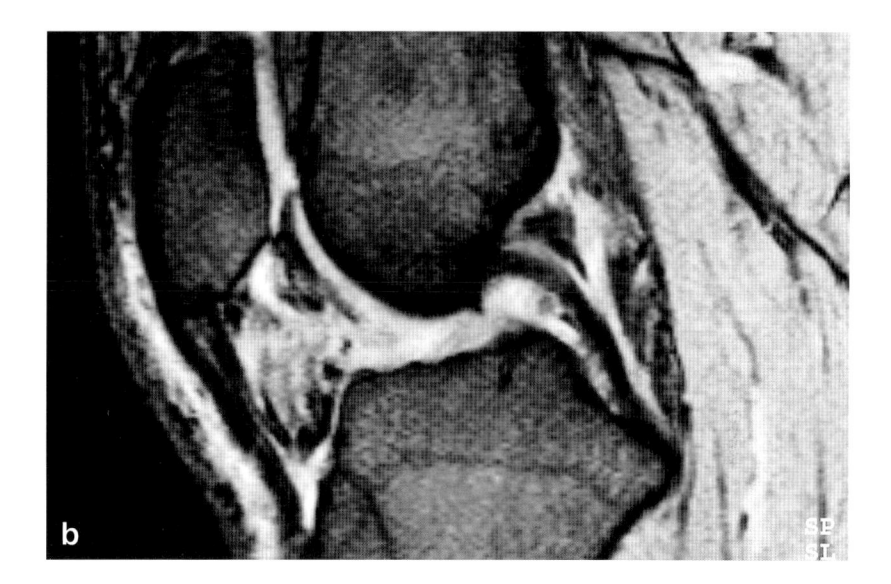

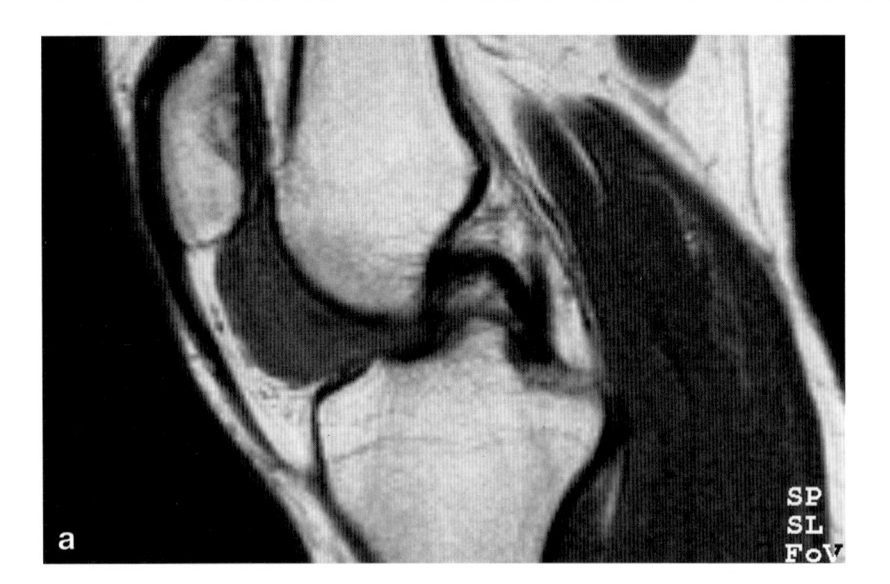

Abb. 10.7 a, b. Synovialproliferat Hoffa-Hinterrand nach Arthroskopie vor 2 Jahren wegen retropatellarer Chondropathie (43 Jahre, w.)

a Sagittal T1: Halbmondförmige signalgeminderte Zone dorsaler $^2/_3$ des Hoffa-Fettkörpers

b Sagittal T2*: Ausgedehnte Signalsteigerung dieses Abschnitts in relativer T2-Wichtung

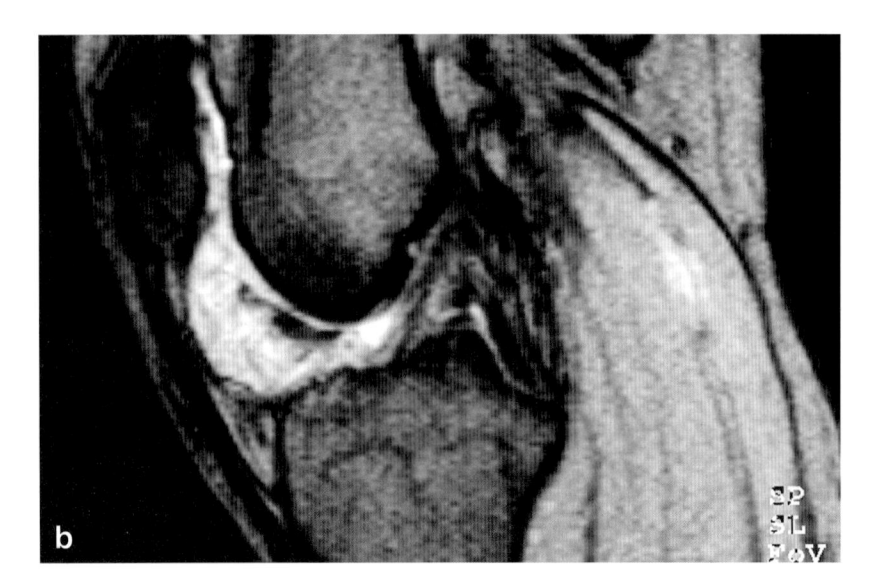

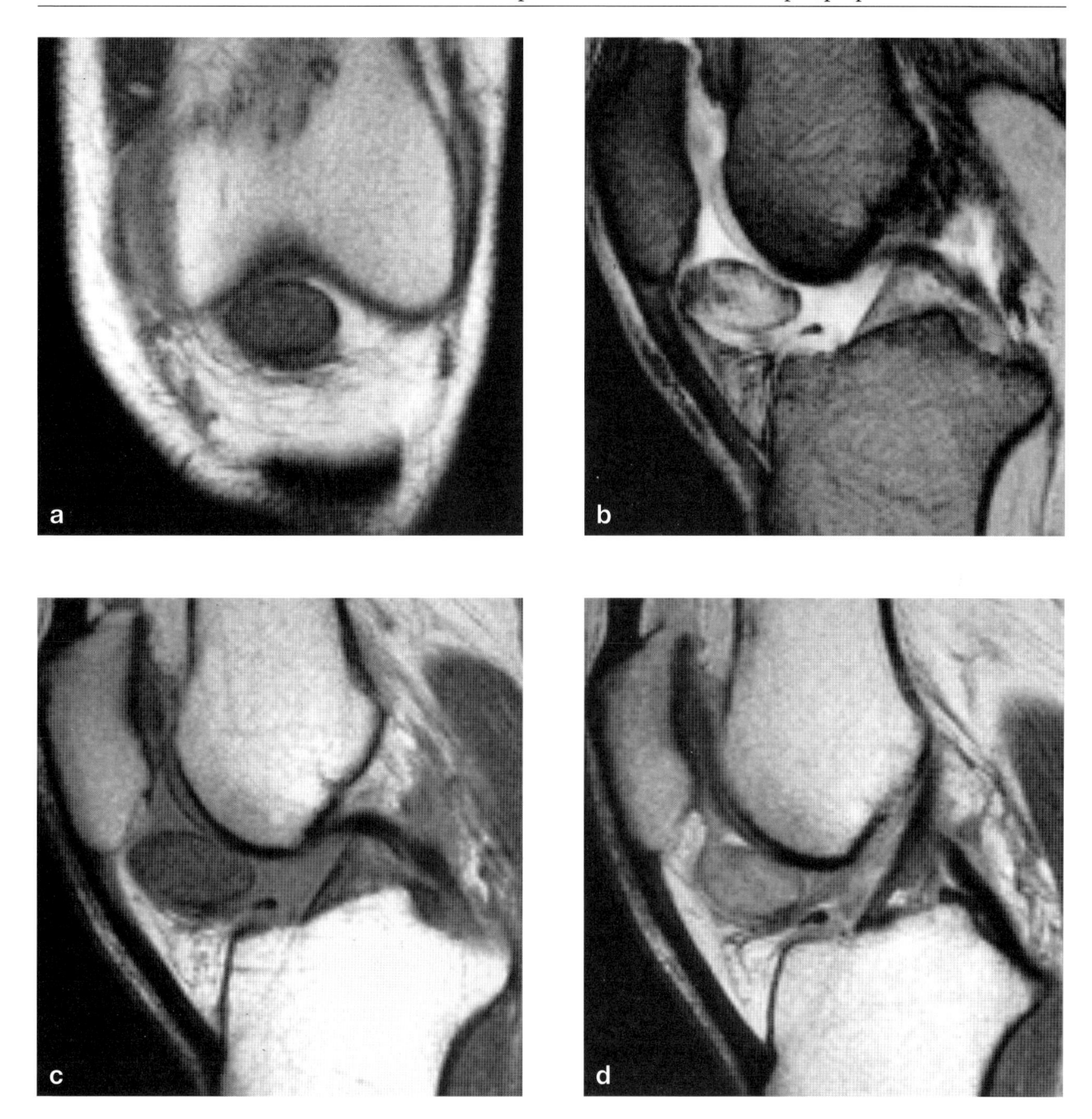

Abb. 10.8 a–d. V.a. Synovialom Hoffa-Hinterrand – keine OP (56 Jahre, w.)

a Koronar T1; c sagittal T1: Ovaläre signalarme, gut abgegrenzte homogene Formation am Hoffa-Hinterrand

b Sagittal T2*: Etwas hyperintenseres Signal zentraler Läsionsabschnitte im Vergleich zu regulären Hoffa-Partien. Angedeutete signalfreie Randbegrenzung. Vereinzelte stippchenförmige Signalminderungen als diskreter Hinweis auf differentialdiagnostisch denkbare herdförmige Synovialitis villonodularis pigmentosa

d Sagittal T1 nach KM-Gabe: Mäßiges Läsionsenhancement

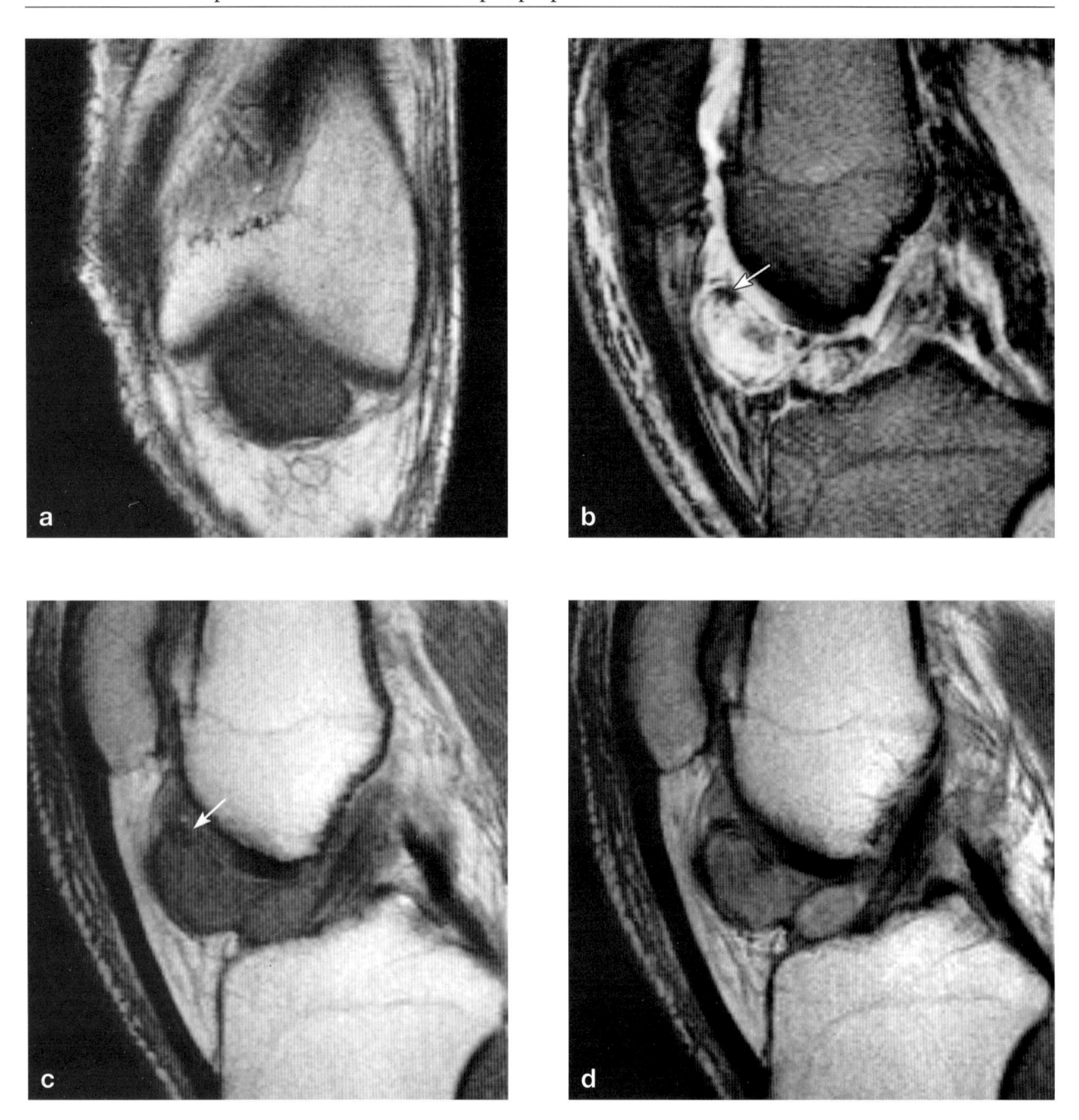

Abb. 10.9 a – d. Herdförmige pigmentierte villonoduläre Synovialitis – histologisch gesichert (67 Jahre, m.)

a Koronar T1; c sagittal T1: Ähnlich wie bei Abb. 10.8. ovaläre Raumforderung am Hoffa-Hinterrand mit kleinem satellitenartigen Herd am Vorderrand des vorderen Kreuzbandansatzes. Im Gegensatz zum vorigen Fall etwas inhomogenere Randsignalgebung mit Signalminderung besonders kranial (*Pfeil* in c)

b Sagittal T2*: Deutlich hyperintenses zentrales Signal der Läsion bei signalärmeren dorsalen bzw. signalfreien kranialen Anteilen (*Pfeil*)

d Sagittal T1 nach KM-Gabe: Mäßiges Enhancement unter Aussparung kranialer/dorsaler Randabschnitte

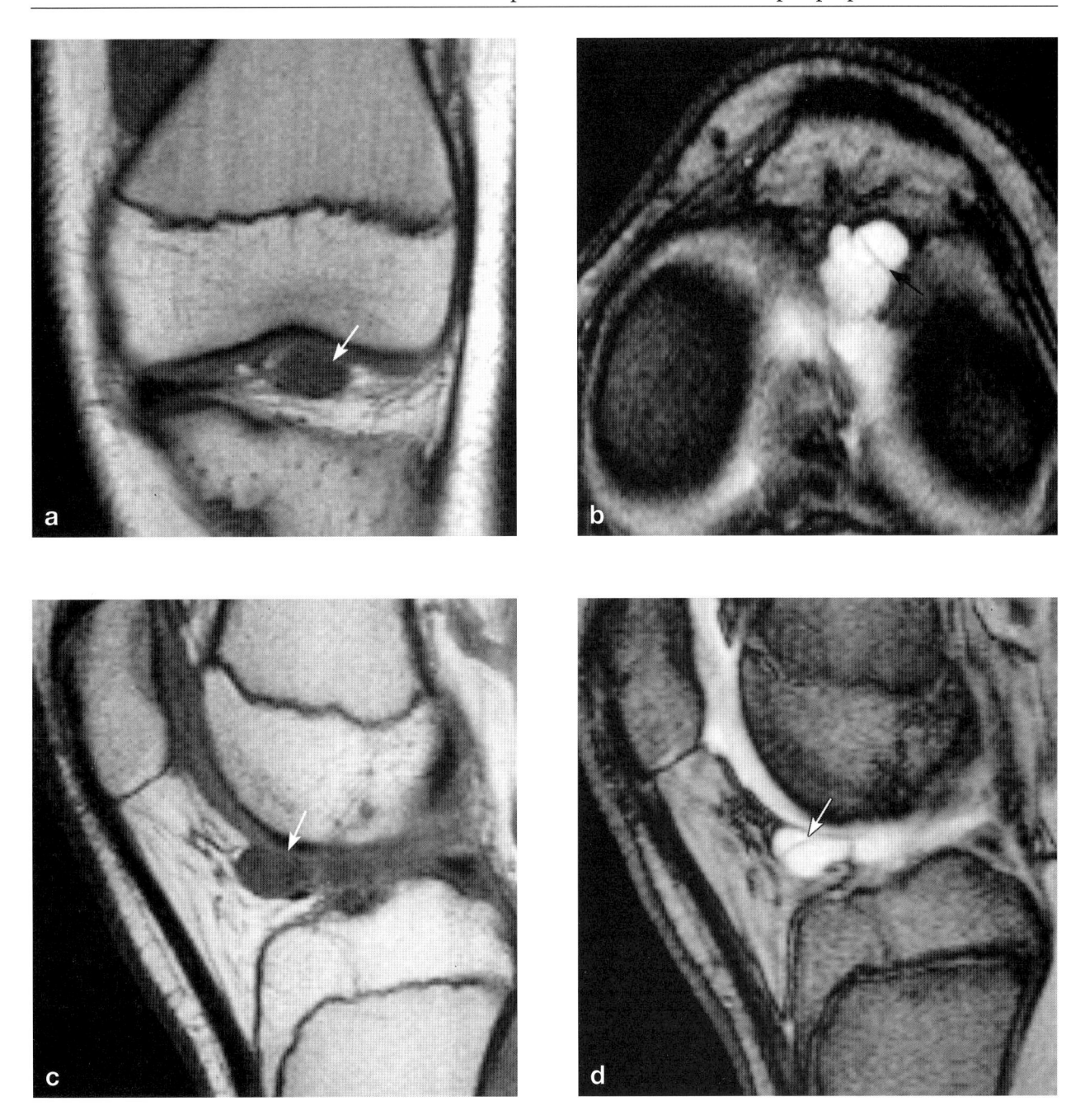

Abb. 10.10 a – d. Hoffa-Ganglion (15 Jahre, m.)

a Koronar T1; **c** sagittal T1: Jeweils ovaläre, signalgeminderte kleinere Formation am Hoffa-Hinterrand (*Pfeile*)

b Axial T2*; **d** sagittal T2*: Jeweils im Gegensatz zu den Abb. 10.8 und 10.9 erheblich hyperintenses Signal mit einzelnen zarten Septierungen (*Pfeile*)

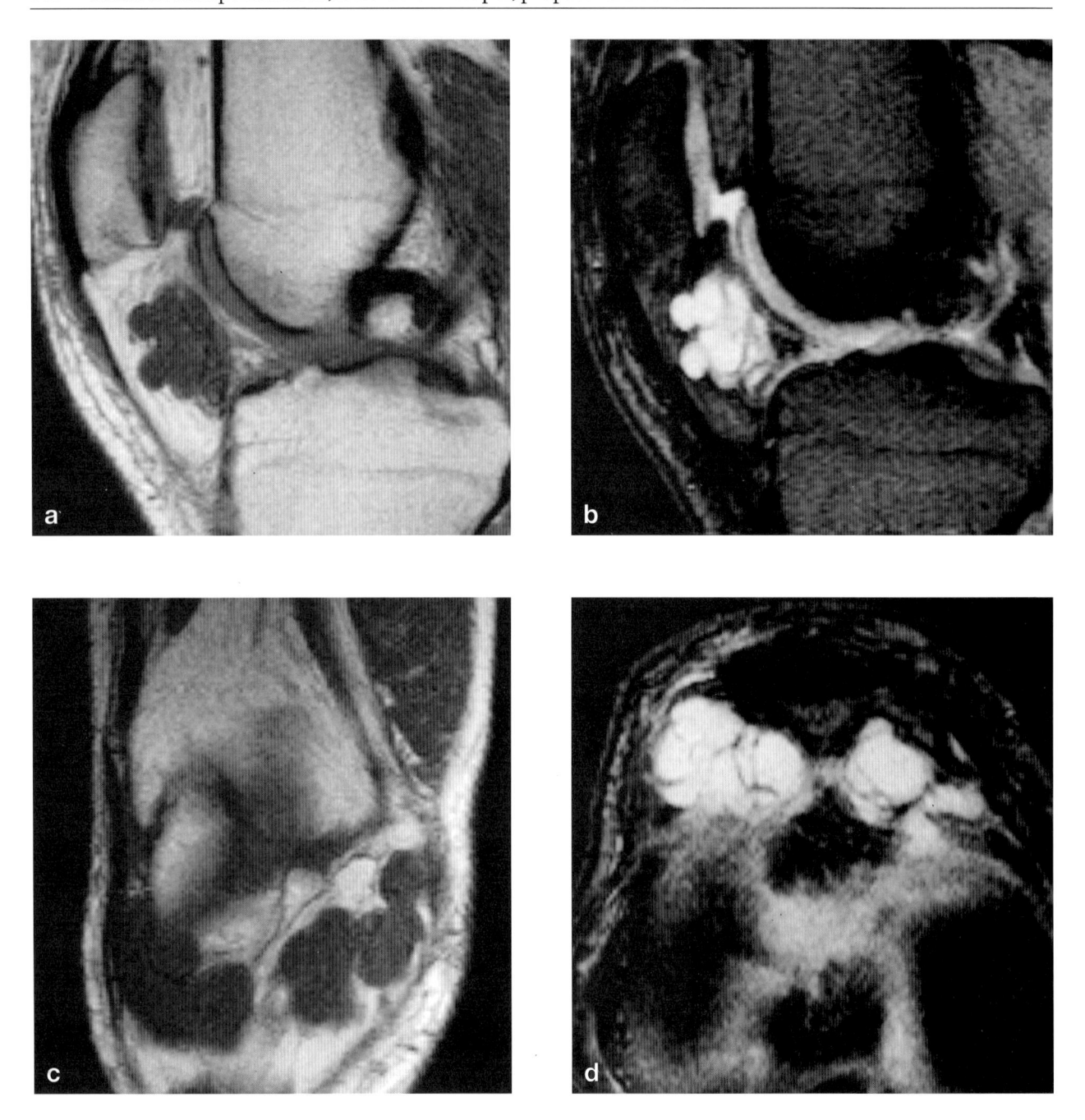

Abb. 10.11 a–d. Ausgedehntes Hoffa-Ganglion (27 Jahre, m.)

a Sagittal T1; **c** koronar T1: Ausgedehnte, gelappte Formation innerhalb zentraler/dorsaler Hoffa-Abschnitte mit fast muskelisointensem Signalverhalten

b Sagittal T2*; **d** axial T2*: Identisch zu Abb. 10.10 erheblich hyperintenses Signal der Läsion mit multiplen zarten Septierungen

Abb. 10.12. Leicht hypertrophierter, aber reizloser suprapatellarer Fettkörper (29 Jahre, w.)

Sagittal; *links* T1, *rechts* T2*: Reguläre fettisointense Darstellung des suprapatellaren Fettkörpers am Hinterrand des Quadrizepssehnenansatzes mit geringer Prominenz nach dorsal. Leichter Gelenkerguss (Normgrenze)

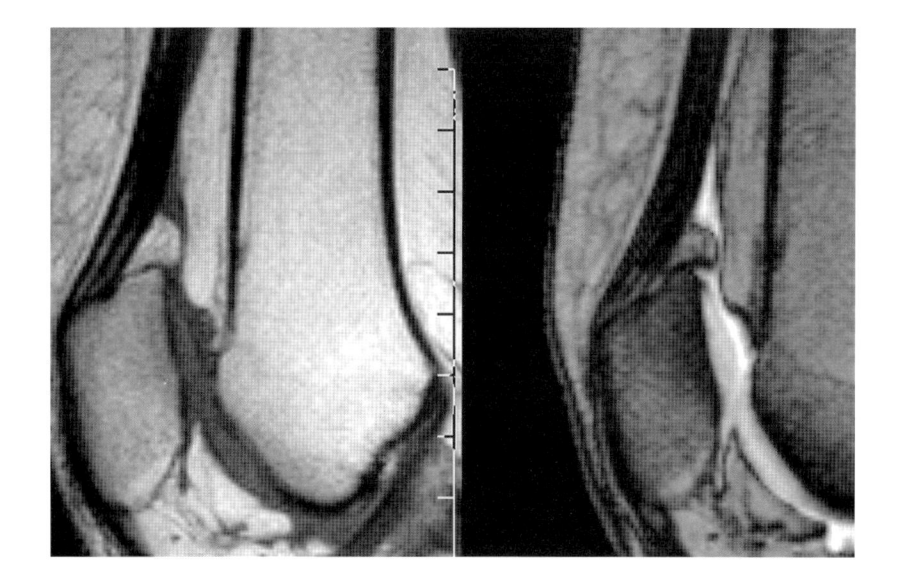

Abb. 10.13. Ödem suprapatellarer Fettkörper mit partiell abgelösten Elementen (32 Jahre, m.)

Sagittal; *links* T1, *rechts* T2*: Signalminderung des suprapatellaren Fettkörpers in T1-Wichtung im Vergleich zum regulären Hoffa-Signal. Geminderte Abgrenzbarkeit. In relativer T2-Wichtung (*rechte Bildhälfte*) leicht hyperintenses Signal im Vergleich zum normalen Hoffa-Fettkörper sowie deutliche Konturunregelmäßigkeiten und Ausläufer nach kranial (*Pfeil*)

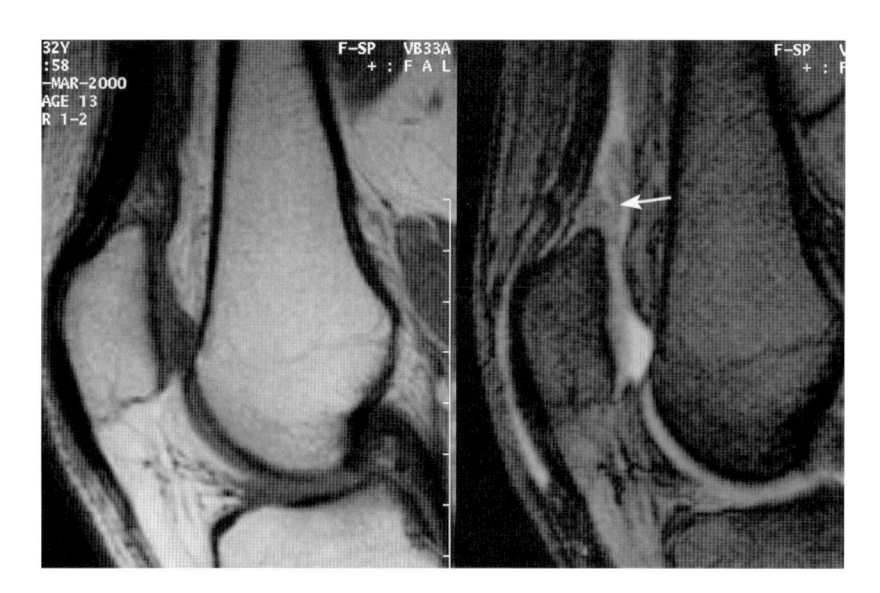

Abb. 10.14. Synovialproliferat bzw. leicht raumforderndes Ödem suprapatellarer Fettkörper (Histo: chronisch-sklerosierende Synovialitis; 45 Jahre, w.)

Sagittal; *links* T1, *rechts* T2*: Glatt abgrenzbarer, leicht hypertrophierter und dorsal konvex konturierter suprapatellarer Fettkörper mit Signalminderung im Vergleich zum normalen Hoffa-Signal in T1-, bzw. Signalsteigerung in relativer T2-Wichtung. Mäßiger Gelenkerguss

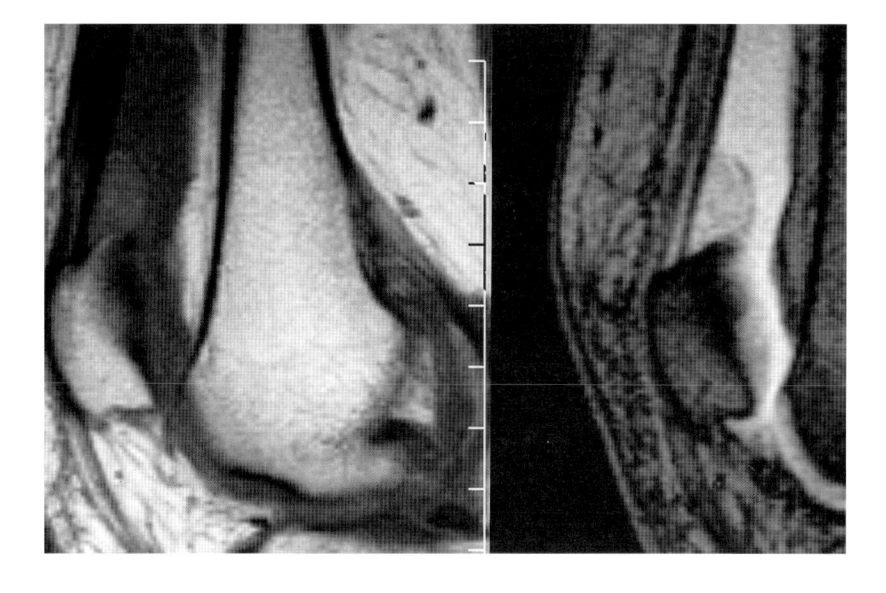

170 Hoffa-Fettkörperläsionen, freie Gelenkkörper, präpatellare Bursen

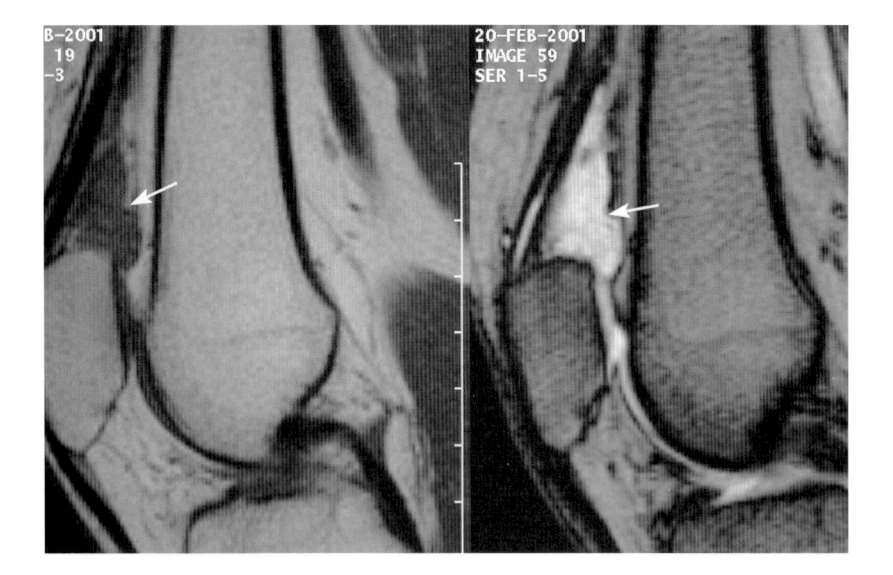

Abb. 10.15. Intraartikuläres Ganglion suprapatellarer Rezessus (40 Jahre, w.)

Sagittal; *links* T1, *rechts* T2*: Gelappte weichteilisointense Formation im Bereich des suprapatellaren Rezessus in T1-Wichtung (*Pfeil*). Im Gegensatz zu den Abb. 10.13 und 10.14 stark hyperintenses Signal der Läsion in relativer T2-Wichtung mit kaum wahrnehmbaren Septierungen (*Pfeil*)

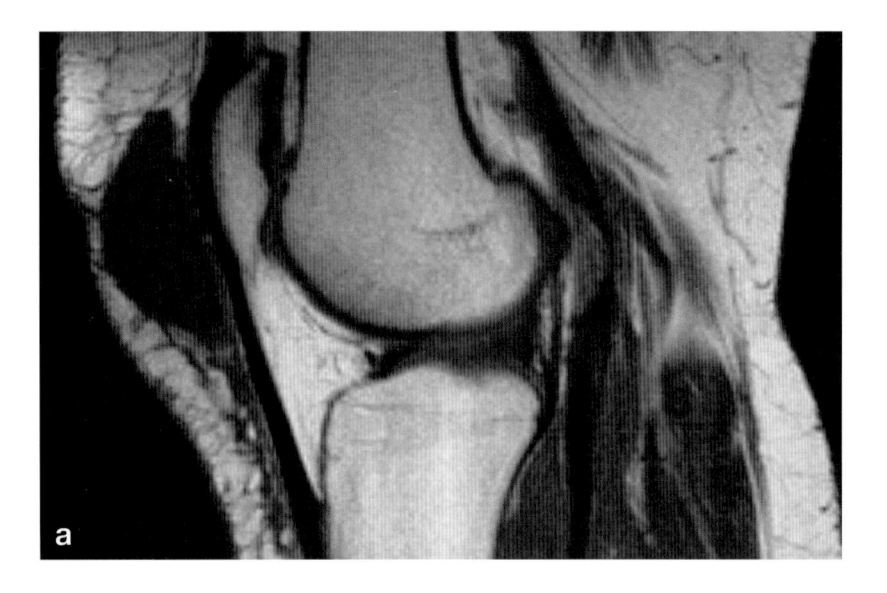

Abb. 10.16a, b. Erhebliche Bursitis praepatellaris (54 Jahre, w.)

a Sagittal T1: Halbmondförmige erhebliche Signalminderung der Bursa praepatellaris. Netzige Signalminderungen angrenzender Subkutanstrukturen

b Sagittal T2*: Massive flüssigkeitsisointense Signalsteigerung Bursa praepatellaris mit zarten Ausläufern auch innerhalb infrapatellarer Subkutanstrukturen

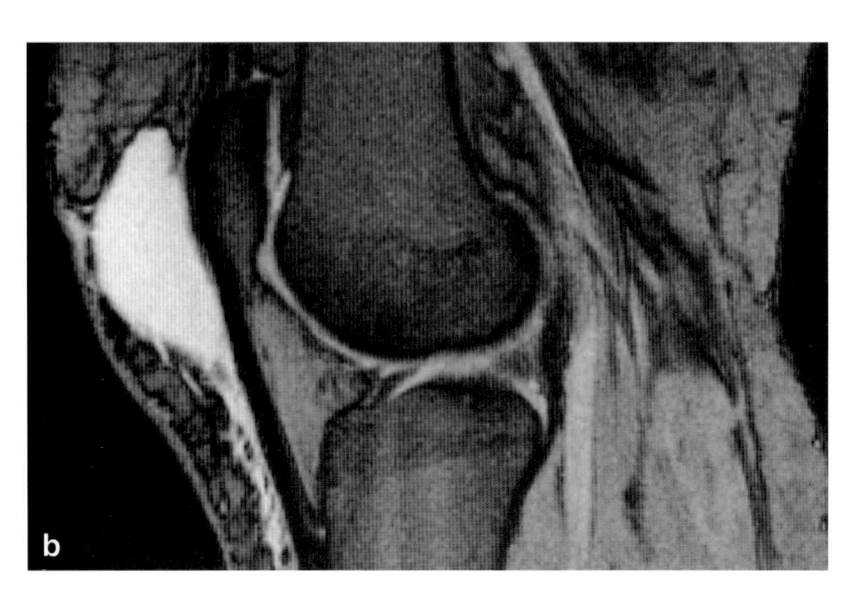

Abb. 10.17. Bursahämatom präpatellar – Kontusion vor 14 Tagen (47 Jahre, w.)

Sagittal; *links* T1, *rechts* T2*: Im Vergleich zu Abb. 10.16 deutlich hyperintenseres Signal der massiv ovalär verdickten Bursa praepatellaris in T1-Wichtung, besonders kranial (*Pfeil*). Auch hier netzige Signalminderungen der unmittelbaren Umgebung sowie diffusere Signalminderung in Höhe der Bursa infrapatellaris profunda. In relativer T2-Wichtung (*rechte Bildhälfte*) abgegrenztes, stark hyperintenses Flüssigkeitsareal der Bursa praepatellaris. Diffuse Signalsteigerungen umgebender Subkutanstrukturen – auch hier zusätzliche Betonung infrapatellar

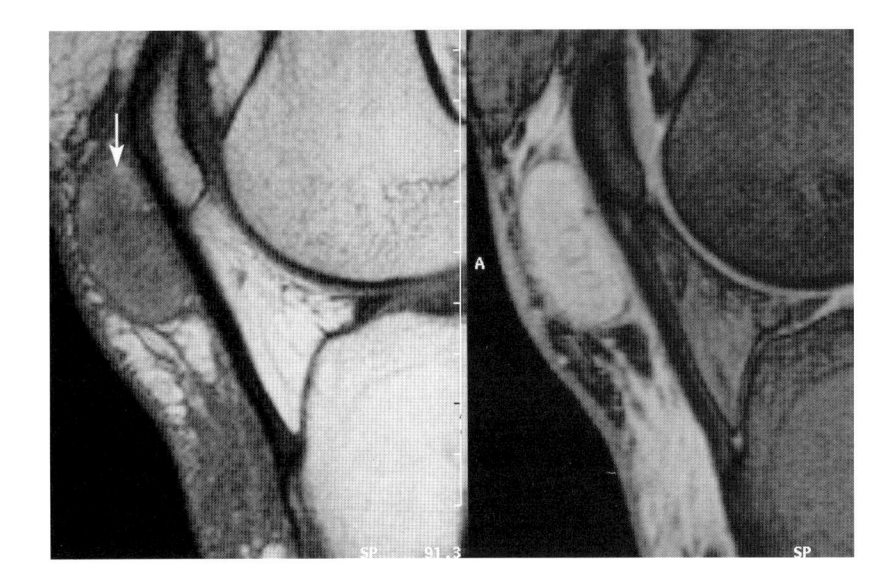

Abb. 10.18. Chronische Bursitis praepatellaris nach altem Hämatom (59 Jahre, m.)

Sagittal; *links* T1, *rechts* T2*: Flüssigkeitsisointense Signalminderung der Bursa praepatellaris in T1-Wichtung mit netzigen bis flächigen Ausläufern auch supra- und infrapatellar. In relativer T2-Wichtung (*rechte Bildhälfte*) mäßig hyperintenses Signal mit multiplen kleinen Septen als Hinweis auf längerbestehenden Prozess

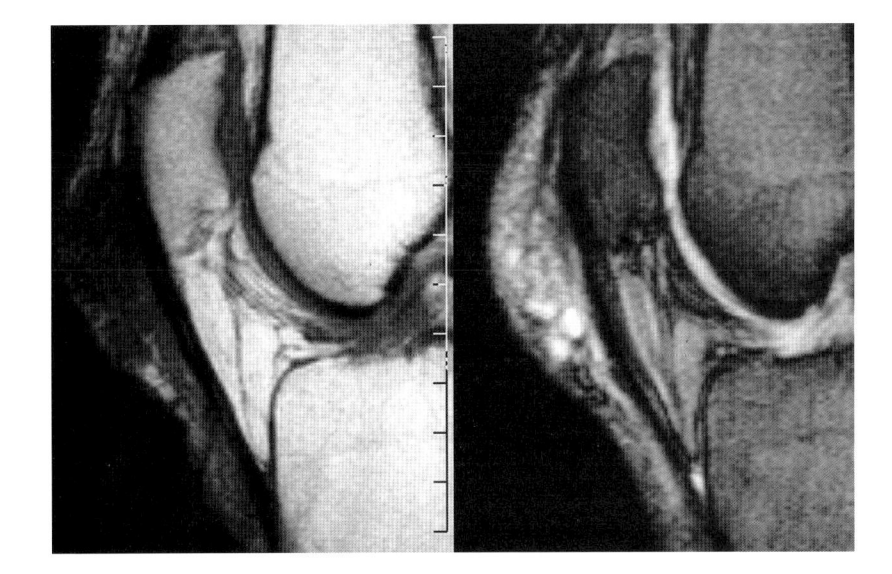

Abb. 10.19. Chronische Bursitis praepatellaris mit ventralem Patellaarrosionsdefekt (50 Jahre, m.)

Sagittal; *links* T1, *rechts* T2*: Längerstreckige Verdickung der Bursa praepatellaris mit Signalminderung in T1- und Signalsteigerung in relativer T2-Wichtung sowie schüsselförmigem, signalfrei begrenztem Patellafrontdefekt (*Pfeile*)

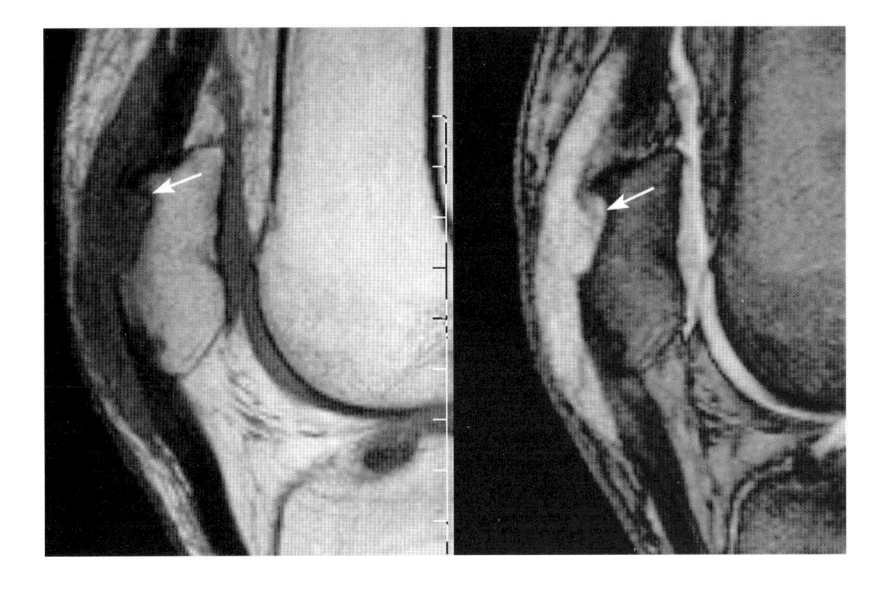

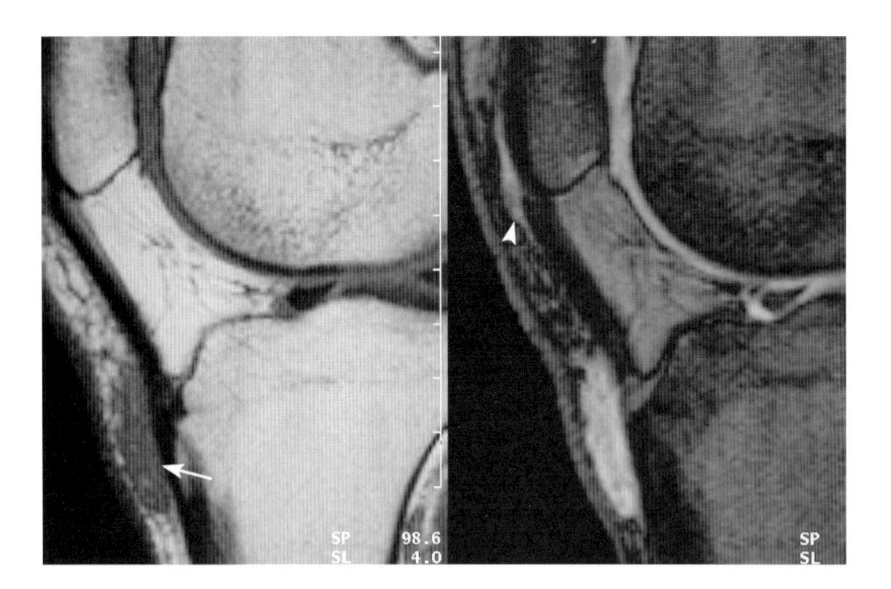

172 Hoffa-Fettkörperläsionen, freie Gelenkkörper, präpatellare Bursen

Abb. 10.20. Bursitis infrapatellaris subcutanea; diskrete Patellarsehnenansatztendopathie distal (31 Jahre, m.)

Sagittal; *links* T1, *rechts* T2*: Umschriebene Signalminderung der Bursa infrapatellaris subcutanea in T1-Wichtung (*Pfeil*) mit deutlicher Signalsteigerung in relativer T2-Wichtung. Geringfügige entsprechende Signaländerungen auch am distalen Patellarsehnenansatz. Kaum Flüssigkeit innerhalb der Bursa praepatellaris (*Pfeilspitze – rechte Bildhälfte*)

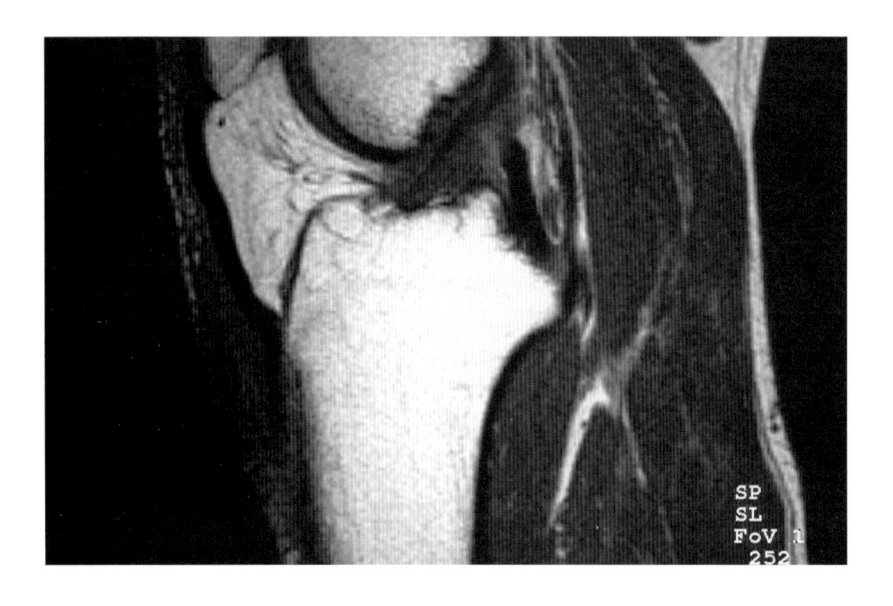

Abb. 10.21. Chronische Bursitis infrapatellaris subcutanea (39 Jahre, m.)

Sagittal T1: Ausgedehnte Signalminderung der Bursa infrapatellaris subcutanea in T1-Wichtung mit lokaler Konturverdickung. Leichte flächige Signalminderungen proximaler Subkutanstrukturen

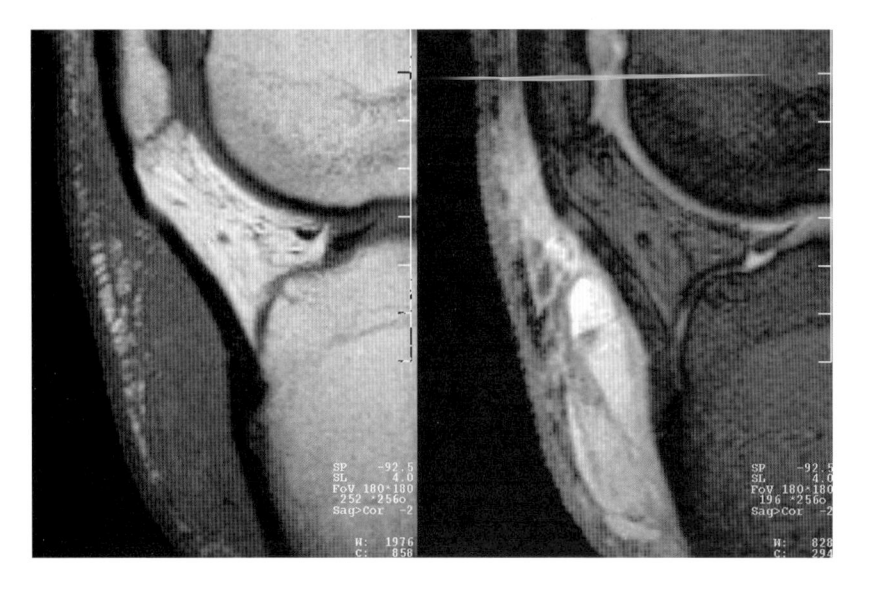

Abb. 10.22. Teilorganisiertes Hämatom Bursa infrapatellaris subcutanea – Unterschenkelkontusion vor 3 Wochen (35 Jahre, m.)

Sagittal; *links* T1, *rechts* T2*: Ausgedehnte Signalminderung der Bursa infrapatellaris subcutanea und etwas geringer auch proximaler Subkutanstrukturen in T1-Wichtung – Signalverhalten dabei weniger hypointens im Vergleich zur Abb. 10.21. In relativer T2-Wichtung stark hyperintenses Signal mit zum Teil abgegrenzter Formation der Bursa infrapatellaris subcutanea und hier auch einzelnen Septierungen. Leicht inhomogene Signalsteigerung proximaler Subkutanstrukturen sowie diskrete Signalsteigerungen innerhalb des Patellarsehnenverlaufs

Hoffa-Fettkörperläsionen, freie Gelenkkörper, präpatellare Bursen 173

Abb. 10.23 a, b. Diskrete chronische Bursitis infrapatellaris profunda (32 Jahre, w.)

a Sagittal T1: Signalminderung kaudaler Hoffa-Abschnitte, besonders in Nachbarschaft des Patellarsehnenansatzes

b Sagittal T2: Ausgedehnte Signalsteigerung des in T1-Wichtung signalgeminderten basalen Hoffa-Abschnitts, minimal auch des Patellarsehnenansatzes

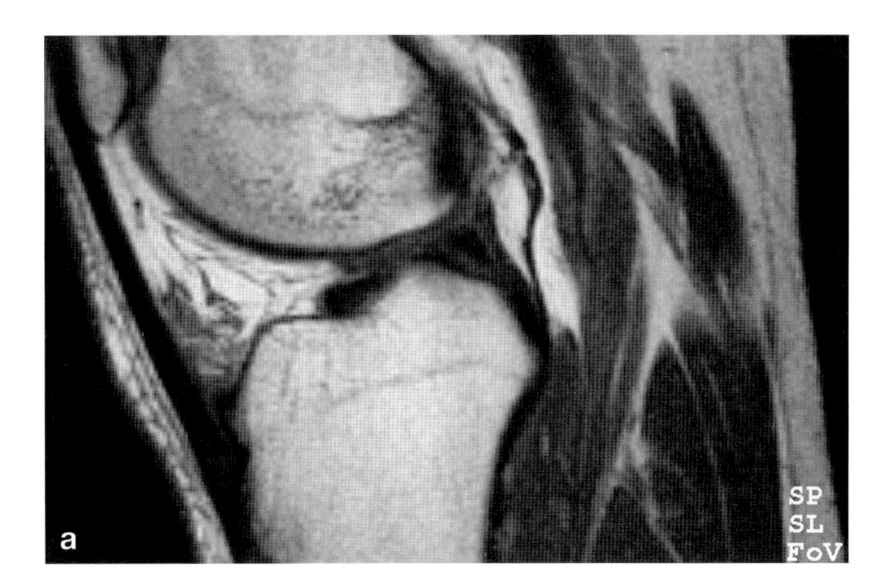

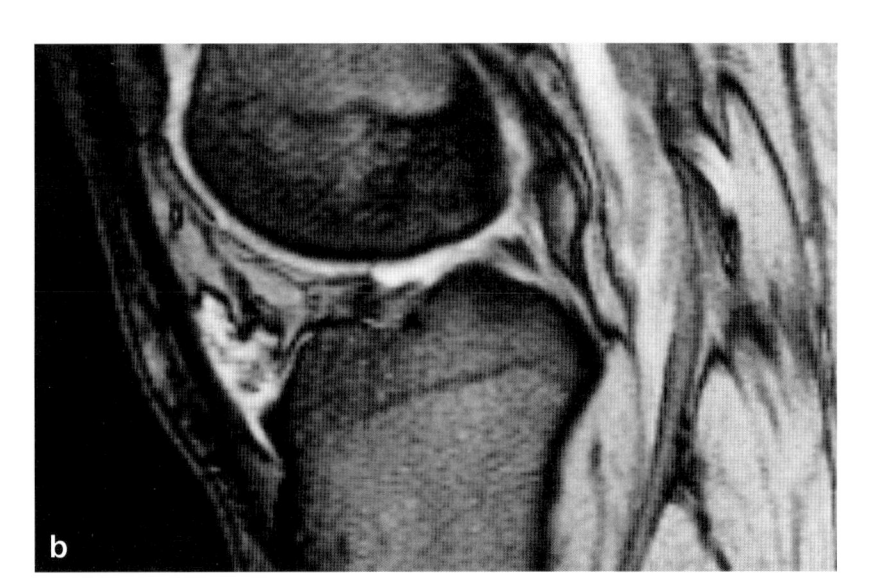

Abb. 10.24. Bursitis infrapatellaris profunda mit Detritus (22 Jahre, m.)

Sagittal; *links* T1, *rechts* T2*: Angedeutet dreiecksförmige Signalminderung basaler Abschnitte der Bursa infrapatellaris profunda in T1-Wichtung mit einem etwas signalärmeren zentralen Anteil (*Pfeil*). In relativer T2-Wichtung flüssigkeitsisointense Signalsteigerung mit zarten flauen Ausläufern innerhalb zentraler Hoffa-Partien. Leichte Signalsteigerung auch des distalen Patellarsehnenansatzes sowie geringfügig der Bursa infrapatellaris subcutanea als zusätzliche geringere Reizzustände. Differentialdiagnose: Ansatztendinose mit Begleitbursitis

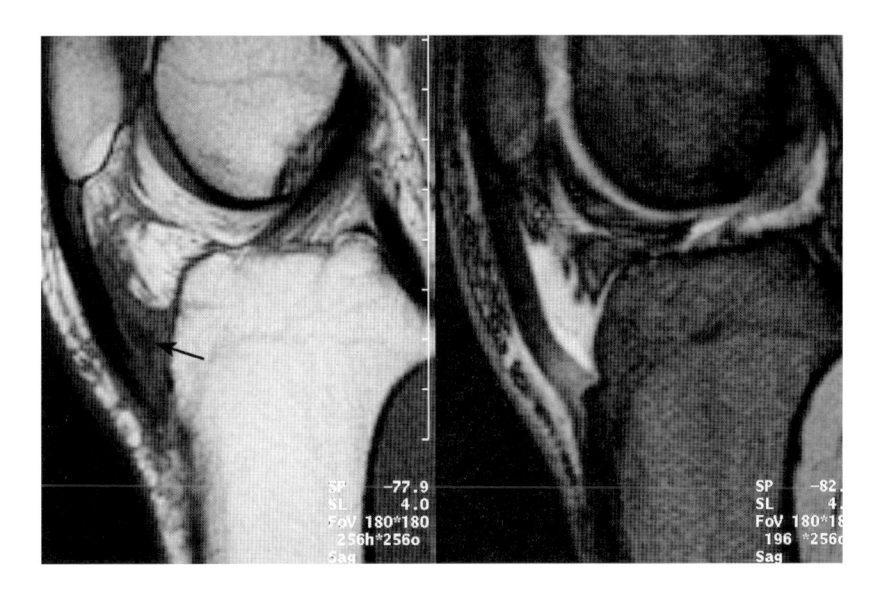

11 Baker-Zysten, Ganglien

11.1 Technik und Methodik

Zum Auffinden des pathologischen Befundes eignen sich insbesondere T2-gewichtete Messungen. Zur genauen Charakterisierung kann bei atypischem Sitz oder Ausprägung eine T1-gewichtete Messung vor und nach intravenöser Kontrastmittelgabe notwendig sein.

11.2 Anatomie

Unter dem Begriff Baker-Zyste (Popliteazyste) werden häufig alle ganglienartigen Gebilde der Kniekehle zusammengefasst, die sich zwischen Musculus semimembranosus und medialem Gastrocnemiuskopf entwickeln. Dabei kann es sich um Bursen des M. semimembranosus, des medialen M. gastrocnemius oder um Baker-Zysten im ursprünglichen Sinne handeln.

Baker-Zysten im eigentlichen Sinne (W. M. Baker, 1839–1896) kommunizieren definitionsgemäß unmittelbar mit dem Kniegelenk; d. h. es lässt sich eine Stielbildung zwischen der Zyste und der hinteren Gelenkkapsel nachweisen.

Ganglien sind zystische, flüssigkeitsgefüllte Gebilde, in der Regel in den Weichteilen um Sehnenscheiden und Gelenke; sie können sich aber auch im Knorpel (Meniskusganglien) und im Knochen paraartikulär (intraossäre Ganglien) entwickeln.

Histologisch besteht die Ganglienwand aus teils zellarmem, teils zellreichem Bindegewebe mit Abschnitten ödematöser Gefügelockerung und typischer myxoider Degeneration. Die Ganglien sind mit einem klaren, flüssigen bis schleimigen, reichlich saure Mukopolysaccharide enthaltenden Material ausgefüllt.

11.3 MRT-Normalbefund

Flüssigkeitsäquivalente Signalwerte intraartikulär (Signalminderung bei T1- und Signalsteigerung bei T2-Wichtung) sind in minimaler Ausprägung als Normalbefund zu betrachten, insbesondere infrapatellar und in den dorsalen Gelenksabschnitten als Reserveräume, extraartikulär bzw. am äußeren Kapselbereich hingegen nicht.

11.4 Pathomechanismus

Für die Kniekehlenganglien (Baker-Zysten) wird derzeit mehrheitlich die Entstehung als Gelenkkapselhernie bzw. Semimembranosusretentionszyste angenommen, für andere Ganglien (wie z. B. so genannte Meniskusganglien) dagegen eine Entstehung durch schleimige Degeneration bindegewebiger Strukturen.

Die Gangliogenese ist insgesamt bis heute umstritten; eine Vielzahl unterschiedlicher Vorstellungen ist hierzu entwickelt worden. Eine traumatisch-degenerative Entstehungstheorie wurde ebenso vertreten wie die Annahme einer echten Neubildung.

11.5 Pathophysiologie

Die Popliteazysten sind durch eine charakteristische Klinik gekennzeichnet mit prallelastischer umschriebener Anschwellung an typischer Stelle, zwischen medialem Gastrocnemiuskopf und Semimembranosussehne – und ohne unmittelbaren Kontakt zum Gefäßnervenbündel der Kniekehle. Eine Unterscheidung zwischen echten Baker-Zysten (gestielte Gebilde) und sog. Kniekehlenganglien (nicht gestielte Gebilde) ist aus therapeutischen und prognostischen Gründen unverändert zweckmäßig.

Eine Sonderform stellt die so genannte abgesackte Baker-Zyste dar; als Entstehungsursache ist wahrscheinlich eine Ruptur der Zystenwand mit Abfluss des Zysteninhaltes in den Unterschenkelbereich und nachfolgender Ausbildung einer synovialmembranähnlichen Ummantelung anzunehmen. Aufgrund der klinischen Symptomatik mit starker Unterschenkelschwellung und ausgeprägter lokaler Entzündungsreaktion ist hier eine differential-diagnostische Abklärung gegenüber der tiefen Beinvenenthrombose erforderlich.

Meniskusganglien finden sich weitaus häufiger am lateralen Meniskus als am medialen, da das Hinterhorn des Außenmeniskus voluminöser ist. Daher ist die Zone der mukoiden Degeneration hier auch am größten. Meniskusganglien stellen seitliche, runde bis ovale Ausstülpungen von degenerativ verändertem Meniskusgewebe dar, gelegentlich mit stielartiger Verbindung zur Meniskusbasis.

Bei den seltenen medialen Meniskusganglien ist der Innenmeniskus üblicherweise intakt. Laterale Meniskusganglien sind meist mit einer Außenmeniskusschädigung (Rissbildung) verbunden.

11.6 MRT-Zeichen pathologischer Befunde

Flüssigkeitsansammlungen intra- und extraartikulär können je nach Zusammensetzung der Flüssigkeit bei T1-Wichtung signalintensiv (eiweißreich, starke Blutbeimengungen, fetthaltig) oder signalarm sein (seröser Erguss). Bei T2-Wichtung sind üblicherweise sämtliche Flüssigkeiten signalintensiv.

Die klassische Baker-Zyste kann reine Flüssigkeit oder Flüssigkeit mit Fett- und Blutanteilen aufweisen. Gelegentliche thrombosierte Bereiche/Detritus bzw. Septierungen sind möglich.

Das Signalverhalten der Baker-Zysten ist je nach Inhalt u. U. uneinheitlich: Detritus in T1-Wichtung ist teils signalreicher, teils – insbesondere bei Verkalkungen – auch signalärmer bis signalfrei im Vergleich zur meist hypointensen Flüssigkeit. In T2-Wichtung sind Septen, freie Elemente oder Detritus innerhalb der stark hyperintensen Flüssigkeit deutlich signalärmer abgrenzbar (Abb. 11.1–11.6).

Im Gegensatz zu Zysten sind Ganglien mit einer gelartigen Masse gefüllt und dabei häufig ebenfalls septiert. Das Signalverhalten ist in T2-Wichtung stark hyperintens, von häufigen signalarmen Septen abgesehen. Ganglien können intra- oder extraartikulär lokalisiert sein. In beiden Fällen besteht in der Regel ein Kontakt zur Gelenkkapsel, u. U. auch nur eine äußerst diskrete stielartige, schlecht identifizierbare Verbindung (Abb. 11.8–11.14).

Synoviale Plicae als embryonale Relikte der ursprünglichen Kniegelenkskompartimentierung, typischerweise suprapatellar, mediopatellar und infrapatellar angeordnet, sind im Normalzustand in T2-Wichtung u. U. als zarte signalarme lineare Strukturen innerhalb der signalintensiven Gelenkflüssigkeit abgrenzbar. Sie weisen im entzündlichen Stadium eine Konturverbreiterung bzw. exsudative Umgebungsreaktion auf.

11.7 Klinische Wertung der MRT-Befunde

Poplitealzysten und (Meniskus-)Ganglien werden operativ entfernt, wenn sie Beschwerden verursachen. Im Rahmen der operativen Entfernung von Meniskusganglien ist die vorhergehende arthroskopische Beurteilung des gangliontragenden Meniskus obligat.

Tabelle 11.1. Typisches Signalverhalten

	T1w	T2w	T2*w	rho-w	FAT/SAT
Erguss (serös)	0 – ↑	↑↑↑	↑↑↑	↑ – ↑↑	↑↑↑
Baker-Zyste (einfach)	0 – ↑	↑↑↑	↑↑ – ↑↑↑	↑ – ↑↑	↑↑↑
Baker-Zyste (kompliziert mit Einblutung etc.)	↑ – ↑↑	↑↑ – ↑↑↑	↑↑ – ↑↑↑	↑↑	↑↑ – ↑↑↑

0 Signalfrei; ↑ geringe SI; ↑↑ mittlere SI; ↑↑↑ hohe SI.

Die Rezidivprognose von Poplitealzysten ohne Kommunikation mit der hinteren Gelenkkapsel ist günstiger als diejenige echter Baker-Zysten. Bei den echten Baker-Zysten ist eine sorgfältige operative Versorgung des Zystenstiels erforderlich; zudem ist, um das Risiko von Rezidivzysten zu vermindern, die Erkennung und Beseitigung von intraartikulären Ursachen für eine vermehrte Produktion von Synovia (als Hauptursache des Zystenrezidivs) zweckmäßig.

Weiterführende Literatur

Baker NM (1877) Chronic disease of the knee joint – large cast in the cave. St. Barth Hosp Rep 13:254

Kulshrestha A, Misra RN, Agarwal P, Gupta D (1995) Magnetic resonance appearance of tuberculosis of the knee joint with ruptured Baker's cyst. Australas Radiol 39 (1): 80–83

Lang IM, Hughes DG, Williamson JB, Gough SG (1997) MRI appearance of popliteal cysts in childhood. Pediatr Radiol 27 (2): 130–132

Lektrakul N, Skaf A, Yeh L, Roger B, Schweitzer M, Blasbalg R, Resnick D (1999) Pericruciate meniscal cysts arising form tears of the posterior horn of the medial meniscus: MR imaging features that simulate posterior cruciate ganglion cysts. AJR Am J Roentgenol 172 (6): 1575–1579

Marti Bonmati L, Molla E, Dosda R, Casillas C, Ferrer P (2000) MR imaging of Baker cysts – prevalence and relation to internal derangements of the knee. MAGMA 10 (3): 205–210

Morrison JL, Kaplan PA (2000) Water on the knee: cysts, bursae, and recesses. Magn Reson Imaging Clin N Am 8 (2): 349–370

Munk PL, Vellet AD, Levin MF (1993) Leaking Baker's cyst detected by magnetic resonance imaging. Can Assoc Radiol J 44 (2): 125–128

Ohno Y, Itokazu M, Sakaeda H, Iinuma N, Shima H (1998) Meniscal cyst in the posterior intercondylar space found by magnetic resonance imaging. Arch Orthop Tauma Surg 117 (6–7): 394–396

Sansone V, de Ponti A, Paluello GM, del Maschio A (1995) Popliteal cysts and associated disorders of the knee. Critical review with MR imaging. Int Orthop 19 (5): 275–279

Sumen Y, Ochi M, Deie M, Adachi N, Ikuta Y (1999) Ganglion cysts of the cruciate ligaments detected by MRI. Int Orthop 23 (1): 58–60

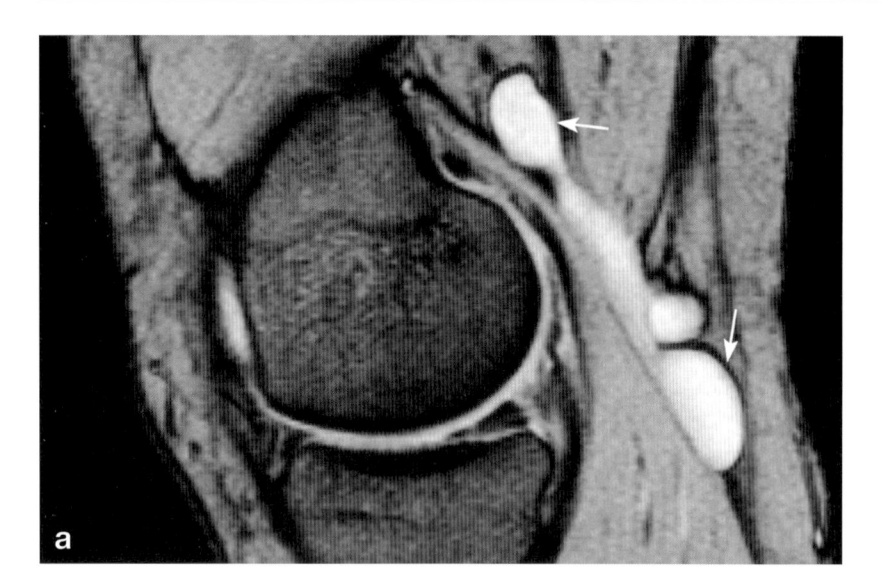

**Abb. 11.1 a, b. Baker-Zyste
(38 Jahre, w.)**

a Sagittal; b axial, jeweils T2*: In Nachbarschaft des Innenkondylushinterrandes am medialen Gastrocnemiusrand gelegene flüssigkeitsisointense, zum Teil etwas gelappte bzw. potentiell teilseptierte Formation mit deutlicher Signalsteigerung in relativer T2-Wichtung (*Pfeile*). Zusätzlich zarter Einriss Innenmeniskushinterhorn Grad III

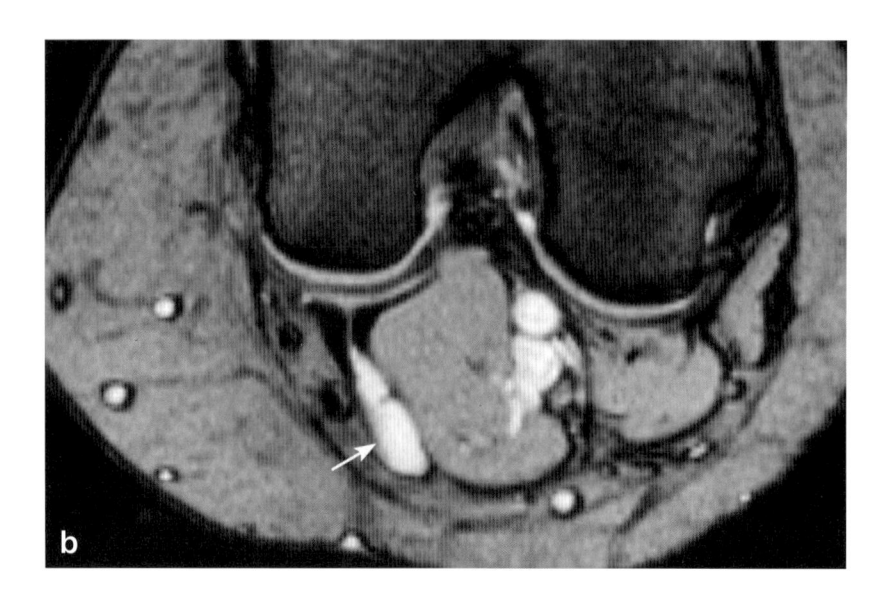

Abb. 11.2 a, b. Baker-Zyste mit Detritus/Gelenkchondromen (60 Jahre, m.)

a Sagittal; b axial, jeweils T2*: Am Innenkondylushinterrand typische flüssigkeitsisointense Formation mit deutlicher Signalsteigerung in T2-Wichtung und einzelnen signalarmen rundlichen freien Elementen (*Pfeile*)

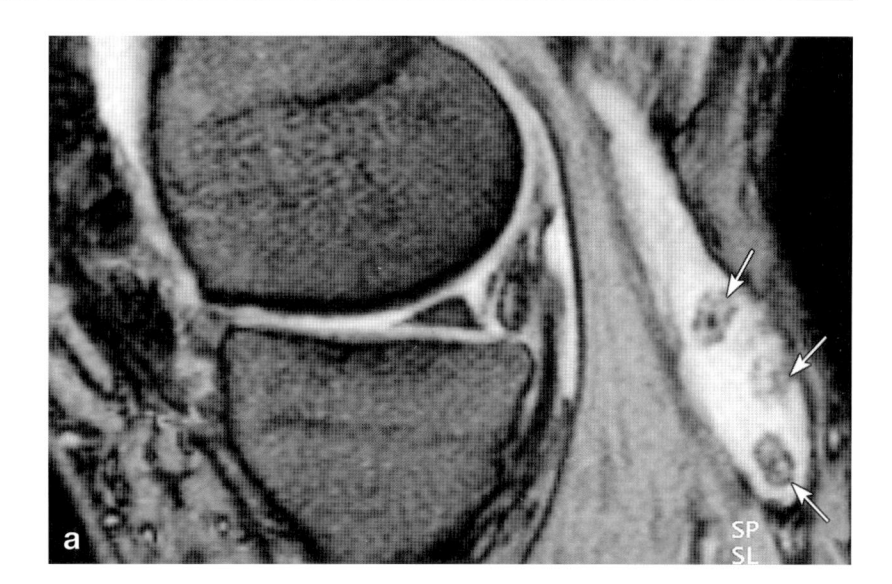

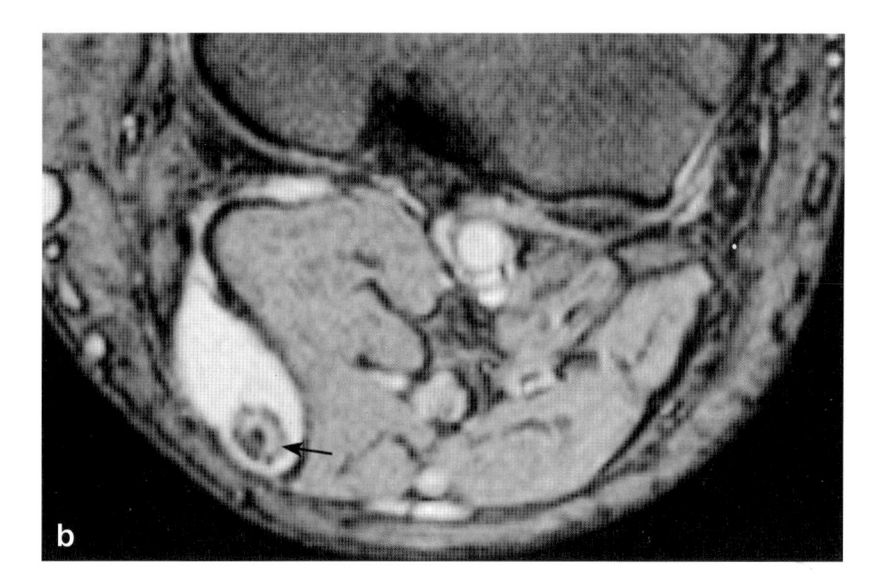

180   Baker-Zysten, Ganglien

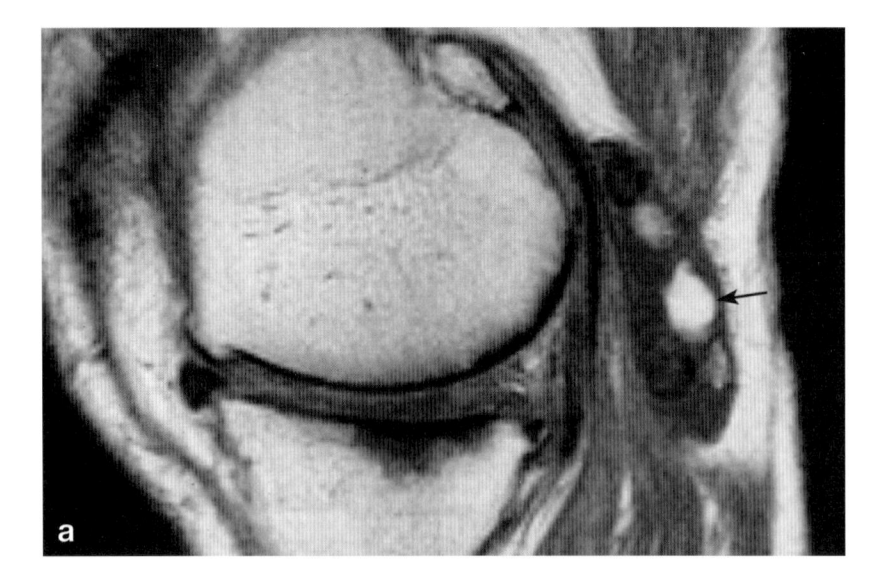

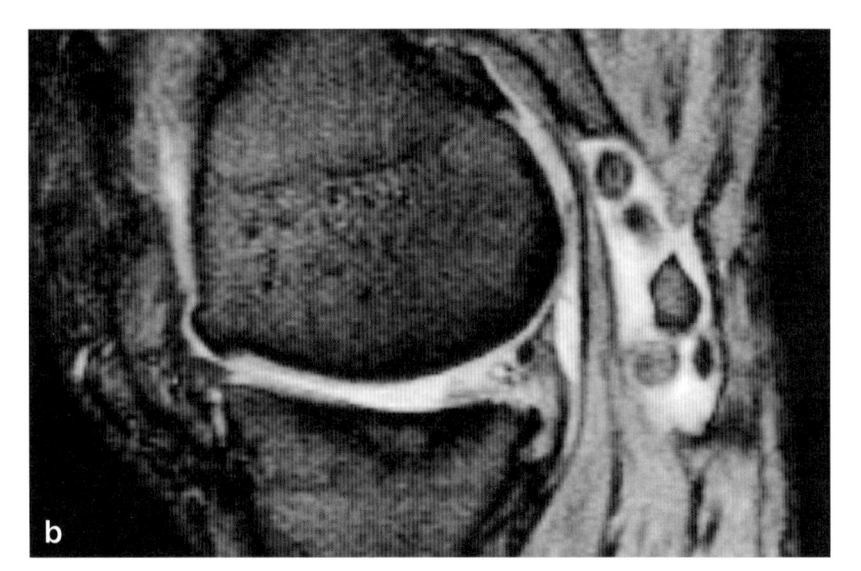

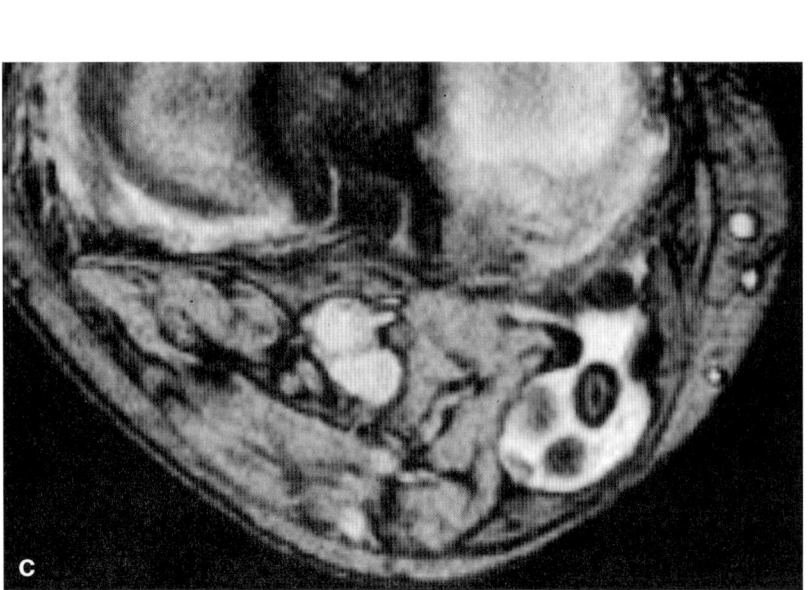

Abb. 11.3 a – c. Baker-Zyste mit partiell verknöcherten Gelenkchondromen; Innenmeniskusriss; Gonarthrose (78 Jahre, m.)

a Sagittal T1: Am Innenkondylushinterrand ovaläre, in T1-Wichtung hypointense Formation mit einzelnen rundlichen, zum Teil signalfreien, zum Teil knochenmarksisointensen Elementen (*Pfeil*). Innenmeniskushinterhorn nicht mehr regulär identifizierbar. Verstärkte signalfreie Gelenkflächensklerose bzw. subchondral verstärkte Reaktion tibial

b Sagittal; **c** axial, jeweils T2*: Flüssigkeitsisointense Signalsteigerung der Baker-Zyste mit signalarmen isolierten rundlichen Elementen. Ausgedehnte Defektzonen Innenmeniskushinterhorn. Leichte Signalsteigerung tibial subchondral bei massiv reduziertem chondralem Besatz

Abb. 11.4a, b. Große Baker-Zyste (53 Jahre, m.)

a Sagittal T1; **b** sagittal T2*: Oväläre flüssigkeitsisointense Formation am medialen Gastrocnemiusseitenrand mit deutlicher Signalminderung in T1- und Signalsteigerung in relativer T2-Wichtung

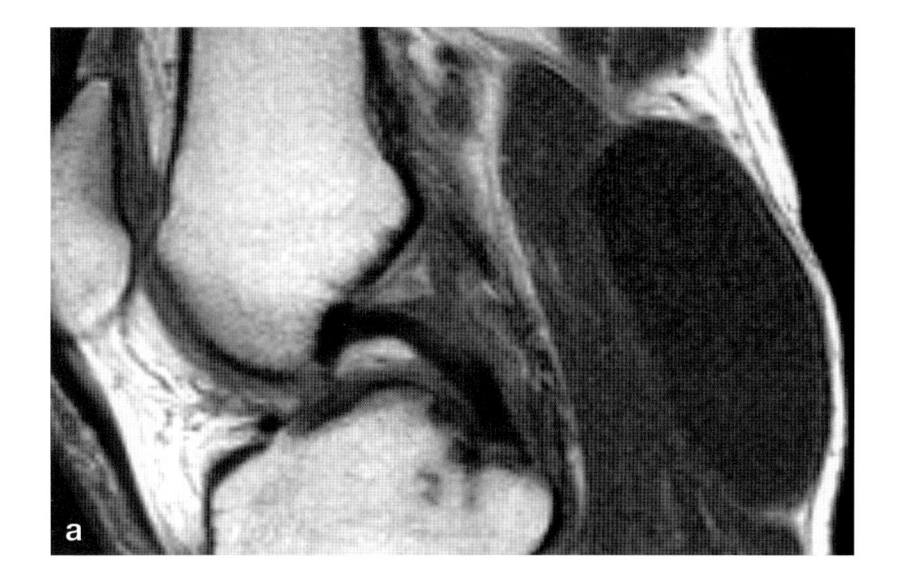

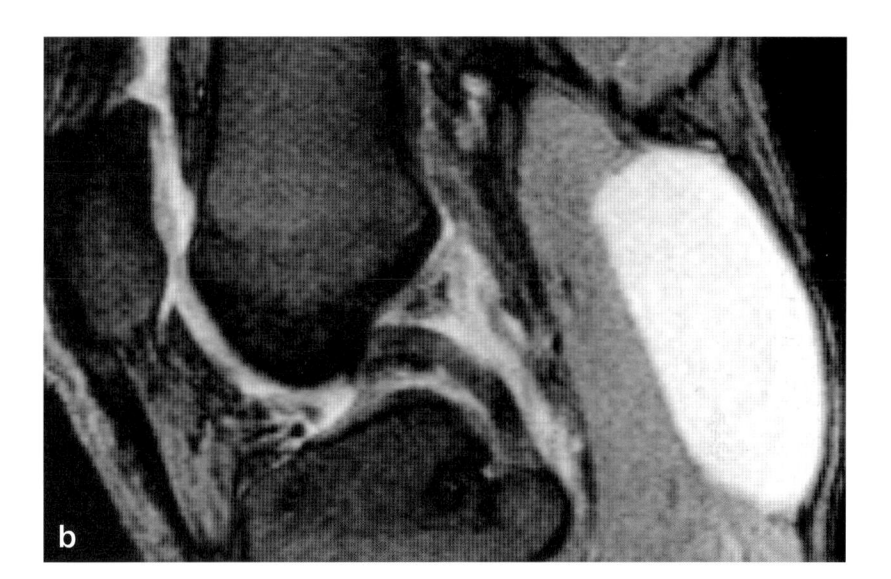

Abb. 11.5. Baker-Zyste mit Beteiligung Bursa sartorii (57 Jahre, w.)

Axial T2*: Typischer Baker-Zystensitz am Innenkondylushinterrand medial des medialen Gastrocnemiuskopfes, jedoch zusätzlicher Ausläufer ventromedial in Sartoriusnachbarschaft in Richtung Pes anserinus. Deutliche Signalsteigerung in T2-Wichtung

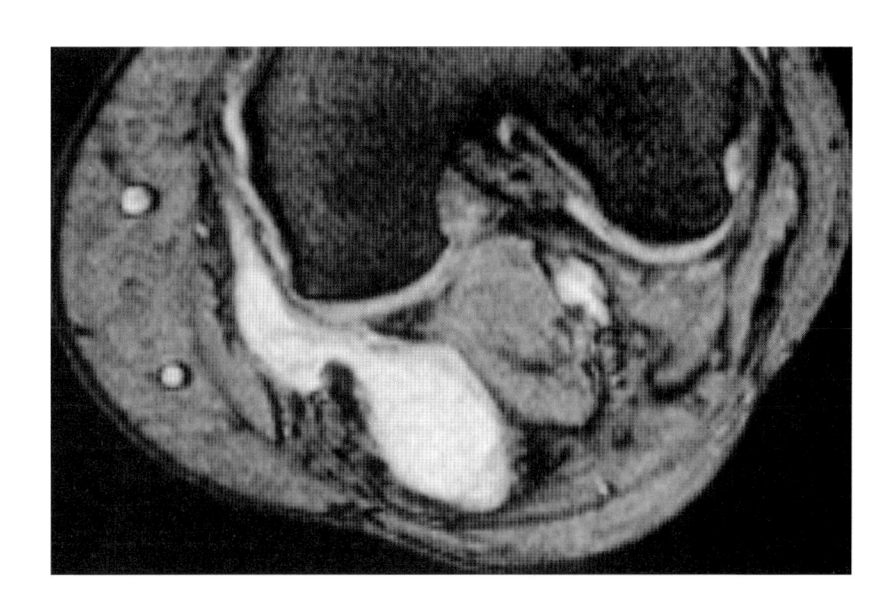

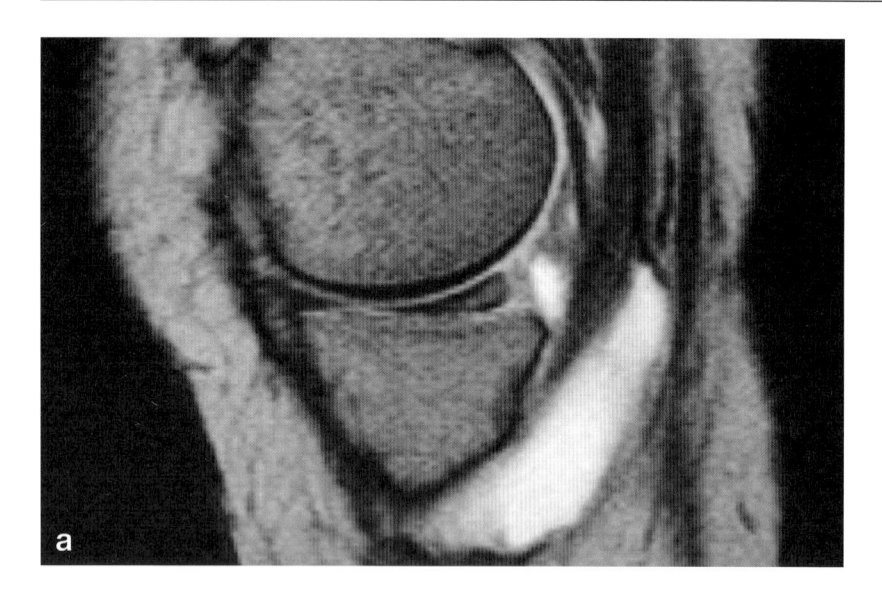

Abb. 11.6 a, b. Baker-Zyste mit Beteiligung Bursa sartorii (65 Jahre, w.)

a Sagittal; **b** axial, jeweils T2*: In Nachbarschaft der Sartoriussehne deutlich hyperintense Flüssigkeitsformation am proximalen medialen Tibiakopf dorsal. Zentrale Degeneration Innenmeniskushinterhorn Grad II

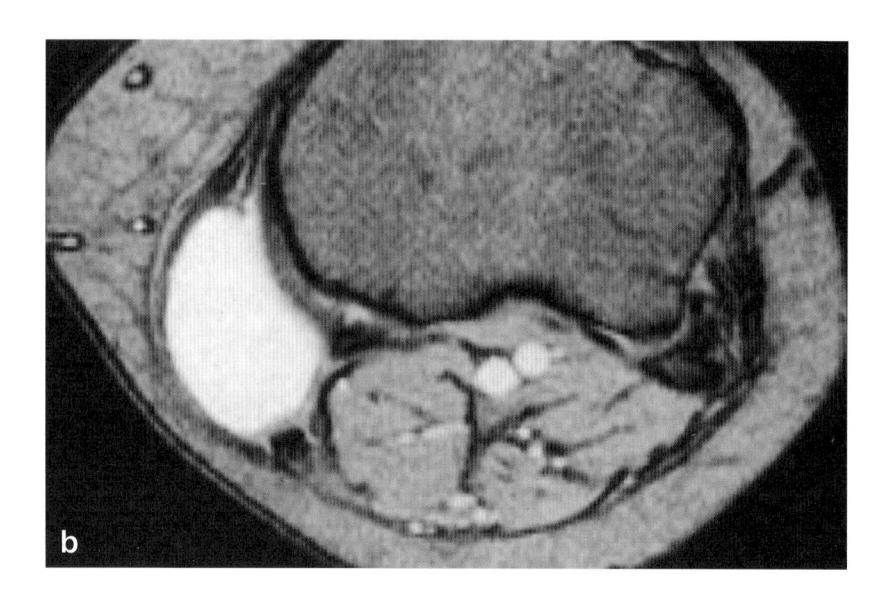

Abb. 11.7 a, b. Reizzustand Bursa sartorii (59 Jahre, w.)

a Sagittal; **b** axial, jeweils T2*: Zarte flachkonvexe flüssigkeitsisointense Signalsteigerung in Nachbarschaft der distalen Sartoriussehne bzw. am medialen Tibiakopf im Ansatzbereich des Pes anserinus (*Pfeile*)

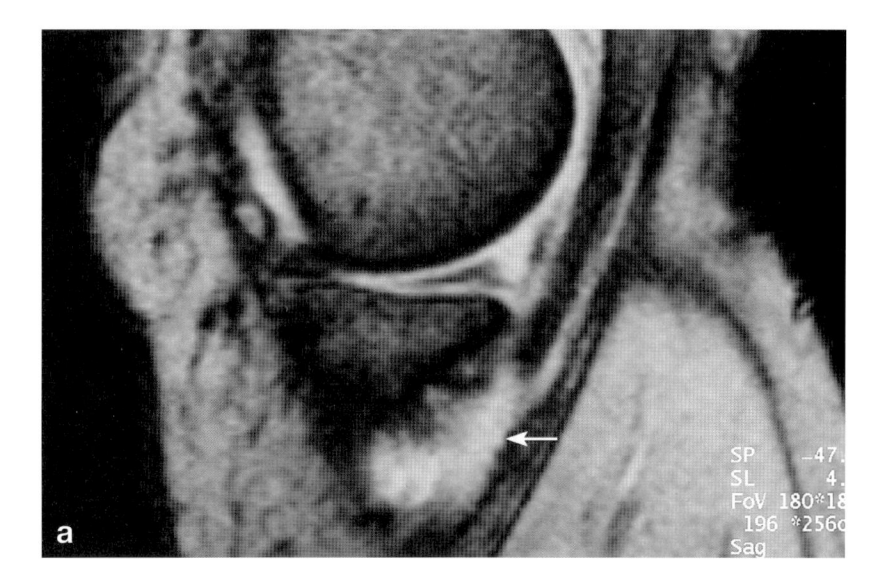

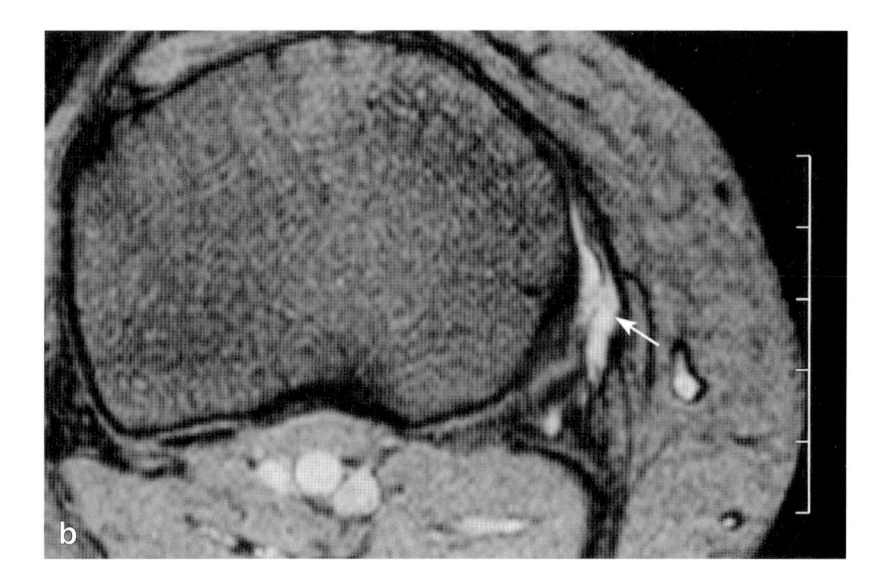

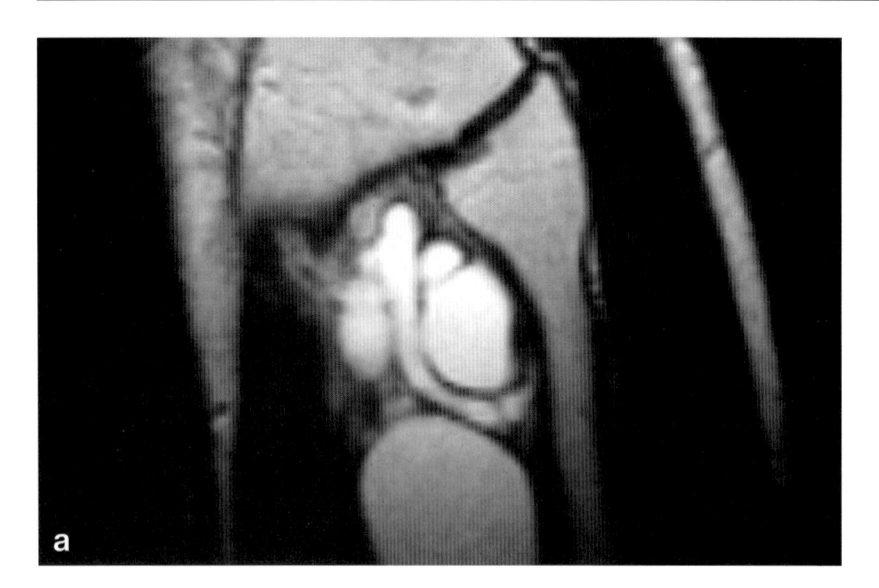

Abb. 11.8 a, b. Großes Ganglion tibiofibulares Gelenk, kaudal entwickelt (25 Jahre, m.)

a Sagittal; b koronar, jeweils T2: Sehr ausgedehnte, gelappte Flüssigkeitsformation retro-/paratibial, unmittelbar ventral des proximalen tibiofibularen Gelenks mit ausgedehnter Signalsteigerung in T2-Wichtung und multiplen Septierungen

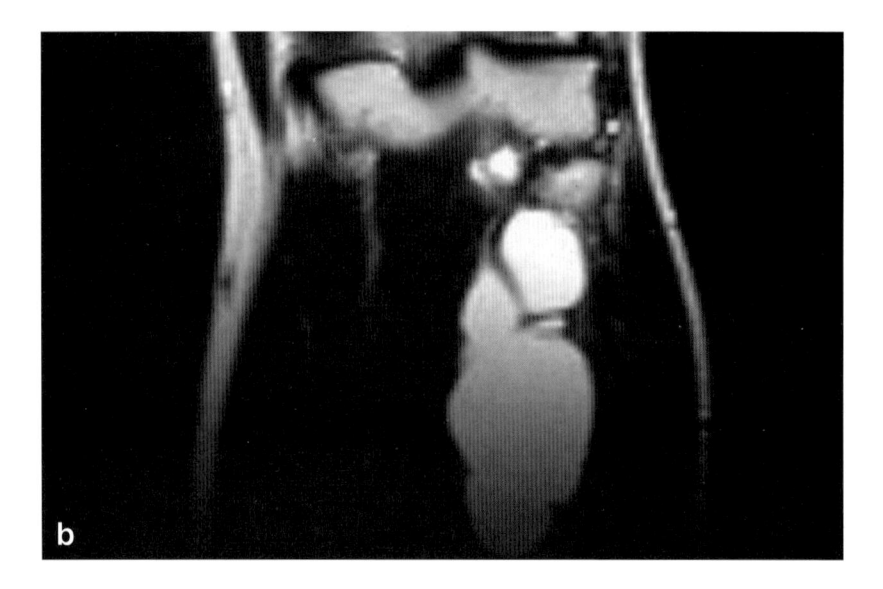

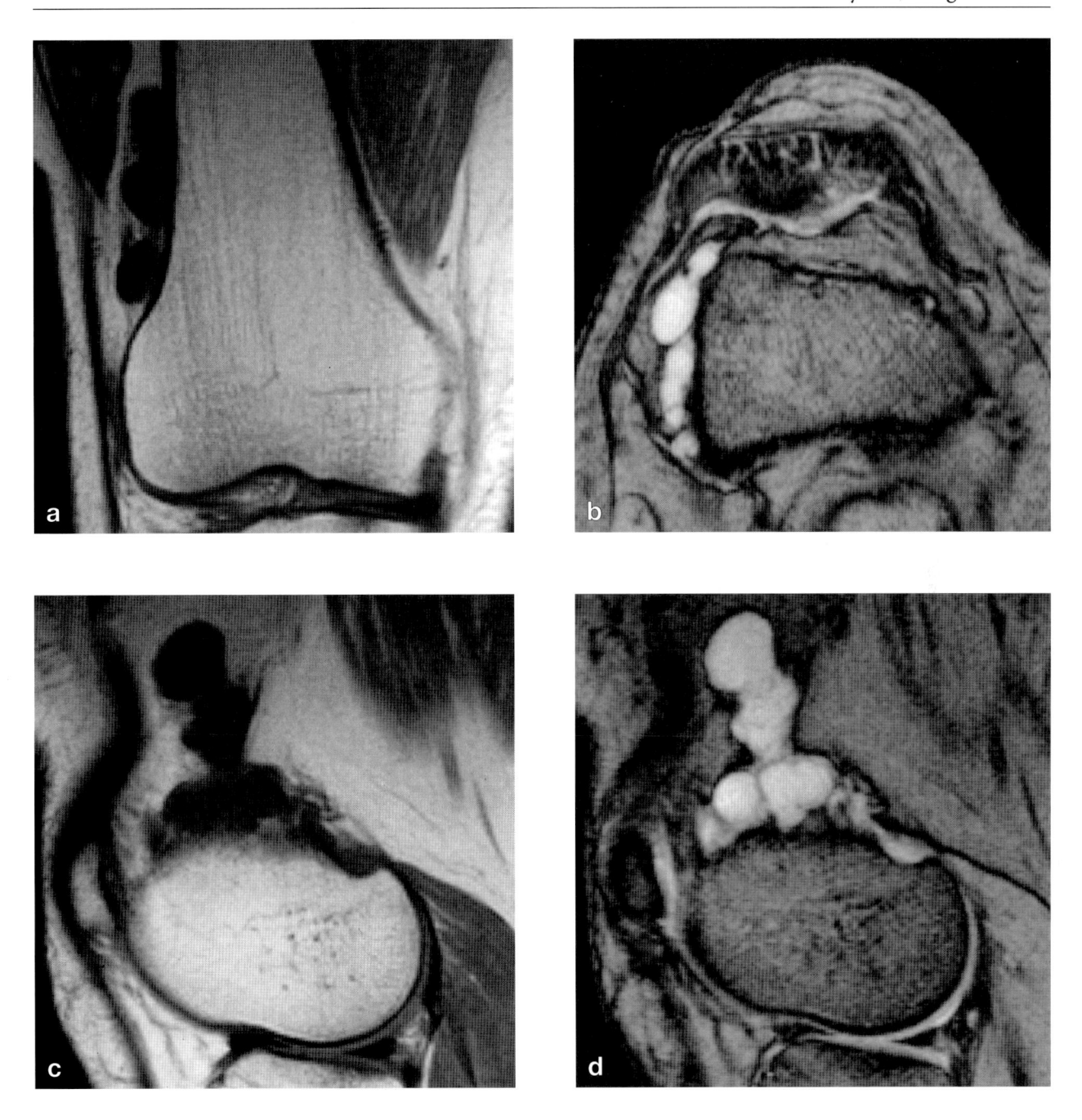

Abb. 11.9 a–d. Kapselganglion lateral, kranial entwickelt (38 Jahre, w.)

a Koronar und **c** sagittal, jeweils T1: Am Außenkondylusoberrand gelegene gelappte, fast traubig angeordnete Flüssigkeitsformation in Nachbarschaft der distalen Femurmetaphyse lateral mit nahezu muskelisointensem Signal

b Axial und **d** sagittal, jeweils T2*: Deutliche Signalsteigerung der Formation. Zarte Septierungen wesentlich besser als in T1-Wichtung identifizierbar

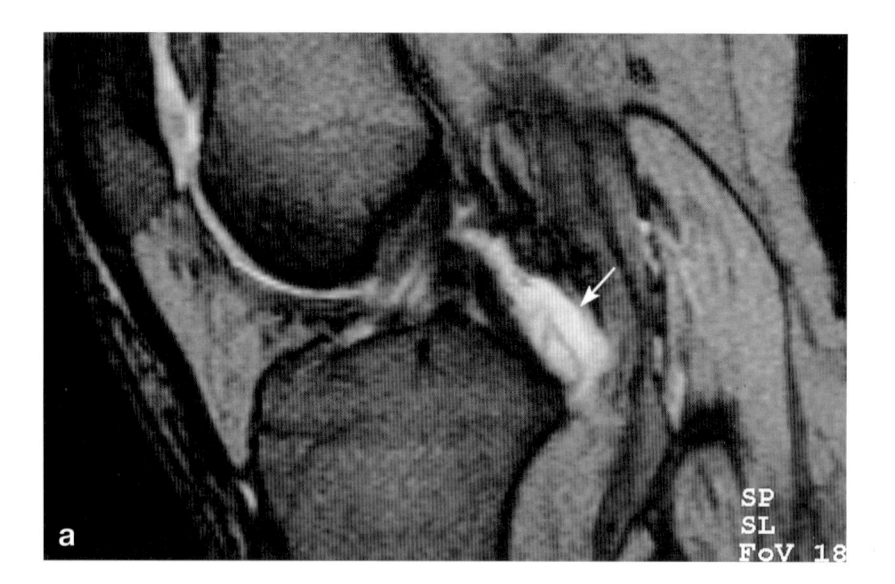

Abb. 11.10 a, b. Kapselganglion dorsal, partiell intraartikulär (43 Jahre, w.)

a Sagittal; **b** axial, jeweils T2*: Intraartikulär am Hinterrand des hinteren Kreuzbandes bzw. im dorsalen Kapselbereich gelegene gelappte Formation mit einzelnen Septierungen und deutlich hyperintensem Signal in relativer T2-Wichtung (*Pfeile*)

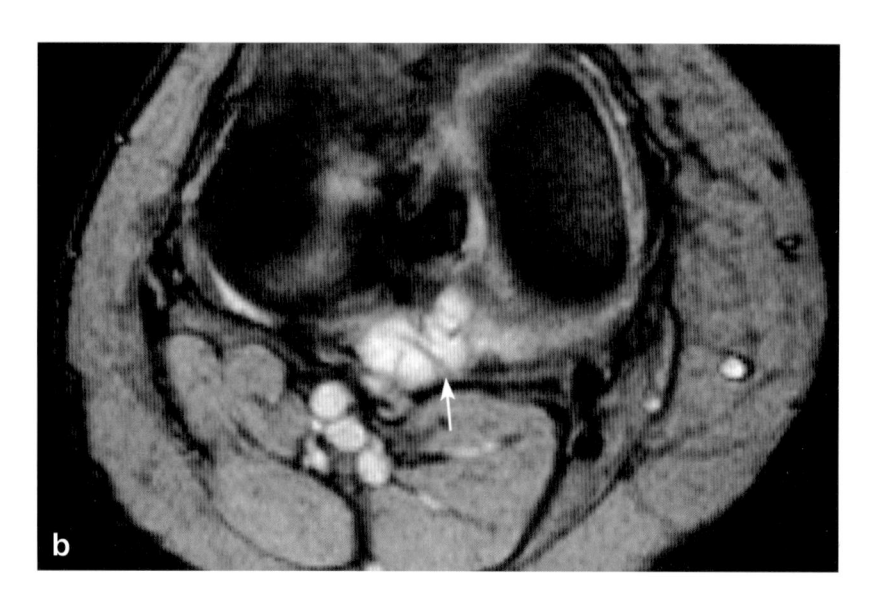

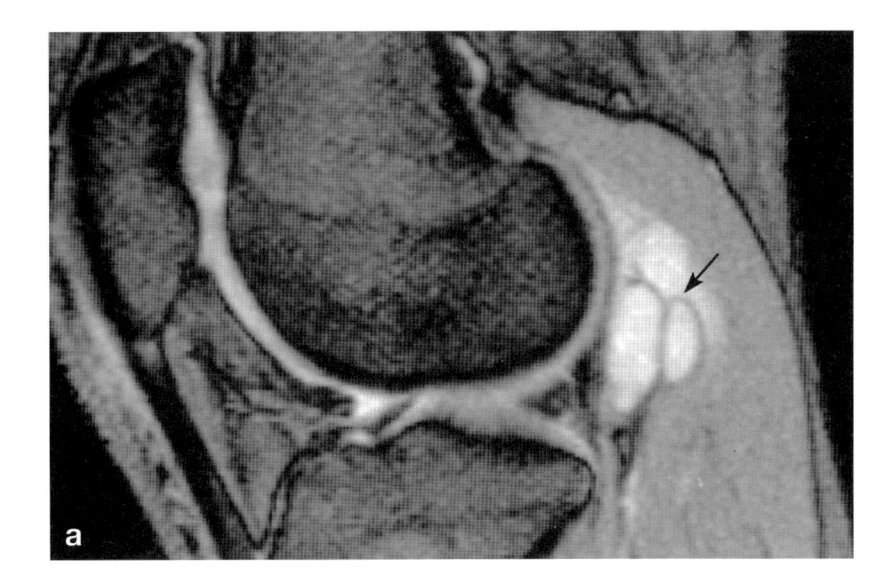

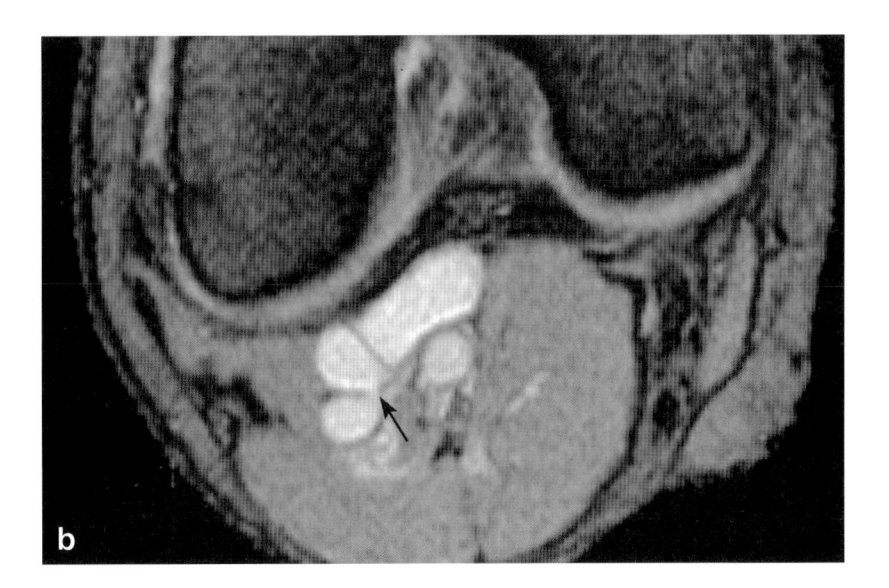

Abb. 11.11 a, b. Kapselganglion (latero-)dorsal ohne intraartikuläre Anteile (33 Jahre, m.)

a Sagittal; **b** axial, jeweils T2*: Extraartikuläre, gelappte, teilseptierte Formation am dorsalen Kapselrand paramedian mit deutlicher Signalsteigerung in T2-Wichtung (*Pfeile*)

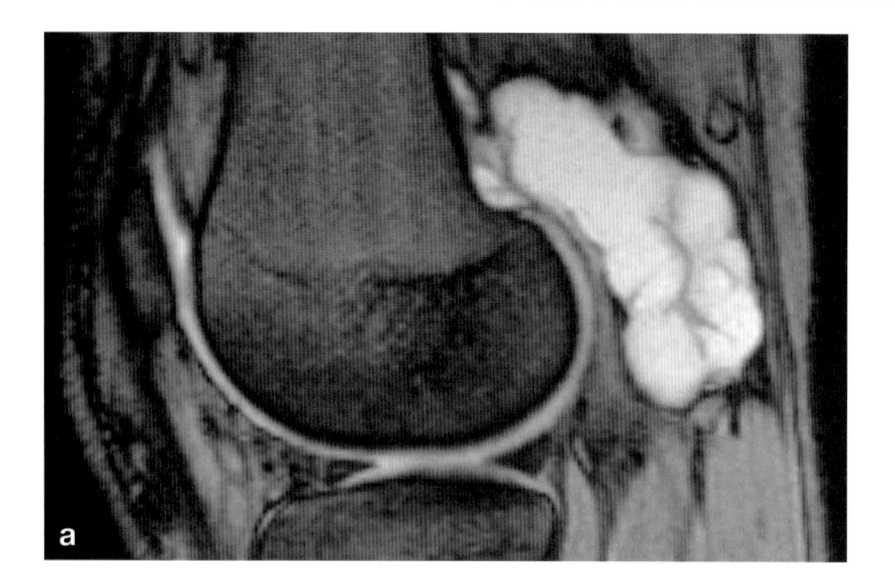

Abb. 11.12 a, b. Kapselganglion laterodorsal – ausgedehnter Befund (27 Jahre, m.)

a Sagittal; **b** axial, jeweils T2*: Ausgedehnte gelappte, teilseptierte Formation am Außenkondylushinterrand mit Kontakt zum kranialen Kapselansatz. Deutliche Signalsteigerung in relativer T2-Wichtung

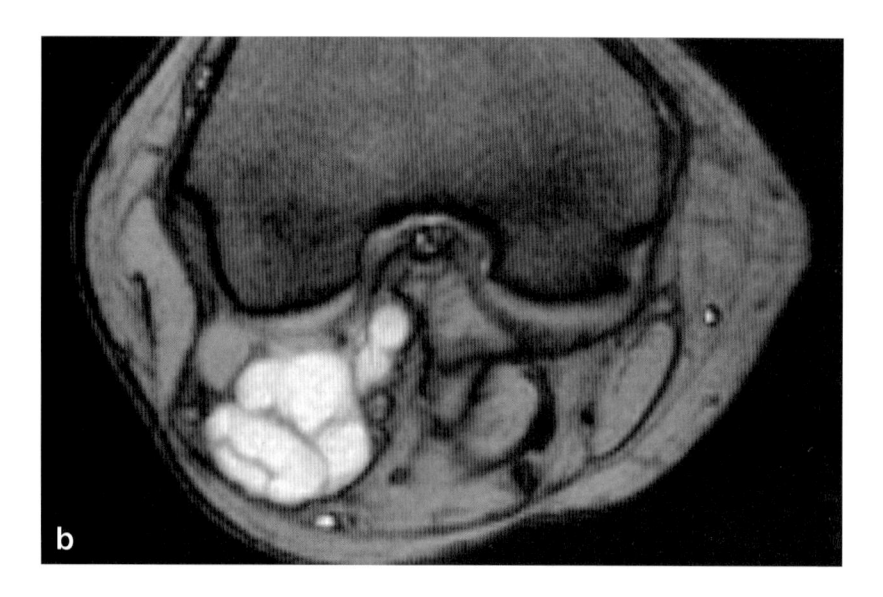

Abb. 11.13 a, b. Ausgedehntes Meniskusganglion medial (39 Jahre, m.)

a Koronar T2; **b** axial T2*: Medialen Gelenkspaltpartien anliegende oväläre, teilseptierte Flüssigkeitsformation mit deutlicher Signalsteigerung in relativer und reiner T2-Wichtung. Kein sichtbarer Kontakt zum Innenmeniskus, bei zentraler Meniskusdegeneration jedoch zu vermuten (*nicht abgebildet*)

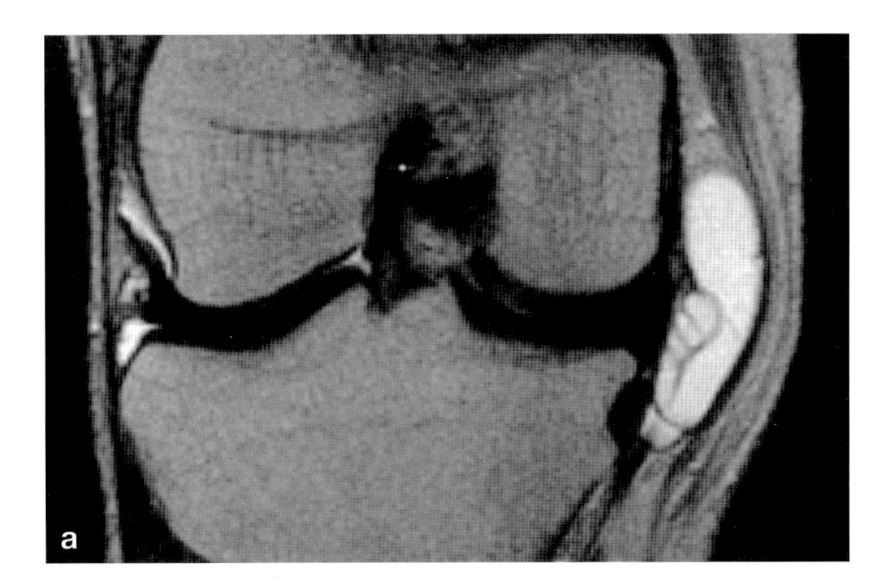

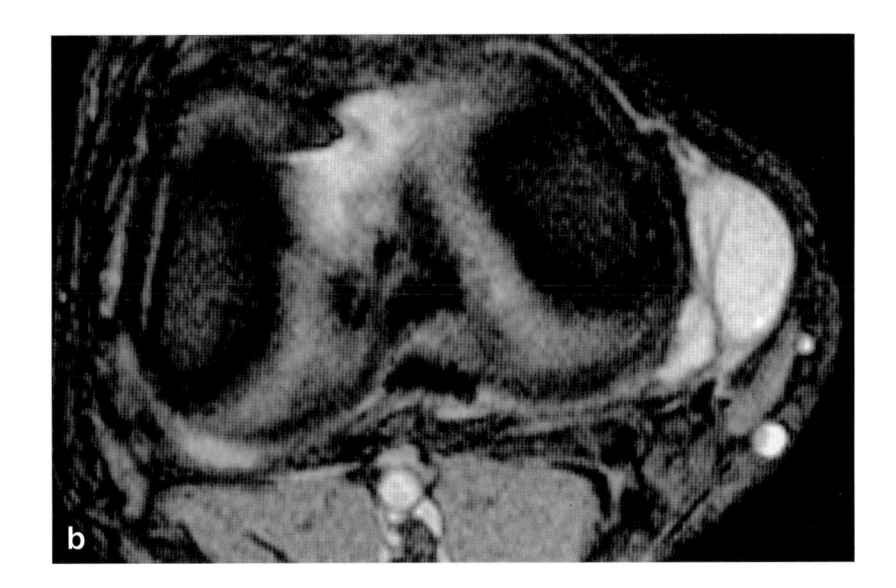

190 Baker-Zysten, Ganglien

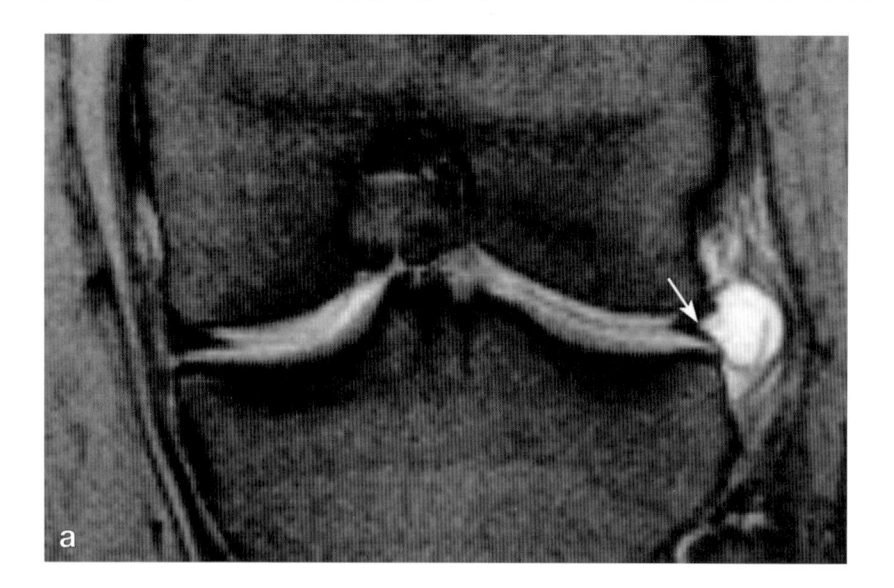

Abb. 11.14a, b. Meniskusganglion lateral bei peripherem Außenmeniskusriss (40 Jahre, w.)

a Koronar T2*: Ovaläre Flüssigkeitsformation am peripheren Außenmeniskusrand mit keilförmigem peripherem Meniskuskonturdefekt (*Pfeil*)

b Axial T2: Auch in reiner T2-Wichtung deutlich hyperintenses Signal der Formation am äußeren Gelenkspalt mit lediglich angedeuteten Septierungen

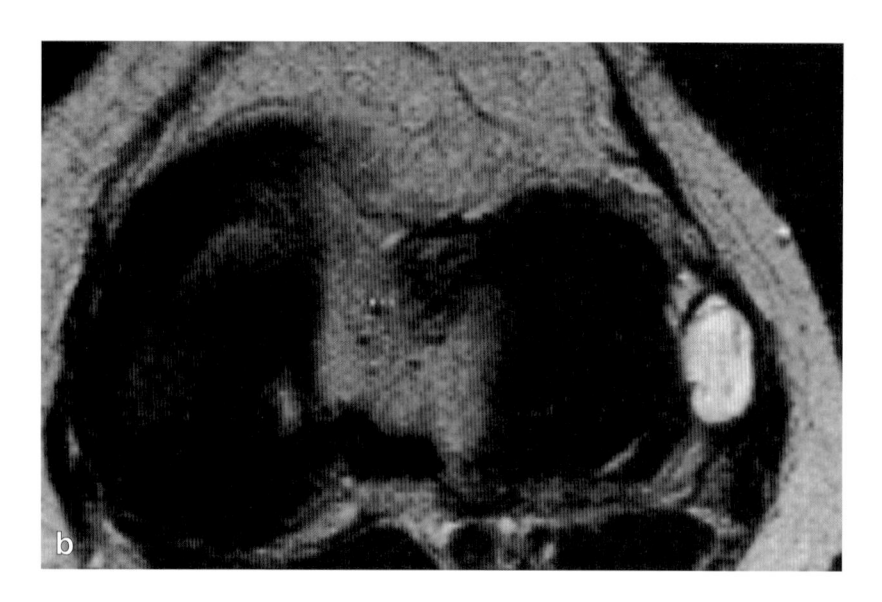

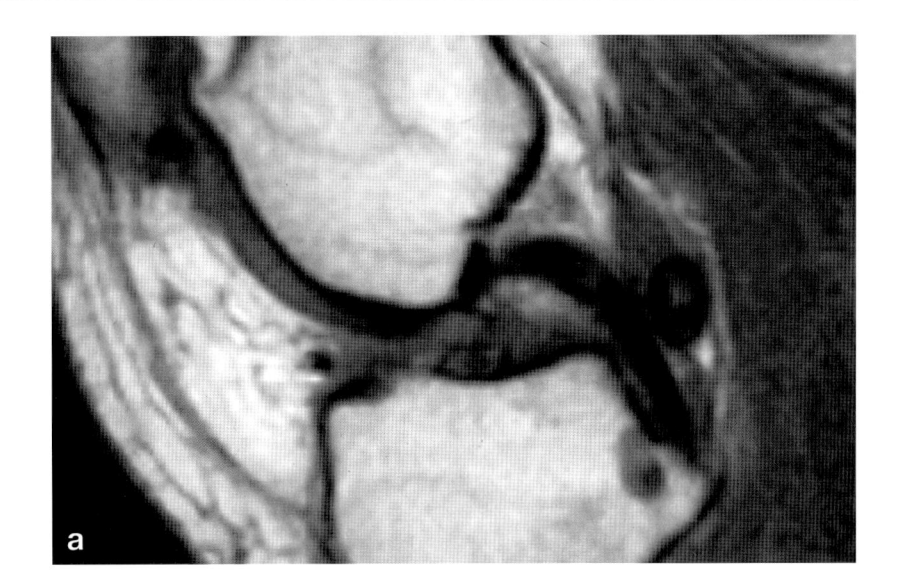

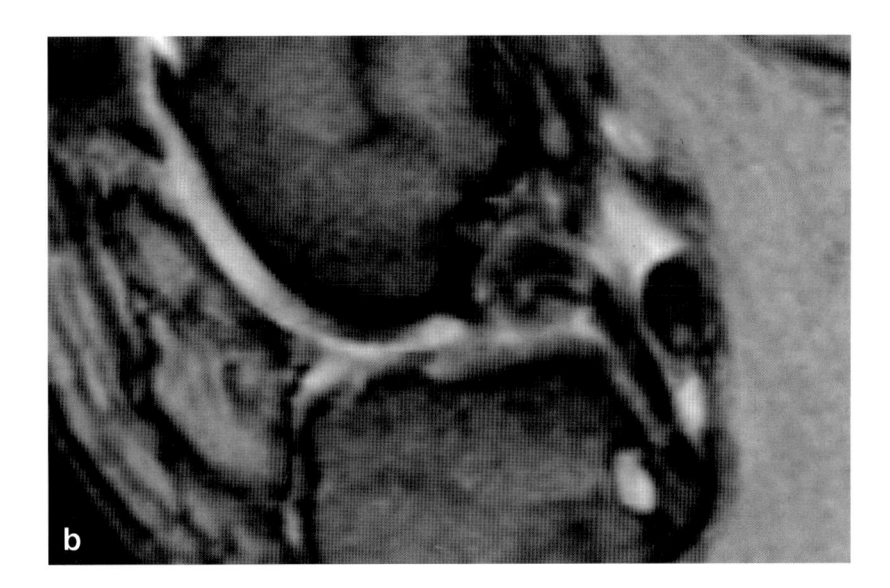

Abb. 11.15 a, b. Verknöchertes Kapsel-/Gelenkchondrom dorsaler Rezessus (35 Jahre, w.)

a Sagittal T1; **b** sagittal T2*: Innerhalb des dorsalen Kapselrezessus gelegene, kapselständige ovaläre signalgeminderte Formation in beiden Sequenzen mit einzelnen hyperintensen zentralen Anteilen. Leichter Reizerguss

192   Baker-Zysten, Ganglien

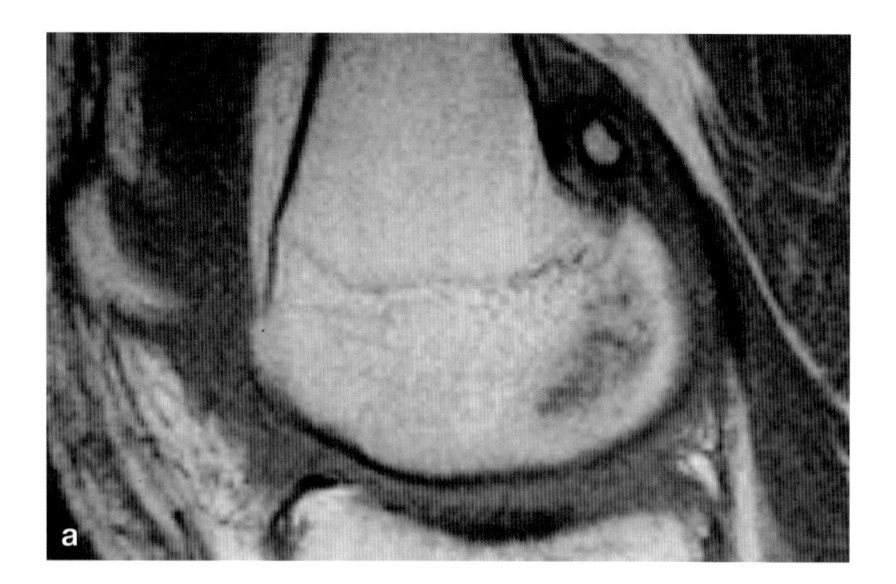

Abb. 11.16 a, b. Verknöchertes Kapsel-/Gelenkchondrom dorsokranialer Rezessus medial (42 Jahre, m.)

a Sagittal T1; **b** sagittal T2*: Im dorsalen Gelenkrezessus kranial am proximalen Hinterrand des Innenkondylus gelegenes, isoliertes knochenmarksisointenses rundliches Element. Mäßiger Gelenkerguss. Dorsaler Innenmeniskusrezessus leer nach alter Meniskusresektion vor 4 Jahren. Medialer Knorpelschaden

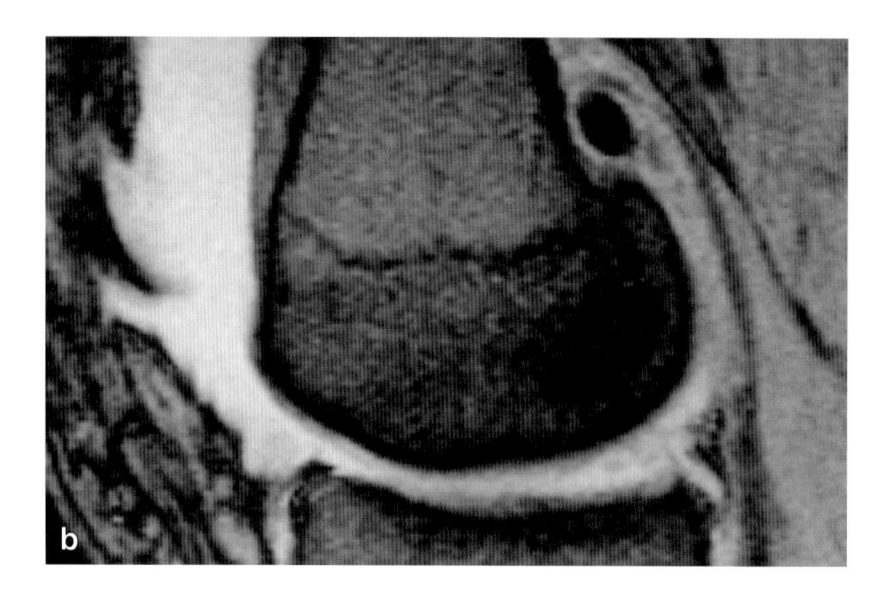

Abb. 11.17 a, b. Kleine Fabella Außenkondylus dorsal (75 Jahre, w.)

a Sagittal T1; b sagittal T2*: Am dorsalen Kapselhinterrand des Außenkondylus kleines knöchernes sesambeinartiges Zusatzelement extraartikulär (*Pfeile*)

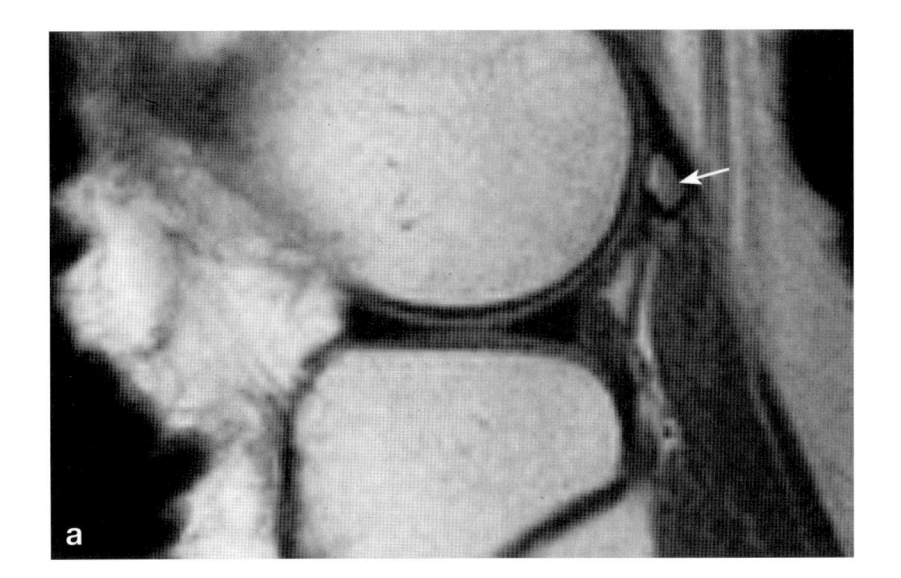

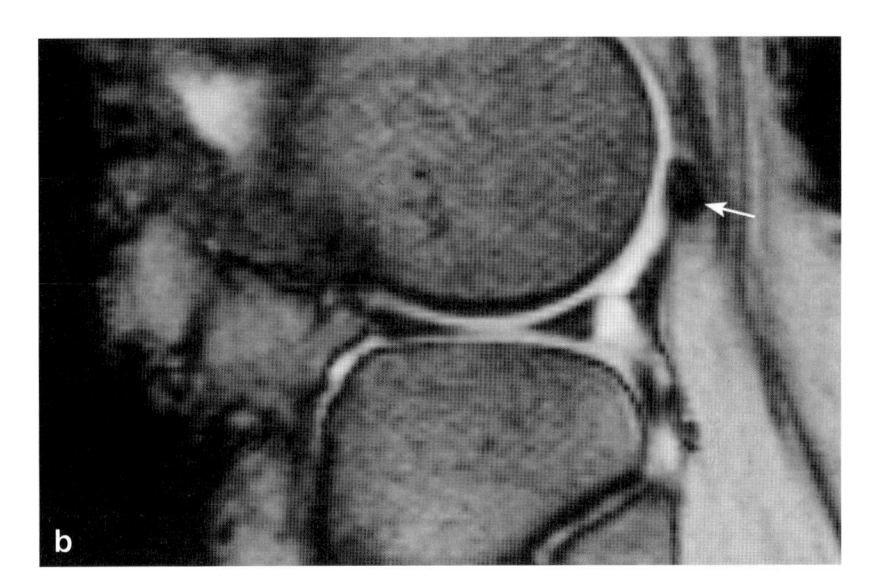

Abb. 11.18. Dorsaler Kapselkalk medial – rezidivierende Traumata (33 Jahre, m.)

Sagittal; links T1, *rechts* T1: Auffällig signalarme bis signalfreie, leicht verbreiterte Kapselkontur dorsal (*Pfeile*)

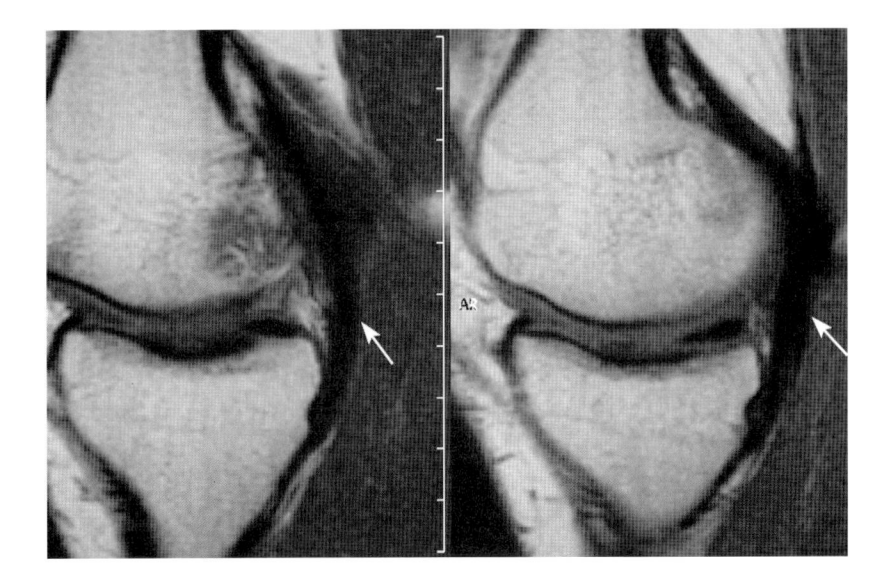

12 Kniekehlengefäße

12.1 Technik und Methodik

Zur Darstellung eignen sich insbesondere sagittale sowie axiale Messungen. Bei speziellen Fragestellungen können auch MR-angiographische Sequenzen erfolgversprechend sein.

12.2 Anatomie

Die Arteria poplitea verläuft gestreckt zwischen den Gastrocnemiusköpfen. Kollateralkreisläufe können über die Genikulararterien bei kompletten Unterbrechungen der arteriellen Strombahn nicht aufrecht erhalten werden. Venös lassen sich häufig mehrere parallele Poplitealvenen nachweisen.

12.3 MRT-Normalbefund

Das Signalverhalten von Gefäßstrukturen ist auf T1-gewichteten Aufnahmen üblicherweise stark hypointens. Relativ T2-gewichtete Sequenzen (T2*) zeigen in der Regel hyperintenses Signalverhalten, rein T2-gewichtete Sequenzen hauptsächlich signalarme Gefäßdarstellungen.

Mit einer Reduktion der Flussgeschwindigkeit geht in T1-Wichtung ein zunehmender Signalanstieg einher bzw. in relativer T2-Wichtung unter Umständen eine Signalminderung. Diese Signaländerungen sind jedoch inkonstant mit entsprechend zurückhaltender Bewertungsmöglichkeit.

12.4 Pathomechanismus

Arterielle Verletzungen sind im Wesentlichen durch Kniegelenksluxationen zu befürchten, die zum Zeitpunkt der Untersuchung auch schon wieder spontan reponiert sein können. Bei allen schweren Kniegelenksverletzungen ist deshalb auch an einen Luxationsmechanismus zu denken mit Überprüfung der arteriellen Strombahn.

Weitere Ursachen für Gefäßverletzungen sind chirurgische Eingriffe wie hintere Kreuzbandrekonstruktionen, bei denen unbemerkt randständige oder komplette Läsionen der Poplitealgefäße eintreten können, sowie Meniskusoperationen mit ausgiebigen Resektionen im Bereich der Meniskushinterhörner. Hier entstehen vorwiegend falsche popliteale Aneurysmen.

Falsche popliteale Aneurysmen entstehen auch an Gefäßnähten, insbesondere an Nahtstellen von Prothesenimplantaten. Echte Aneurysmen entstehen meist auf arteriosklerotischer Grundlage. Venöse Verletzungen sind aus Gründen der lokalen Thrombusbildung problematisch.

12.5 Pathophysiologie

Arterielle Verletzungen in der Poplitearegion mit Unterbrechung der arteriellen Strombahn führen häufig zu ischämischen Veränderungen im Bereich der Waden und des Fußes (Kompartmentsyndrome) bzw. zu Amputationen. Von einem suffizienten Kollateralkreislauf kann nur in seltenen Fällen ausgegangen werden.

Venöse Thromben in der Poplitearegion können durch Begleitvenen sowie die oberflächlichen Venen der Kniegelenksregion kollateralisiert werden. Klinisch bedeutsam sind flottierende Thromben in der Poplitearegion, die Ursache für Lungenembolien sein können.

12.6 MRT-Zeichen pathologischer Befunde

Zu beurteilen sind neben Auffälligkeiten des Flusssignals insbesondere die Wandbeschaffenheit von Gefäßstrukturen (evtl. fusiforme oder sacciforme Erweiterungen/Aneurysmen, Varixknoten) bzw. eventuelle Verkalkungen (signalfreie Konturberandungen).

Weichteilisointense Verbreiterungen der Gefäßwand in erster Linie durch thrombotisches Material. Strähniger Gefäßeindruck evtl. durch zentrale Thromben (Abb. 12.1–12.4).

12.7 Klinische Wertung der MRT-Befunde

Alle Behinderungen der arteriellen und venösen Strombahn der Hauptgefäße in der Kniegelenksregion sind schwerwiegende Befunde und entsprechend zu behandeln. In der Regel muss die arterielle Strombahn rekonstruiert werden, während venöse Abflussbehinderungen konservativ behandelt werden können.

Fatal kann eine Verkennung eines arteriellen Aneurysmas mit Verdrängung des venösen Abflusses und peripherer Ödembildung als beginnende Thrombose sein.

Weiterführende Literatur

Atilla S, Akpek ET, Yucel C, Tali ET, Isik S (1998) MR imaging and MR angiography in popliteal artery entrapment syndrome. Eur Radiol 8 (6): 1025–1029

Pomeranz SJ (1991) Orthopaedic MRI. JB Lippincott, Philadelphia

Smith PN, Gelinas J, Kennedy K, Thain L, Rorabeck CH, Bourne RB (1999) Popliteal vessels in knee surgery. A magnetic resonance imaging study. Clin Orthop (367): 158–164

Tabelle 12.1. Typisches Signalverhalten

	T1w	T2w	T2*w	rho-w	FAT/SAT
Blutgefäße	0 – ↑	0 – ↑↑	↑↑ – ↑↑↑	↑	↑
Thrombus	↑ – ↑↑	↑↑	↑	↑	↑ – ↑↑

0 Signalfrei; ↑ geringe SI; ↑↑ mittlere SI; ↑↑↑ hohe SI.

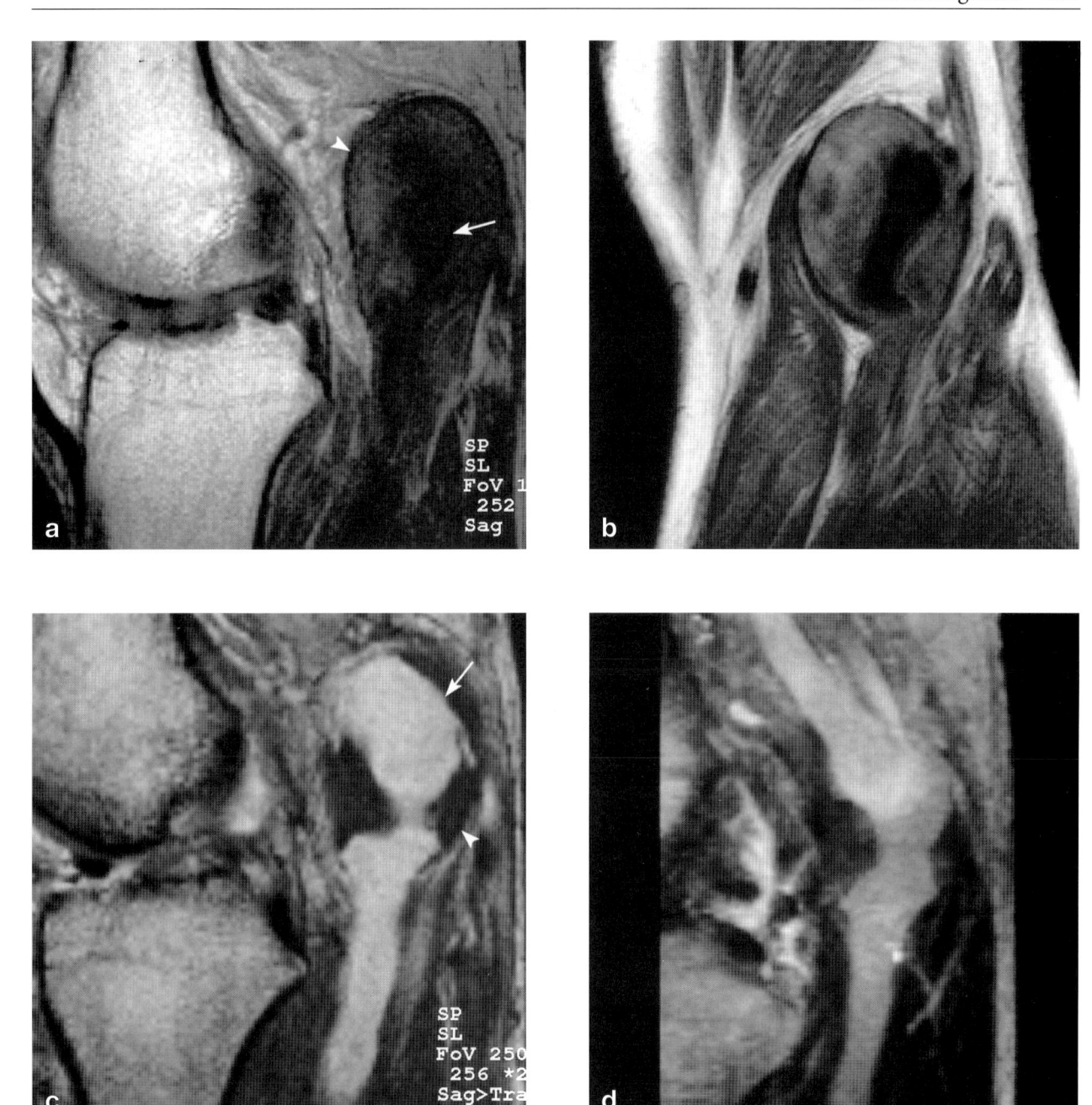

Abb. 12.1 a – d. Poplitea-Aneurysma, teilthrombosiert (67 Jahre, m.)

a Sagittal T1: Fusi- bzw. fast sacciforme Aufweitung der A. poplitea in Höhe der Femurkondylen mit nahezu weichteilisointenser Signalgebung bei signalärmerem, angedeutet tubulärem Zentrum (*Pfeil*) bzw. zarter signalfreier Randbegrenzung (*Pfeilspitze*)

b Koronar T1: Durchströmte Lumenanteile zentral als hypointense bandförmige Struktur gut abgrenzbar bei etwas signalreicheren thrombotischen Randpartien

c Sagittal – intermediär gewichtete 3D-Messung: Durchströmte Popliteaabschnitte hyperintens (*Pfeil*). Thrombotische Anteile signalärmer (*Pfeilspitze*)

d Sagittal – intermediär gewichtete 3D-Rekonstruktion: Verlauf der durchströmten Lumenpartien hyperintens gut identifizierbar. Thrombotisches Material hingegen kaum abgrenzbar

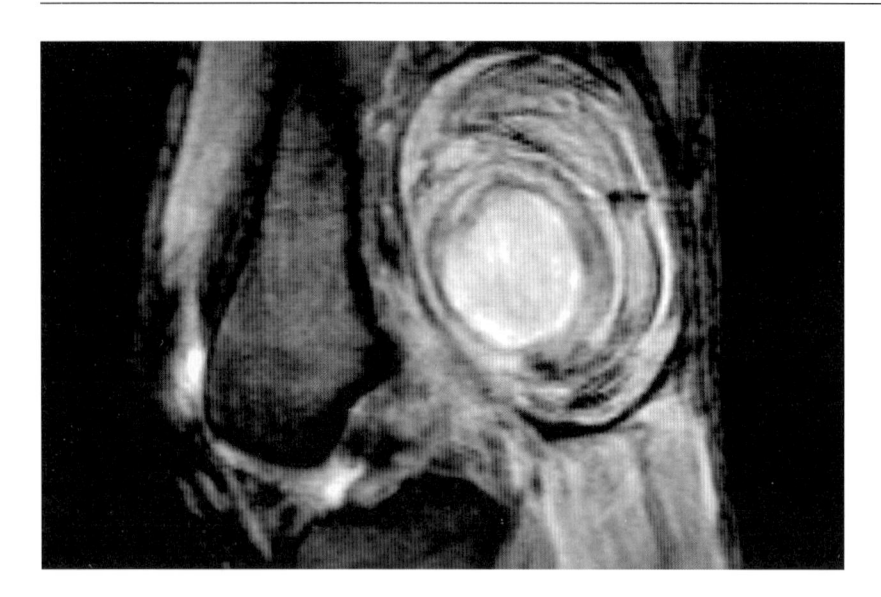

Abb. 12.2. Posttraumatisches Poplitea-Riesenaneurysma, teilthrombosiert – Kniedistorsion vor 3 Wochen (56 Jahre, m.)

Sagittal T2*: Massives Popliteaaneurysma mit ventral hyperintensen Partien als Ausdruck durchströmter Anteile und lamellenartigen schaligen, etwas schwächer hyperintensen, zum Teil auch signalfreien Randabschnitten durch thrombotisches Material bzw. Randverkalkungen

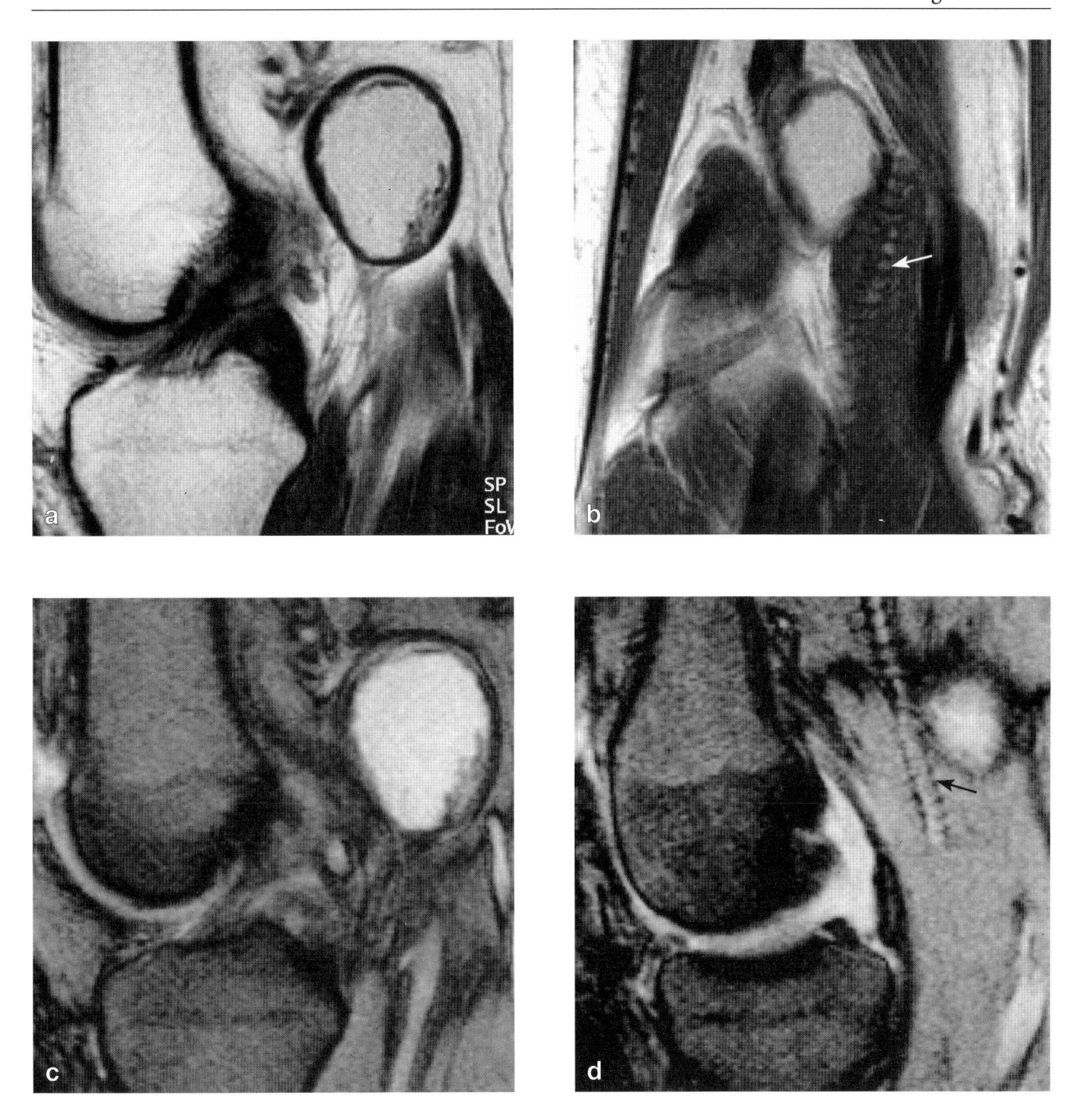

Abb. 12.3 a–d. Altes Poplitea-Aneurysma, thrombosiert, teilverkalkt; Zustand nach Poplitea-Plastik/-Bypass (45 Jahre, m.)

a Sagittal T1; **b** koronar T1: Signalfrei berandetes popliteales Aneurysma mit hyperintensem Zentrum durch alte Blutbestandteile. Bypassanteile auf der koronaren Schicht medial des Aneurysmas als gewindeartige Struktur identifizierbar (*Pfeil*)

c, d Sagittal T2*: Signalfreie und in Richtung Zentrum etwas unregelmäßig berandete, stark hyperintense rundliche Läsion – dabei Bypasspartien ventromedial des Befundes als hyperintenses, schraubenartig konfiguriertes Band (*Pfeil* in **d**)

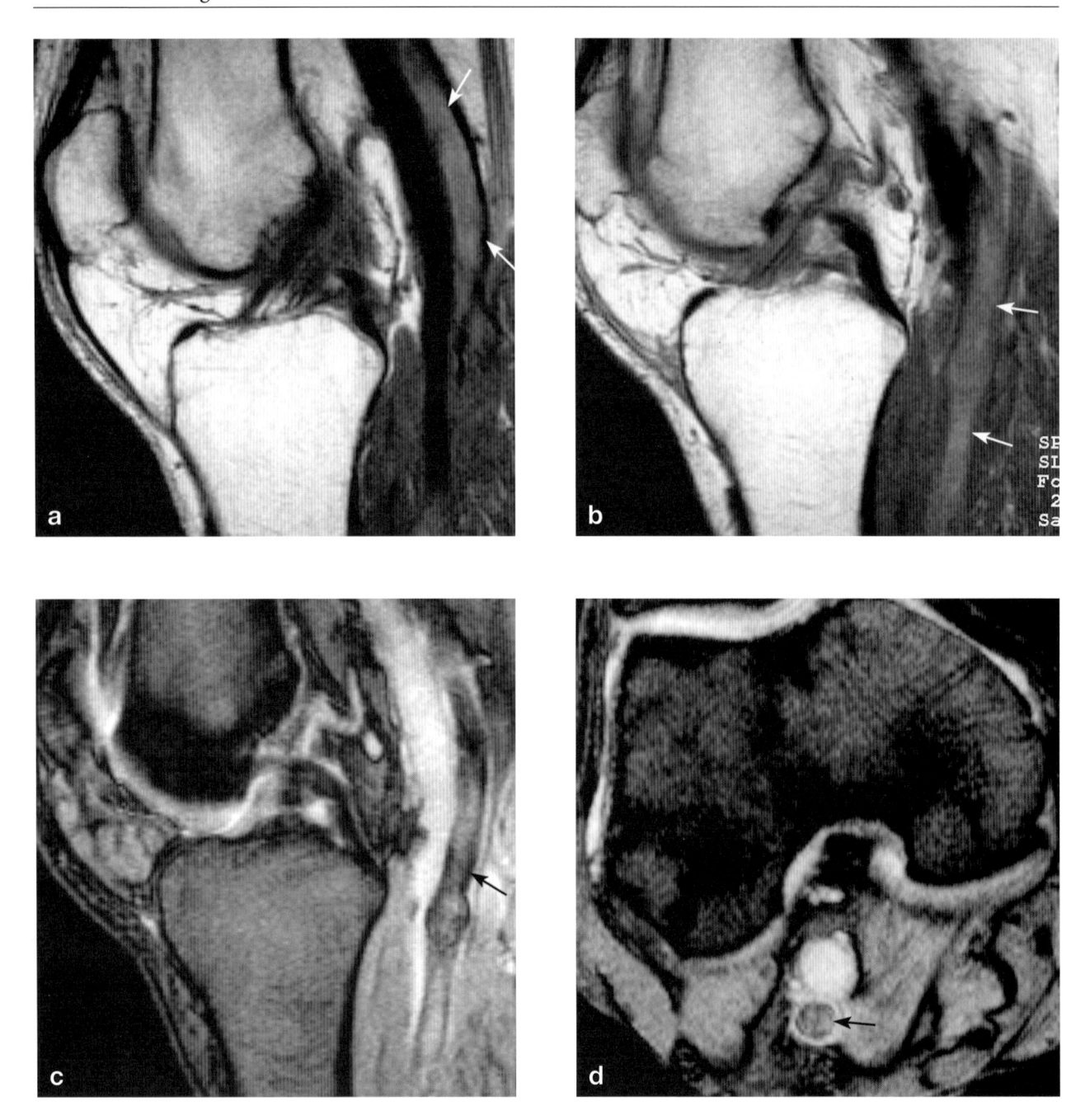

Abb. 12.4 a–d. Alte Poplitea-Venenthrombose (59 Jahre, m.)

a, b Sagittal T1: Vena poplitea auffällig hyperintens (*Pfeile*), dorsal der ausgesprochen signalarmen Arterie

c Sagittal und **d** axial, jeweils T2*: Leicht hypointenses, geringfügig heterogenes Signal der Vena poplitea mit signalärmerer Randbetonung (*Pfeile*)

13 Retropatellare Degeneration (Chondropathie, OCD)

13.1 Technik und Methodik

Die Darstellung des retropatellaren Gelenkknorpelbelages gelingt insbesondere bei axialen und sagittalen Messungen bei T2*-Wichtung und Fettunterdrückung.

13.2 Anatomie

Degenerative Knorpelveränderungen (Erweichungen) finden sich sowohl an der medialen wie an der lateralen Patellagelenkfläche.

Die Osteochondrosis dissecans der Patella kann ebenfalls die laterale oder die mediale Facette betreffen; doppelseitiger Befall ist häufig (bis zu 30%). Die osteochondrotischen Herde der Patella sind mehrheitlich im distalen Patelladrittel lokalisiert.

13.3 MRT-Normalbefund

Der retropatellare Knorpelbelag ist in zentralen Abschnitten mit 5–10 mm der dickste Gelenkknorpel des menschlichen Bewegungsapparates. Die Berandung sowohl zur Gelenkfläche wie auch zum subchondralen Anteil ist glatt, das Signalverhalten in T1- und T2-Wichtung mittelintens. Geringe zentrale Signalabsenkungen sind noch als normale Variante zu betrachten (Abb. 13.3).

13.4 Pathomechanismus

Die Chondropathia patellae stellt, wie andere chondropathische Veränderungen auch, einen degenerativen Knorpelschaden dar. Ursache ist ein Missverhältnis zwischen Belastung und Belastbarkeit des Gelenkknorpels, der sowohl auf einer verstärkten Belastung (angeborener oder erworbener Formfehler, berufs- oder sportbedingte Lebensumstände usw.) wie auf einer verminderten Belastbarkeit (so genannte idiopathische Arthrose) beruhen kann.

Die Osteochondrosis dissecans stellt eine umschriebene Knochennekrose mit zunächst intaktem Knorpelbelag dar.

13.5 Pathophysiologie

Sowohl die Chondropathia patellae wie auch die OCD werden unter klinisch-therapeutischen Gesichtspunkten graduiert:

Stadieneinteilung der Chondropathia patellae (z. B. nach Outerbridge)

Stadium I: Verfärbung des Knorpels mit Erweichung.
Stadium II: Oberflächliche Knorpelschädigung mit Rissen und Lefzen.
Stadium III: Defekte bis zum Knochen (bis 2 cm).
Stadium IV: Freiliegender und sklerosierter subchondraler Knochen (großflächig).

Bei der Osteochondrosis dissecans werden folgende klinisch/arthroskopische Stadien unterschieden:

1. Initialstadium (Stadium der akuten Nekrose mit beginnender Strukturauflockerung).
2. Stadium der Sklerosierung (Knorpelüberzug intakt).
3. Fragmentationsstadium (Knorpel federnd).
4. Endstadium (Ausheilung mit Restitutio ad integrum bzw. Defektheilung – teilweise oder vollständig abgelöstes Dissekat).

13.6 MRT-Zeichen pathologischer Befunde

Patella partita

Nachweis von ein oder mehreren isolierten knöchernen Elementen, häufig am kraniolateralen Patellarand. Verhältnis von Männern zu Frauen 9 zu 1.

In 50% einseitiger Befund. Im Spalt fibröses Gewebe oder Knorpel mit entsprechender Signalintensität, keine Flüssigkeit. Retropatellarer chondraler Besatz auch in Höhe der Patellaspaltbildung intakt (Abb. 13.1 und 13.2).

Chondropathia patellae

Das am häufigsten gebräuchliche MRT-Gradingsystem bei der Chondropathia patellae unterscheidet in Konkordanz zur klinischen Stadieneinteilung (s. oben – Abschnitt 13.5) *4 Stadien:*

Grad I: Intrachondrale Ödemzonen mit potentieller Signalhypointensität als Äquivalent chondraler Auflockerungen. Kaum Konturverdickung – Befund in der Regel arthroskopisch stumm (Abb. 13.4–13.6).
Grad II: Stärkere Konturverdickung und Unregelmäßigkeiten sowie intrakartilaginäre Signalminderungen (arthroskopisch eindeutig; Abb. 13.7–13.9).
Grad III: Tiefe chondrale Defekte unter Umständen bis auf den knöchernen Grund, Krabbenfleischaspekt der Oberfläche (Abb. 13.10–13.12).
Grad IV: Tiefe Knorpelulzera bis auf den knöchernen Grund mit subchondralen Reaktionen/initialen Geröllzystenbildungen: deutliche subchondrale Signalminderungen in T1-Wichtung bzw. Signalsteigerungen in relativer T2-Wichtung (Abb. 13.13–13.16).

Entscheidend ist jedoch nicht das superkorrekte Grading, sondern das Erkennen von Flaps und freien Gelenkkörpern (bei Verdacht auf freie Gelenkkörper im MRT sind ergänzende konventionelle Röntgenaufnahmen unverzichtbar).

Verletzungsfolgen

- Transchondrale Verletzung,
- osteochondrale Verletzung,
- Osteochondrosis dissecans (OCD prinzipiell auch im Rahmen degenerativer Veränderungen bei Geröllzystenentwicklungen möglich).

MRT-Stadieneinteilung bei Osteochondrosis dissecans

Weitgehende Korrelation zur klinisch/arthroskopischen Einteilung (s. oben – Abschnitt 13.5):

Grad I: Knorpelbelag intakt (nur ossäre Läsion).
Grad II: Partiell abgegrenztes osteochondrales Fragment (Abb. 13.18).
Grad III: Vollständig abgegrenztes bis abgelöstes osteochondrales Fragment – instabiler Befund (Abb. 13.19).
Grad IV: Abgelöstes, disloziertes osteochondrales Fragment (Abb. 13.20).

13.7 Klinische Wertung der MRT-Befunde

Bei nachgewiesener retropatellarer Chondropathie ist eine Differenzierung hinsichtlich der Ursache zweckmäßig; eine verminderte Belastbarkeit des Gelenkknorpels (idiopathische Chondropathie/Chondromalazie) entzieht sich derzeit unverändert einer kausalen Therapie.

Bei einem Missverhältnis zu Ungunsten der Belastung ist eine Belastungsreduktion anzustreben, bei nachgewiesenem Formfehler z.B. durch operative Formkorrektur.

Die Therapieempfehlung bei nachgewiesener Osteochondrosis dissecans ist einerseits vom Alter des Patienten, zum anderen vom Erkrankungsstadium abhängig.

Aufgrund einer hohen Neigung zur Spontanheilung im frühen Kindesalter erscheint konservatives Vorgehen etwa bis zum 10. Lebensjahr die Therapie der Wahl. Bei älteren Patienten kann bei intaktem Knorpelüberzug die antegrade Herdanbohrung zur Durchbrechung der Sklerosezone angewandt werden.

Bei großem Nekroseherd oder fehlender Stabilität (federnder Knorpelüberzug) ist häufig eine Knochenunterfütterung des noch intakten Gelenkknorpels günstig. Bei teilgelöstem oder gelöstem Dissekat mit vitalem Knorpel und basaler Knochenschicht kommt eine Dissekatrefixation oder Dissekatentfernung in Betracht.

Einschränkend muss angemerkt werden, dass sich kernspintomographische Vitalitätsaussagen auf den Zustand des Markraumgewebes beschränken; eine unmittelbare Beurteilung der Vitalität des Knochens ist auch kernspintomographisch nicht möglich.

Freie Gelenkkörper entziehen sich häufig einer kernspintomographischen Diagnostik; ergänzende (zeitlich vorangehende) konventionelle Röntgenbilder sind empfehlenswert.

Weiterführende Literatur

Aglietti P, Insall JN, Buzzi R et al. (1983) Idiopathic osteonecrosis of the knee: etiology, prognosis and treatment. J Bone Joint Surg 65B: 588–597

Ahn JM, Kwak SM, Kang HS et al. (1998) Evaluation of patellar cartilage in cadavers with a low-field-strength extremity-only magnetic comparison of MR imaging sequences with macroscopic findings as the standard. Radiology 208 (1): 57–62

Andresen R, Radmer S, Konig H, Banzer D, Wolf KJ (1996) MR diagnosis of retro patellar chondral lesions under compression. A comparison with histological findings. Acta Radiol 37 (1): 91–97

Burkart A, Imhoff AB (2000) Bildgebung nach autologer Chondrozytentransplantation. Korrelation kernspintomographischer, histologischer und arthroskopischer Befunde. SO: Orthopäde 29 (2): 135–144

Carrillon Y, Abidi H, Dejour D, Fantino O, Moyen B, Tran Minh VA (2000) Patellar instability: assessment on MR images by measuring the lateral trochlear inclination-initial experience. Radiology 216 (2): 582–585

Daenen BR, Ferrara MA, Marcelis S, Dondelinger RF (1998) Evaluation of patellar cartilage surface lesions: comparison of CT arthrography and fat-suppressed FLASH 3D MR imaging. Eur Radiol 8 (6): 981–985

Drape JL, Pessis E, Auleley GR, Chevrot A, Dougados M, Ayral X (1998) Quantitative MR imaging evaluation of chondropathy in osteoarthritic knees. Radiology 208 (1): 49–55

Hayes CW (1994) MRI of the patellofemoral joint. Semin Ultrasound CT MR 15 (5): 383–395

Leersum van M, Schweitzer ME, Gannon F, Finkel G, Vinitski S, Mitchell DG (1996) Chondromalacia patellae: an in vitro study. Comparison of MR criteria with histologic and macroscopic findings. Actaskeletal Radiol 25 (8): 727–732

Muellner T, Funovics M, Nikolic A, Metz V, Schabus R, Vecsei V (1998) Patellar alignment evaluated by MRI. Acta Orthop Scand 69 (5): 489–492

Muhle C, Brinkmann G, Skaf A, Heller M, Resnick D (1999) Effect of a patellar realignment brace on patients with patellar subluxation and dislocation. Evaluation with kinematic magnetic resonance imaging. Am J Sports Med 27 (3): 350–353

Outerbridge RE (1964) The etiology of chondromalacia patellae. J Bone Jt Surg 46B: 179

Rand T, Brossmann J, Pedowitz R, Ahn JM, Haghigi P, Resnick D (2000) Analysis of patellar cartilage. Comparison of conventional MR imaging and MR and CT arthrography in cadavers. Acta Radiol 41 (5): 492–497

Sittek H, Eckstein F, Gavazzeni A, Milz S, Kiefer B, Schulte E, Reiser M (1996) Assessment of normal patellar cartilage volume and thickness using MRI: an analysis of currently available pulse sequences. Skeletal Radiol 25 (1): 55–62

Stäubli HU, Durrenmatt U, Porcellini B, Rauschning W (1999) Anatomy and surface geometry of the patellofemoral joint in the axial plane. J Bone Joint Surg Br 81 (3): 452–458

Wang SF, Cheng HC, Chang CY (1999) Fat-suppressed three-dimensional fast spoiled gradient-recalled echo imaging: a modified FS 3D SPGR technique for assessment of patellofemoral joint chondromalacia. Clin Imaging 23 (3): 177–180

Tabelle 13.1. Typisches Signalverhalten

	T1w	T2w	T2*w	rho-w	FAT/SAT
Knorpel	↑ – ↑↑	↑ – ↑↑	↑↑ – ↑↑↑	↑↑	↑↑ – ↑↑↑
Knorpelödem	↑↑	↑↑ – ↑↑↑	↑↑↑	↑↑	↑↑ – ↑↑↑
Mukoide Degeneration	0 – ↑	↑↑ – ↑↑↑	↑↑↑	↑	↑↑ – ↑↑↑
Knorpeldegeneration mit Texturverlust	0 – ↑	↑ – ↑↑	↑↑	0 – ↑	↑ – ↑↑
OCD	0 – ↑	↑ – ↑↑	↑ – ↑↑	↑	↑↑

0 Signalfrei; ↑ geringe SI; ↑↑ mittlere SI; ↑↑↑ hohe SI.

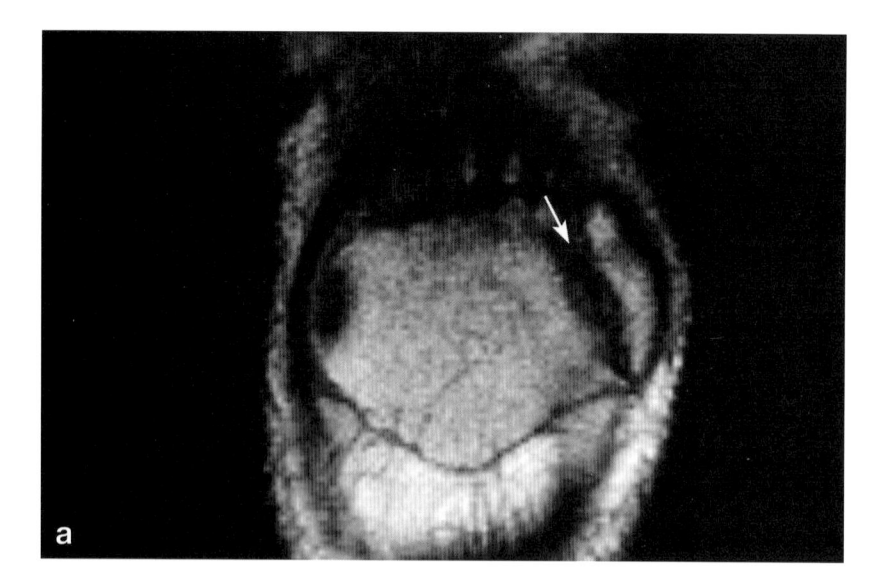

Abb. 13.1 a, b. Patella partita lateral (45 Jahre, m.)

a Koronar T1: Isolierter lateraler Patellaabschnitt mit signalfreier Randbegrenzung der Spaltbildung (*Pfeil*)

b Axial T2*: Vertikale Spaltbildung der Patella lateral mit schwach hyperintensem Signal (*Pfeil*). Retropatellarer Knorpelbesatz auch in diesem Bereich durchgängig erhalten

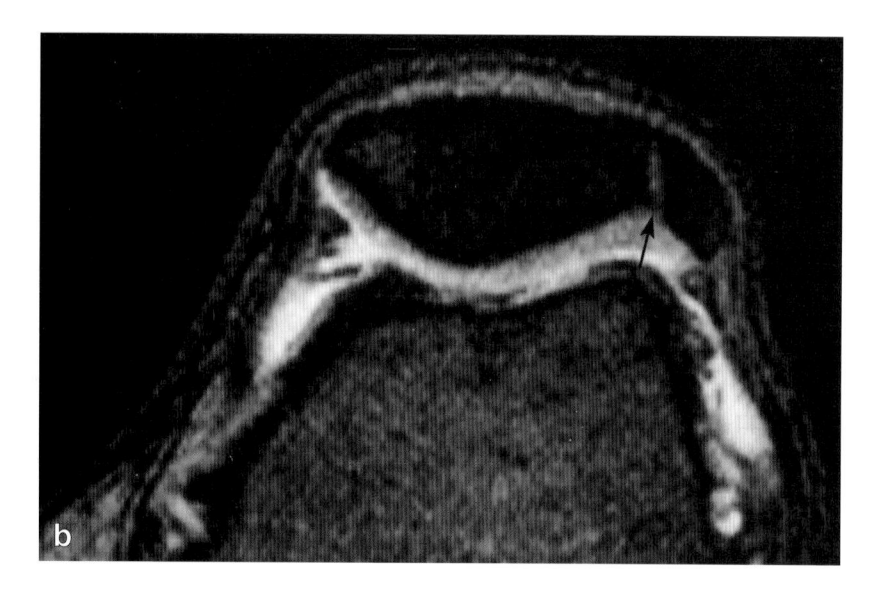

Retropatellare Degeneration (Chondropathie, OCD)

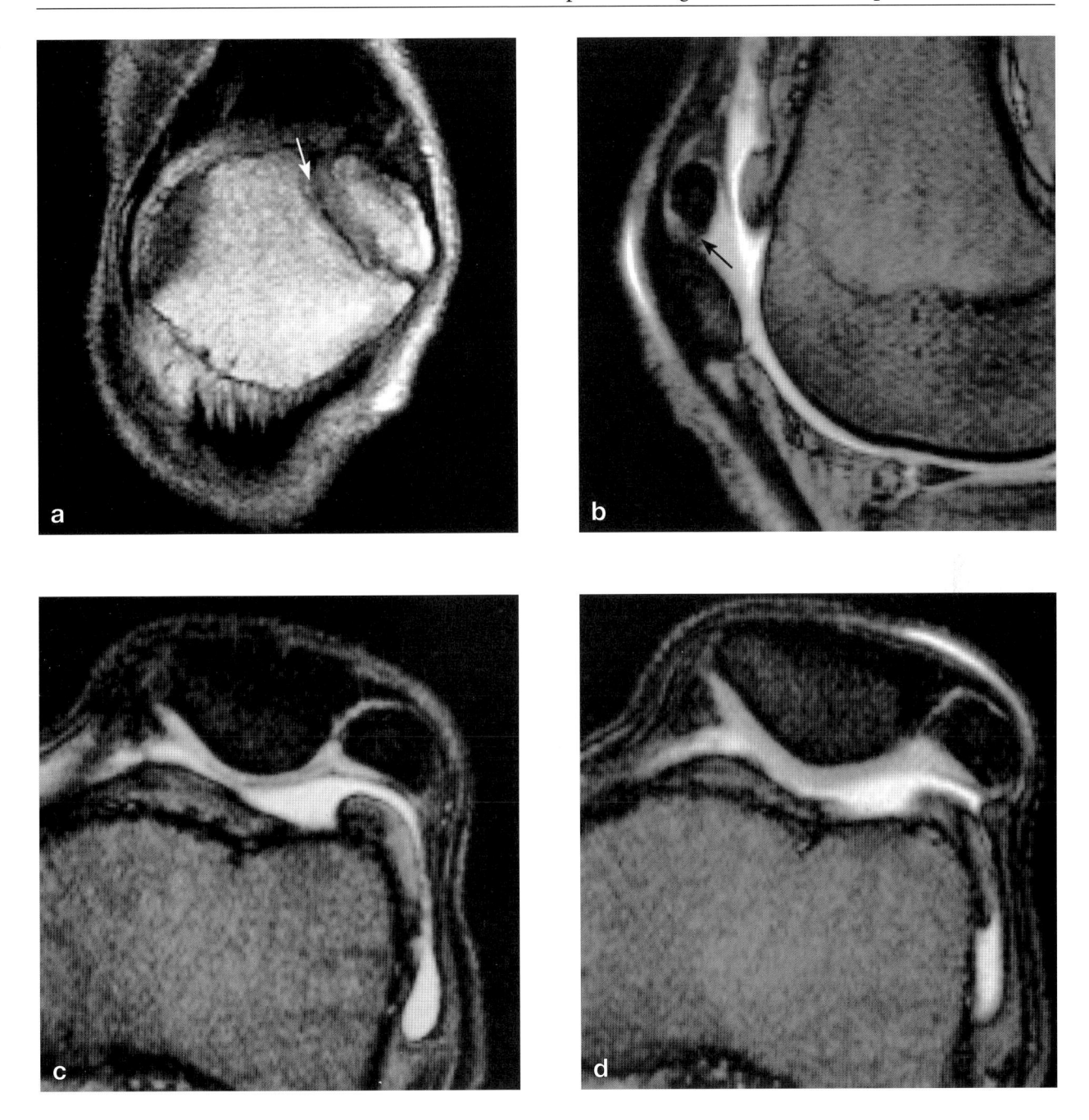

Abb. 13.2 a–d. Patella partita kraniolateral (55 Jahre, m.)

a Koronar T1: Isolierter Patellaanteil kraniolateral mit signalfreier Randbegrenzung der Spaltbildung (*Pfeil*)

b Sagittal T2*: Isolierter Patellaanteil kranial durch zarten signalintenseren Saum abgegrenzt (*Pfeil*). Retropatellarer Knorpelbesatz intakt. Leichter Gelenkerguss

c, d Jeweils axial T2*: Isolierter Patellaanteil durch schwach hyperintensen Spalt separiert – chondraler Knorpelbesatz intakt

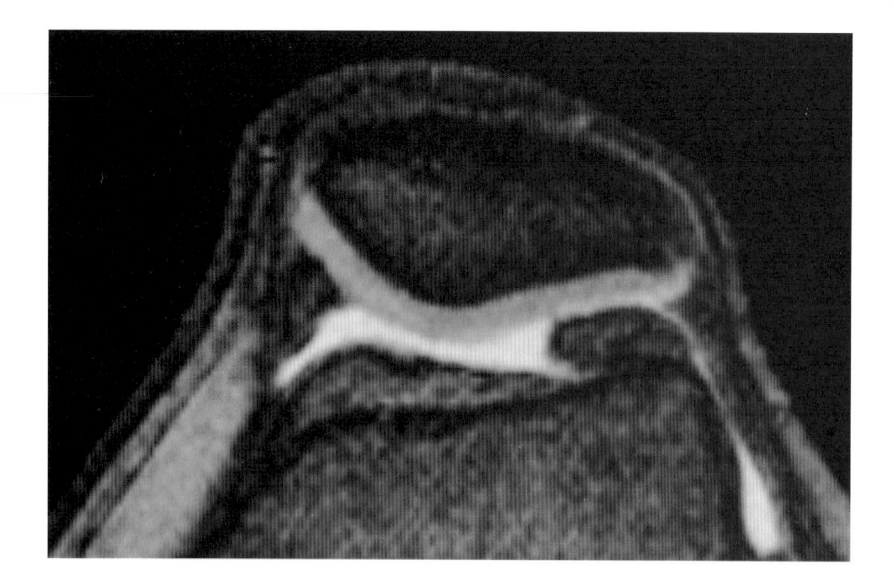

206 Retropatellare Degeneration (Chondropathie, OCD)

Abb. 13.3. Normaler Retropatellarknorpel (31 Jahre, m.)

Axial T2*: Vollständig gleichmäßiger retropatellarer Knorpelbesatz ohne Konturverdickung oder Signaländerung

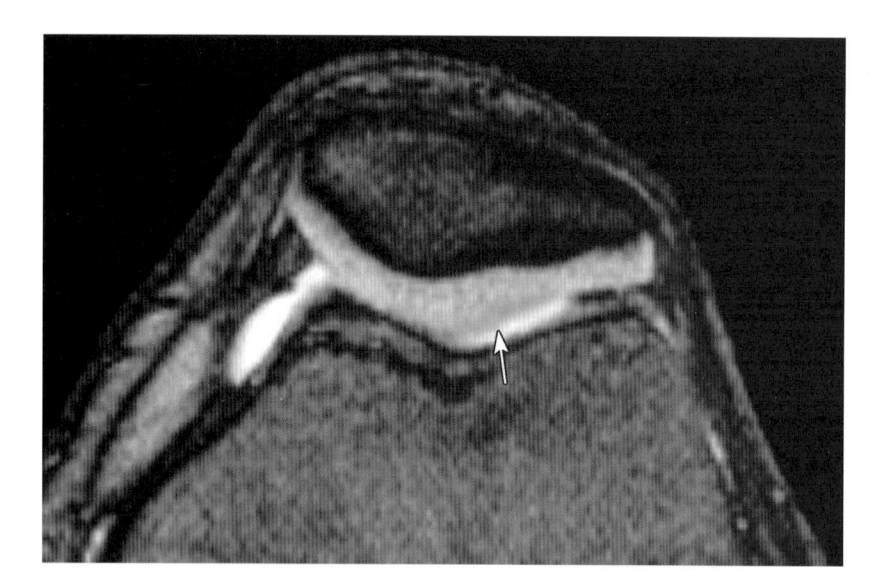

Abb. 13.4. Retropatellare Chondropathie Grad I (31 Jahre, m.)

Axial T2*: Retropatellarer Knorpelbesatz zentral deutlich verdickt (*Pfeil*)

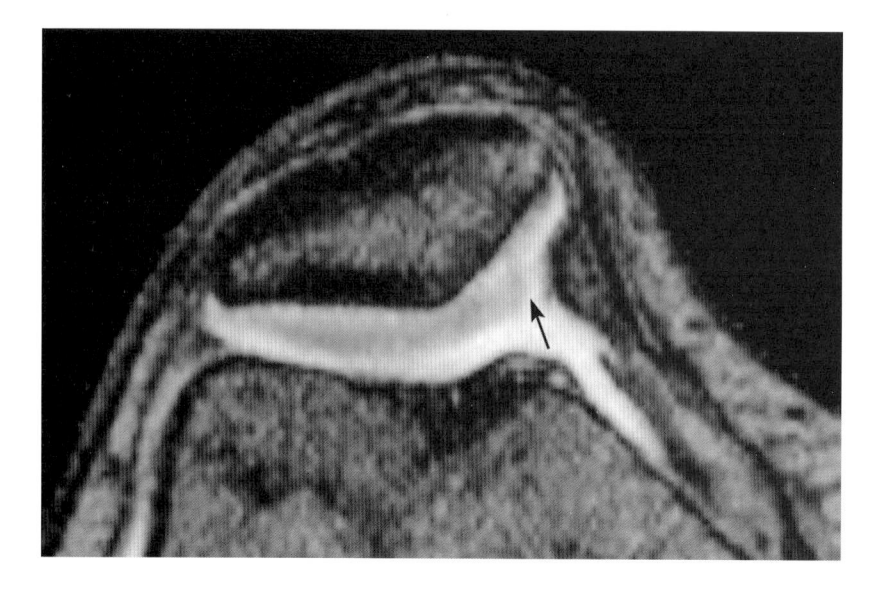

Abb. 13.5. Retropatellare Chondropathie Grad I (bis II) – (23 Jahre, w.)

Axial T2*: Leichte Konturverdickung des Knorpelbesatzes der medialen Patellafacette (*Pfeil*) mit diskreter Strukturauflockerung sowie kaum wahrnehmbaren Unregelmäßigkeiten im weiter distalen Verlauf

Retropatellare Degeneration (Chondropathie, OCD) 207

Abb. 13.6. Retropatellare Chondropathie Grad I–II (16 Jahre, w.)

Axial T2*: Relativ flache Patellaanlage. Knorpelbesatz zentral verdickt, an der medialen Facette umschrieben prominent und signalgemindert mit leichter Oberflächenunregelmäßigkeit distal

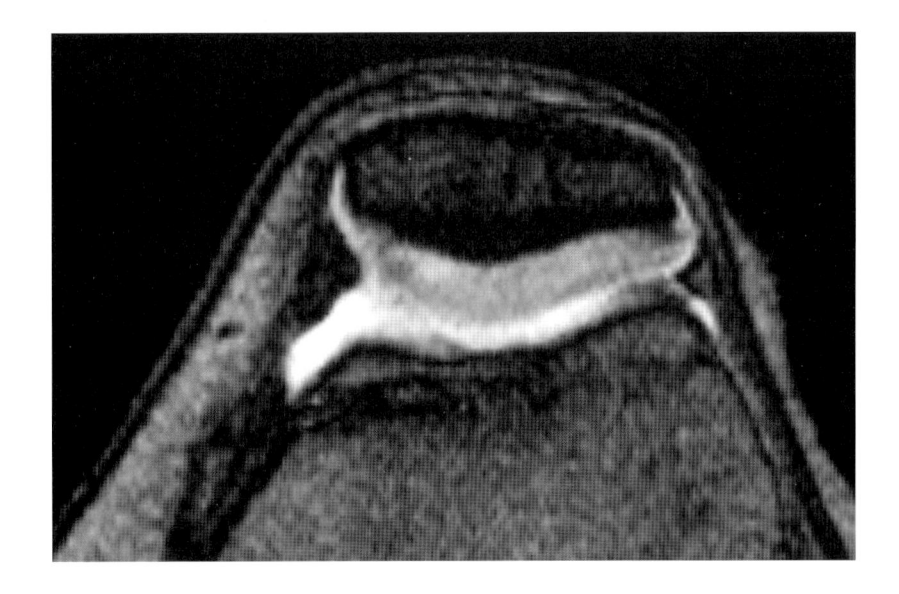

Abb. 13.7. Retropatellare Chondropathie Grad II/chondrale Fraktur nach Distorsion bei Jägerhut-Patella (21 Jahre, w.)

Axial T2*: Knorpelbesatz laterale Facette erheblich verdickt, signalgemindert, zum Teil scharfrandige Konturunterbrechungen bzw. leichte Stufenbildungen

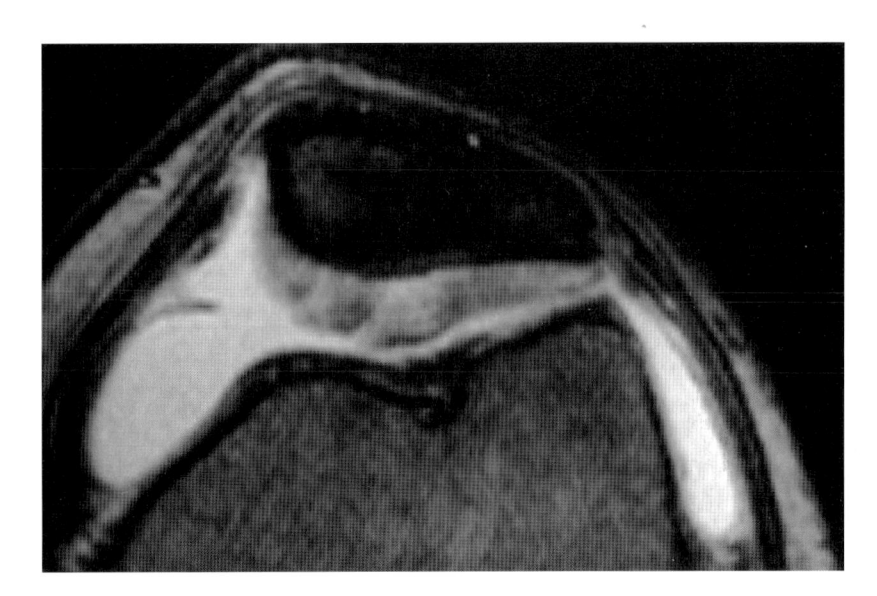

Abb. 13.8. Retropatellare Chondropathie Grad II (26 Jahre, m.)

Axial T2*: Partielle Verschmälerung und chondrale Oberflächenkonturunregelmäßigkeiten laterale Facette bzw. zentral (*Pfeil*)

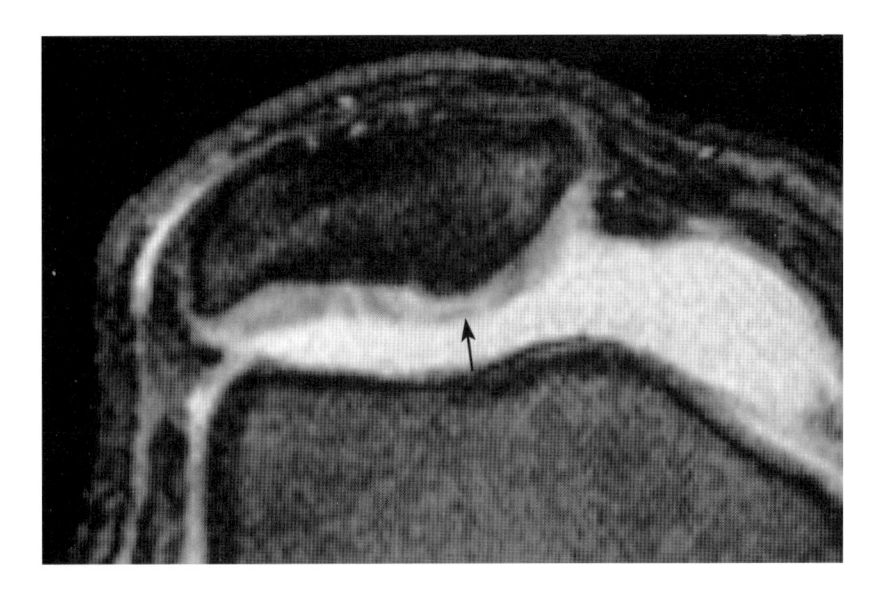

Retropatellare Degeneration (Chondropathie, OCD)

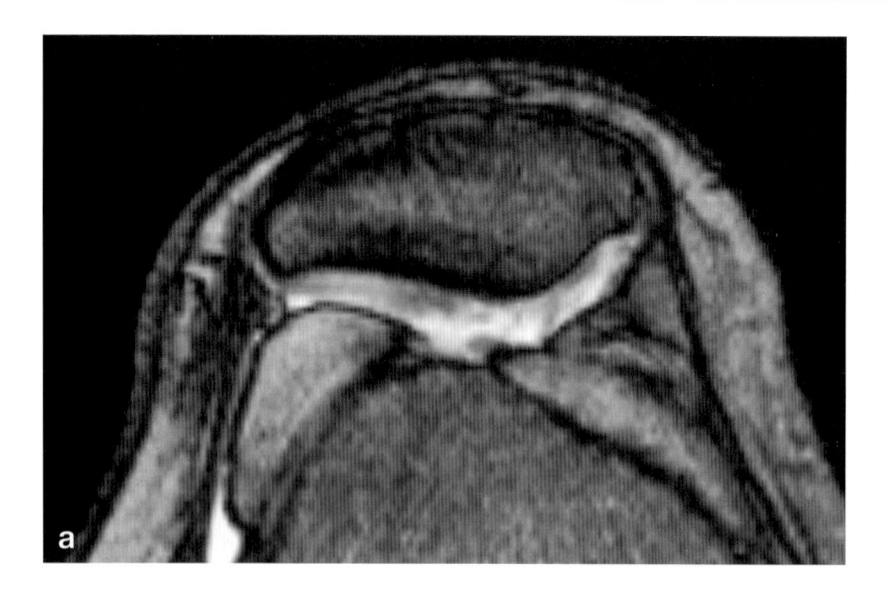

Abb. 13.9 a, b. Retropatellare Chondropathie Grad II (bis III) nach rezidivierenden Patellaluxationen bei patellofemoraler Dysplasie (25 Jahre, m.)

a, b Axial T2*: Erhebliche chondrale Belagsunregelmäßigkeiten retropatellar zentral sowie Anfangsteil mediale Facette mit zum Teil tiefreichenden Konturdefekten, stellenweise fast auf den knöchernen Grund

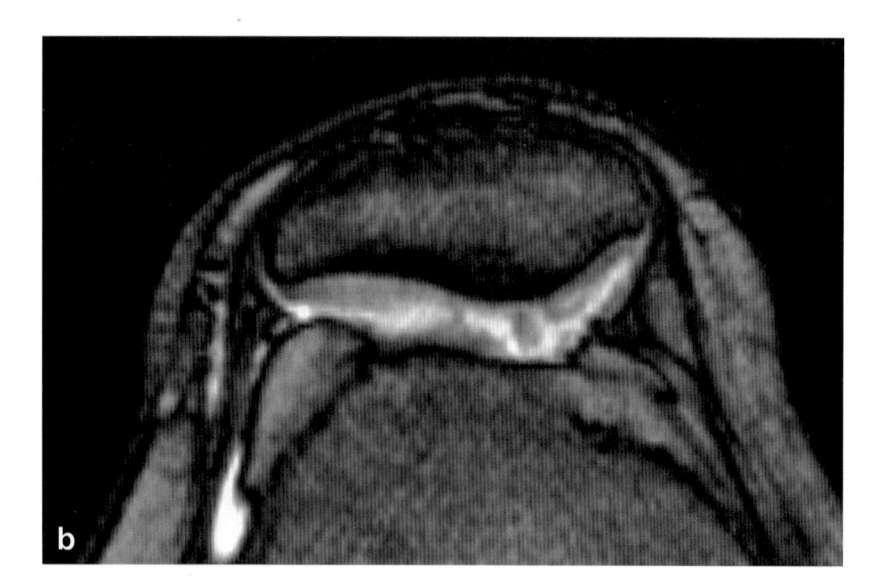

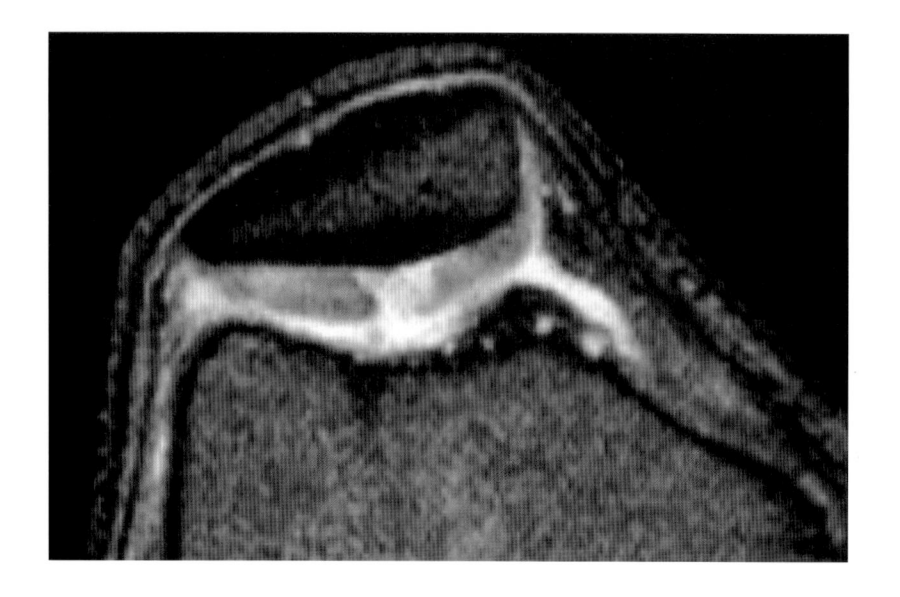

Abb. 13.10. Retropatellare Chondropathie Grad II – III (29 Jahre, m.)

Zentrales chondrales Defektareal laterale Patellafacette bei Jägerhut-Patella. Zum Teil Konturverdickungen, leichte Unregelmäßigkeiten und Signalminderungen angrenzender chondraler Anteile

Abb. 13.11. Retropatellare Chondropathie Grad II – III (39 Jahre, w.)

Axial T2*: Chondraler Besatz mediale Facette erheblich, am Anfangsteil bis auf den knöchernen Grund reduziert (*Pfeil*). Leichter Reizerguss. Kleine subkutane Flüssigkeitsansammlung parapatellar lateral

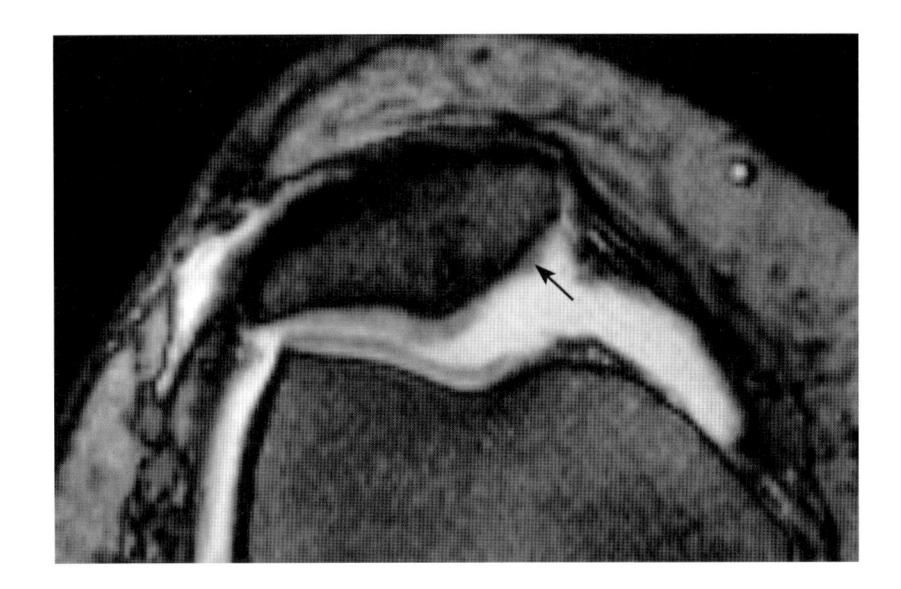

Abb. 13.12. Retropatellare Chondropathie Grad III medial (58 Jahre, m.)

Axial T2*: Chondraler Besatz zentral/Anfangsteil mediale Facette bis auf den knöchernen Grund reduziert – geringe ossäre Kantenakzentuierungen seitlicher Patellaränder. Gelenkerguss

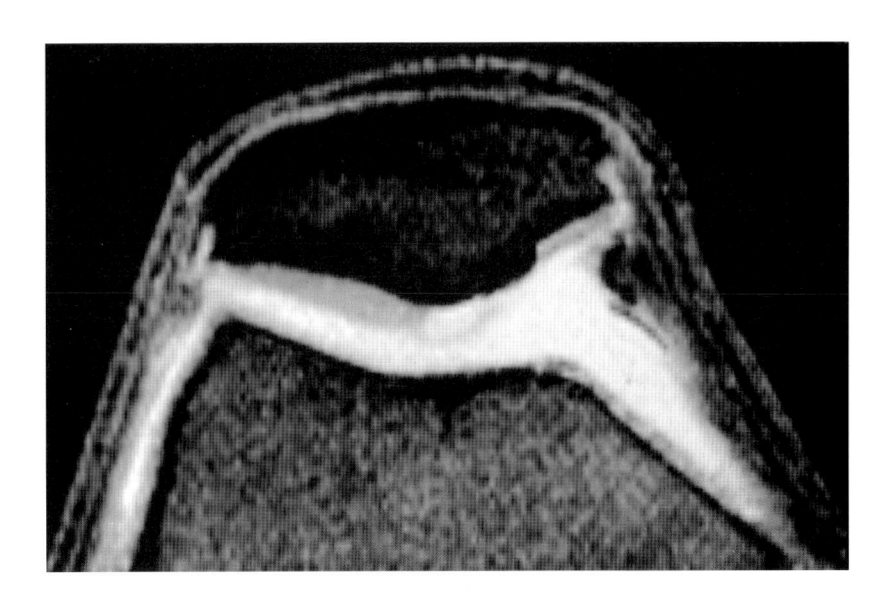

Abb. 13.13. Retropatellare Chondropathie Grad IV, Reizerguss (55 Jahre, w.)

Axial T2*: Retropatellarer Knorpelbesatz zentral und an der lateralen Facette langstreckig bis auf den knöchernen Grund reduziert. Subchondrale kleinherdige Signalsteigerungen. Unregelmäßigkeiten chondraler Besatz laterales Gleitlager. Deutlicher Reizerguss

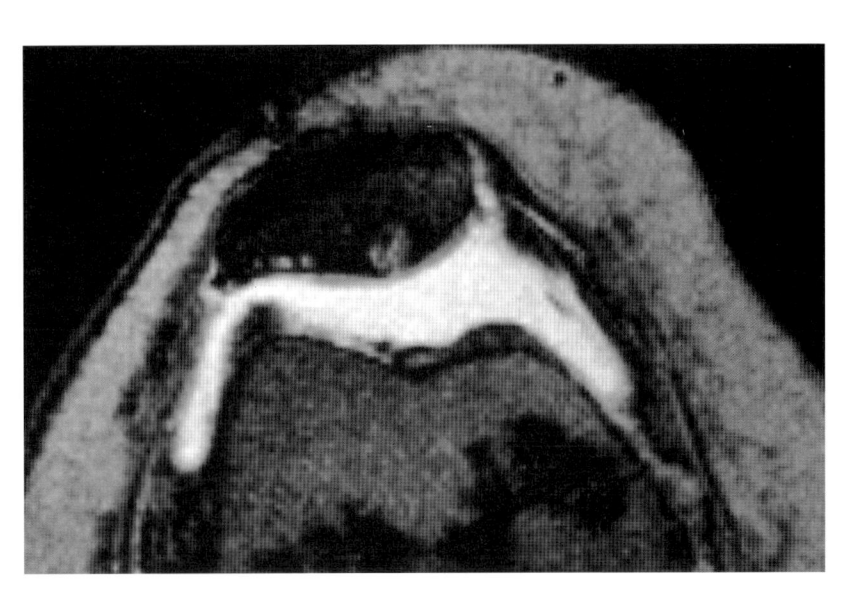

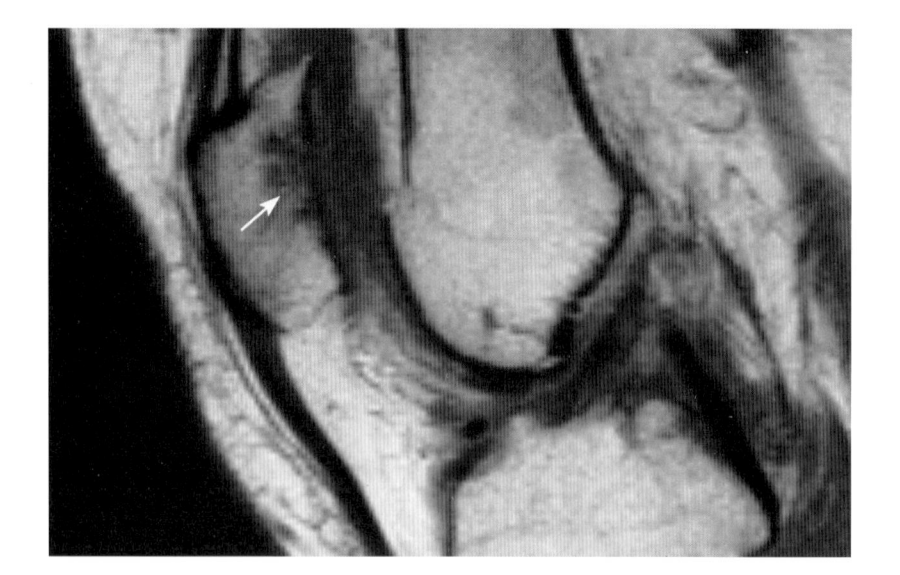

Abb. 13.14. Retropatellararthrose/ Chondropathie Grad IV (55 Jahre, w.)

Sagittal T1: Ossäre Kantenakzentuierung rückwärtiger Patellapole. Verstärkte signalfreie Rückflächensklerose. Deutliche subchondrale Signalminderungen zentral (*Pfeil*). Leichter Gelenkerguss

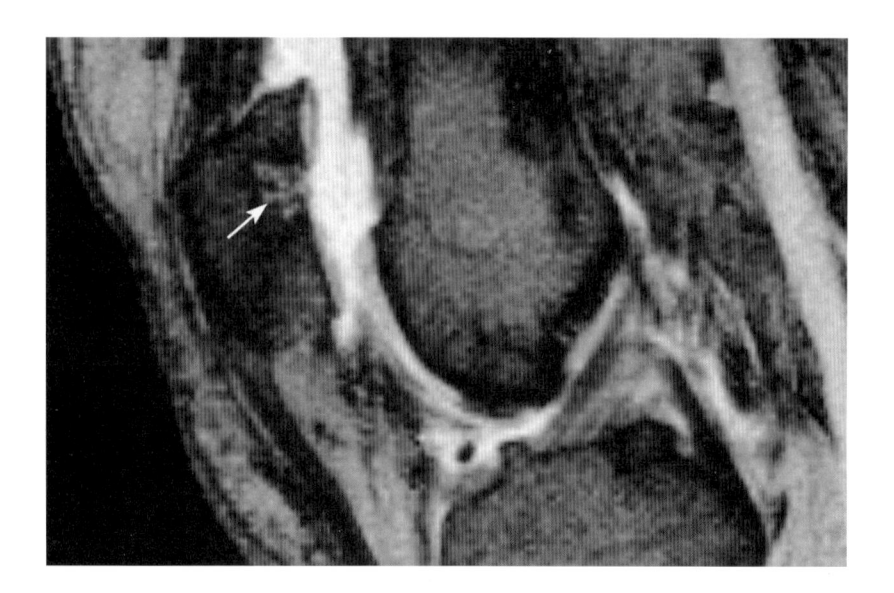

Abb. 13.15. Retropatellararthrose/ Chondropathie Grad IV (55 Jahre, w.)

Sagittal T2*: Kantenakzentuierung rückwärtiger Patellapole. Chondraler Besatz zentral bis auf den knöchernen Grund reduziert. Deutliche subchondrale Signalsteigerung zentral (*Pfeil*). Leichter Gelenkerguss

Abb. 13.16 a, b. Retropatellare Chondropathie Grad II (bis IV kaudal) mit intrapatellarer Osteonekrosezone/beginnender Geröllzyste (38 Jahre, m.)

a Sagittal; **b** axial, jeweils T2*: Ovaläre subchondrale Signalsteigerung kaudaler Patellaabschnitt lateral mit signalfreier Randbegrenzung. Lokaler chondraler Besatz erheblich, zum Teil bis auf den knöchernen Grund reduziert (*Pfeil* in **a**)

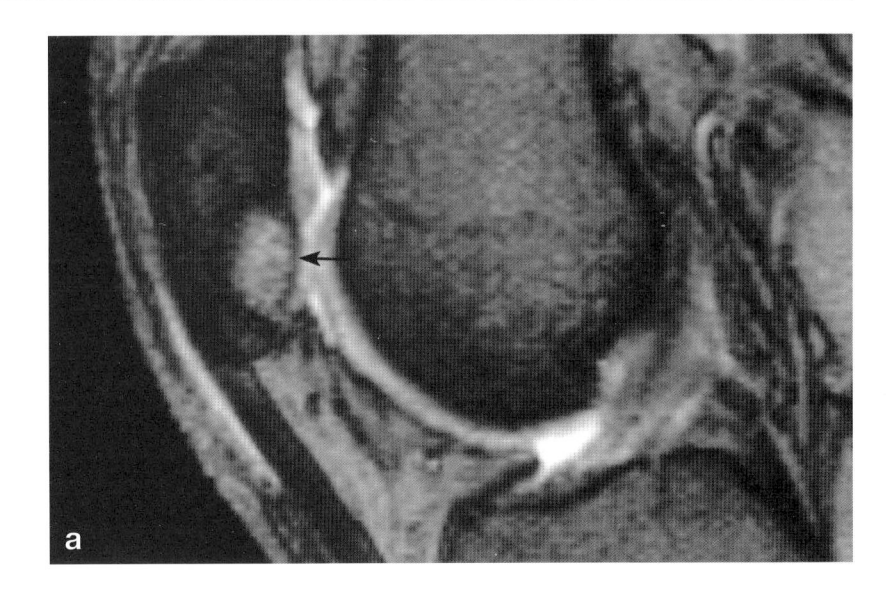

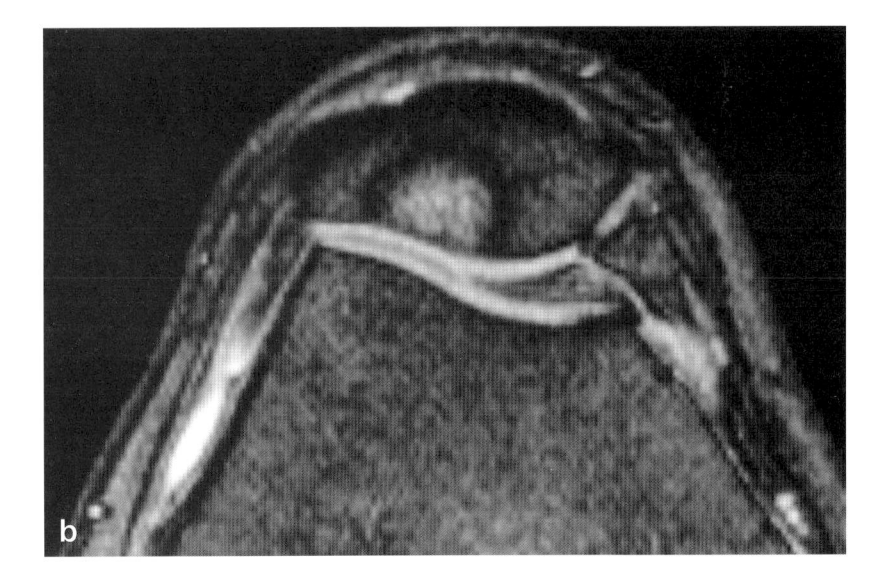

212 Retropatellare Degeneration (Chondropathie, OCD)

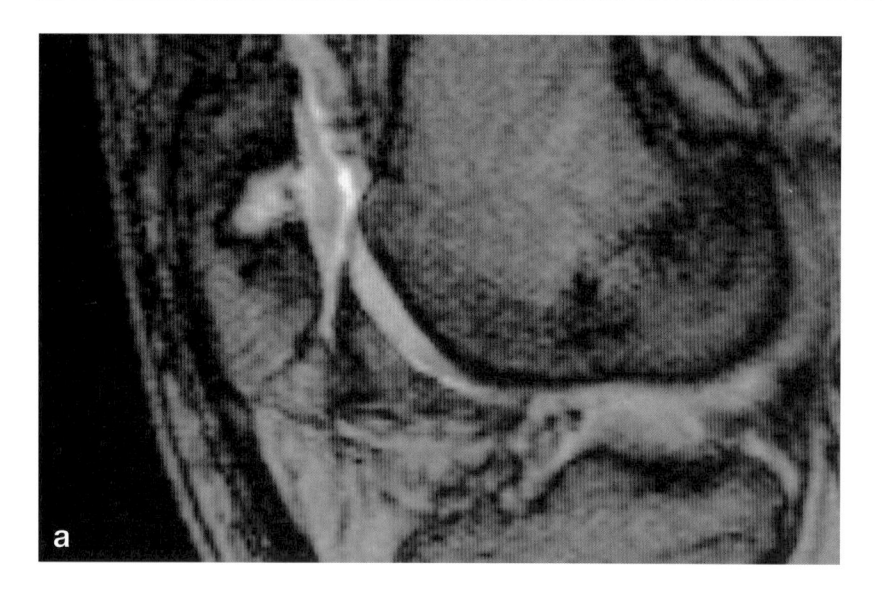

Abb. 13.17 a, b. Patella-Geröllzyste/ Osteonekrose/Übergang in Osteochondrosis dissecans – lokale Chondropathie Grad II (40 Jahre, m.)

a Sagittal; **b** axial, jeweils T2*: Ovaläres zentrales Patelladefektareal mit deutlicher Signalsteigerung in relativer T2-Wichtung und nur kleiner inkompletter Kortikalisbrücke. Chondraler Besatz verdickt, aufgelockert, leicht unregelmäßig

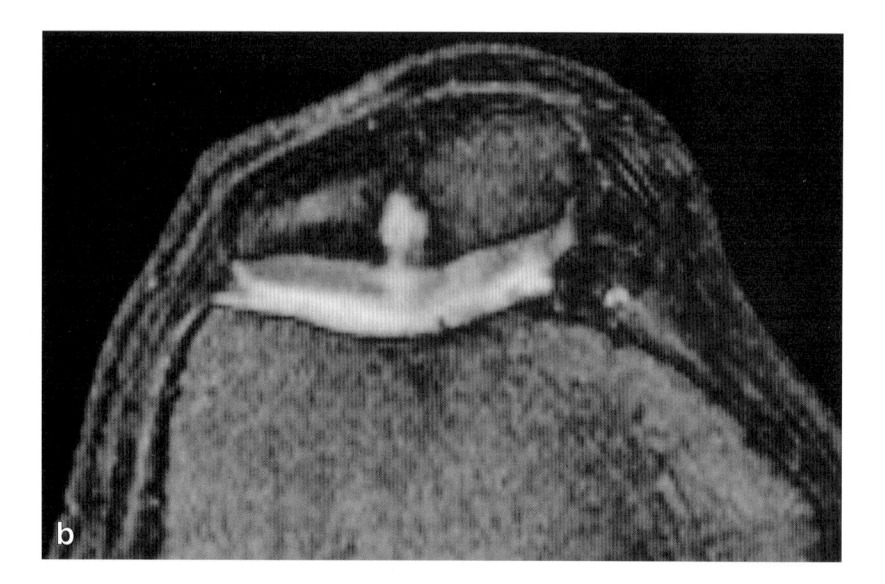

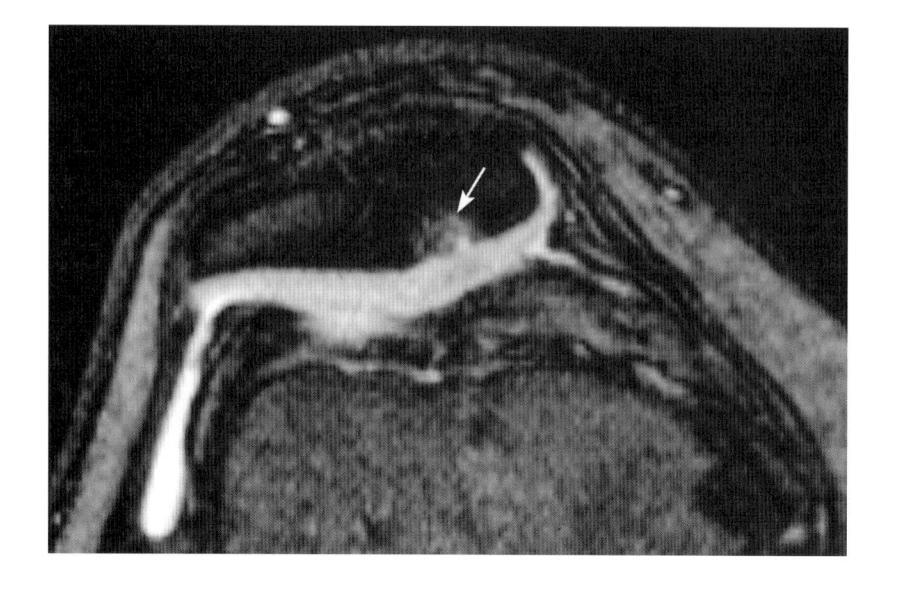

Abb. 13.18. Retropatellare Osteochondrosis dissecans Grad II (15 Jahre, m.)

Axial T2*: Bei relativ flacher Patellaanlage angedeutet halbkreisförmige Signalsteigerung paramedian medial mit fast abgegrenztem signalärmerem Anteil lateral (*Pfeil*). Lokaler Knorpelbesatz jedoch intakt, lediglich gering verdickt

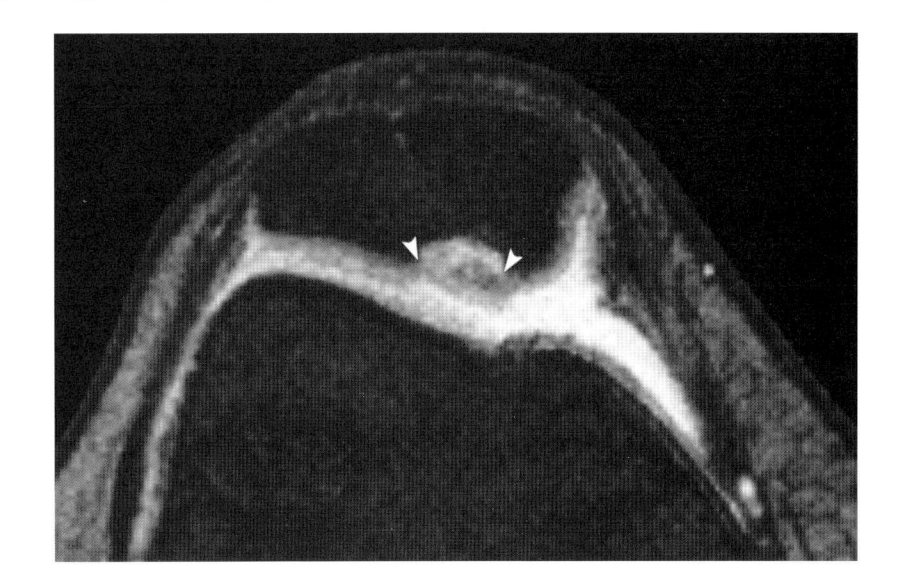

Retropatellare Degeneration (Chondropathie, OCD)   213

Abb. 13.19. Retropatellare Osteochondrosis dissecans Grad II – III (13 Jahre, w.)

Axial T2*: Schüsselförmiger Konturdefekt der Patellarückfläche lateral mit fast isoliertem, flau hypointensem Anteil und Ausdünnung des chondralen Besatzes an den Randzonen (*Pfeilspitzen*). Patellaformvariante Wiberg III in Richtung Jägerhut. Leichter Reizerguss

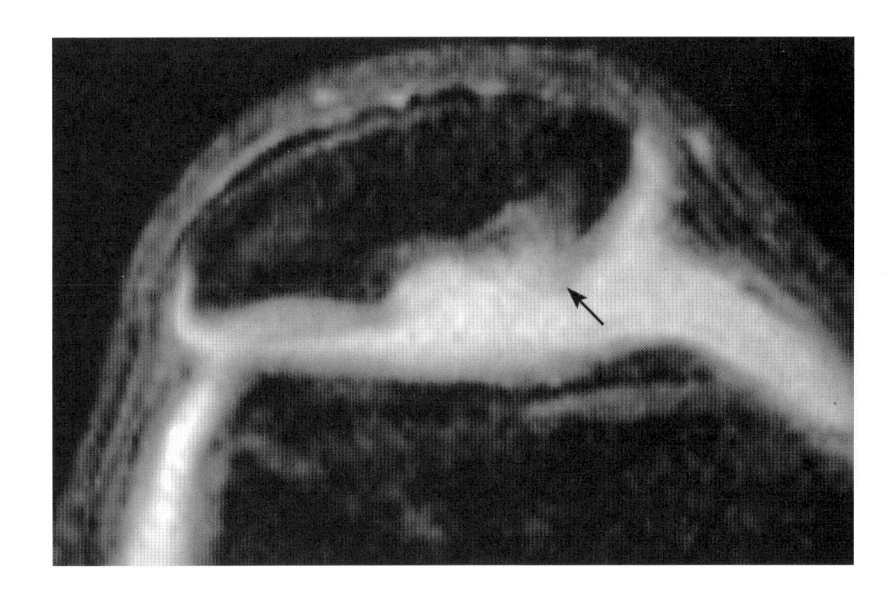

Abb. 13.20. Alte retropatellare Osteochondrosis dissecans Grad IV (15 Jahre, m.)

Axial T2*: Unregelmäßig begrenzter Patellarückflächendefekt zentral mit lokaler chondraler Defektzone und Abhebung einer läppchenartigen Partie medial (*Pfeil*). Deutlicher Reizerguss

14 Femorotibiale Degeneration (Chondropathie, OCD, spontane Osteonekrose)

14.1 Technik und Methodik

Geeignet sind hier hauptsächlich koronare und sagittale, ggf. auch axiale Messungen, insbesondere bei Osteochondrosis. Fettunterdrückte Sequenzen sind hilfreich. Zur Vitalitätskontrolle des Dissekates eignen sich auch intravenöse Kontrastmittelapplikationen, sie sind jedoch unter Berücksichtigung des Signalverhaltens nicht zwingend.

14.2 Anatomie

Degenerative Veränderungen können sich in *beiden* (lateralen und medialen) Kompartimenten des Kniegelenkes manifestieren, häufig in Verbindung mit dem femoropatellaren Gelenk. Darüber hinaus sind speziell bevorzugte Manifestationen in *einem* Kompartiment möglich (posttraumatisch, bei Fehlformen – Varus- oder Valgusdeformität), medial häufiger als lateral.

Die Osteochondrosis dissecans des Kniegelenkes bevorzugt ganz überwiegend die mediale Femurkondyle, am Übergangsbezirk zur Fossa intercondylaris.

Demgegenüber ist die spontane Osteonekrose Ahlbäck in der Belastungszone des medialen Femurkondylus lokalisiert.

14.3 MRT-Normalbefund

Der hyaline Gelenkknorpel stellt sich retropatellar sowie femoral- und tibialseitig als mittelintenses Band homogener Struktur dar, sowohl zur Gelenkoberfläche wie auch zur Kortikalis hin glatt berandet.

Die Beurteilung der femorotibialen chondralen Oberfläche ist im Vergleich zum retropatellaren Befund im MRT weniger exakt möglich, es sei denn, es erfolgt eine 3D-Messung mit entsprechender Dünnschichtrekonstruktion.

14.4 Pathomechanismus

Der degenerative femorotibiale Gelenkschaden ist Folge eines Missverhältnisses zwischen Belastung und Belastungsfähigkeit (s. retropatellare Chondropathie).

Die Osteochondrosis dissecans ist eine umschriebene aseptische Nekrose eines mehr oder minder begrenzten, gut umschriebenen subchondralen Knochenbezirkes.

Unter M. Ahlbäck wird die Osteonekrose des medialen Femurkondylus in höherem Lebensalter verstanden (Abb. 14.11–14.14); eine primäre (idiopathische) Form wird von einer sekundären abgegrenzt, die insbesondere nach lokaler Kortikosteroidtherapie auftreten kann.

14.5 Pathophysiologie

Unter klinisch-radiologischen Gesichtspunkten werden bei der femorotibialen Arthrose (Kniegelenksarthrose) 4 Schweregrade unterschieden.

Die Osteochondrosis dissecans des Kniegelenkes tritt häufig (bis zu 50 %) beidseitig auf; die Stadieneinteilung der Osteochondrosis dissecans des Kniegelenkes entspricht derjenigen anderer Lokalisationen (Entwicklungsstadium I–IV).

Die Ahlbäck-Erkrankung/Osteonekrose wird (nach Aglietti et al. 1983) in 5 radiologische Krankheitsstadien eingeteilt:

Stadium I: Röntgenologischer Normalbefund,
Stadium II: Abflachung der medialen Femurkondyle,
Stadium III: Osteolyse mit sklerotischer Umrandung,
Stadium IV: Kollaps des subchondralen Knochens zu einer kalkdichten Platte,
Stadium V: Sekundärarthrose.

14.6 MRT-Zeichen pathologischer Befunde

Femorotibiale Chondropathie

Entsprechend der auch für die retropatellaren Veränderungen genutzten MRT-Stadieneinteilungen werden folgende *Grade* unterschieden:

Grad I: Intrachondrales Ödem mit geringer lokaler Signalminderung, keine Oberflächenveränderungen, arthroskopisch unauffällig (Abb. 14.6).
Grad II: Leichte chondrale Oberflächenunregelmäßigkeiten, Konturverdickungen und deutliche Signalminderungen, arthroskopisch eindeutiger Befund (Abb. 14.7).
Grad III: Tiefe chondrale Defekte, zum Teil bis auf den knöchernen Grund ohne ossäre Mitreaktion, zum Teil krabbenfleischartiger Oberflächenaspekt (Abb. 14.8).
Grad IV: Tiefer chondraler Defekt bis auf den knöchernen Grund mit ossärer Begleitreaktion/initialen Geröllzysten: subchondrale Signalminderungen in T1- bzw. Signalsteigerung in T2* (Abb. 14.9 und 14.10).

Auch femorotibial gilt das Erkennen von abgelösten chondralen Lappen (Flaps) und freien Gelenkkörpern als deutlich wichtiger als ein in jedem Abschnitt korrektes Grading.

Bei Verdacht auf freie Gelenkkörper im MRT prinzipiell Korrelation mit Röntgenaufnahmen erforderlich.

Osteochondrosis dissecans

Unter Berücksichtigung von zeitlichem Verlauf und Schweregrad wird folgende *MRT-Stadieneinteilung* zugrunde gelegt:

Grad I: Knorpelbelag intakt (nur ossäre Läsion) – subchondrale Signalminderung in T1- bzw. Signalsteigerung in relativer T2-Wichtung, besonders im Bereich von femoralen Druckaufnahmezonen (Abb. 14.1 und 14.2).
Grad II: Partiell abgegrenztes osteochondrales Fragment: Signalgeminderter Abschnitt in T1-Wichtung durch beginnenden signalfreien Randsaum separiert. In T2-Wichtung hyperintense Ödemzonen ebenfalls durch partielle signalfreie Randsäume abgegrenzt mit hyperintensen Lamellen in diesem Abschnitt durch Eintritt von Synovialflüssigkeit zwischen intaktem Knochen und Dissekat (Abb. 14.3 und 14.4).
Grad III: Vollständig abgegrenztes bis abgelöstes osteochondrales Fragment: Vollständige signalfreie Abgrenzung des Dissekates gegenüber dem Basisknochen mit hyperintensem Signal innerhalb einer entstandenen Spaltbildung in relativer T2-Wichtung; instabiler Befund (Abb. 14.5).
Grad IV: Abgelöstes, disloziertes osteochondrales Fragment: Breite Distanz zwischen Dissekat und Basisknochen oder leeres Mausbett.

14.7 Pitfalls bei OCD

Mit einer OCD nicht verwechselt werden dürfen leichte Entwicklungsirregularitäten kondylärer Epiphysenoberflächen, besonders dorsal.

14.8 Klinische Wertung der MRT-Befunde

Bei allen degenerativen femorotibialen Knorpelveränderungen ist der Versuch einer kausalen Differenzierung zweckmäßig, insbesondere wenn eine atypische Alterskonstellation vorliegt.

Mit zunehmendem Alter nimmt die Anzahl der degenerativen Gelenkschäden vor allem an den hochbelasteten Gelenken (Hüfte und Knie) stetig zu; jenseits des 60. Lebensjahres lassen sich bei allen Menschen mit geeigneten Nachweismethoden am Kniegelenk degenerative Knorpelveränderungen nachweisen.

Arthrosen, die auf einer verminderten Belastungsfähigkeit des Gelenkknorpels beruhen, entziehen sich derzeit einer kausalen Therapie. Bei Arthrosen auf der Grundlage einer überhöhten Belastung ist eine Belastungsreduktion anzustreben, insbesondere bei Formfehlern (Genu varum/Genu valgum usw.) ggf. eine operative Formkorrektur.

Das therapeutische Vorgehen bei der Osteochondrosis dissecans richtet sich im Wesentlichen einerseits nach dem Patientenalter, andererseits nach dem Erkrankungsstadium. Das MRT liefert hier in Verbindung mit dem konventionellen Röntgenbefund wichtige Hinweise, insbesondere auch für eine Operationsplanung.

Tabelle 14.1. Typisches Signalverhalten

	T1w	T2w	T2*w	rho-w	FAT/SAT
Knorpel	↑ – ↑↑	↑ – ↑↑	↑↑ – ↑↑↑	↑↑	↑↑ – ↑↑↑
Knorpelödem	↑↑	↑↑ – ↑↑↑	↑↑↑	↑↑	↑↑ – ↑↑↑
Mukoide Degeneration	0 – ↑	↑↑ – ↑↑↑	↑↑↑	↑	↑↑ – ↑↑↑
Knorpeldegeneration mit Texturverlust	0 – ↑	↑ – ↑↑	↑↑	0 – ↑	↑ – ↑↑
OCD	0 – ↑	↑ – ↑↑	↑ – ↑↑	↑	↑↑

0 Signalfrei; ↑ geringe SI; ↑↑ mittlere SI; ↑↑↑ hohe SI.

Weiterführende Literatur

Aglietti P, Insall JN, Buzzi R et al. (1983) Idiopathic osteonecrosis of the knee: etiology, prognosis and treatment. J Bone Joint Surg 65B: 588–597

Bachmann G, Jurgensen I, Rominger M, Rau WS (1999) Die Bedeutung der Magnetresonanztomographie für die Verlaufskontrolle der Osteochondrosis dissecans am Knie- und Sprunggelenk. Rofo Fortschr Geb Röntgenstr Neuen Bildgeb Verfahr 171 (5): 372–379

Bachmann G, Jurgensen I, Siaplaouras J (1995) Die Studienbestimmung der Osteochondrosis dissecans am Knie- und Sprunggelenk mit der MRT. Vergleich mit konventioneller Radiologie und Arthroskopie. Rofo Fortschr Geb Röntgenstr Neuen Bildgeb Verfahr 163 (1): 38–44

Bredella MA, Tirman PF, Peterfy CG et al. (1999) Accuracy of T2-weighted fast spin-echo MR imaging with fat saturation in detecting cartilage defects in the knee: comparison with arthroscopy in 130 patients. AJR Am J Roentgenol 172 (4): 1073–1080

De Smet AA, Ilahi OA, Graf BK (1997) Untreated osteochondritis dissecans of the femoral condyles: prediction of patient outcome using radiographic and MR findings. Skeletal Radiol 26 (8): 463–467

Lang P, Grampp S, Vahlensieck M et al. (1995) Spontane Osteonekrose des Kniegelenkes: MRT im Vergleich zur CT, Szintigraphie und Histologie. Rofo Fortschr Geb Röntgenstr Neuen Bildgeb Verfahr 162 (6): 469–477

Lotke PA, Ecker ML, Barth P, Lonner JH (2000) Subchondral magnetic resonance imaging changes in early osteoarthrosis associated with tibial osteonecrosis. Arthroscopy 16 (1): 76–81

Marti CB, Rodriguez M, Zanetti M, Romero J (2000) Spontaneous osteonecrosis of the medial compartment of the knee: a MRI follow-up after conservative and operative treatment, preliminary results. Knee Surg Sports Traumatol Arthrosc 8 (2): 83–88

Mori R, Ochi M, Sakai Y, Adachi N, Uchio Y (1999) Clinical significance of magnetic resonance imaging (MRI) for focal chondral lesions. Magn Reson Imaging 17 (8): 1135–1140

Parker RK, Ross GJ, Urso JA (1997) Transient osteoporosis of the knee. Skeletal Radiol 26 (5): 306–309

Pham XV, Monteiro I, Judet O, Sissakian JF, Plantin P, Aegerter P, Le Parc JM (1999) Magnetic resonance imaging changes in periarticular soft tissues during flares of medial compartment knee osteoarthritis. Preliminary study in 10 patients. Rev Rhum Engl Ed 66 (7–9): 398–403

Pomeranz SJ (1991) Orthopaedic MRI. JB Lippincott, Philadelphia, S 87, 98–101, 115

Rubin DA, Harner CD, Costello JM (2000) Treatable chondral injuries in the knee: frequency of associated focal subchondral edema. AJR Am J Roentgenol 174 (4): 1099–1106

Schneider T, Fink B, Jerosch J, Assheuer J, Ruther W (1998) The value of magnetic resonance imaging as postoperativ control after arthroscopic treatment of osteochondritis dissecans. Arch Orthop Trauma Surg 117 (4-5): 235–239

Smith DS, Sharp DC, Resendes M (1994) MRI of healing osteochondritis dissecans fragment with absorbable pins. J Comput Assist Tomogr 18 (5): 832–833

Waldschmidt JG, Braunstein EM, Buckwalter KA (1999) Magnetic resonance imaging of osteoarthritis. Rheum Dis Clin North Am 25 (2): 451–465

Waterton JC, Solloway S, Foster JE et al. (2000) Diurnal variation in the femoral articular cartilage of the knee in young adult humans. Magn Reson Med 43 (1): 126–132

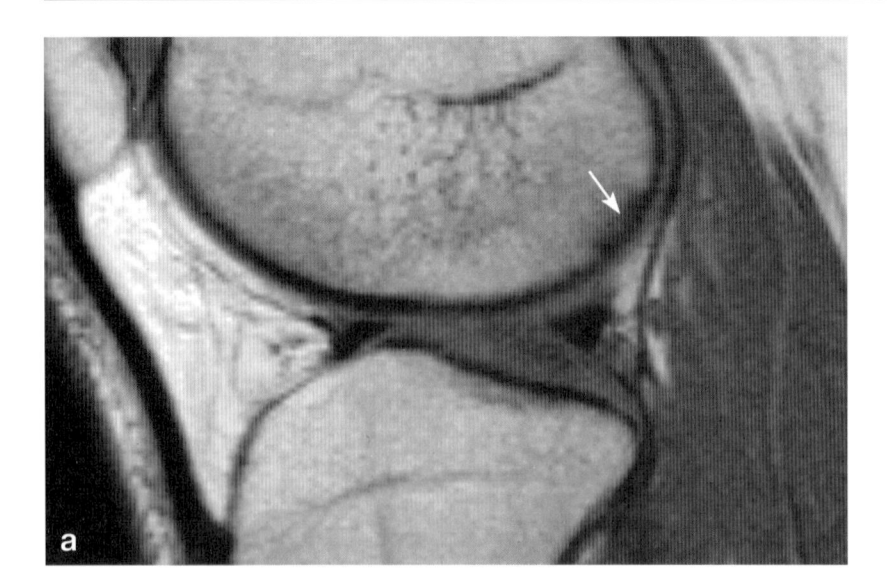

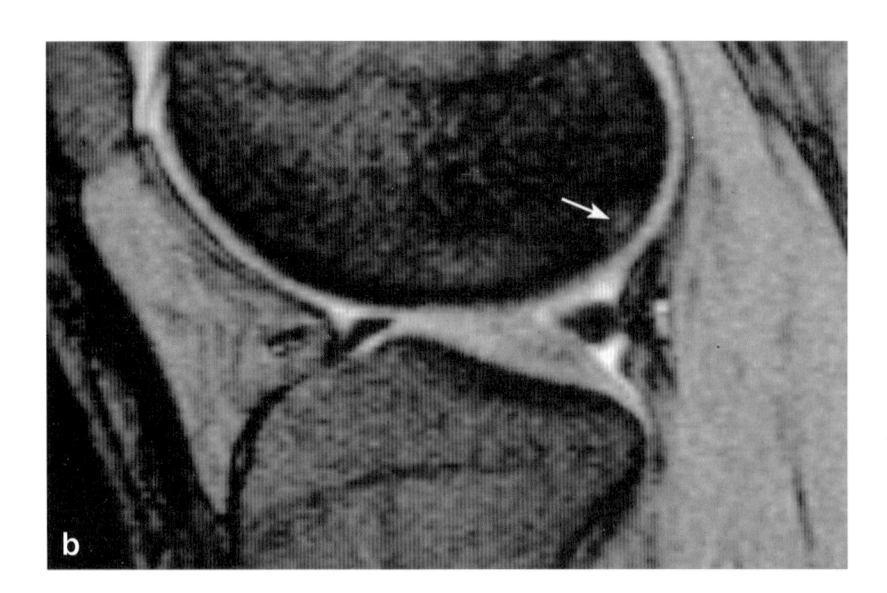

218   Femorotibiale Degeneration (Chondropathie, OCD, spontane Osteonekrose)

Abb. 14.1 a, b. Osteochondrosis dissecans Grad I Außenkondylus dorsal (17 Jahre, w.)

a Sagittal T1; **b** sagittal T2*: Am Außenkondylushinterrand diskrete subchondrale Signalminderung in T1-Wichtung mit leichter Signalsteigerung in relativer T2-Wichtung (*Pfeile*) ohne chondralen Defekt

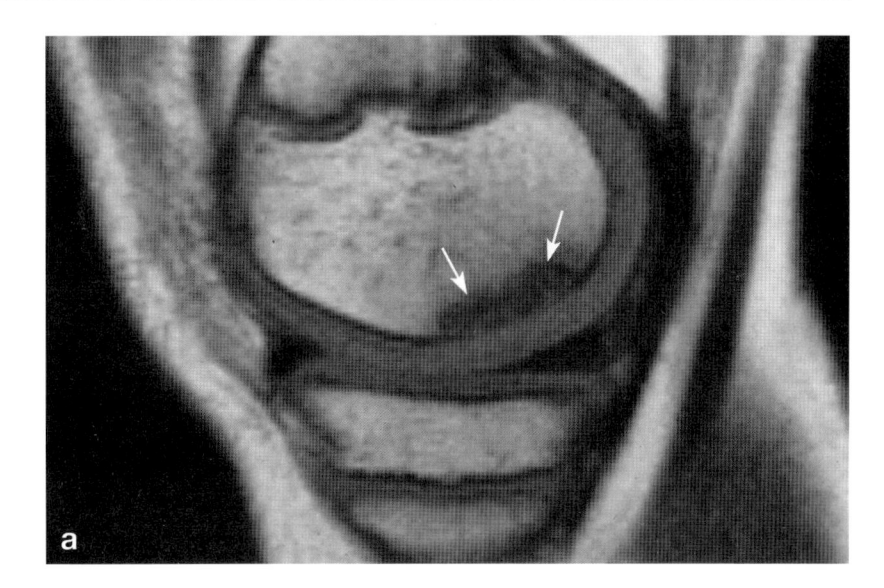

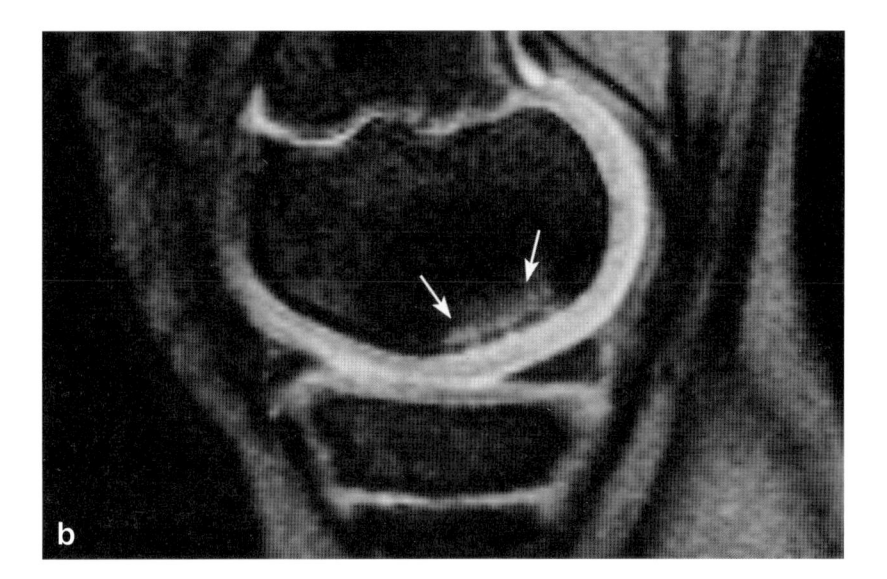

Abb. 14.2 a, b. Osteochondrosis dissecans Grad I Innenkondylus (7 Jahre, w.)

a Sagittal T1; **b** sagittal T2*: Band- bis schüsselförmige subchondrale Signalminderung hinterer Abschnitte der Druckaufnahmezone des Innenkondylus in T1-Wichtung mit leichter lokaler Signalsteigerung (*Pfeile*). Chondraler Besatz intakt

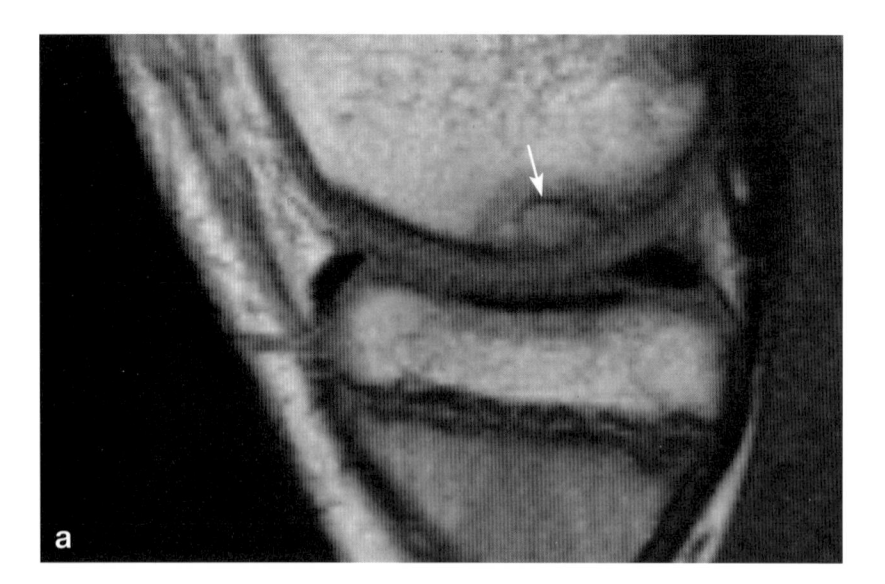

Abb. 14.3 a, b. Alte, weitgehend konsolidierte Osteochondrosis dissecans Grad II Innenkondylus (12 Jahre, m.)

a Sagittal T1; **b** sagittal T2*: Lediglich in T1-Wichtung bogig signalfrei begrenzte subchondrale Läsion des Innenkondylus im Bereich der Druckaufnahmezone (*Pfeil*) mit nur abschnittsweise flau hypointensem Signal – keine Signalsteigerung in relativer T2-Wichtung. Knorpelbesatz intakt

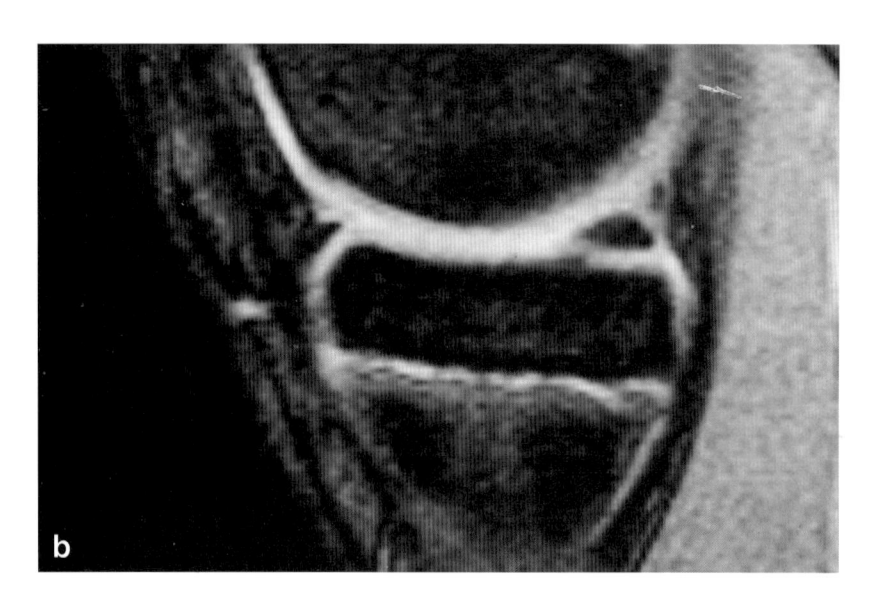

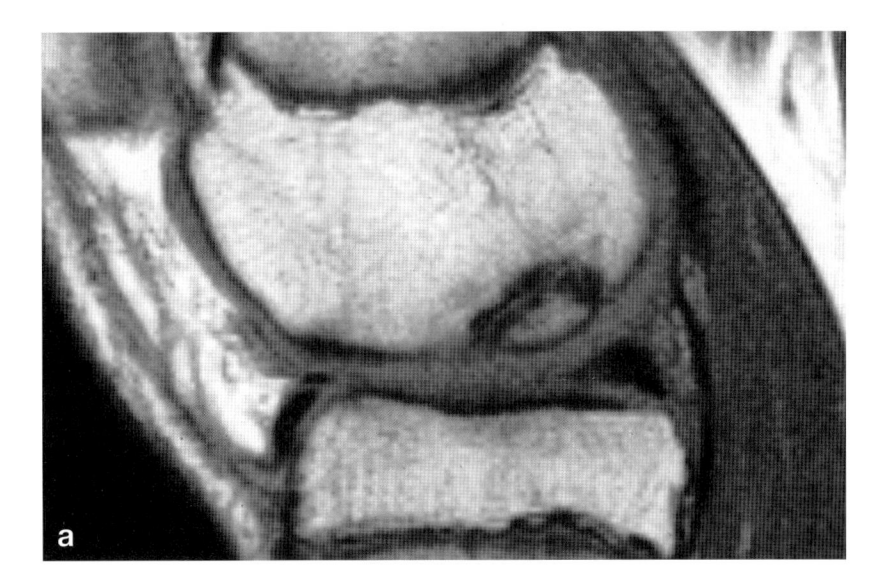

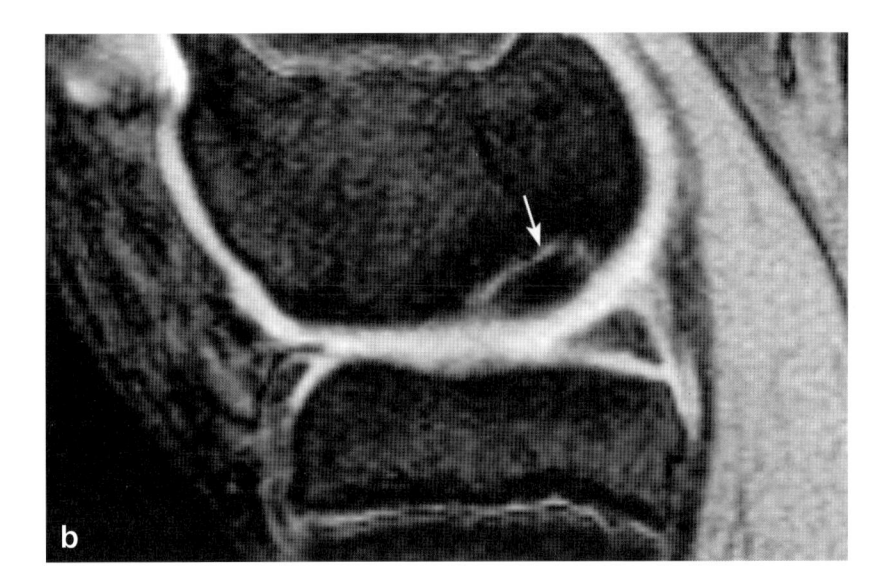

Abb. 14.4a, b. Osteochondrosis dissecans Grad II – III Innenkondylus dorsal (14 Jahre, m.)

a Sagittal T1; **b** sagittal T2*: Im hinteren Abschnitt der Druckaufnahmezone des Innenkondylus durch zarte signalfreie Berandung weitgehend vollständig abgegrenztes oväläres Knochenelement mit regulärem knöchernen Binnensignal und zarter Signalsteigerung der begrenzenden Spaltbildung in relativer T2-Wichtung (*Pfeil*). Chondraler Besatz intakt

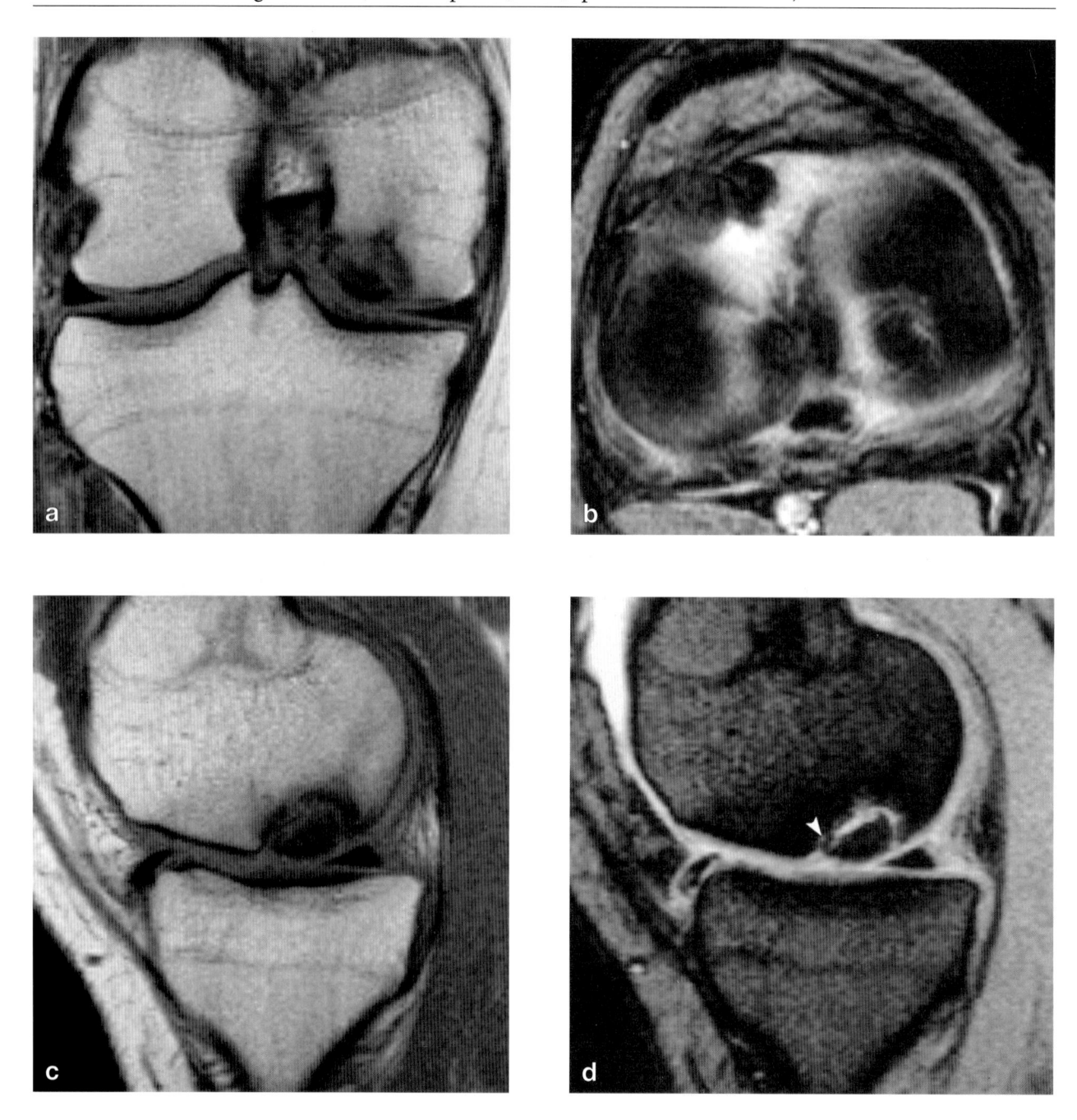

222 Femorotibiale Degeneration (Chondropathie, OCD, spontane Osteonekrose)

Abb. 14.5a–d. Osteochondrosis dissecans Grad II–III Innenkondylus (24 Jahre, m.)

a Koronar; **c** sagittal, jeweils T1; **b** axial; **d** sagittal, jeweils T2*: Weitgehend vollständig abgegrenztes, in beiden Sequenzen signalarmes ovaläres Knochenelement im Basisbereich des Innenkondylus lateral, von winziger stegartiger knöcherner Verbindungslamelle ventral abgesehen (*Pfeilspitze* in **d**). Keine Dislokation. Chondraler Besatz ausgedünnt. Signalarmut des Befundes in T1-Wichtung als Ausdruck regressiver Veränderungen. Signalfrei begrenzte Sklerose des Mausbettes. Flüssigkeitssaum im Dissekatbett

Abb. 14.6. Femorotibiale Chondropathie Grad I mediales Kompartment; Riss Innenmeniskushinterhorn inkomplett erfasst (31 Jahre, m.)

Sagittal T2*: Verdickter Knorpelbesatz im Bereich von Innenkondylusdruckaufnahmezone und medialem Tibiakopf (*Pfeile*). Diskrete Oberflächenkonturinkongruenz Innenmeniskushinterhorn (*Pfeilspitze*). Leichter Gelenkerguss

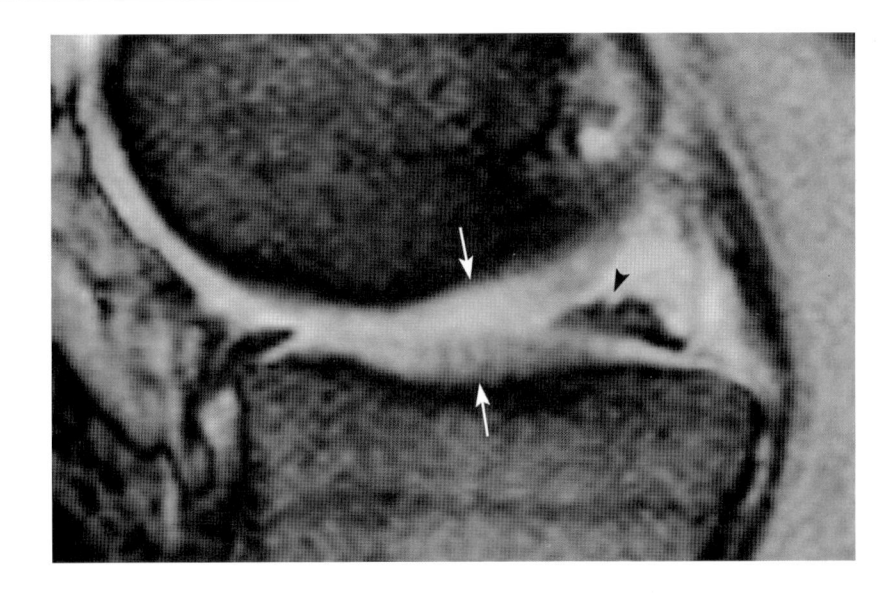

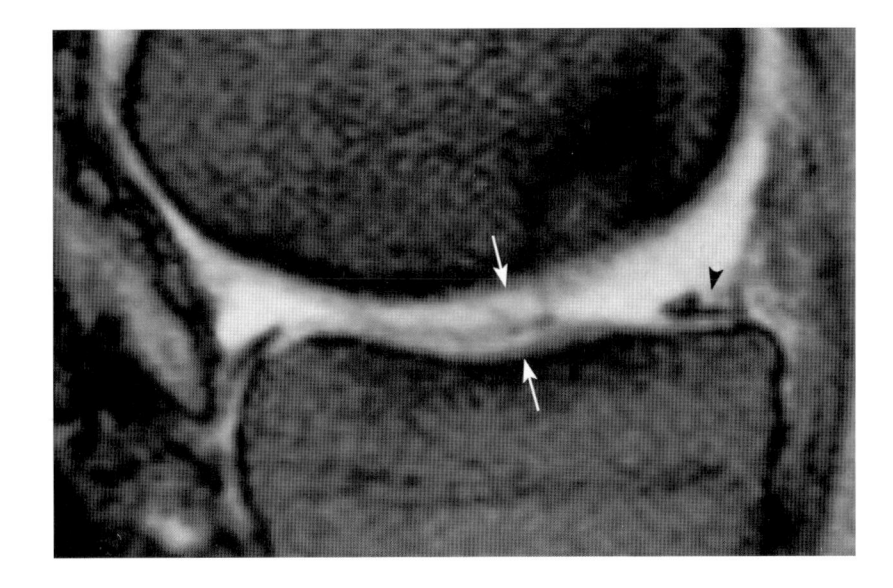

Abb. 14.7. Femorotibiale Chondropathie Grad I–II mediales Kompartment; Riss Innenmeniskushinterhorn Grad III (52 Jahre, m.)

Sagittal T2*: Chondraler Besatz Innenkondylus-Druckaufnahmezone verdickt, Oberfläche etwas signalgemindert. Korrespondierender chondraler Besatz tibial leicht unregelmäßig (*Pfeile*). Innenmeniskushinterhorn pathologisch abgeflacht mit weit dorsaler Oberflächendefektzone (*Pfeilspitze*). Leichter bis mäßiger Reizerguss

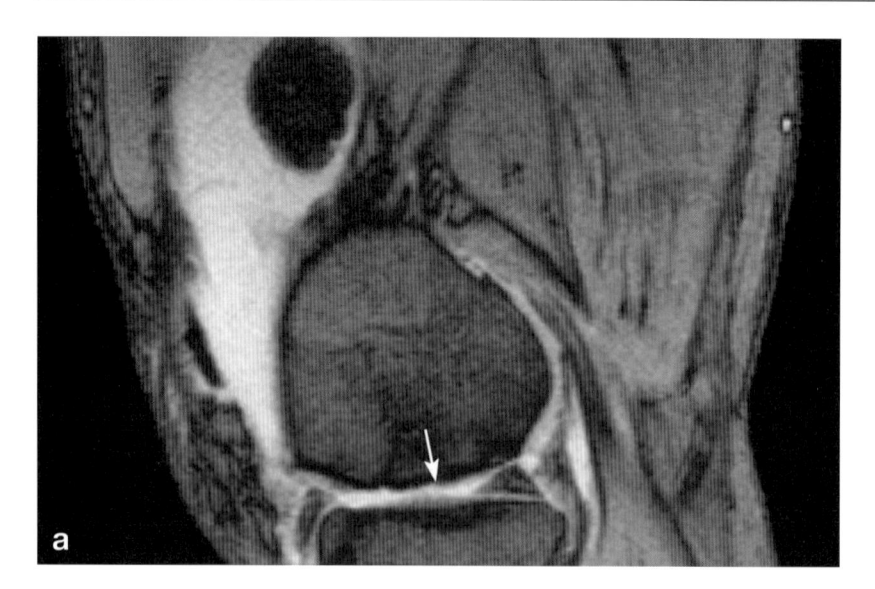

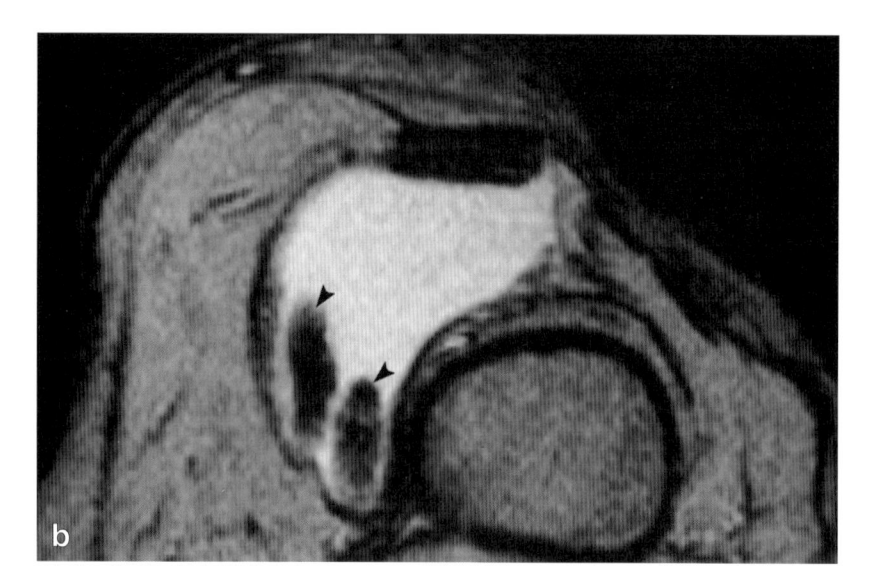

224 Femorotibiale Degeneration (Chondropathie, OCD, spontane Osteonekrose)

Abb. 14.8 a, b. Femorotibiale Chondropathie Grad III; Gelenkerguss mit freien Gelenkkörpern/ Gelenkchondromen (39 Jahre, m.)

a Sagittal; b axial, jeweils T2*: Chondraler Besatz mediales Kompartment stark unregelmäßig, am Innenkondylus im Bereich der Druckaufnahmezone längerstreckig bis auf den knöchernen Grund reduziert (*Pfeil*). Angedeuteter ossärer Kantenanbau Innenkondylusvorderrand. Zentrale Meniskussignalsteigerungen ohne Riss. Mäßiger Gelenkerguss mit signalarmen bis signalfreien scheibenförmigen isolierten Elementen im suprapatellaren Rezessus medial (*Pfeilspitzen*)

Femorotibiale Degeneration (Chondropathie, OCD, spontane Osteonekrose)

Abb. 14.9a, b. Femorotibiale Chondropathie Grad IV bei schwerer, aktivierter Gonarthrose (74 Jahre, m.)

a Sagittal T1; b sagittal T2*: Ausgedehnte, fast bandförmige, zart septierte subchondrale Signalminderungen korrespondierender Abschnitte femorotibial in T1-Wichtung (a) mit deutlicher Signalsteigerung in relativer T2-Wichtung (b) (*Pfeile*). Chondraler Besatz vollständig aufgebraucht. Hochgradige Gelenkspaltverschmälerung. Meniskusstrukturen nicht mehr identifizierbar. Deutlich verschmälerter, randständig erfasster femoropatellarer Gelenkspalt (*Pfeilspitzen*) mit ebenfalls vollständig aufgebrauchtem Knorpelbesatz, jedoch ohne subchondrale Reaktion. Zum Teil hypertrophe ossäre Kantenanbauten, besonders kondylär ventral. Scheinbar isolierte ventrale Anteile durch Anschnittsphänomene von Osteophyten vorgetäuscht. Leichter Gelenkerguss

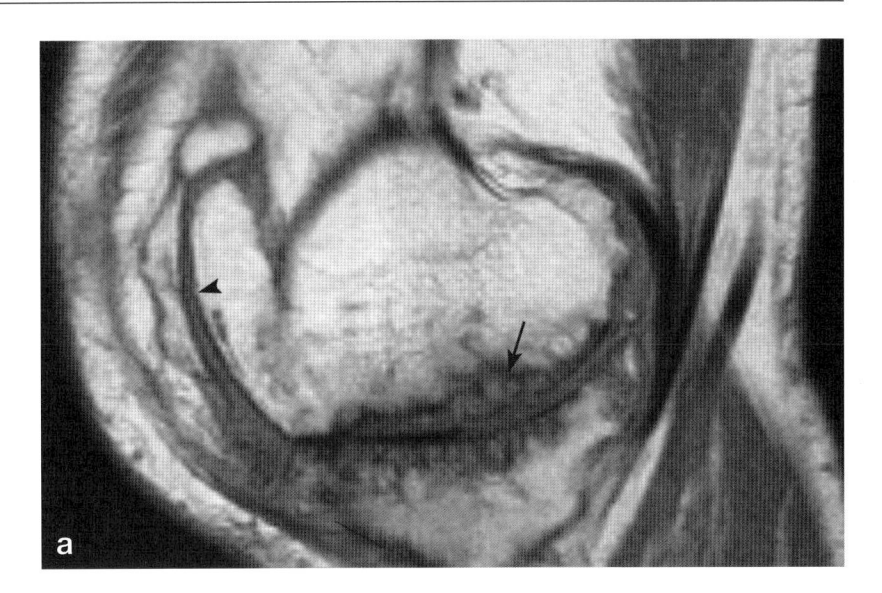

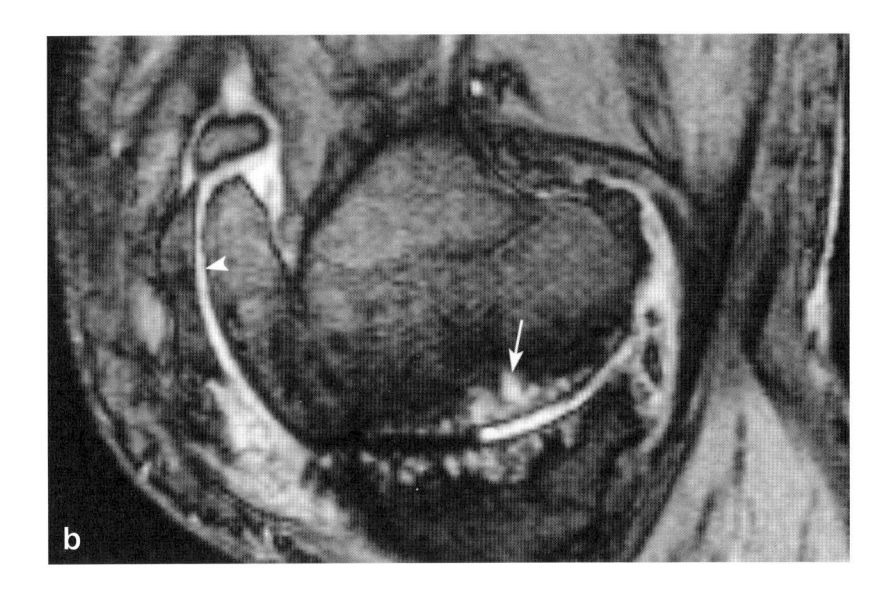

Abb. 14.10. Femorotibiale Chondropathie Grad IV mediales Kompartment bei aktivierter Arthrose; degenerative Meniskusrisse bis fast vollständige Meniskusaufbrauchung medial (81 Jahre, w.)

Koronar T1: Subchondrale Signalminderungen korrespondierender Abschnitte des medialen Kompartments bei medialer, peripher etwas weniger ausgeprägter Gelenkspaltverschmälerung. Normalerweise signalfreies Meniskussignal nicht mehr identifizierbar. Innerhalb des Außenmeniskus geringfügige zentrale Signalsteigerung, entsprechend zentraler Degeneration ohne Riss. Leichte mediale Kollateralbanddistension. Adipositas

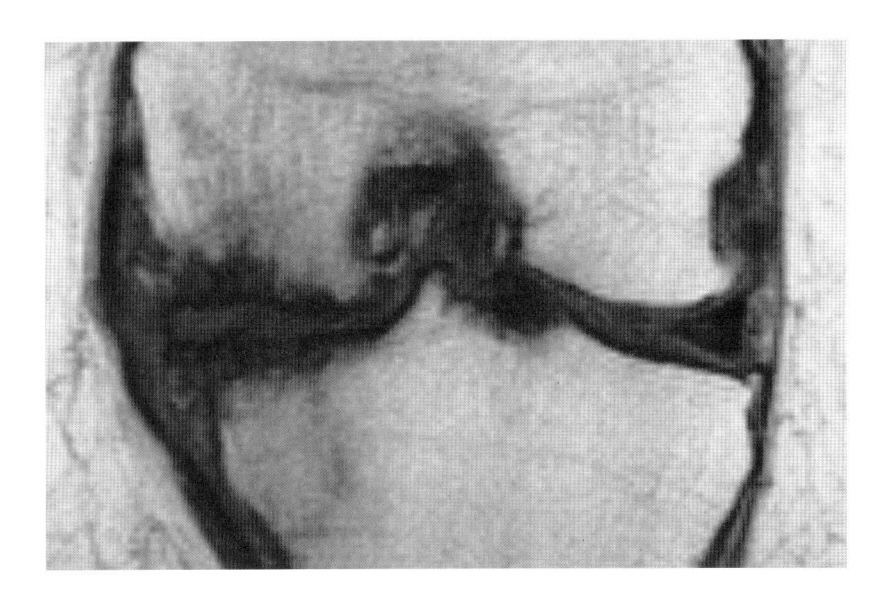

226   Femorotibiale Degeneration (Chondropathie, OCD, spontane Osteonekrose)

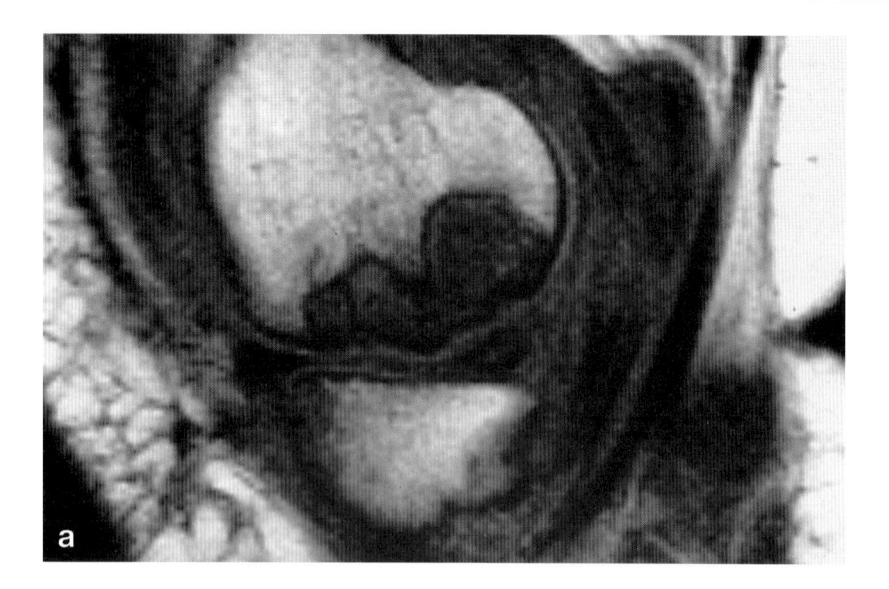

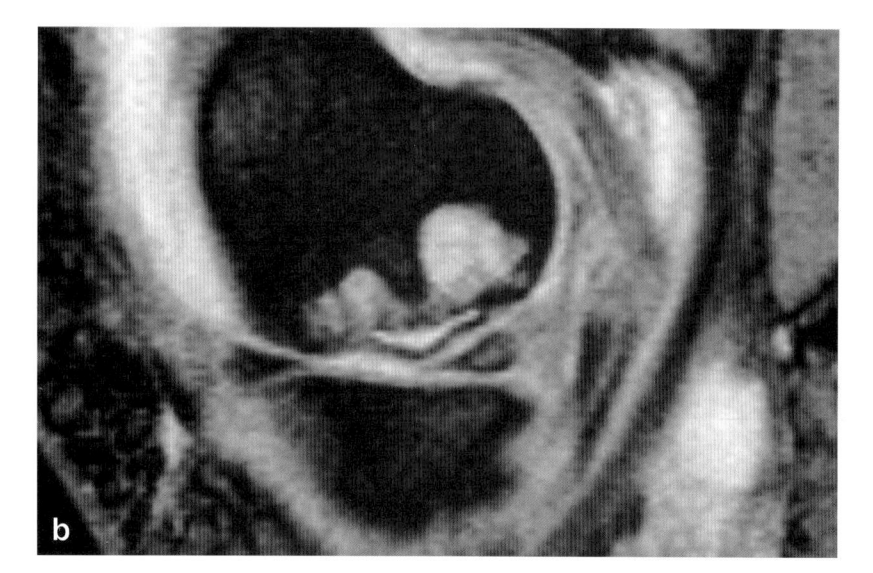

Abb. 14.11 a, b. Spontane Osteonekrose Innenkondylus bei leichter Arthrose und degenerativen Einrissen Innenmeniskushinterhorn; Kapselödem. Gelenkerguss, Baker-Zyste (79 Jahre, w.)

a Sagittal T1; **b** sagittal T2*: Wellenförmig konturierte ausgedehnte Signalminderung der Druckaufnahmezone des Innenkondylus in T1-Wichtung (**a**) mit signalfreier Berandung und deutlich hyperintensem Signal in relativer T2-Wichtung (**b**). Abhebung einer Kortikalislamelle zentral. Pathologische Signalsteigerung Innenmeniskushinterhorn in beiden Sequenzen zentral – Konturunterbrechungs-Lokalisation auf diesen Aufnahmen nicht erfasst. Deutlicher Gelenkerguss mit hyperintenser Signalgebung in relativer T2-Wichtung einschließlich einer Baker-Zyste am leicht signalgesteigerten Kapselhinterrand

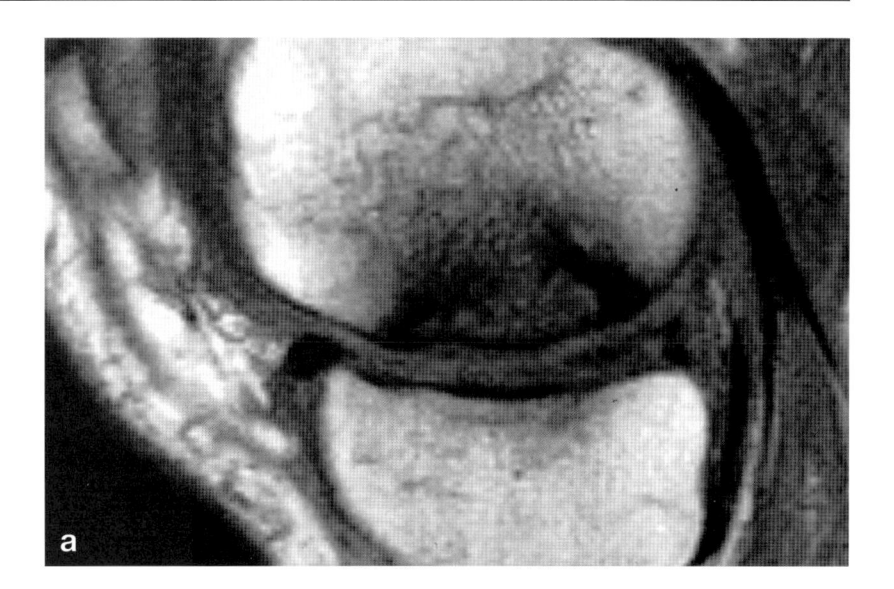

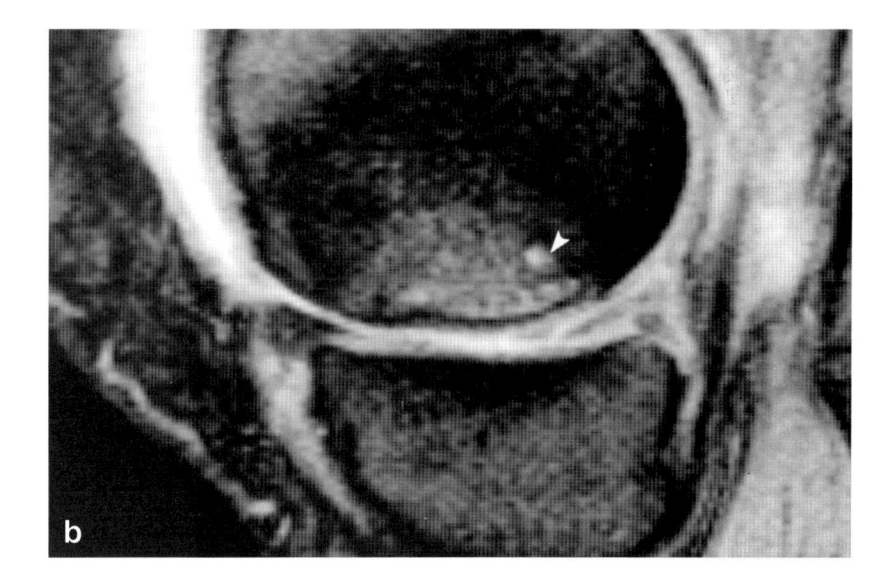

Femorotibiale Degeneration (Chondropathie, OCD, spontane Osteonekrose) 227

Abb. 14.12 a, b. Spontane Osteonekrose Innenkondylus bzw. Chondropathie Grad II (bis IV); Riss Innenmeniskushinterhorn Grad III – IV; Reizerguss (58 Jahre, m.)

a Sagittal T1; b sagittal T2*: Bogige, zum Teil signalfrei, zum Teil flau hypointens begrenzte Signalminderung der Druckaufnahmezone des Innenkondylus in T1-Wichtung mit deutlicher Signalsteigerung in relativer T2-Wichtung unter Abgrenzung einzelner rundlicher, stärker hyperintenser Partien dorsal (*Pfeilspitze*). Pathologisch signalgesteigertes Innenmeniskushinterhorn in beiden Sequenzen mit mehrfachen Konturunterbrechungen, besonders deutlich in relativer T2-Wichtung (b). Chondraler Besatz Innenkondylus mäßig reduziert bzw. unregelmäßig. Deutlicher Gelenkerguss und kleine Baker-Zyste mit jeweils Signalsteigerungen in relativer T2-Wichtung

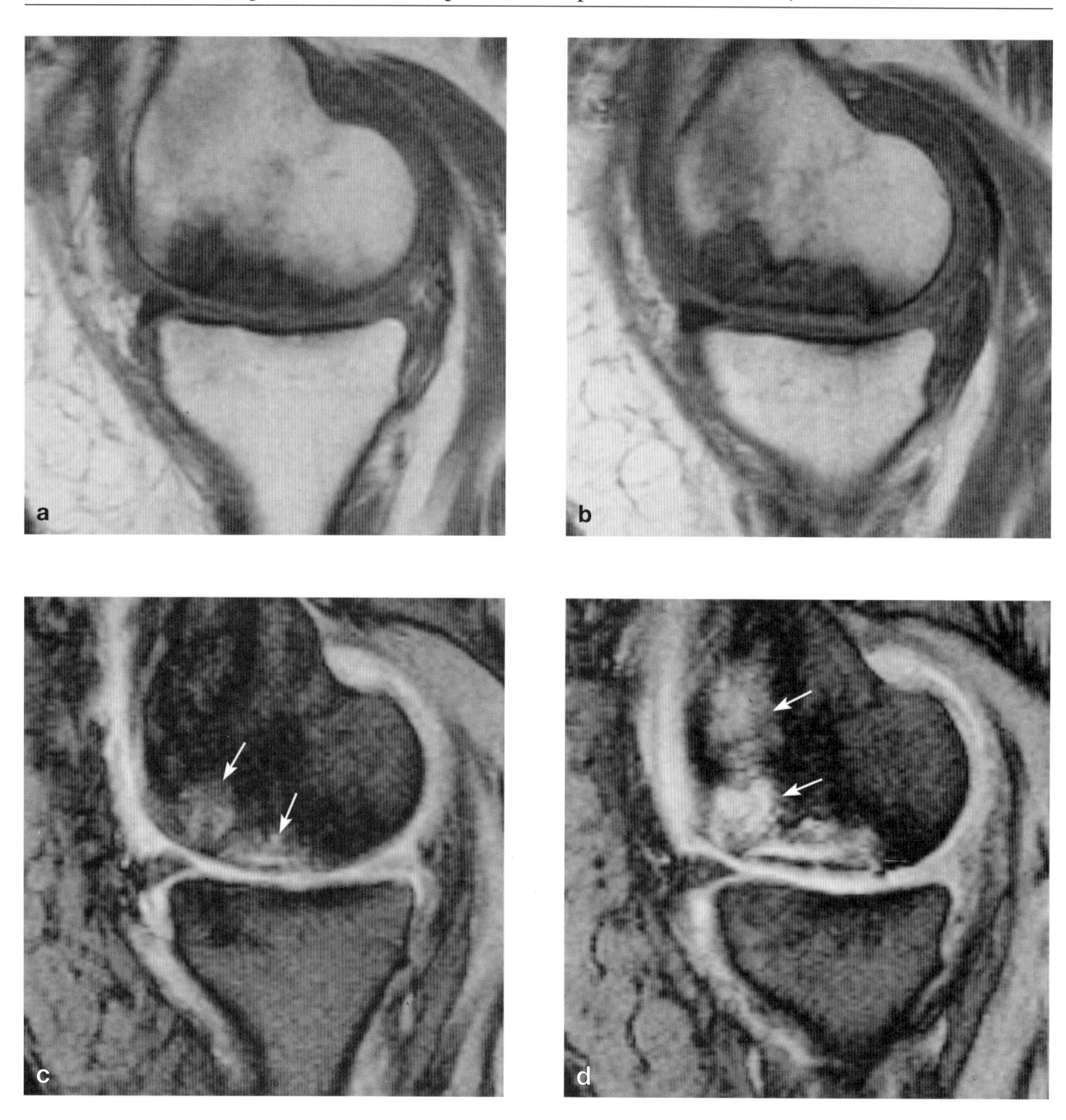

228 Femorotibiale Degeneration (Chondropathie, OCD, spontane Osteonekrose)

Abb. 14.13 a–d. Spontane Osteonekrose Innenkondylus; Riss Innenmeniskushinterhorn (80 Jahre, w.)

a, b Sagittal T1; **c, d** sagittal T2*: Leicht wellig begrenzte ausgedehnte Signalminderung basaler Innenkondylusabschnitte in T1-Wichtung mit zum Teil signalfreier Randbegrenzung (**b**). Sehr ausgeprägte Signalsteigerung dieser Partien in relativer T2-Wichtung mit deutlichem Ausläufer ventral auch nach proximal (*Pfeile*). Kortikalisabflachung und zarte Konturunterbrechungen im Bereich der Druckaufnahmezone. Chondraler Besatz deutlich reduziert. Beginnende osteochondrale tangentiale Ablösung (**d**). Innenmeniskushinterhorn nicht mehr abgrenzbar. Leichter Gelenkerguss

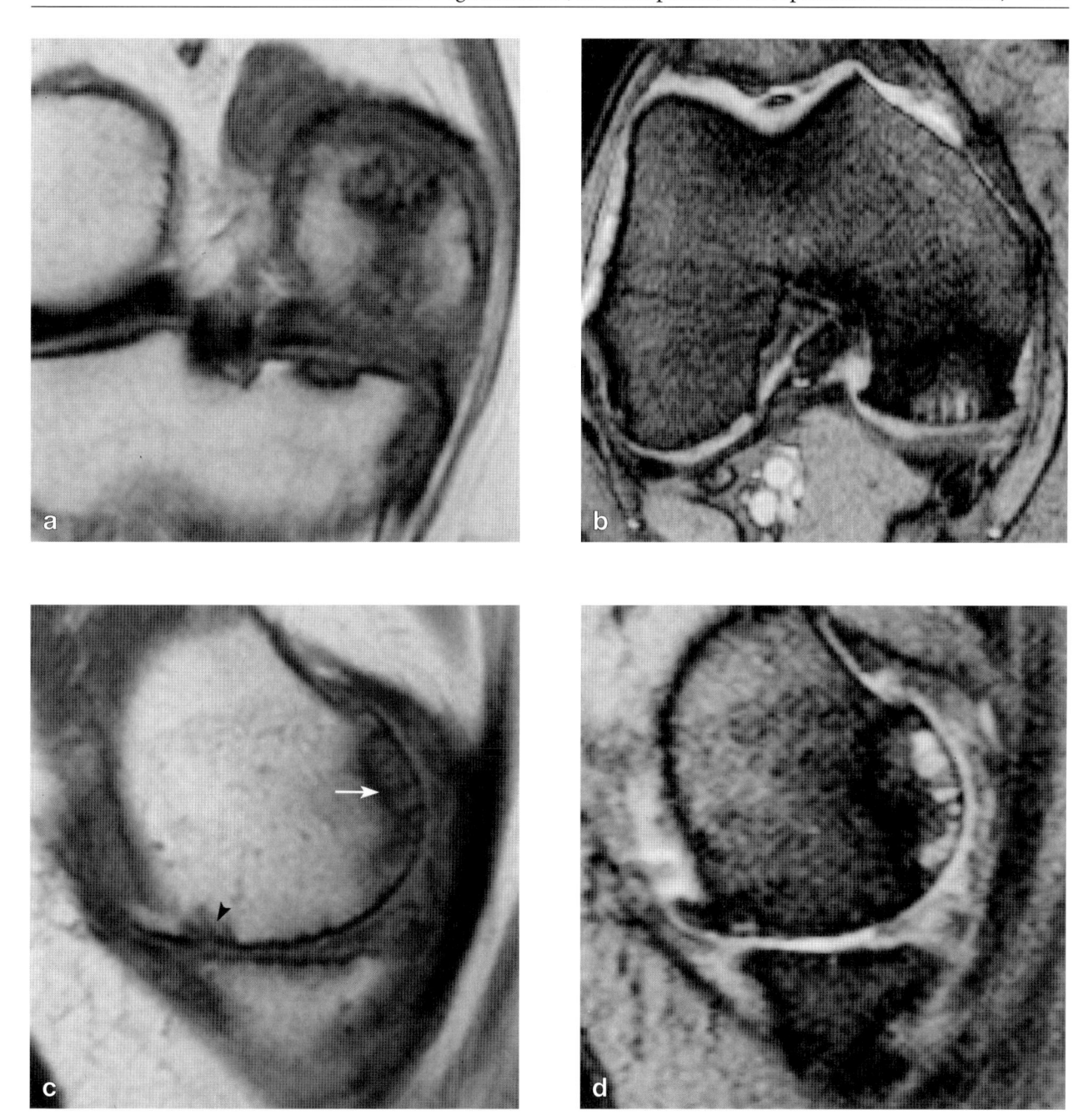

Femorotibiale Degeneration (Chondropathie, OCD, spontane Osteonekrose) 229

Abb. 14.14a–d. Osteonekroseareal Innenkondylus dorsal; degenerativer Innenmeniskusriss Hinterhorn (60 Jahre, w.)

a Koronar; **c** sagittal, jeweils T1; **b** axial; **d** sagittal, jeweils T2*: Signalfrei begrenzte, z.T. durch zarte signalfreie Lamellen septierte subchondrale Signalminderung des Innenkondylus dorsal (*Pfeil*) in T1-Wichtung (**a, c**) sowie äußerst diskrete entsprechende Veränderung auch am Innenkondylus ventral (*Pfeilspitze*). Jeweils deutliche Signalsteigerung dieser Abschnitte in relativer T2-Wichtung (**b, d**). Chondraler Besatz mediales Kompartment im Bereich der Druckaufnahmezone längerstreckig bis auf den knöchernen Grund reduziert. Innenmeniskushinterhorn pathologisch signalgesteigert, zum Teil kaum noch abgrenzbar mit deutlichen Konturunterbrechungen (**a, c, d**)

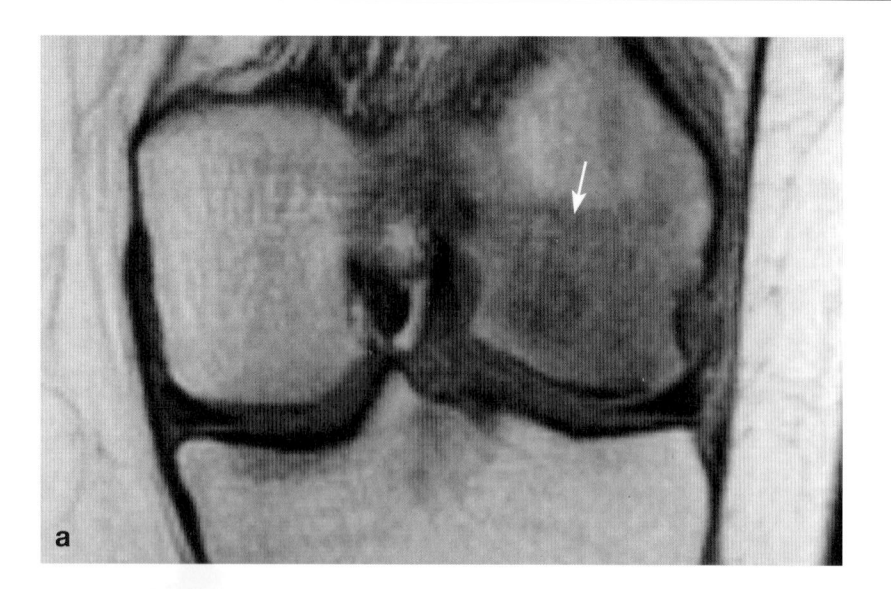

Abb. 14.15 a – c. Knochenkontusion Außenkondylus; Reizerguss – Distorsion vor 6 Wochen (47 Jahre, w.)

a Koronar; **b** sagittal, jeweils T1; **c** sagittal T2*: Ausgedehnte flaue Signalminderung des Innenkondylus dorsal in T1-Wichtung (**a, b**) mit Signalsteigerung in relativer T2-Wichtung – jeweils *Pfeil*. Keine Kortikalisunterbrechung, kein chondraler Defekt. Außenmeniskus intakt, lediglich am Vorderhorn geringe zentrale Signalsteigerung/ Degeneration. Leichter Reizerguss. Gegen Osteonekrose spricht die fehlende Spongiosadestruktion

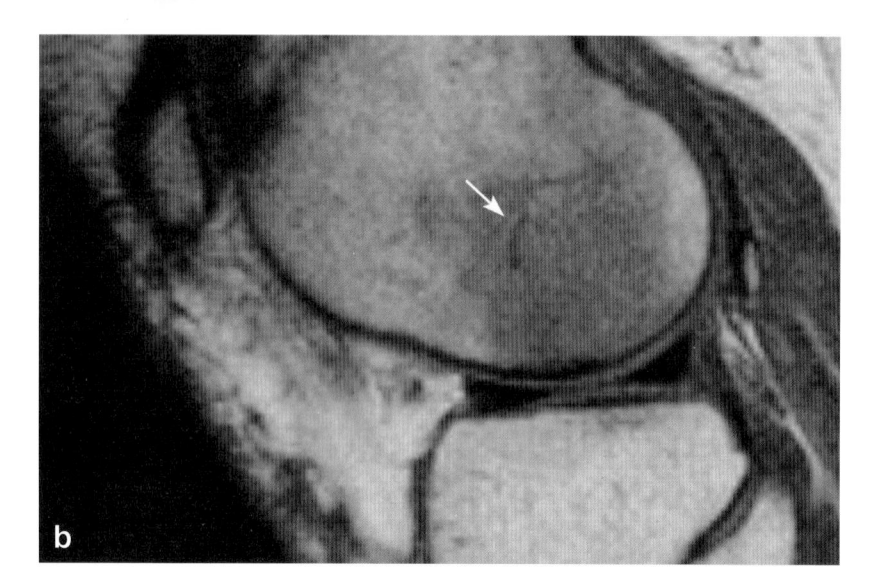

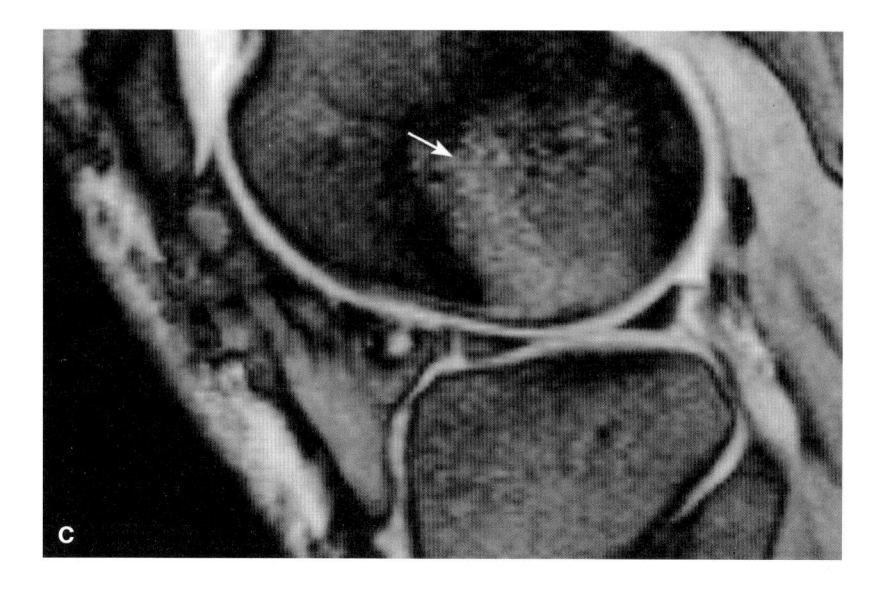

15 Knocheninfarkt

15.1 Technik und Methodik

Zur Darstellung eines Knocheninfarktes – typischerweise im Bereich der distalen Femurdiaphyse und -metaphyse lokalisiert – sind im Allgemeinen Zusatzsequenzen proximal des Kniegelenkes notwendig.

Zur Abgrenzung und Identifizierung eigenen sich sowohl fettunterdrückte wie auch T1-gewichtete Messungen. Zur differentialdiagnostischen Abgrenzung gegenüber Enchondromen und Knochenzysten können im Einzelfall intravenöse Kontrastmittelapplikationen notwendig werden.

15.2 MRT-Normalbefund

Der normale Markraum im Bereich der distalen Femurdiaphyse und -metaphyse ist bei T1-Wichtung homogen signalintensiv dargestellt mit glatter Berandung zur signalfreien Kompakta.

15.3 Pathomechanismus

Avaskuläre Knochennekrose.

15.4 Pathophysiologie

Im Gegensatz zu den vorwiegend an konvexen Knochenenden, subchondral auftretenden Knochennekrosen (avaskuläre Osteonekrosen) werden unter einem Knocheninfarkt metaphysäre, medulläre Osteonekrosen verstanden.

Die kniegelenksnahe Region (proximale Tibiametaphyse und distale Femurmetaphyse) stellt eine bevorzugte Lokalisation dar. Knocheninfarkte treten häufig multipel auf. Gelegentlich werden sie im Zusammenhang mit einem Barotrauma, einer Kortisondauermedikation, einer bestimmten Stoffwechselerkrankung u. Ä. beobachtet.

15.5 MRT-Zeichen pathologischer Befunde

Frischer Knocheninfarkt

Innerhalb des Markraums gelegene, häufig gelappte, longitudinal orientierte Signalminderung in T1-Wichtung sowie Signalsteigerung in relativer T2-Wichtung mit zum Teil signalfreien Randbegrenzungen – im Zwischenstadium ist wegen der erheblichen Signalminderung in T1-Wichtung ein derartiger Befund unter Umständen nicht von einem Enchondrom zu differenzieren. Daher sind im Zweifelsfall Röntgenkontrollaufnahmen, ggf. auch MRT-Verlaufskontrollen notwendig (Abb. 15.1 und 15.2).

Alter Knocheninfarkt

Bei einem älteren Knocheninfarktgeschehen sind die zentralen Abschnitte des nekrotischen Areals bereits sklerosiert bzw. ossifiziert mit entsprechender knochenmarksisointenser Signalsteigerung in T1-Wichtung. Sklerotische bzw. verkalkte Randreaktionen bleiben als signalfreie serpiginöse Areale sichtbar.

In relativer T2-Wichtung in diesem Stadium so gut wie keine Signalsteigerung zentraler Abschnitte mehr nachweisbar. Derartige Befunde sind dann differentialdiagnostisch eindeutig und bedürfen keiner weiteren Kontrolle (Abb. 15.3 und 15.4).

15.6 Klinische Wertung der MRT-Befunde

Knocheninfarkte bedürfen in der Regel keiner Therapie. Ihre differentialdiagnostische Abgrenzung insbesondere gegenüber kalzifizierenden Chondromen ist wichtig und schwierig. Generell erfolgt die Verkalkung im Infarkt mehr von zentripetal, im Enchondrom zentrifugal.

Knochenveränderungen in der Umgebung des Verkalkungsherdes (Konturauftreibung, Scalloping-Phänomen) sind typisch für ein Enchondrom und schließen einen Knocheninfarkt aus.

Kernspintomographisch ist beim Enchondrom in unmittelbarer Nachbarschaft von Verkalkungsherden häufig Knorpelmatrix nachweisbar. Zur differentialdiagnostischen Abgrenzung ist die gemeinsame Beurteilung von konventionellen Röntgenaufnahmen, MRT und ggf. CT erforderlich.

Weiterführende Literatur

Bohndorf K (1991) MR-Tomographie des Skeletts und der peripheren Weichteile. Springer, Berlin Heidelberg New York Tokyo, S 99–101

Munk PL, Helms CA, Holt RG (1989) Immature bone infarcts: Findings on plain radiographs and MR-Scans. AJR Am J Roentgenol 152: 547–549

Stoller DW (1997) Magnetic Resonance Imaging in Orthopaedics + Sport Medicine, 2nd edn. Lippincott-Raven, Philadelphia, S 1270

Tabelle 15.1. Typisches Signalverhalten

	T1w	T2w	T2*w	rho-w	FAT/SAT
Kompakta/ Spongiosa	0	0	0	0	0
Knochenmark (Fettmark)	↑↑↑	↑ - ↑↑	0 - ↑	↑↑	0
Knochenmark (hämatopoetisch)	↑↑	↑	↑	↑	↑ - ↑↑
Knocheninfarkt (frisch)	0 - ↑	↑↑↑	↑↑ - ↑↑↑	↑↑↑	↑↑ - ↑↑↑
Knocheninfarkt (alt)	0 - ↑	↑ - ↑↑	↑	↑	↑ - ↑↑

0 Signalfrei; ↑ geringe SI; ↑↑ mittlere SI; ↑↑↑ hohe SI.

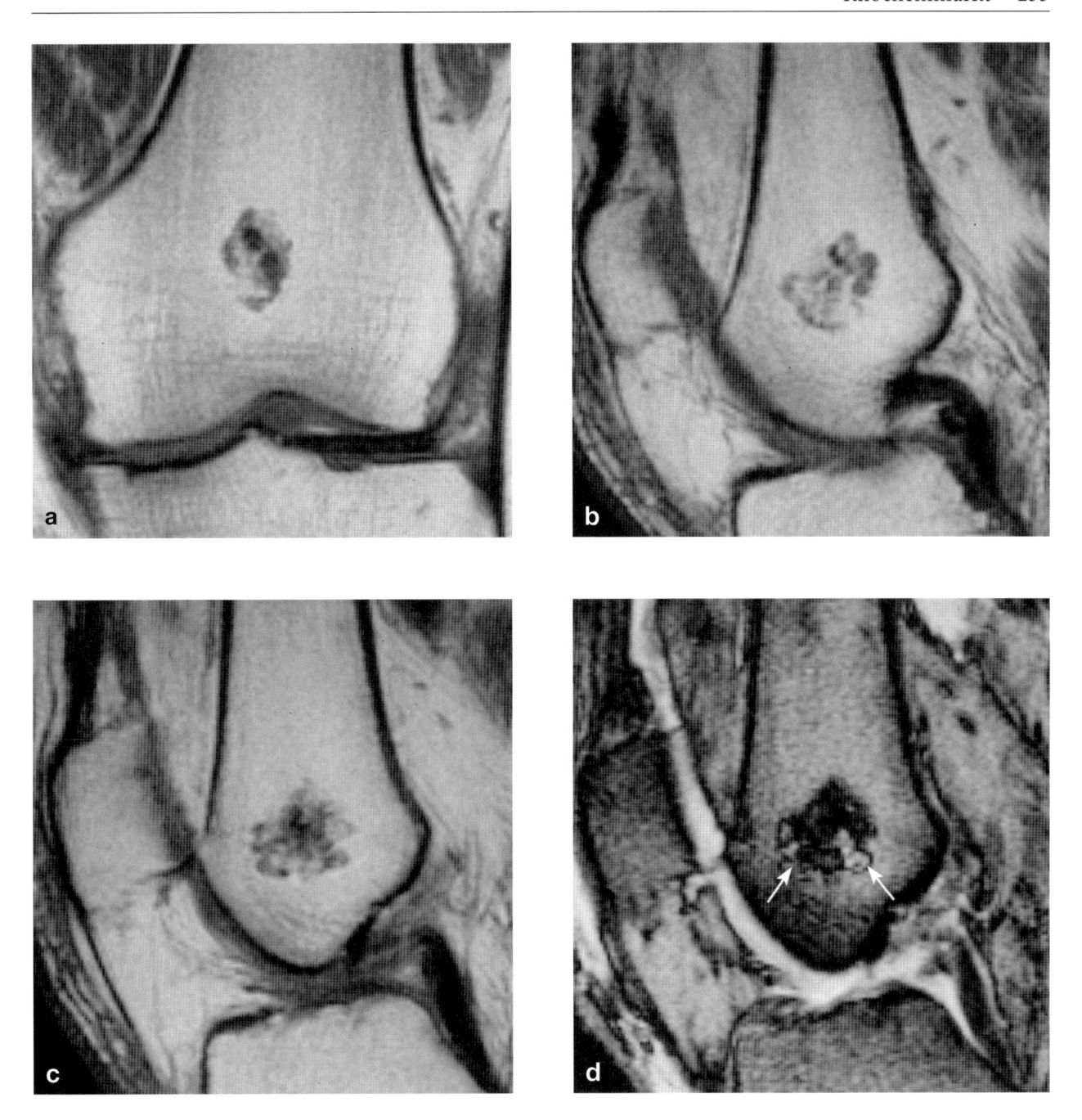

Abb. 15.1a–d. Knocheninfarkt distale Femurmetaphyse, teilfloride/residuale Ödemphase (64 Jahre, m.)

a Koronar T1; **b, c** sagittal T1; **d** sagittal T2*: Oväläre Läsion der distalen Femurmetaphyse mit zum Teil knochenmarksisointensem Signalverhalten, zum Teil serpiginös bzw. stippchenförmig signalgeminderten Anteilen in beiden Sequenzen. In relativer T2-Wichtung lediglich vereinzelt hyperintense Areale, besonders dorsal und basal (*Pfeile*)

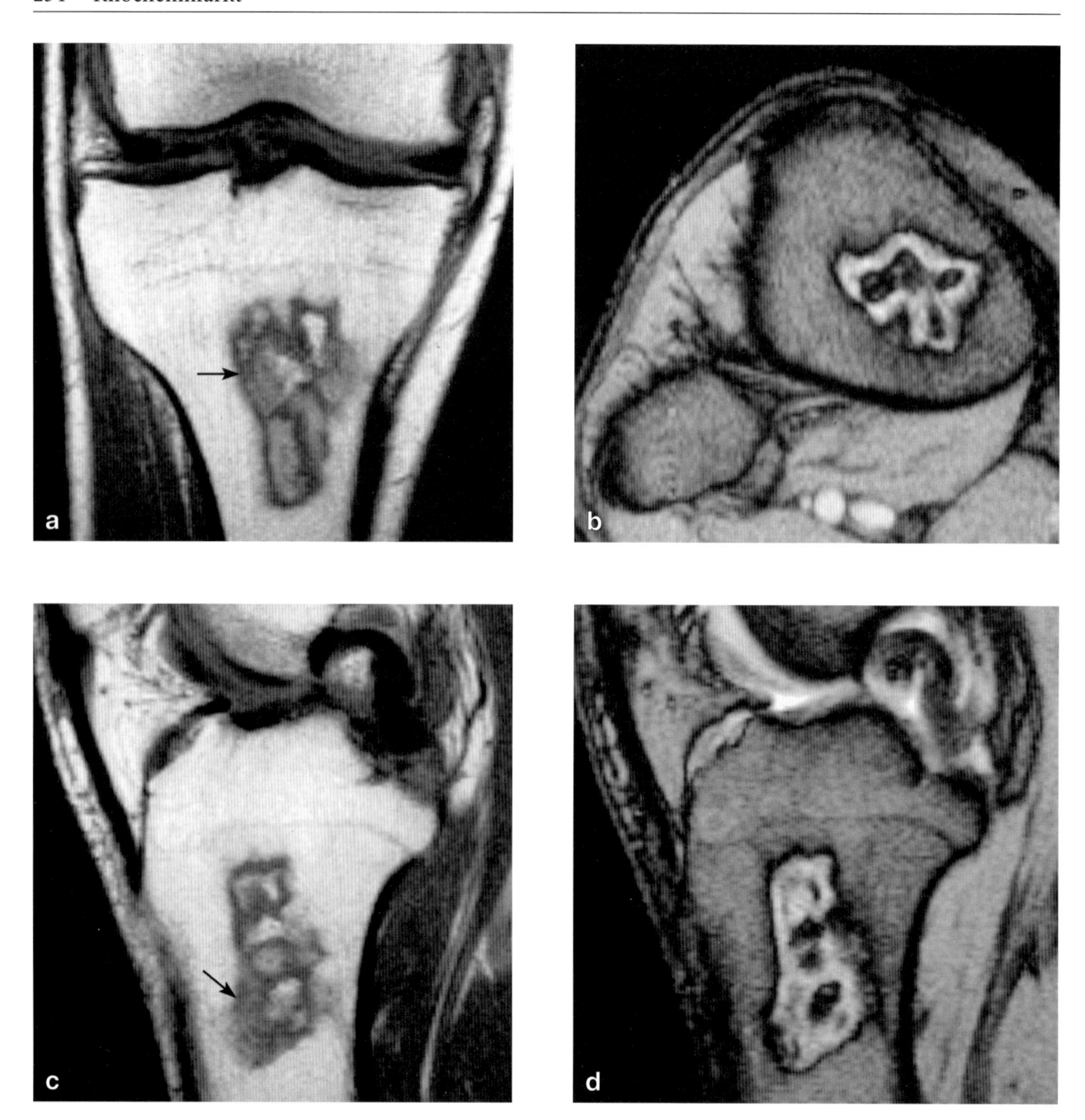

Abb. 15.2 a–d. Knocheninfarkt Tibiametaphyse zentral (partielle Ödemphase – keine weitere Diagnostik) (22 Jahre, m.)

a Koronar; **c** sagittal, jeweils T1; **b** axial; **d** sagittal, jeweils T2*: Ovaläre Formation proximale Tibiametaphyse mit zentral zum Teil ausgedehnten Zonen normalen Knochenmarksignals, serpiginösen signalfreien Randsklerosen sowie einzelnen septenartigen und stippchenförmigen entsprechenden Partien im Zentrum. Nur äußerst flaue zusätzliche intraläsionäre Signalminderungen in T1-Wichtung, besonders ventral und lateral (*Pfeile* in **a** und **c**). Ausgedehnt hyperintense Abschnitte in relativer T2-Wichtung unter Aussparung zentraler Anteile (**b, d**)

Knocheninfarkt 235

Abb. 15.3 a, b. Multiple ältere Knocheninfarkte distaler Femur und proximale Tibia – nur minimale Ödemzonen gelenknah (17 Jahre, w.)

a Sagittal T1; **b** sagittal T2*: Sehr ausgedehnte serpiginös signalfrei begrenzte Areale an distaler Femurdia-, -meta- und -epiphyse sowie proximaler Tibiametaphyse in beiden Sequenzen. Zentrum jeweils weitgehend knochenmarksisointens. Lediglich einzelne, vorwiegend gelenknahe Anteile zeigen in relativer T2-Wichtung deutlich hyperintenses Signal (*Pfeile* in **b**)

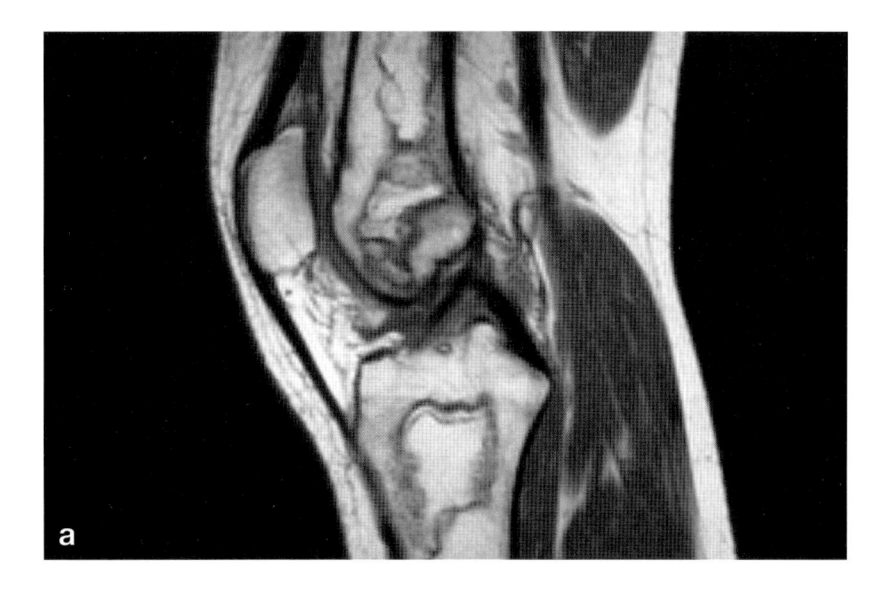

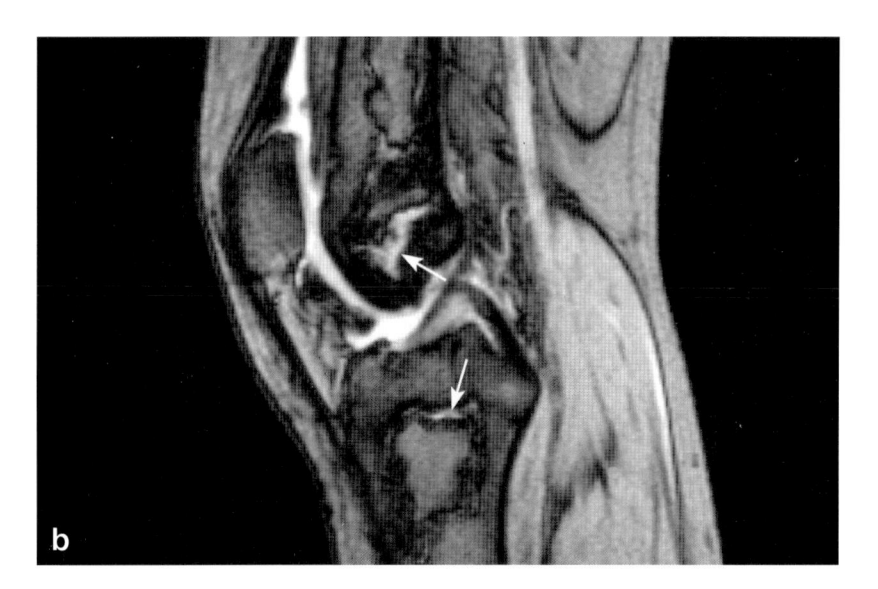

Abb. 15.4. Knocheninfarkt distale Femurdia/-metaphyse (66 Jahre, m.)

Sagittal; *links* T1, *rechts* T2*: Longitudinale, angedeutet oväläre stippchenförmige signalfreie Areale distaler Femurmarkraum zentral in beiden Sequenzen. Lediglich am medialen Läsionsrand im mittleren Drittel leichte Signalsteigerung in relativer T2-Wichtung (*Pfeil*)

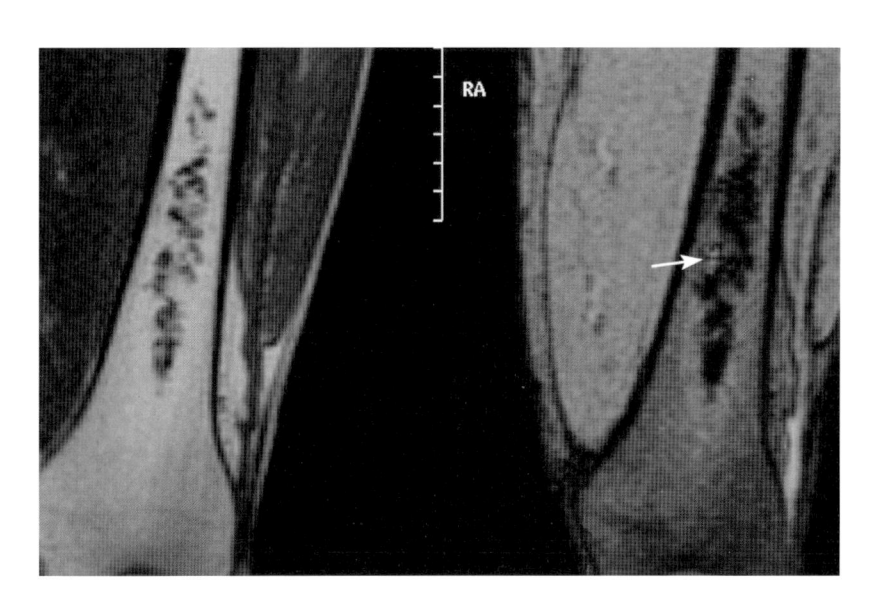

16 Entzündliche Veränderungen

16.1 Technik und Methodik

Zur Darstellung entzündlicher Gelenkveränderungen eignen sich insbesondere fettunterdrückte und T2-gewichtete Messungen. Dabei betreffen die Hauptfragestellungen die *Ausdehnung* und *Lokalisation* exsudativer und proliferativer Synovialveränderungen.

Insbesondere zur Abgrenzung und Identifikation proliferativer und destruierender Abschnitte ist eine intravenöse Kontrastmittelapplikation sinnvoll.

16.2 MRT-Normalbefund

Auch beim normalen Gelenk kommen Areale mit Flüssigkeitsdepots vor, insbesondere infrapatellar und in den dorsalen Abschnitten. Proliferative Synovialveränderungen sind dagegen in jedem Fall als pathologisch einzustufen.

16.3 Pathomechanismus

Weichteile

Entzündliche Erkrankungen des Kniegelenkes sind primäre Erkrankungen der synovialen Schleimhaut. Ätiologisch ist zwischen bakteriellen (unspezifische Erreger, Tuberkelbakterien, Borrelien u. a.) und abakteriellen Entzündungen (reaktive Arthritiden, Gichtarthritis, chronische Polyarthritis u. a.) zu unterscheiden.

Knochen

Auch am Knochen werden bakterielle und abakterielle entzündliche Erkrankungen unterschieden, wobei die bakteriellen Veränderungen – Osteomyelitis im eigentlichen Sinne – zahlenmäßig deutlich überwiegen.

16.4 Pathophysiologie

Weichteile

Entzündliche Erkrankungen des Kniegelenkes können als lokalisierte Gonarthritis oder im Rahmen von systemischen Erkrankungen auftreten. Im Krankheitsverlauf wird über die Freisetzung knorpelschädigender Substanzen in die Synovia und über die Proliferation der Synovialmembran eine sekundäre Zerstörung des Knorpels und subchondraler Knochenabschnitte hervorgerufen.

Knochen

Nach dem Ausbreitungsweg des Infektes wird zwischen einer hämatogenen und einer exogenen Osteomyelitis unterschieden. Die Lokalisation der exogenen Osteomyelitis richtet sich nach der Art des direkten Infektionsweges.

Bei der hämatogenen Osteomyelitis werden primär die metaphysären (diaphysären) Knochenabschnitte befallen. Ein Übergreifen auf das Kniegelenk ist in erster Linie vom Patientenalter abhängig (Abb. 16.8 und 16.9).

Bei der Säuglingsosteomyelitis erfolgt die Infektausbreitung in das Gelenk rasch, da epimetaphysäre Gefäßverbindungen noch vorhanden sind.

Bei der juvenilen hämatogenen Osteomyelitis stellt die Wachstumsscheibe eine unüberwindbare Barriere für die Ausbreitung der Erreger dar; ein Einbruch in das Kniegelenk erfolgt verzögert über eine Durchbrechung der Kortikalis mit subperiostaler Infektion intrakapsulärer Knochenanteile (distale Femurmetaphyse).

Im Erwachsenenalter ist nach Schluss der Wachstumsfuge erneut eine epimetaphysäre Gefäßverbindung vorhanden, sodass die Infektausbreitung auf diesem Wege sehr rasch möglich ist.

16.5 MRT-Zeichen pathologischer Befunde

Weichteile (Gelenkbinnenraum)

Bei der *exsudativen* Synovialitis kommt es zu einer Gelenkflüssigkeitsvermehrung und entsprechender Signalsteigerung bei T2-Wichtung in der Frühphase, insbesondere supra- und parapatellar, später auch in den zentralen und dorsalen Gelenksabschnitten, dann auch häufig mit Flüssigkeitsdiffusion in den Hoffa-Fettkörperbereich sowie in die gelenknahen muskulären und subkutanen Weichteile (Abb. 16.1 und 16.2).

Bei der *proliferativen* Synovialitis unterscheidet man auf den Gelenkbinnenraum begrenzte Synovialverdickungen von aggressiv-destruierenden Formen, die sich nach subchondral ausdehnen können, jeweils mit deutlicher Kontrastmittelanreicherung (Abb. 16.3–16.7).

Subchondrale Knochendefekte stellen sich dabei in T1-Wichtung nativ deutlich hypointens dar mit Signalsteigerung in relativer und reiner T2-Wichtung – nach Kontrastmittelgabe auch hier deutliches Enhancement mit partieller Maskierung der knöchernen Befunde.

Da auch proliferative Veränderungen sehr wasserreich sind, kann eine Differenzierung zwischen proliferativer und exsudativer Komponente in T2-Wichtung allein schwierig sein, da sowohl die Synovialverdickungen wie auch Ergusspartien stark hyperintenses Signal aufweisen.

Eine optimale Differenzierung bieten hier dagegen T1-gewichtete Messungen nach intravenöser Kontrastmittelgabe, das die proliferativen Anteile massiv anreichern.

Bakterielle Entzündungen neigen rascher zu subchondralen Erosionen bzw. Destruktionen als chronisch-entzündliche (z.B. rheumatische) Erkrankungen. Die sehr seltene Gelenktuberkulose als Sonderform ist kernspintomographisch nicht speziell identifizierbar: Gemischtes Bild von exsudativen und proliferativen Veränderungen mit langsamer Destruktionstendenz.

Knochen

Rein intraossäre (osteomyelitische) Entzündungsherde stellen sich, ähnlich malignen Tumoren, innerhalb des Knochenmarkraumes in T1-Wichtung als stark hypointense Areale dar mit deutlicher Signalsteigerung in relativer T2-Wichtung bzw. auf fettsupprimierten Aufnahmen (Abb. 16.8).

Bei zunehmender Ausdehnung u.U. innerhalb des Bezirks signalärmere isolierte nekrotische Knochenelemente (Sequester) und Kortikalisausdünnungen bis Konturunterbrechungen. Durch entsprechende Fistelgänge entzündliche, oft manschettenförmige periossale Weichteilbeteiligung mit ähnlicher Signalcharakteristik wie die intraossären Anteile (Abb. 16.9 und 17.21).

Nach KM-Gabe deutliches Enhancement aller entzündlichen Manifestationen mit Ausnahme verflüssigter Anteile oder von Abzessinhalten. Verbesserte Darstellung der extraossären Komponenten. Intraossäre Läsionen nach KM-Gabe eher maskiert und dadurch häufig schlechter identifizierbar.

16.6 Klinische Wertung der MRT-Befunde

Weichteile

Die MRT liefert bei entzündlichen Erkrankungen des Kniegelenkes keine Artdiagnose. Sie ist aber bei der Differenzierung zwischen freier Flüssigkeit und synovialer Proliferation hilfreich, ebenso in der frühzeitigen Erkennung sekundärer chondraler/ subchondraler Destruktionen.

Knochen

Die Artdiagnose entzündlicher, bakterieller und abakterieller Knochenerkrankungen ist nur im Zusammenhang mit klinischen Daten möglich. Bei klinischer Diagnose Infekt ist die MRT zur Beurteilung der Ausbreitung der Entzündung hilfreich, wobei einschränkend bemerkt werden muss, dass zwischen z.B. bakteriell-entzündlicher Veränderung und perifokalem Ödem nicht unterschieden werden kann. Insbesondere ist die MRT aber zur nichtinvasiven Beurteilung der Mitbeteiligung des eigentlichen Gelenkes hilfreich.

Tabelle 16.1. Typisches Signalverhalten

	T1w	T2w	T2*w	rho-w	FAT/SAT
Erguss (serös)	0 – ↑	↑↑↑	↑↑↑	↑ – ↑↑	↑↑↑
Synovialproliferation					
vor KM i.v.	0 – ↑	↑ – ↑↑	↑↑	↑↑	↑ – ↑↑
nach KM i.v.	↑↑ – ↑↑↑	↑↑	↑↑	↑↑	↑ – ↑↑

0 Signalfrei; ↑ geringe SI; ↑↑ mittlere SI; ↑↑↑ hohe SI.

Weiterführende Literatur

Forslind K, Larsson EM, Johansson A, Svensson B (1997) Detection of joint pathology by magnetic resonance imaging in patients with early rheumatoid arthritis. Br J Rheumatol 36 (6): 683–688

Gaffney K, Cookson J, Blades S, Coumbe A, Blake D (1998) Quantitative assessment of the rheumatoid synovial microvascular bed by gadolinium-DTPA enhanced magnetic resonance imaging. Ann Rheum Dis 57 (3): 152–157

Graif M, Schweitzer ME, Marks B, Matteucci T, Mandel S (1998) Synovial effusion in reflex sympathetic dystrophy: an additional sign for diagnosis and staging. Skeletal Radiol 27 (5): 262–265

Leitch R, Walker SE, Hillard AE (1996) The rheumatoid knee before and after arthrocentesis and prednisolone injection: evaluation by Gd-enhanced MRI. Clin Rheumatol 15 (4): 358–366

Mc Gonagle D, Gibbon W, O'Connor P, Green M, Pease C, Emery P (1998) Characteristic magnetic resonance imaging entheseal changes of knee synovitis in spondylarthropathy. Arthritis Rheum 41 (4): 694–700

McNicholas MJ, Brooksbank AJ, Walker CM (1999) Observer agreement analysis of MRI grading of knee osteoarthritis. J R Coll Surg Edinb 44 (1): 31–33

Oliver C, Watt I (1996) Intravenous MRI contrast enhancement of inflammatory synovium: a dose study. Br J Rheumatol 35 (3): 31–35

Ostergaard M, Stoltenberg M, Henriksen O, Lorenzen I (1996) Quantitative assessment of synovial inflammation by dynamic gadolinium-enhanced magnetic resonance imaging. A study of the effect of intra-articular methylprednisolone on the rate of early synovial enhancement. Br J Rheumatol 35 (1): 50–59

Ostergaard M, Stoltenberg M, Lovgreen Nielsen P, Volck B, Jensen CH, Lorenzen I (1997) Magnetic resonance imaging-determined synovial membrane and joint effusion volumes in rheumatoid arthritis and osteoarthritis: comparison with the macroscopic and microscopic appearance of the synovium. Arthritis Rheum 40 (10): 1856–1867

Ostergaard M, Stoltenberg M, Lovgreen Nielsen P, Volck B, Sonne Holm, Lorenzen I (1998) Quantification of synovistis by MRI: correlation between dynamic and static gadolinium-enhanced magnetic resonance imaging and microscopic and macroscopic signs of synovial inflammation. Magn Reson Imaging 16 (7): 743–754

Poleksic L, Musikic P, Zdravkovic D, Watt I, Bacic G (1996) MRI evaluation of the knee in rheumatoid arthritis. Br J Rheumatol 35 (3): 36–39

Ramsey SE, Cairns RA, Cabral DA, Malleson PN, Bray HJ, Petty RE (1999) Knee magnetic resonance imaging in childhood chronic monarthritis. J Rheumatol 367: 158–164

Rand T, Imhof H, Czerny C, Breitenseher M, Machold K, Turetschek K, Trattnig S (1999) Discrimination between fluid, synovium, and cartilage in patients with rheumatoid arthritis: contrast enhanced Spin Echo versus non-contrast-enhanced fat-suppressed Gradient Echo MR imaging. Clin Radiol 54 (2): 107–110

Takeuchi K, Inoue H, Yoliyama Y, Senda M, Ota Y, Abe N, Nishida K (1998) Evaluation of rheumatoid arthritis using a scoring system devised from magnetic resonance imaging of rheumatoid knees. Acta Med Okayama 52 (4): 211–224

Zanetti M, Bruder E, Romero J, Hodler J (2000) Bone marrow edema pattern in osteoarthritic knees: correlation between MR imaging and histologic findings. Radiology 215 (3): 835–840

240 Entzündliche Veränderungen

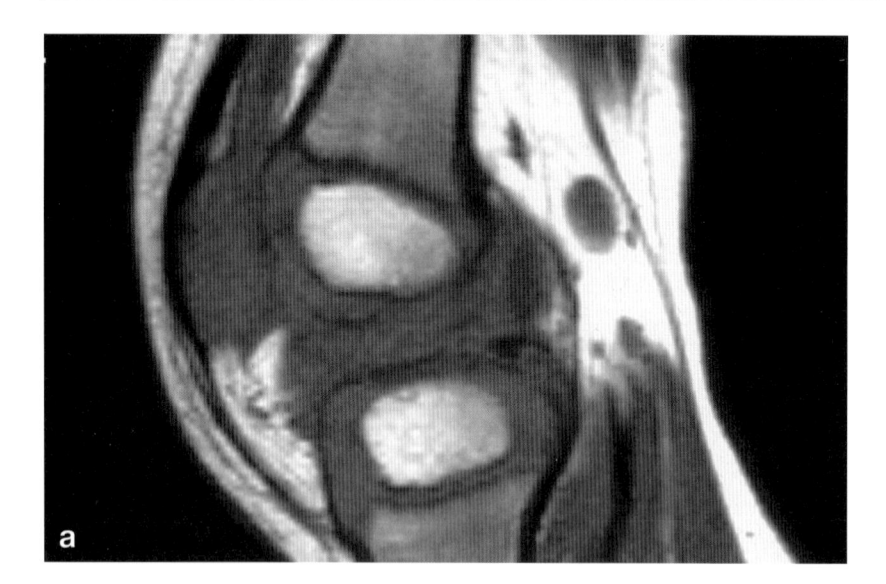

Abb. 16.1 a, b. Exsudative Synovialitis beim Kleinkind (2 $^1/_2$ Jahre, m.)

a Sagittal T1; **b** sagittal T2*: Deutlicher Gelenkerguss mit hyperintensem Signalverhalten in T2-Wichtung (**b**). Alterstypische sehr kräftige chondrale Überzüge, allerdings mit minimalen Konturunregelmäßigkeiten femoral-ventral. Kaum merkliche Signalsteigerung distale Femurmetaphyse in relativer T2-Wichtung als schwacher Begleitreiz. Kleiner flüssigkeitsisointenser Baker-Zystenausläufer im Kniekehlenbereich

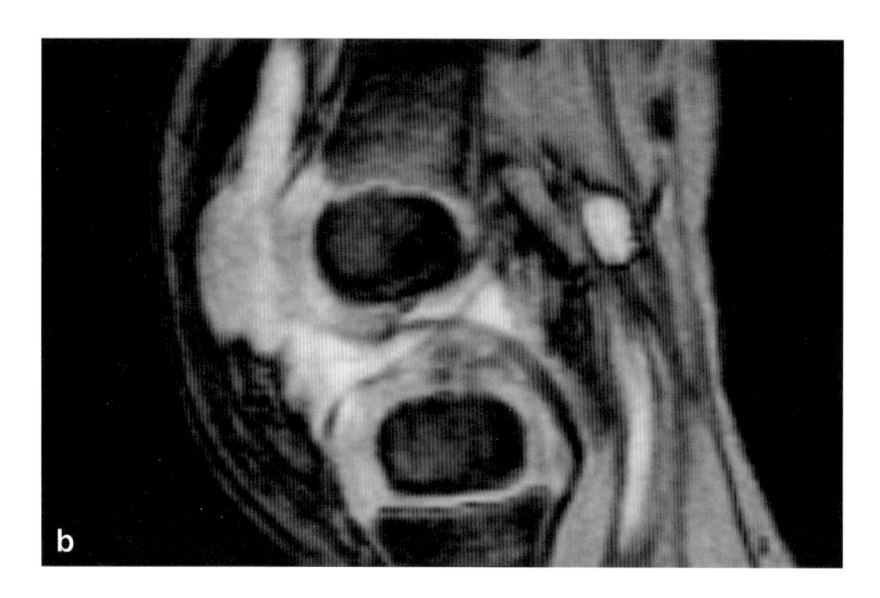

Entzündliche Veränderungen 241

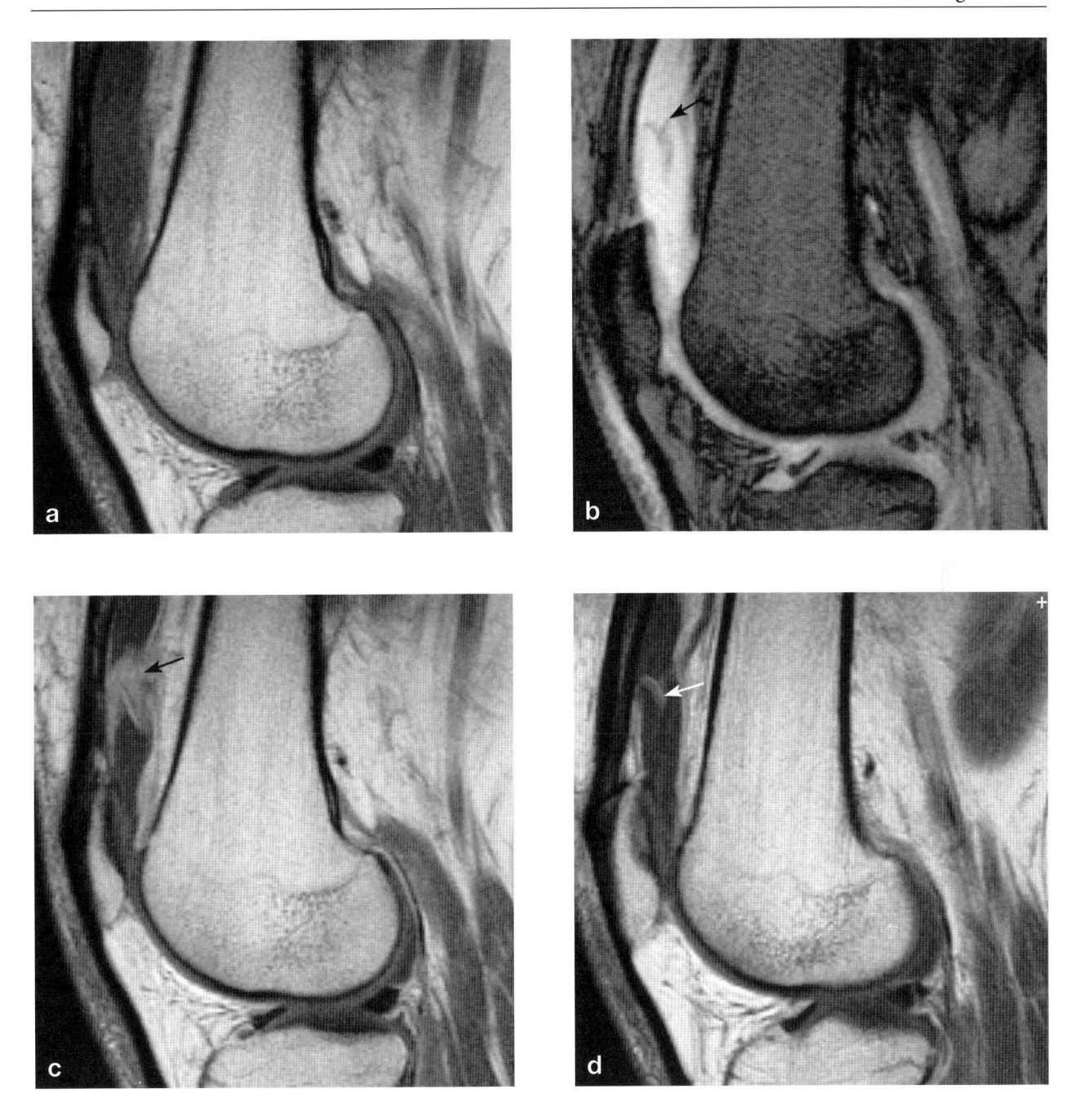

Abb. 16.2 a–d. Überwiegend exsudative Arthritis mit leichter proliferativer Komponente ohne Knorpelarrosion (44 Jahre, m.)

a Sagittal T1; **b** sagittal T2*; **c, d** sagittal T1 nach KM-Gabe: In relativer T2-Wichtung (**b**) deutliche Gelenkflüssigkeitsvermehrung mit entsprechender Signalsteigerung. Dabei auffällige, leicht verdickte septenartige Strukturen im suprapatellaren Rezessus (*Pfeil*). In T1-Wichtung nativ (**a**) keine überzeugende Auffälligkeit. Nach KM-Gabe jedoch deutliches synoviales Enhancement unter Einschluss der septenartigen Anteile suprapatellar (*Pfeile* in **c** und **d**)

242 Entzündliche Veränderungen

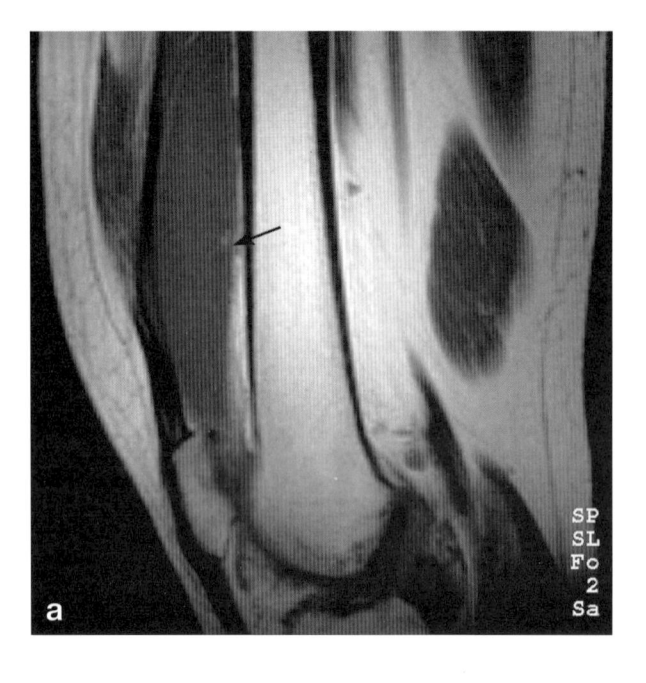

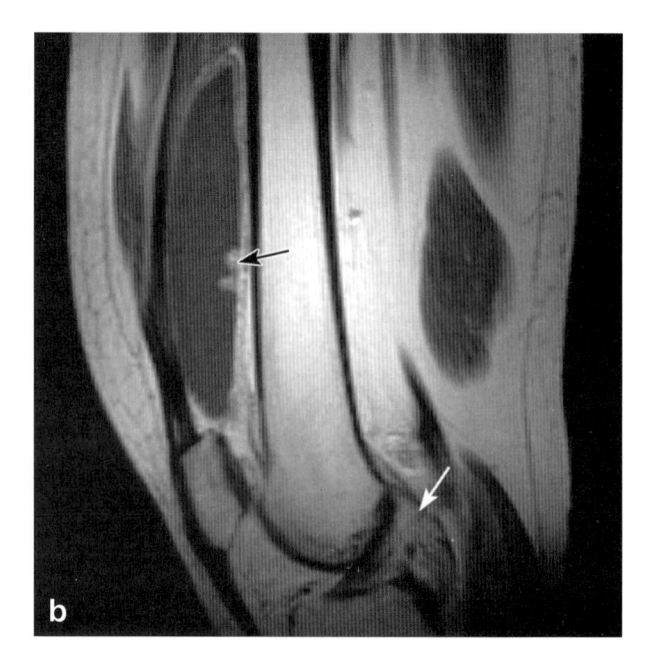

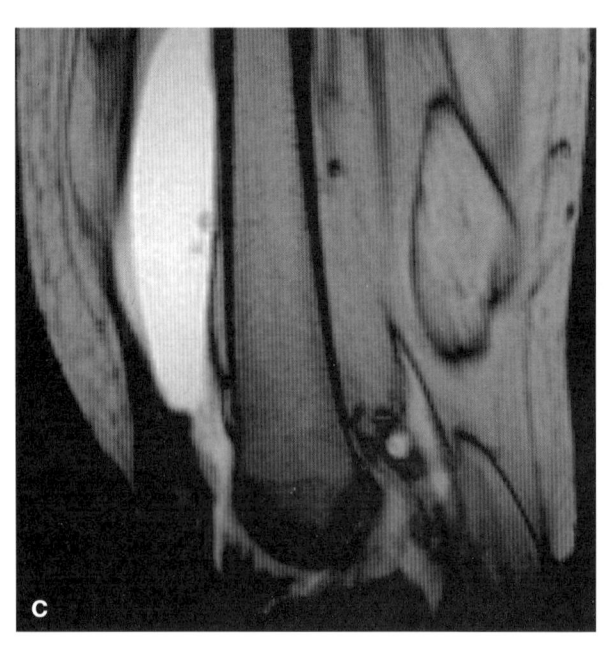

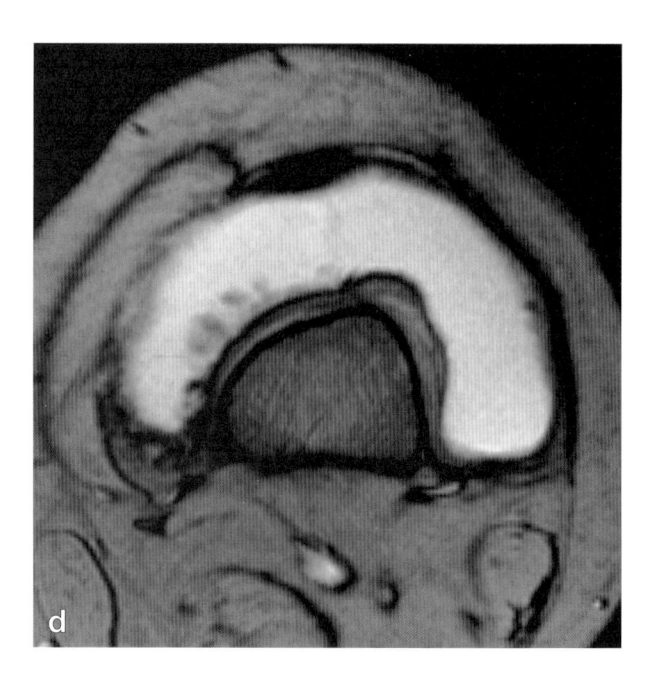

Abb. 16.3 a–d. Erhebliche Synovialitis mit Pannus retropatellar und hinterer Gelenkrezessus bei Psoriasis (27 Jahre, w.)

a Sagittal T1; b sagittal T1 nach KM-Gabe: Bei Nativdarstellung lediglich erheblicher Erguss suprapatellar mit Signalminderung in T1-Wichtung sowie etwas verdickte Synovialstrukturen, besonders unmittelbar präfemoral (*Pfeil* in a). Nach KM-Gabe deutliches Enhancement der Synovia einschließlich der herdförmigen präfemoralen Verdickungen, vor allem jedoch starkes Enhancement auch retropatellar bzw. im gesamten dorsalen Gelenkrezessus (*Pfeile* in b)

c Sagittal; d axial, jeweils T2*: Erheblicher Gelenkerguss mit Signalsteigerung in T2-Wichtung. Herdförmige Synovialverdickungen präfemoral als hypointense Aussparungen identifizierbar. Pannusanteile retropatellar und im hinteren Gelenkrezessus schlecht identifizierbar, Signalverhalten hier kaum schwächer hypointens im Vergleich zur suprapatellaren Gelenkflüssigkeit

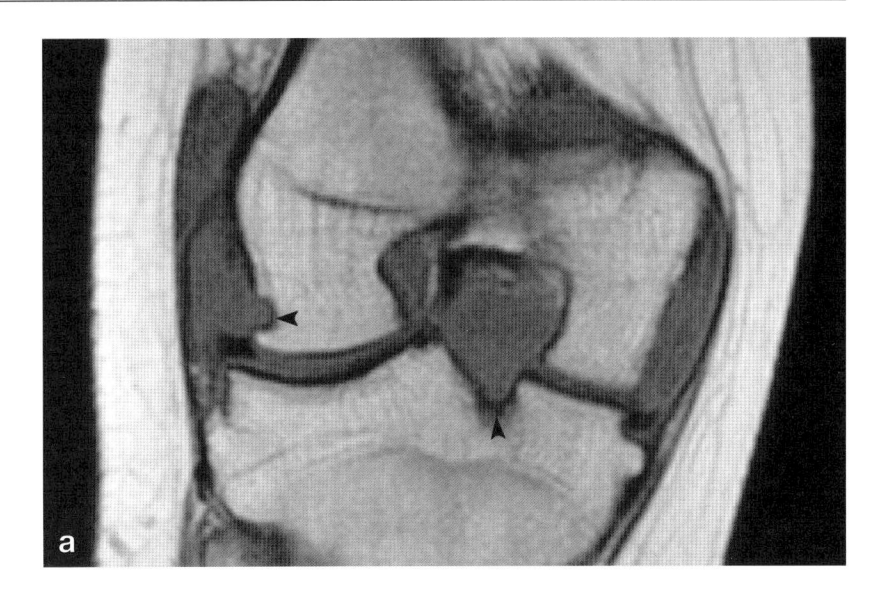

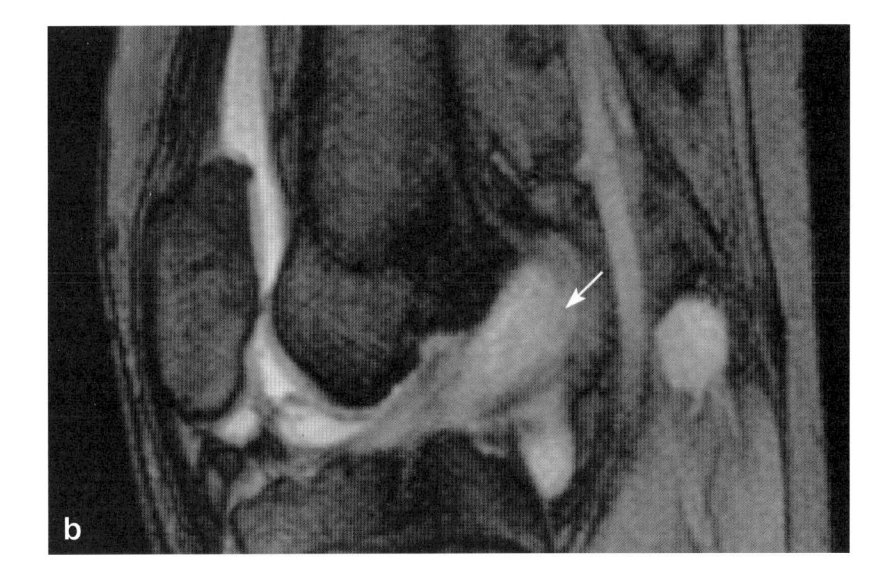

Abb. 16.4 a–f. Destruierende pannöse Gonarthritis (exsudativ/proliferative Synovialitis mit Meniskus-, Kreuzband- und knöchernen Defekten; 18 Jahre, w.)

a Koronar T1: Kleine schüsselförmige Konturdefekte des Außenkondylus laterobasal sowie des medialen Tibiakopfes am Basisrand des medialen Eminentiahöckers (*Pfeilspitzen*). Sehr ausgedehnte, nahezu weichteilisointense Ausfüllung des Gelenkbinnenraums einschließlich der Fossa intercondylaris und seitlicher Gelenkrezessus. Schlecht abgrenzbare Kreuzbandstrukturen

b Sagittal T2*: Deutlich hyperintenser Gelenkerguss. Hoffa-Defekte dorsal. Atypisch verbreiterte Silhouette des vorderen Kreuzbandes mit dorsal nicht einwandfrei abgrenzbaren Fasern (*Pfeil*)

Abb. 16.4 c–f siehe S. 244

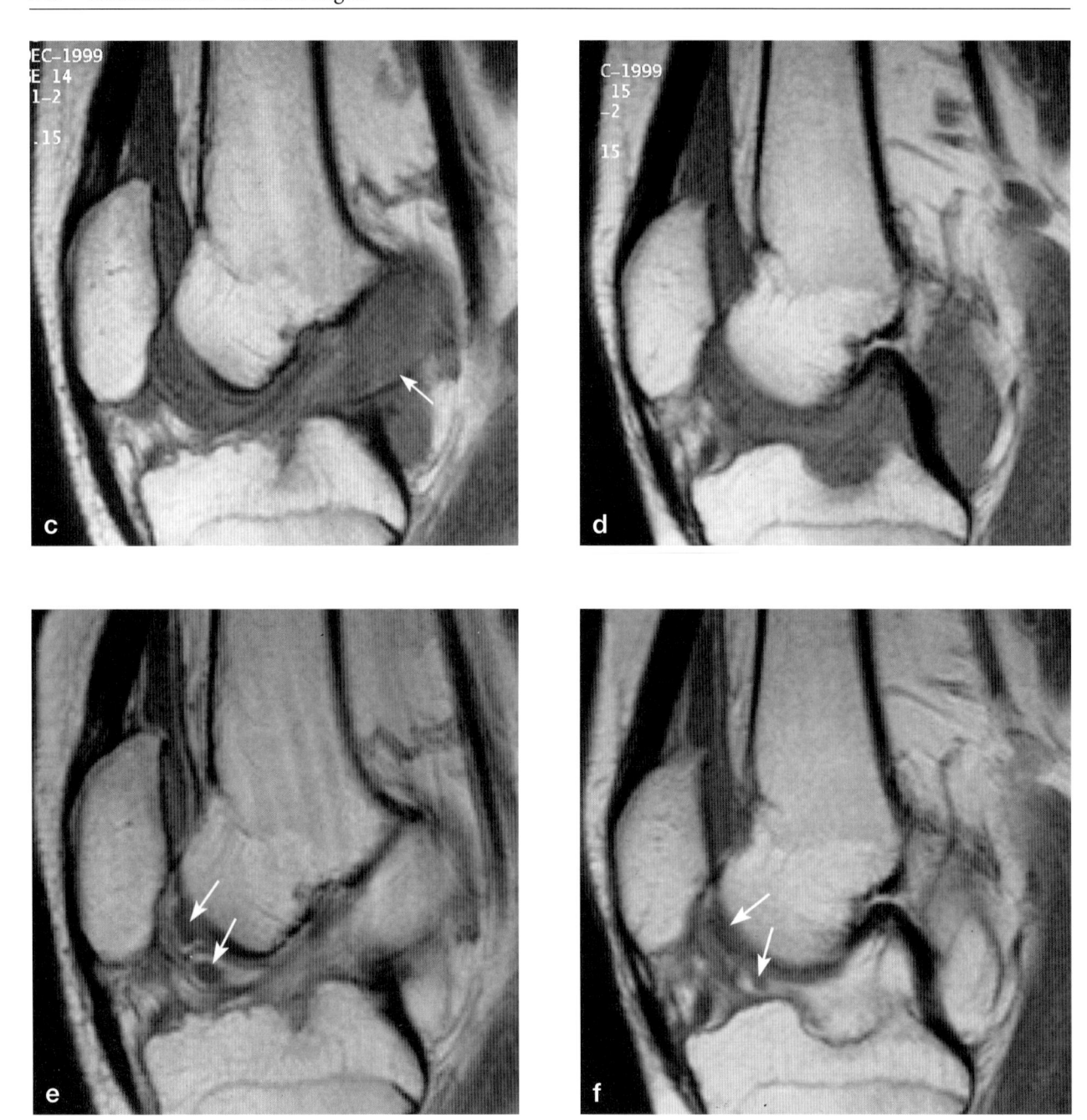

Abb. 16.4 c – f. Destruierende pannöse Gonarthritis (exsudativ/proliferative Synovialitis mit Meniskus-, Kreuzband- und knöchernen Defekten; 18 Jahre, w.)

c, d Jeweils Sagittal T1 nativ; **e, f** jeweils sagittal T1 nach KM-Gabe: Keil- bis schüsselförmiger Oberflächendefekt des medialen Tibiakopfes eminentianah (c, d). Flüssigkeits- bis weichteilisointense Signalminderung des gesamten Gelenkbinnenraums, besonders auch in Nachbarschaft des schlecht abgrenzbaren vorderen Kreuzbandes (*Pfeil* in **c**). Nach KM-Gabe massives Enhancement im gesamten dorsalen Gelenkrezessus in Nachbarschaft des hinteren bzw. mit weitgehender Maskierung des vorderen Kreuzbandes. Zusätzliche Anreicherungen auch am Hinterrand des Hoffa-Fettkörpers unter Aussparung einzelner flüssigkeitshaltiger Anteile (*Pfeile* in **e, f**). Zartes synoviales Enhancement präfemoral bzw. im suprapatellaren Rezessus

Entzündliche Veränderungen 245

Abb. 16.5 a, b. Destruierende Arthritis mit Ersatzknorpelbildung (12 Jahre, w.)

a Koronar T1; **b** sagittal T1: Bogige Kortikalisdefekte der Innenkondylusepiphyse basomedial sowie geringfügig auch des medialen Tibiakopfes ventral (*Pfeile*). Defektbedingte Gelenkspalterweiterung medioventral. Stellenweise signalgeminderte Knorpelreste im Entzündungsbereich

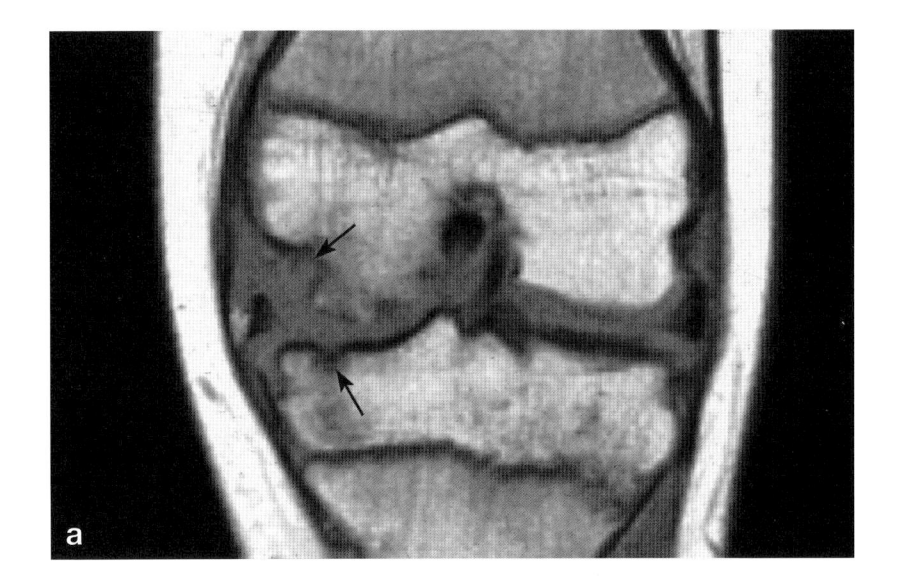

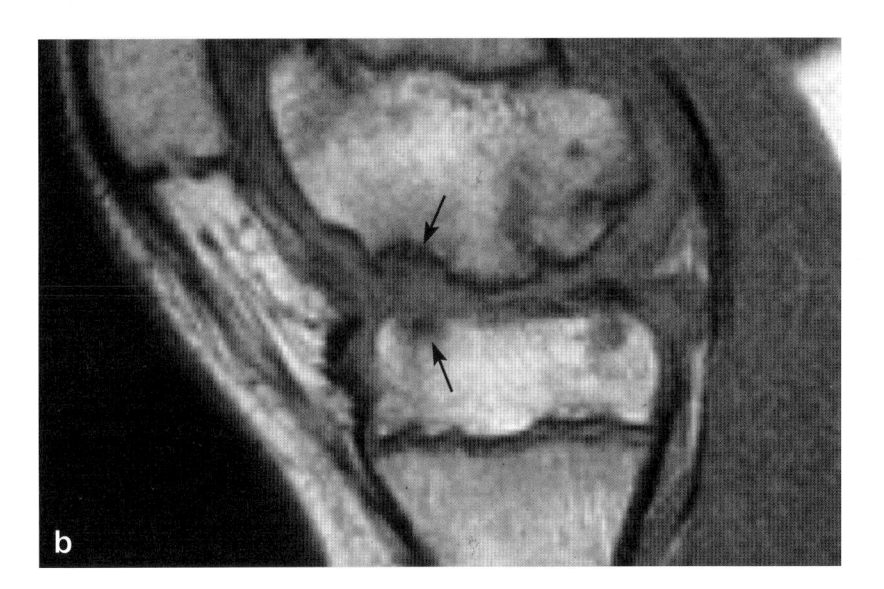

Abb. 16.6. Arthritis proximales Tibiofibulargelenk (63 Jahre, w.)

Sagittal; *links* T1, *rechts* T2*: Ausgeprägte Konturunschärfen des proximalen Tibiofibulargelenks mit flauer, zum Teil bandförmiger Signalminderung korrespondierender knöcherner Anteile in T1-Wichtung bzw. Signalsteigerung in relativer T2-Wichtung (*Pfeile*). Deutlich vermehrte signalreiche Gelenkflüssigkeit Tibiofibulargelenk in relativer T2-Wichtung (*rechte Bildhälfte*)

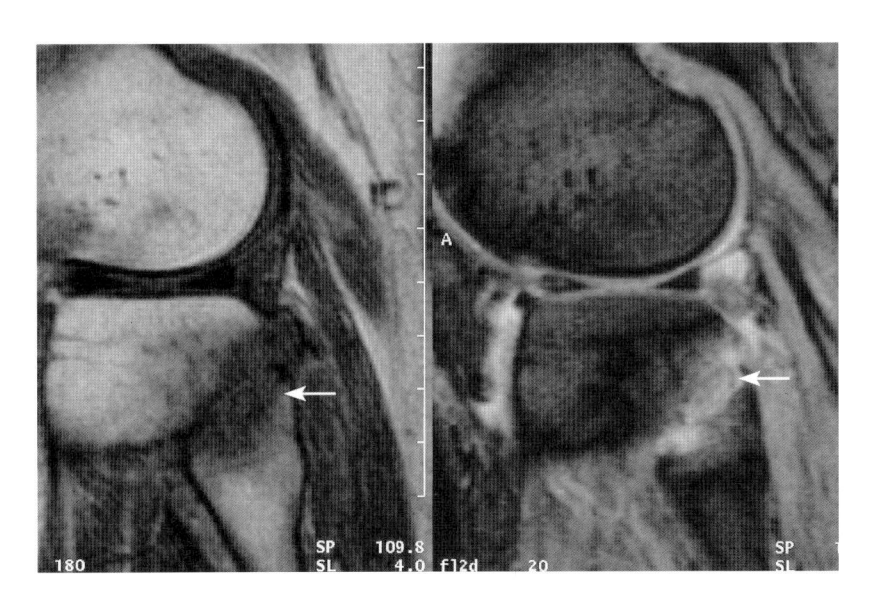

246 Entzündliche Veränderungen

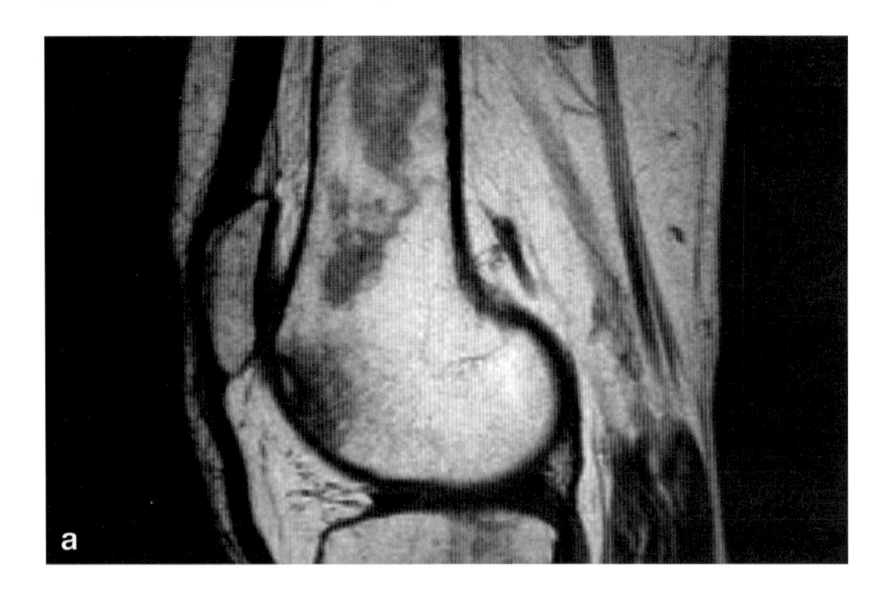

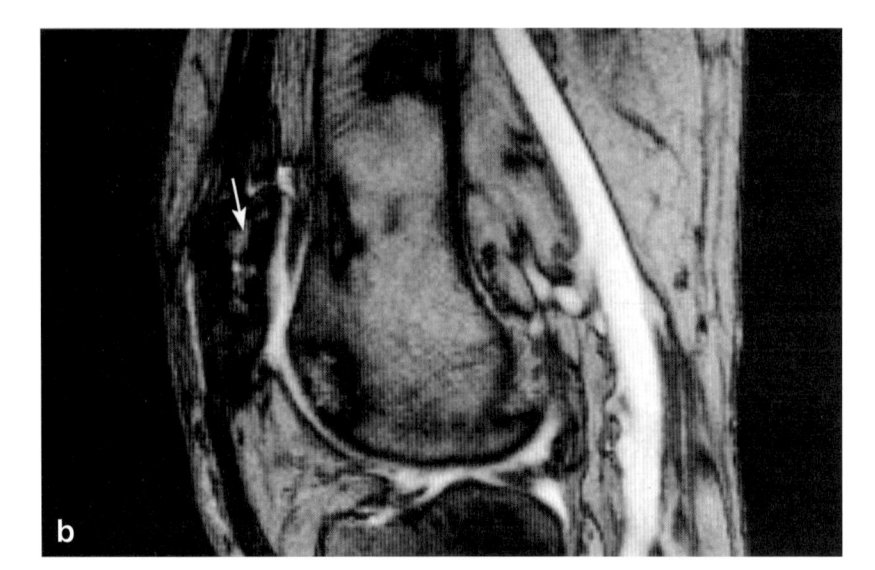

Abb. 16.7a, b. Ältere Knocheninfarkte bzw. subkortikale entzündliche Läsion distaler Femur ventral und Patella; Zustand nach rezidivierender Arthritis (58 Jahre, m.)

a Sagittal T1; **b** sagittal T2*: Flaue, zum Teil serpiginöse Signalminderungen der distalen Femurmetaphyse in T1-Wichtung mit einem etwas ausgedehnteren und signalärmeren subchondralen Anteil am Außenkondylusvorderrand. Kaum Signalminderungen patellar und proximaler Tibiakopf. In relativer T2-Wichtung hingegen deutliche Signalsteigerung zentraler kranialer Patellaabschnitte (*Pfeil*), leichte Signalsteigerung am Außenkondylusvorderrand sowie abschnittsweise innerhalb der distalen Femurmetaphyse bei hier überwiegender Signalminderung. Kaum Gelenkerguss. Leichte Patella alta

Abb. 16.8 a, b. Chronische Femurosteomyelitis mit Sequestern und Kniegelenksbeteiligung (55 Jahre, w.)

a Sagittal T1; **b** sagittal T2*: Erheblich hypointense longitudinale Signalminderung der distalen Femurmetaphyse mit Ausläufern zum Außenkondylusvorderrand in T1-Wichtung. Dabei innerhalb des metaphysären Abschnitts einzelne knochenmarksisointense Inseln mit isoliertem Befund hauptsächlich kranial/proximal (*Pfeil*). In relativer T2-Wichtung hyperintenses, leicht heterogenes Signal der meta-/epiphysären Läsion mit rundlicher Signalminderung proximal (*Pfeil*). Deutlich hyperintenser Gelenkerguss

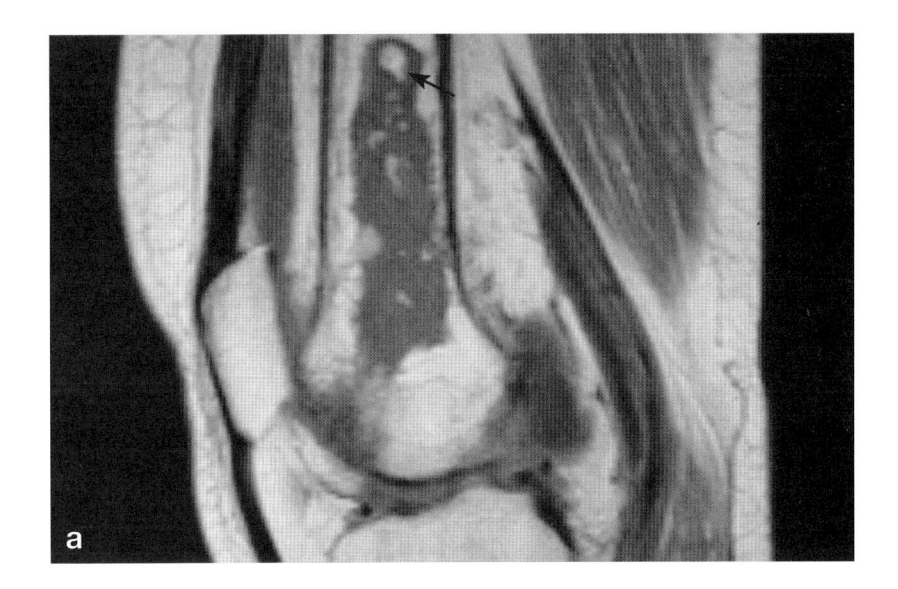

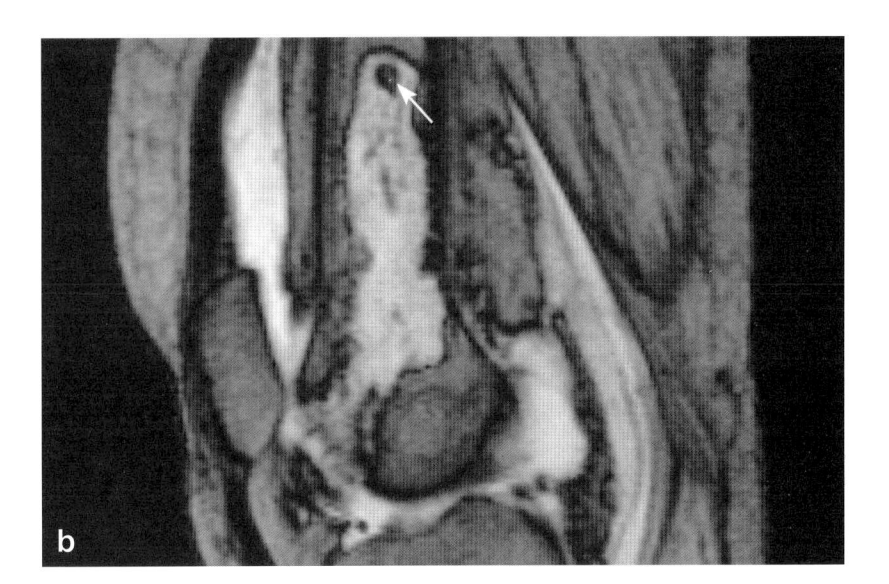

248   Entzündliche Veränderungen

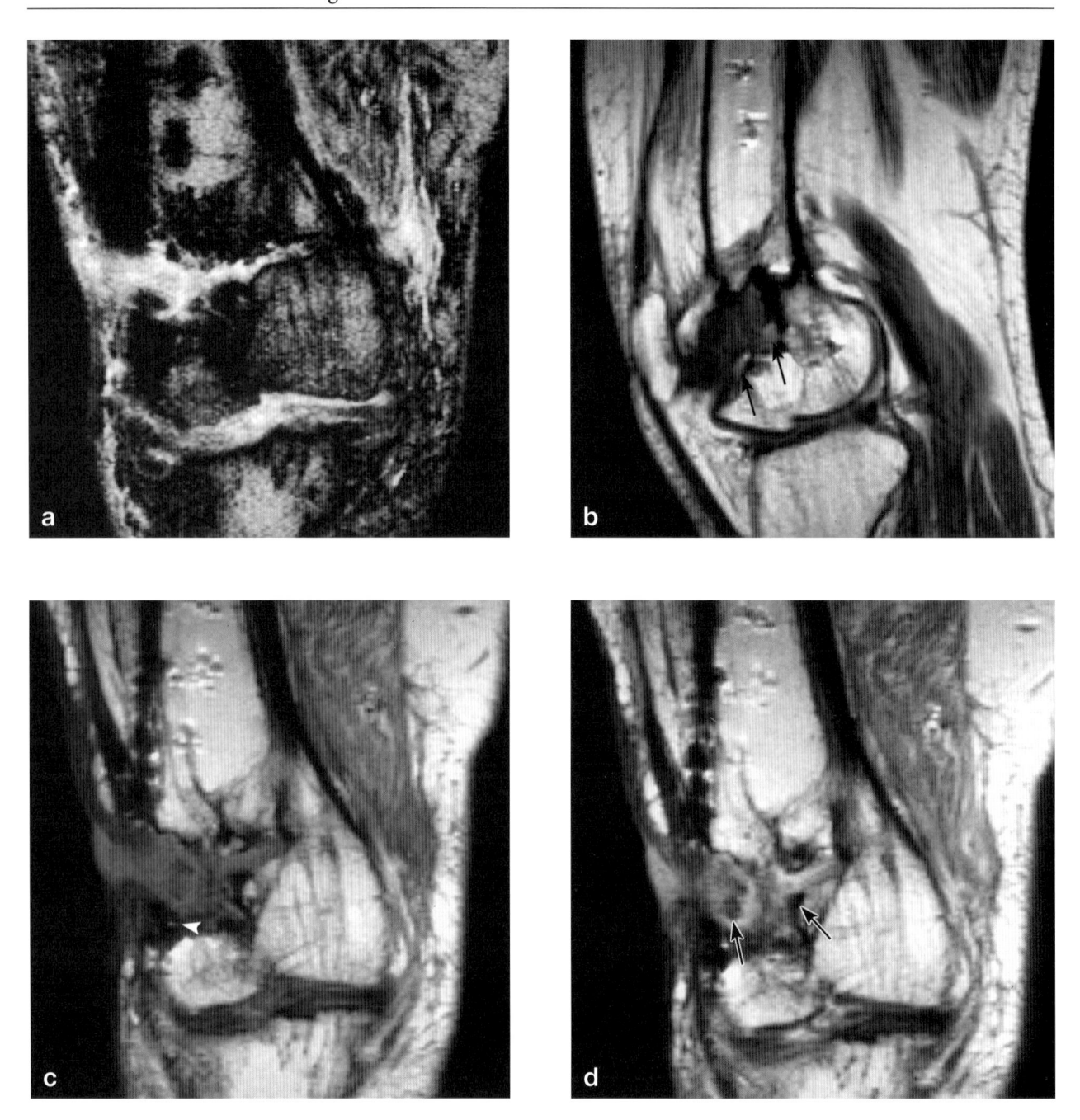

Abb. 16.9 a–d. Chronische distale Femurosteomyelitis; Totenlade, Sequester und subkutane Fistel nach Fixateur externe (32 Jahre, w.)

a Koronar T2*: Keilförmiger, nach lateral zunehmender Knochendefekt distaler Femur supra- bzw. intrakondylär mit heterogen hyperintensem Signal und straßenartigem Ausläufer bis zum lateralen subkutanen Fettgewebe. Herdförmige meta- und epiphysäre signalfreie Metallartefakte sowie teils sklerotisch-, teils metallartefaktbedingt verbreiterte Kortikalisstrukturen

b Sagittal T1: Keilförmiger bis tubulärer Konturdefekt des Außenkondylusvorderrandes mit Verbindung zum retropatellaren Gelenkbinnenraum und deutlich hypointensem Signal, von einzelnen randständigen isolierten knochenmarksisointensen Anteilen basal abgesehen (*Pfeile*)

c Koronar T1 nativ und d koronar T1 nach KM-Gabe: Keilförmige laterale Femurdefektzone distal: Nativ signalarm, in zentralen Partien auch schwach hyperintens bzw. mit intermediärem Signal. Kleine isolierte Elemente randständig, besonders basolateral (*Pfeilspitze*). Nach KM-Gabe deutliches Enhancement bis subkutan unter Aussparung rundlicher Signalminderungen (*Pfeile*) als Ausdruck von Detritus

17 Tumoren und tumorähnliche Läsionen

17.1 Technik und Methodik

Da es sich hier häufig um zufällig entdeckte Befunde im Rahmen einer Kniegelenksuntersuchung handelt, richtet sich die weitergehende Methodik der Untersuchungstechnik nach der Lokalisation und Ausprägung der entsprechenden Läsion.

17.2 MRT-Normalbefund

Normales Knochenmark zeigt in T1-Wichtung hyperintenses Signalverhalten (Faustregel: „White is right"). Meta- und diaphysäre Markraumabschnitte können flau-hypointenses Signal sowohl in T1-, wie relativer oder reiner T2-Wichtung aufweisen, bedingt durch Areale Blut bildenden Markes.

Die Knochen-Kortikalis ist in allen Sequenzen signalfrei. Tendinöse Strukturen und Menisken sind üblicherweise in beiden Sequenzen signalarm dargestellt, die normale Muskulatur zeigt intermediäres Signal.

17.3 Pathophysiologie

Gelenknahe Knochenläsionen

Die kniegelenksnahen Abschnitte langer Röhrenknochen – mit absteigender Häufigkeit Femur, Tibia und Fibula – stellen bevorzugte Lokalisationen von Tumoren und tumorähnlichen Veränderungen des Knochens dar. Ganz überwiegend ist die Knochenmetaphyse befallen.

Epiphysäre, d.h. unmittelbar gelenkbenachbarte Lokalisation, ist selten und bei den gutartigen Geschwülsten dem Chondroblastom vorbehalten. Meta-/epiphysäre Ausbreitung kann bei allen malignen Geschwülsten auftreten und wird darüber hinaus bei Riesenzellgeschwülsten und aneurysmatischen Knochenzysten beobachtet.

Weichteilläsionen

Weichteilgeschwülste im Bereich des Kniegelenkes sind nicht häufig. Neben gut definierten Tumorentitäten wie Neurinomen, Lipomen u.a., die sich mit sehr seltener Lokalisation auch einmal in den Weichteilen des Kniegelenkes finden, sind folgende Weichteiltumoren bzw. tumorartige Veränderungen am Kniegelenk zu berücksichtigen:

- Hämangiome,
- villonoduläre Synovialitis,
- lokalisierte noduläre Synovialitis (so genannte Synovialome),
- Gelenkchondromatose.

Hämangiome. Dabei handelt es sich um Neoplasien mit Proliferation endothelialer Zellen. Sie finden sich überwiegend an der Haut, können jedoch auch jedes andere Organ befallen. So treten sie auch juxta- und intraartikulär auf.

Charakteristisch bei Hämangiomen ist die Zunahme der Schwellung am herabhängenden, die Abnahme der Schwellung am erhobenen Bein. Neben der Weichteilveränderung sind periostale Reaktionen ebenso wie gelenknahe Osteolysen möglich.

Intraartikuläre Hämangiome führen zu rezidivierenden blutigen Kniegelenksergüssen mit der Gefahr von Sekundärarthrosen. Die operative Tumorentfernung ist daher indiziert.

Eine eindeutige präoperative Diagnose erscheint notwendig, da es sonst bei operativen, insbesondere bei endoskopischen Eingriffen, zu unangenehmen Blutungen kommen kann.

Villonoduläre Synovialitis. Bei der villonodulären pigmentierten Synovialitis handelt es sich um einen chronischen proliferierenden geschwulstähnlichen Prozess der Synovialmembran. Die Erkrankung tritt gewöhnlich monoartikular auf; 80% aller villonodulären Synovialitiden sind im Kniegelenk lokalisiert.

Die Ätiologie der villonodulären Synovialitis wird unverändert kontrovers diskutiert; sowohl eine benigne synoviale Neoplasie wie auch eine reaktive Veränderung auf ein unbekanntes Agens erscheint möglich.

Die chronisch-proliferierende geschwulstähnliche Veränderung der Synovialmembran führt zu rezidivierenden intraartikulären Blutungen, mit der Konsequenz einer ausgeprägten Hämosiderinablagerung in den tiefen Kapselschichten.

Die eigentliche pigmentierte villonoduläre Synovialitis befällt das gesamte Gelenk und führt sekundär zu einer ausgedehnten Destruktion des Gelenkknorpels, auch mit Infiltration der subchondralen Knochen.

Noduläre Synovialitis (Synovialom). Die lokalisierte noduläre Synovialitis (Synovialom) ist ein umschriebener, streng lokalisierter Gelenkprozess, der im Wesentlichen aus einem oder wenigen benachbarten knotenförmigen Gebilden bei sonst normaler Synovialmembran besteht.

Die lokalisierte noduläre Synovialitis wird teilweise als harmlose Sonderform der (aggressiven) eigentlichen pigmentierten villonodulären Synovialitis verstanden, teilweise auch als eigenständiges Krankheitsbild interpretiert.

Gelenkchondromatose. Bei der Gelenkchondromatose handelt es sich wahrscheinlich nicht um eine eigentliche Tumorerkrankung. Es wird angenommen, dass es sich um eine Metaplasie mit Fehldifferenzierung von Fibroblasten zu Chondroblasten handelt, auf deren Boden es zu tumorähnlichen Knorpelproliferationen kommt.

Als Resultat der Erkrankung treten Chondrome in großer Zahl in der Synovialmembran auf, die teilweise mineralisieren und dann auch im konventionellen Röntgenbild sichtbar werden. Ätiopathogenetisch werden exogene und endogene Faktoren angeschuldigt.

Die einzelnen Chondrome entwickeln sich in den Gelenkbinnenraum hinein, sind schließlich nur noch durch einen schmalen Stiel mit der Synovialmembran verbunden und können auch als freie Gelenkkörper in den Gelenkbinnenraum abgestoßen werden.

Die freien Körper sollten baldmöglichst aus dem Gelenk entfernt werden, um sekundäre Schäden am Gelenkknorpel zu verhindern. Da es sich um eine primäre Erkrankung der Synovialmembran handelt, ist eine ausgiebige Synovialektomie mit Entfernung des auslösenden Agens empfehlenswert.

17.4 MRT-Zeichen pathologischer Befunde

Artdiagnostisch ist eine MRT-Untersuchung bei Verdacht auf Knochentumor konventionellen Aufnahmen in der Regel nicht überlegen, zumal einfache Röntgenaufnahmen noch den Vorteil haben, Verkalkungen eindeutig zu zeigen.

Tumorartdiagnosen ergeben sich im Wesentlichen aus der Form der Läsion, der Abgrenzbarkeit, der Lokalisation und dem Alter des Patienten.

Auch in der Unterscheidung zwischen benignen und malignen Läsionen ist die Kernspintomographie konventionellen Aufnahmen nicht zwingend überlegen, sehr wohl jedoch hinsichtlich der *Ausdehnung von Läsionen*, insbesondere aufgrund des deutlich besseren Weichteilkontrastes, verglichen mit Röntgenverfahren bzw. auch CT-Aufnahmen.

Als *Benignitätskriterien* gelten wie bei konventionellen Röntgenaufnahmen gute Läsionabgrenzbarkeit bzw. sklerotische, d.h. signalfreie Randsäume. Auch fehlende Signalsteigerungen bei T2*-gewichteten Aufnahmen können als Benignitätskriterium dienen. Das Kontrastverhalten ist hingegen uneinheitlich.

Als *Malignitätskriterien* gelten schlechte Läsionsabgrenzbarkeit, Kortikalisarrosionen und extraossäre Weichteilkomponenten bzw. muskuläre Infiltrationen. Gerade hinsichtlich dieser Weichteilausdehnung ist eine ergänzende Kontrastmittelgabe hilfreich.

Entsprechend der Vielgestaltigkeit der möglichen Läsionen können hier nur die wichtigsten genannt werden:

Gelenknahe Knochenläsionen

Kartilaginäre Exostose. Typische umschriebene knöcherne Konturprominenz ossärer Strukturen – Signalverhalten in T1-Wichtung bei benignem Befund vollständig knochenmarksisointens bzw. hyperintens. In relativer T2-Wichtung keine Signalsteigerung.

Bei auffälligen Signalminderungen in T1- oder Signalsteigerungen in relativer T2-Wichtung als Aktivitätskriterien sind im Hinblick auf eine potentielle Malignisierung kürzerfristige Kontrollen unerlässlich. Auch die Dicke einer typischen Knorpelkappe (Signalsteigerung bei T2-Wichtung) ist ein prognostisches Kriterium für weiteres Exostosenwachstum (Abb. 17.1–17.3).

Nichtossifizierende Knochenfibrome. Sie sind typischerweise metaphysär exzentrisch und kortikalisständig lokalisiert, zeigen signalfreie Randbegrenzungen und bei Aktivität hyperintenses Signalverhalten in relativer T2-Wichtung im Zentrum.

Im weiteren Heilverlauf (Spontanremissionen/vollständige Rückbildungen besonders nach der Pubertät) zunehmender Rückgang von zentralen Signalminderungen in T1- bzw. Signalsteigerungen bei relativer T2-Wichtung zugunsten knochenmarksisointensem Signalverhalten (Abb. 17.4–17.6).

Chondrome. Rundliche, erheblich hypointense Läsionen in T1-Wichtung mit Signalsteigerung in relativer T2-Wichtung. Signalfreie Abschnitte im Zentrum bzw. randständig als Hinweis auf Verkalkungen: Röntgenkorrelation unerlässlich. Differentialdiagnose: Frischer Knocheninfarkt (Abb. 17.7–17.12).

Chondroblastome. Sitz in der Regel rein epiphysär, Signalverhalten in T1-Wichtung hypointens. In der gut abgegrenzten Läsion bei relativer T2-Wichtung mäßig bis stark hyperintenses Signal, zum Teil mit signalfreiem Randsaum.

Riesenzelltumoren. Sitz ebenfalls epiphysär mit potentieller metaphysärer Ausdehnung, Lokalisation häufig in unmittelbarer Nachbarschaft der Epiphysenfuge. Signalverhalten in T1-Wichtung hypointens, in relativer T2-Wichtung hyperintens, häufig etwas inhomogener Signalcharakter.

Aneurysmatische Knochenzysten. Meta- oder selten epi- bzw. diaphysärer Sitz bei freien Epiphysenfugen. Ähnliches Signalverhalten wie bei Enchondromen, jedoch wesentlich homogener bzw. in T1-Wichtung häufig etwas hyperintenser durch Blutbestandteile. Zum Teil deutliche intraläsionäre Septierungen, unter Umständen periphere signalfreie Hämosiderinablagerungen (Abb. 17.13).

Juvenile Knochenzysten. Gleiche Lokalisation und Signalverhalten wie aneurysmatische Zysten, jedoch keine oder kaum vorhandene Septierungen (Abb. 17.14).

Knochenmetastasen/primäre ossäre Sarkome. Stark hypointenses Signalverhalten in T1-Wichtung mit Signalsteigerungen in relativer oder reiner T2-Wichtung und evtl. Destruktionszeichen (Abb. 17.15, 17.16 und 17.19).

Differentialdiagnostisch abgegrenzt werden müssen Systemerkrankungen mit diffusem Knochenmarksbefall (wie z. B. Leukämie) bzw. Anämien mit Ersatz des Fettmarkes durch hämatopoetisches Mark und Signalminderung in T1- und relativer T2-Wichtung (Abb. 17.18 und 17.20).

Osteomyelitis. Ähnlich hypointenses Markraumsignalverhalten in T1-Wichtung wie bei malignen Tumoren, auch praktisch identische Signalsteigerungen in T2* bzw. nach Fettsuppression.

Ebenso wie bei malignen Tumoren Kortikalisarrosionen und unter Umständen ausgesprochen manschettenförmige Weichteilbeteiligung mit gleichartiger Signalcharakteristik und deutlichem Enhancement (Abb. 17.21).

Befundausdehnung häufig ausgesprochen langstreckig. Im Vergleich dazu Destruktionen nur relativ gering. Differenzierung gegenüber malignen Läsionen häufig nur operativ möglich!

Weichteilläsionen

Intraartikulärer Sitz:

- *Synovialom:* Weichteildichte, in T1-Wichtung muskelintense Raumforderung mit mäßiger Signalsteigerung in T2-Wichtung und häufigem Kontrastenhancement (s. Abb. 10.7, 10.8 und 10.14).
- *Hämangiom:* Typische gefäßartige tubuläre Strukturen mit starker Signalsteigerung in T2-Wichtung, einzelnen hypointensen Phlebolithen und bis auf thrombotische Anteile deutlichem Kontrastmittelenhancement (Abb. 17.30 und 17.31).
- *Villonoduläre Synovialitis:* Pseudotumoröse, aggressiv-entzündliche Erkrankung mit multiplen nodulären Strukturen im Gelenkbinnenraum, durch Hämosiderinablagerungen häufig ausgesprochen signalarm bis signalfrei bei T1- und T2-Wichtung, potentielle Kortikalisdestruktion und deutliche (hämorrhagische) Gelenkergussbildung. Inhomogenes, meist kräftiges Enhancement nach intravenöser Kontrastmittelgabe (s. Abb. 10.8 und 10.9; Abb. 17.32 und 17.33).

Extraartikulärer Sitz:

- Lipom,
- Liposarkom,
- malignes fibröses Histiozytom,
- Fibrosarkom,
- Synovialsarkom,
- Rhabdomyosarkom,
- Epitheloidsarkom,
- Hämangioperizytom,
- Desmoid,
- Riesenzelltumor von Sehnenscheiden.

Von fettisointensen lipomatösen Läsionen abgesehen (stark signalintensiv bei T1-Wichtung) sind Weichteiltumoren in der Regel muskelisointens mit Signalminderung in T1-Wichtung, Signalsteigerung in T2-Wichtung und deutlicher Kontrastmittelaufnahme (Abb. 17.29). Auffällig heterogenes Bild bei malignem fibrösem Histiozytom. Artdiagnostische Differenzierungen insgesamt eingeschränkt, je nach Abgrenzbarkeit und Lage, bzw. endgültig nur histologisch.

Differentialdiagnostisch abgegrenzt werden müssen Traumafolgen (Muskelzerrung, -einrisse und -einblutungen; Abb. 17.23 und 17.24), herdförmige Myositiden, Abszesse und granulomatöse Entzündungen (Abb. 17.25–17.27), die bei ähnlicher Signalcharakteristik u.U. ebenfalls raumfordernden Charakter bzw. Kontrastmittelenhancement zeigen können.

17.5 Klinische Wertung der MRT-Befunde

Artdiagnosen von Knochentumoren sind aufgrund von MRT-Untersuchungen allein in der Regel nicht möglich. Da der Knochen selbst mit der MRT nur indirekt darstellbar ist, ist die MRT in der Primärdiagnostik von Knochentumoren nur eingeschränkt, in manchen Fällen sogar wenig geeignet, weil z.B. bei harmlosen Knochenläsionen wie dem nichtossifizierenden Fibrom oder dem Osteoidosteom u.U. Befunde erhoben werden, die im MRT die Abgrenzung von malignen Geschwülsten im Vergleich zur konventionellen Radiologie oder zum CT deutlich erschweren.

Die MRT ist aber eine exzellente Methode zur Darstellung der Weichgewebsstrukturen sowie zur Darstellung der Tumorausbreitung, z.B. bei malignen Tumoren im Knochenmarkraum.

Tabelle 17.1. Typisches Signalverhalten

	T1w	T2w	T2*w	rho-w	FAT/SAT
Kompakta/Spongiosa	0 – ↑	0	0	0	0
Knochenmark (Fettmark)	↑↑↑	↑ – ↑↑	0 – ↑	↑↑	0
Knochenmark (hämatopoetisch)	↑↑	↑	↑	↑	↑ – ↑↑
Benigne Knochentumoren	↑ – 0	↑ – ↑↑	↑↑	↑	↑ – ↑↑
Maligne Knochentumoren	↑ – 0	↑ – ↑↑	↑↑	↑	↑ – ↑↑
Lipom	↑↑ – ↑↑↑	↑ – ↑↑	↑	↑↑	0

0 Signalfrei; ↑ geringe SI; ↑↑ mittlere SI; ↑↑↑ hohe SI.

Weiterführende Literatur

Blacksin MF, Siegel JR, Benevenia J, Aisner SC (1997) Synovial sarcoma: frequency of non-aggressive MR characteristics. J Comput Assist Tomogr 21 (5): 785–789

Butler MG, Fuchigami KD, Chako A (1996) MRI of posterior knee masses. Skeletal Radiol 25 (4): 309–317

Gulati MS, Kapoor A, Maheshwari J (1999) Angiomyoma of the knee joint: value of magnetic resonance imaging. Australas Radiol 43 (3): 353–354

Hur J, Damron TA, Vermont AI, Mathur SC (1999) Fibroma of tendon sheath of the infrapatellar fat pad. Skeletal Radiol 28 (7): 407–410

Melamed JW, Martinez S, Hoffman CJ (1997) Imaging of primary multifocal osseous lymphoma. Skeletal Radiol 26 (1): 35–41

Muscolo DL, Makino A, Costa Paz M, Ayerza M (2000) Magnetic resonance imaging evaluation and arthroscopic reaction of localized pigmented villonodular synovitis of the knee. Orthopedics 23 (4): 367–369

Narvaez J, Narvaez JA, Ortega R, Juan Mas A, Roig Escofet D (1999) Lipoma arborescens of the knee. Rev Rhum Engl Ed 66 (6): 352–353

Pomeranz SJ (1991) Orthopaedic MRI. JB Lippincott, New York

Ryu KN, Jaovisidha S, Schweitzer M, Motta AO, Resnick D (1996) MR imaging of lipoma arborescens of the knee joint. AJR Am J Roentgenol 167 (5): 1229–1232

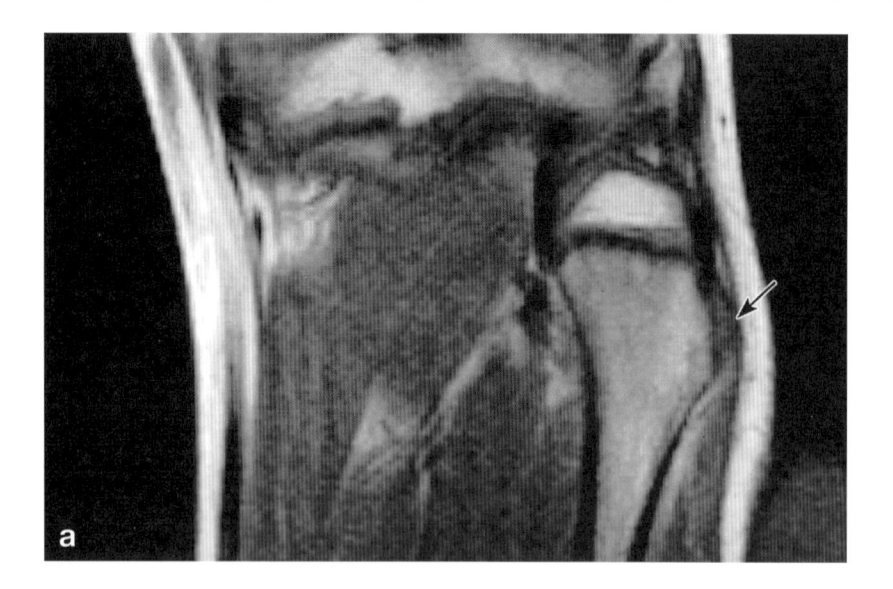

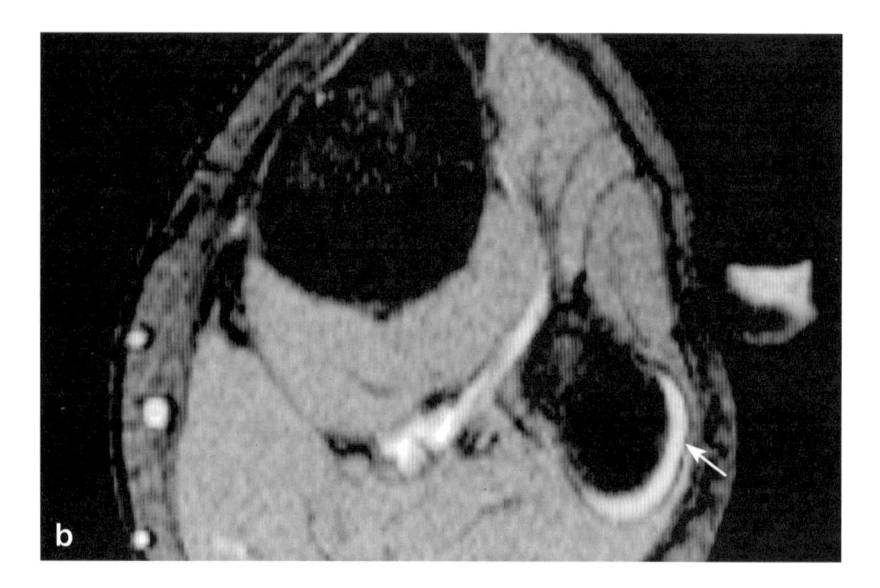

254   Tumoren und tumorähnliche Läsionen

Abb. 17.1 a, b. Kartilaginäre Exostose proximale Fibula – typisches Röntgenbild; keine OP (12 Jahre, m.)

a Koronar T1: Knöcherne Konturprominenz der proximalen Fibulametaphyse laterodorsal mit vollständig regulärem Knochenmarkssignal. Kleine bogige Knorpelkappe mit typisch intermediärem Signal, fast bis subkutan reichend (*Pfeil*)

b Axial T2*: Nach laterodorsal verbreiterte Fibulaknochenkontur mit vollständig regulärem Signal und glatter Berandung. Typische, stark hyperintense, glatte Knorpelkappe (*Pfeil*) – flüssigkeitshaltige Markierungsampulle extrakutan

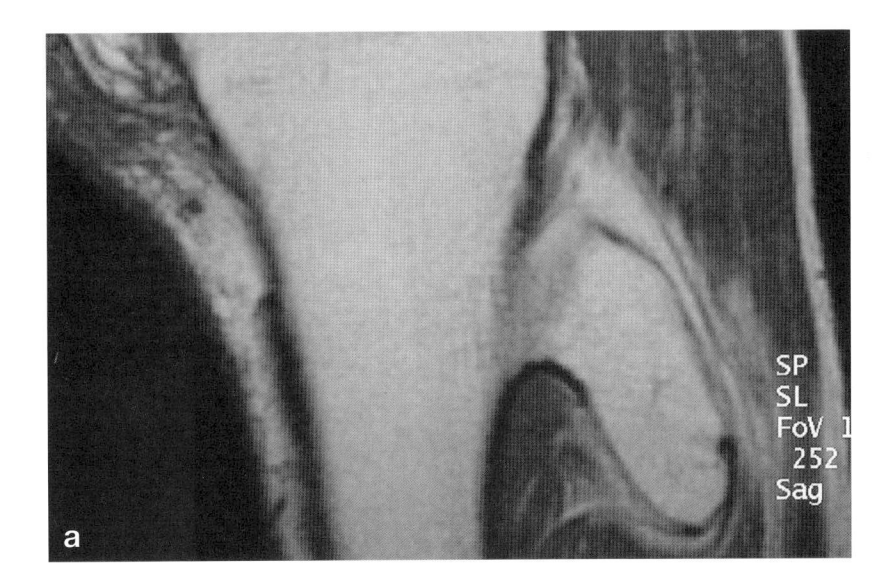

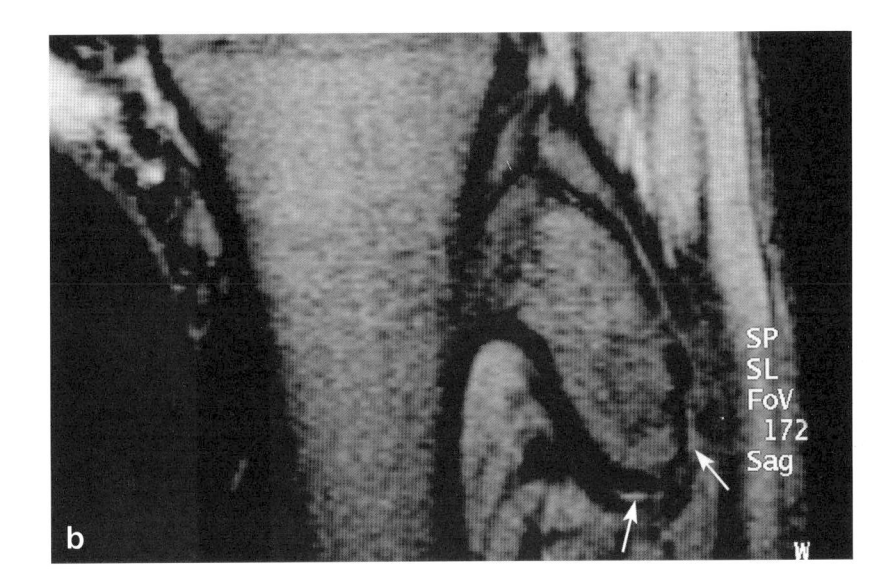

Abb. 17.2 a, b. Kartilaginäre Exostose proximale Tibia dorsal – typisches Röntgenbild; keine OP (63 Jahre, m.)

a Sagittal T1; **b** sagittal T2*: Fingerförmige knöcherne Konturprominenz proximale Tibiametaphyse mit vollständig regulärem Knochenmarkssignal, identisch zur Tibiahauptmasse in beiden Sequenzen. Minimale Knorpelkappe mit schwach hyperintensem Signal in relativer T2-Wichtung lediglich basal (*Pfeile* in **b**). Infrapatellares Weichteilödem jeweils mit Signalsteigerung in relativer T2-Wichtung

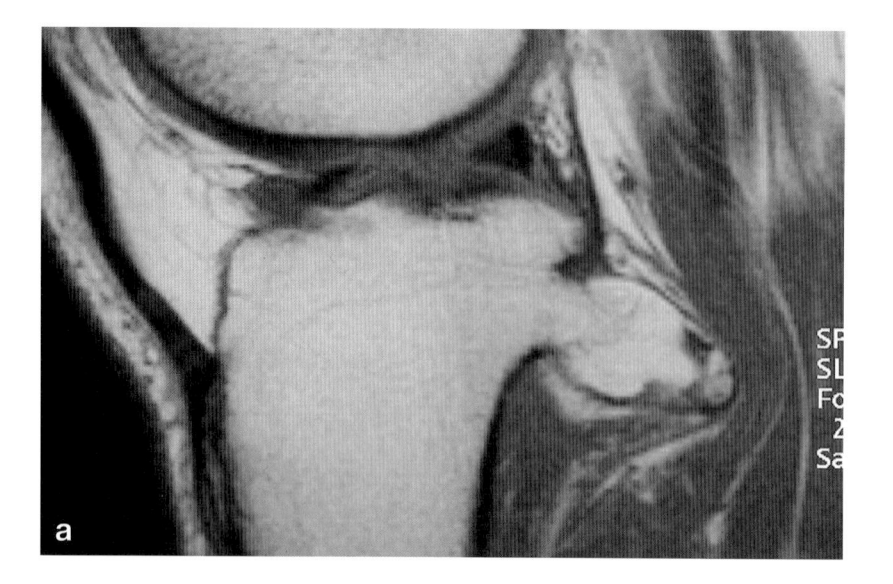

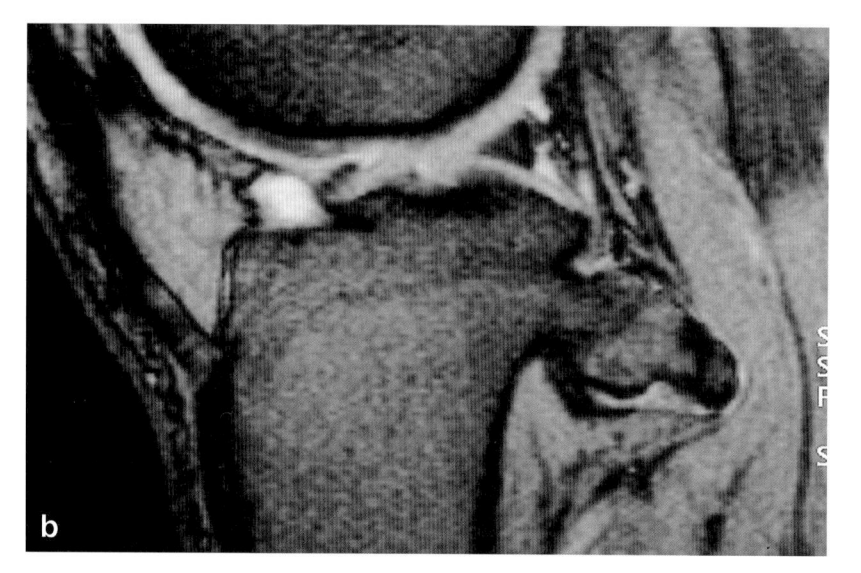

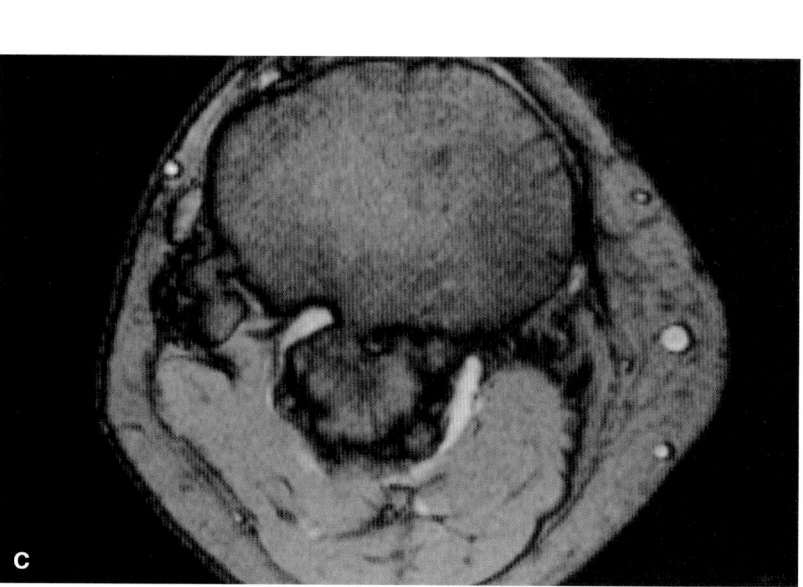

Abb. 17.3 a–c. Kartilaginäre Exostose Tibiakopf dorsal – typisches Röntgenbild; keine OP (33 Jahre, m.)

a Sagittal T1: Birnenförmige knöcherne Konturprotuberanz der proximalen Tibiametaphyse dorsal. In der Hauptmasse vollständig reguläres Knochenmarksignalverhalten, identisch zu sonstigen Tibiapartien. Distal jedoch einzelne kortikalisnahe signalärmere Abschnitte kranial und kaudal. Gastrocnemiusimpression

b Sagittal; **c** axial, jeweils T2*: Auch hier weitgehend knochenmarksisointenses Signal der Läsion im Vergleich zur Tibiahauptmasse. Randständig und distal betont signalärmere Anteile als Ausdruck stärkerer Sklerosierung sowie stellenweise kaum merklich hyperintenseres Signalverhalten. Knorpelkappe dorsolateral schmaler und minimal unregelmäßig – prinzipiell kontrollbedürftiger, jedoch nicht malignitätsverdächtiger Befund. Keine muskuläre Begleitreaktion bei deutlicher Impression

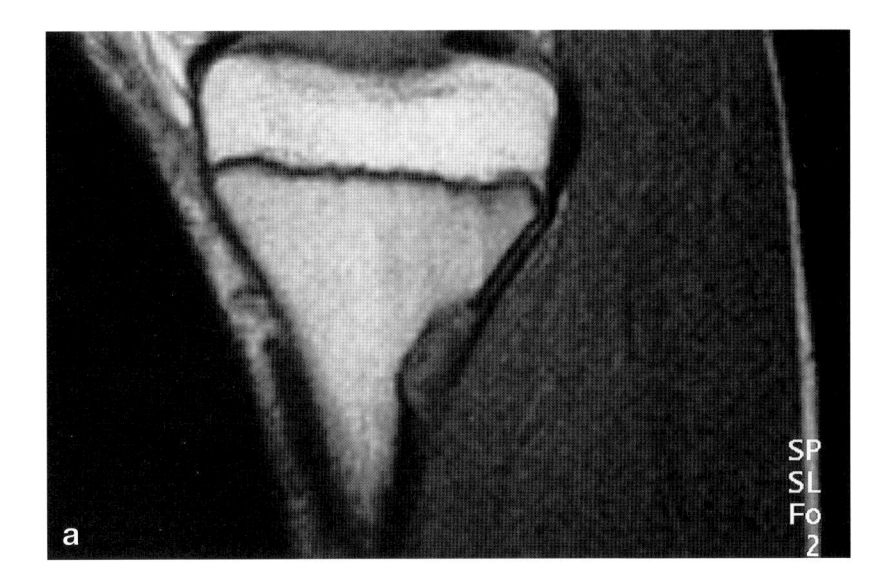

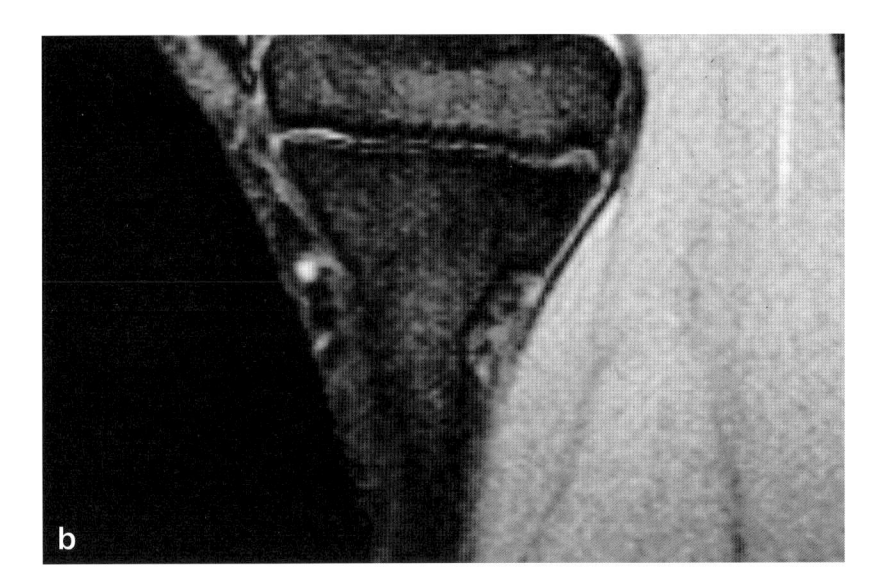

Abb. 17.4 a, b. Nichtossifizierendes Knochenfibrom proximale Tibiametaphyse – typisches Röntgenbild; keine OP (14 Jahre, m.)

a Sagittal T1; **b** sagittal T2*: Kortikalisständige Läsion proximale Tibiametaphyse dorsal mit signalfreier Randbegrenzung in allen Sequenzen. Zentrale Anteile in T1-Wichtung mit weichteilisointensem intermediärem Signal, in relativer T2-Wichtung mäßig hyperintens

258 Tumoren und tumorähnliche Läsionen

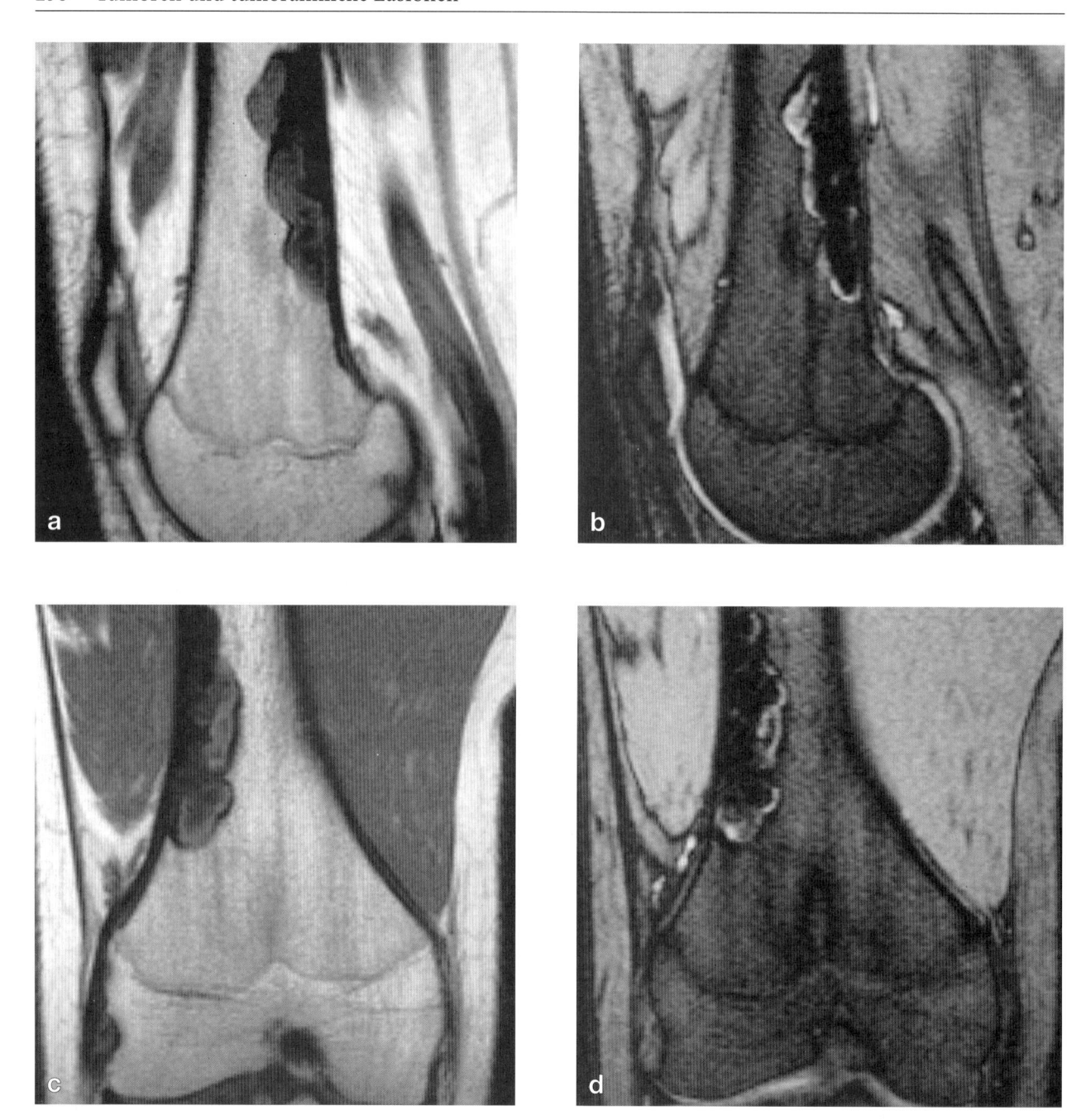

Abb. 17.5 a–d. Nichtossifizierendes Knochenfibrom distale Femurmetaphyse – typisches Röntgenbild; keine OP (17 Jahre, m.)

a Sagittal; **c** koronar, jeweils T1: Gelappte, kortikalisständige Läsion laterodorsal mit deutlicher Signalminderung, einzelnen angedeuteten Septen und signalfreier Randbegrenzung

b Sagittal; **d** koronar, jeweils T2*: Überwiegend signalarmes Zentrum mit signalreicher Randpartie medioventral und signalfreier Außenbegrenzung

Abb. 17.6 a, b. Fast vollständig verknöchertes, ehemals nichtossifizierendes Knochenfibrom distale Femurmeta-/-diaphyse – histologisch gesichert (41 Jahre, w.)

a Koronar T1; **b** koronar T2*: An der distalen Femurmeta-/-diaphyse in T1-Wichtung überwiegend reguläres hyperintenses Signalverhalten mit nur sehr flauer tropfenförmiger Signalminderung medial (*Pfeile* in **a**). In relativer T2-Wichtung ebenfalls weitgehend knochenmarksisointenses Signal, von einzelnen, stärker signalgeminderten Partien proximal abgesehen. Kleines, signalfrei begrenztes, hyperintenses Areal am Läsionsunterrand als Ausdruck eines nur diskreten, nichtverknöcherten Anteils

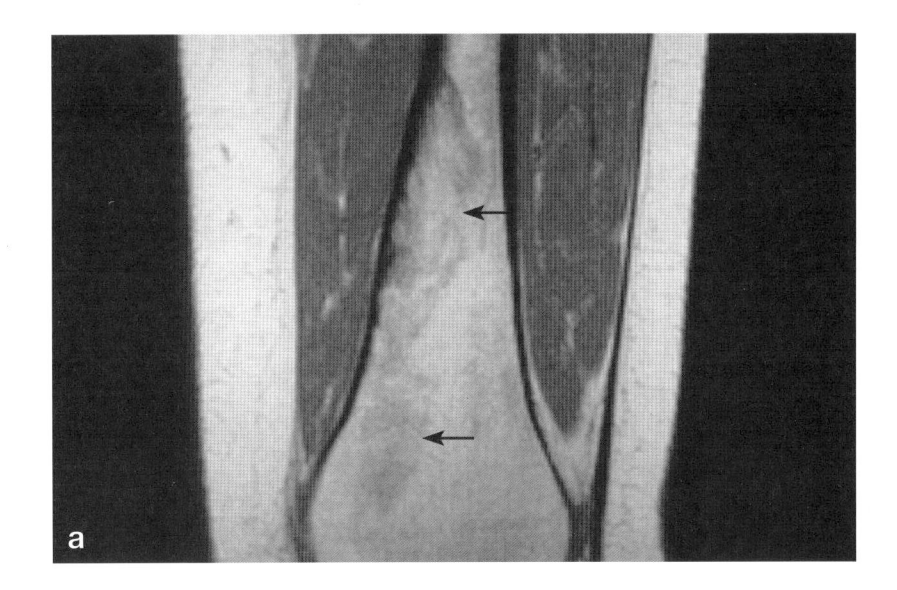

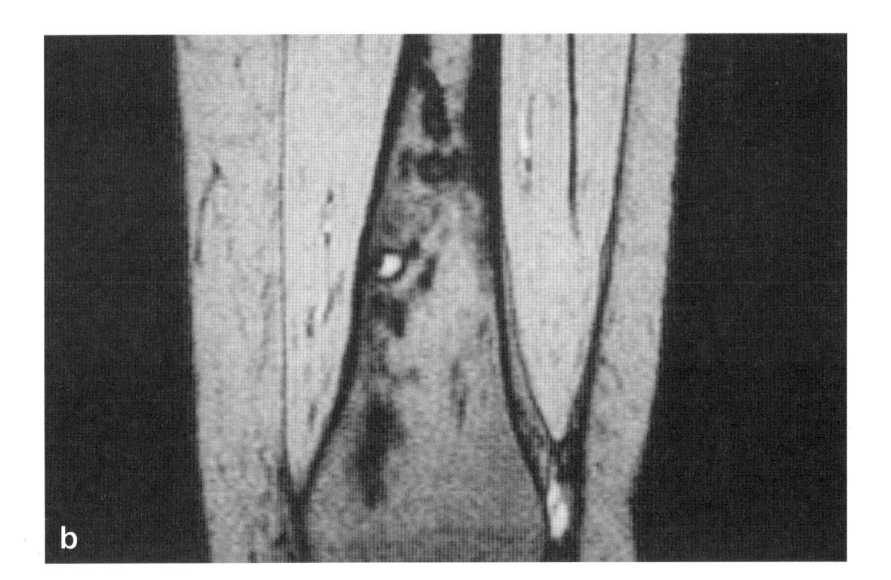

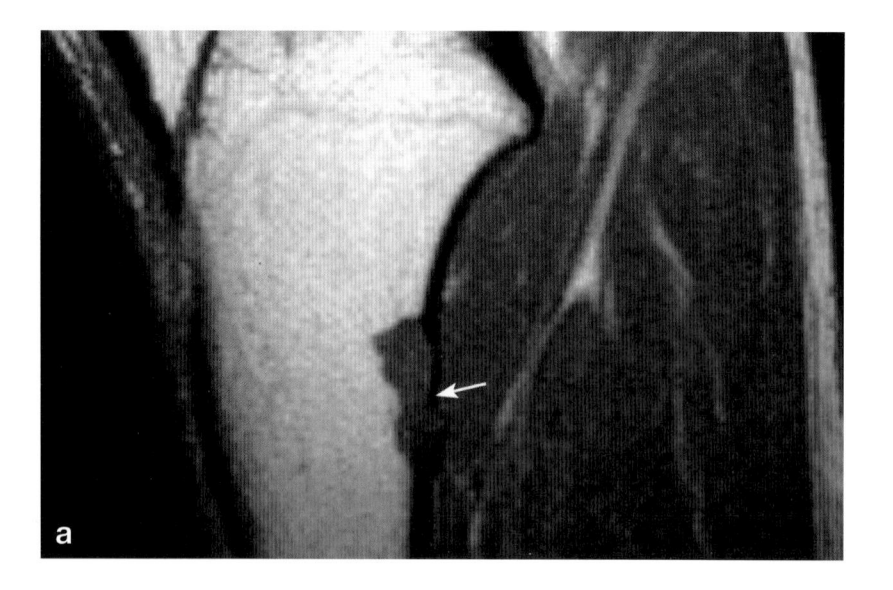

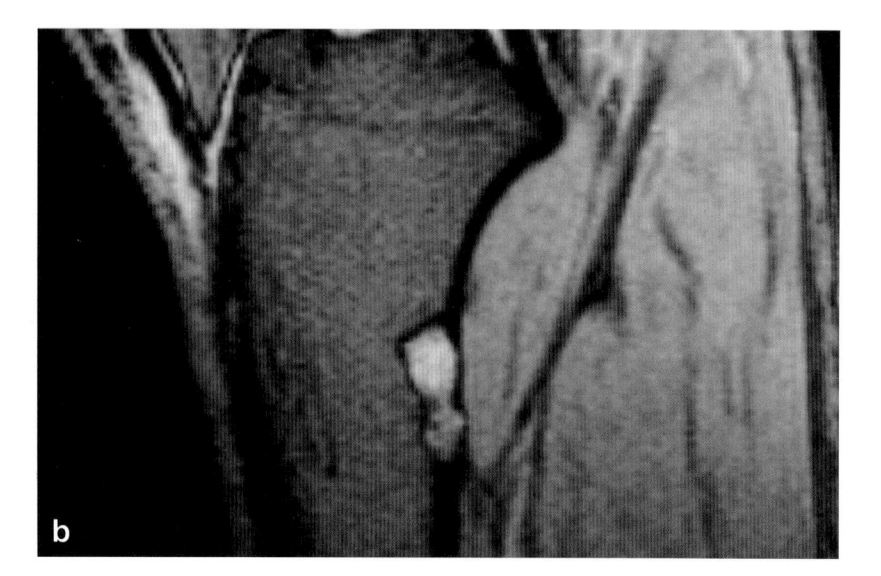

Abb. 17.7 a, b. Subperiostales Chondrom proximale Tibiametaphyse – histologisch gesichert (53 Jahre, m.)

a Sagittal T1; **b** sagittal T2*: Kortikalisständige hantelförmige Signalminderung proximale Tibiametaphyse dorsal mit deutlicher lokaler Kortikalisausdünnung dorsal bzw. minimaler Kortikalisprominenz (*Pfeil* in **a**). Hypointenses Signalverhalten in T1-Wichtung mit deutlicher Signalsteigerung in relativer T2-Wichtung und angedeuteter signalfreier Randsklerose. Alter des Patienten und die auffällige Kortikalisbeteiligung sprachen gegen nichtossifizierendes Knochenfibrom, die gute Läsionsabgrenzbarkeit gegen malignen Prozess

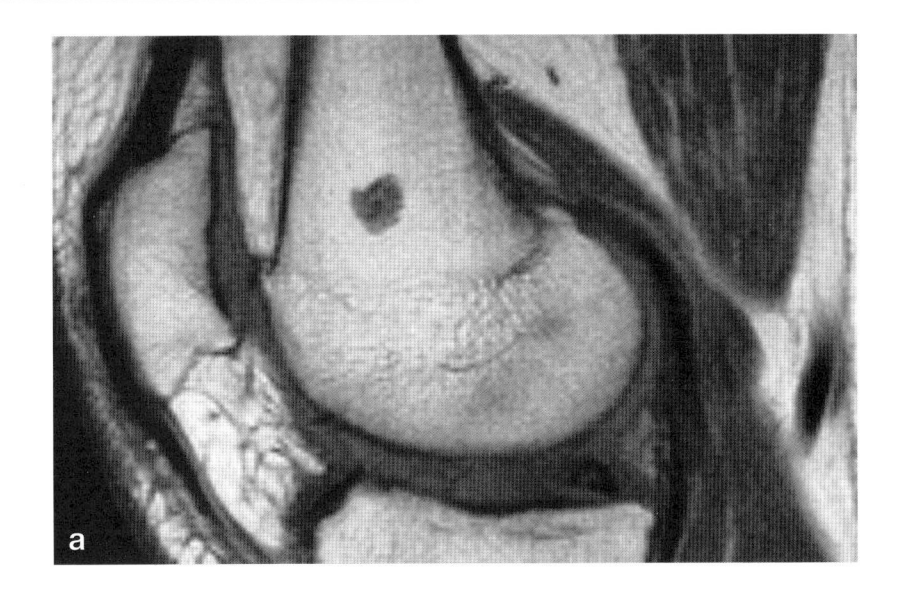

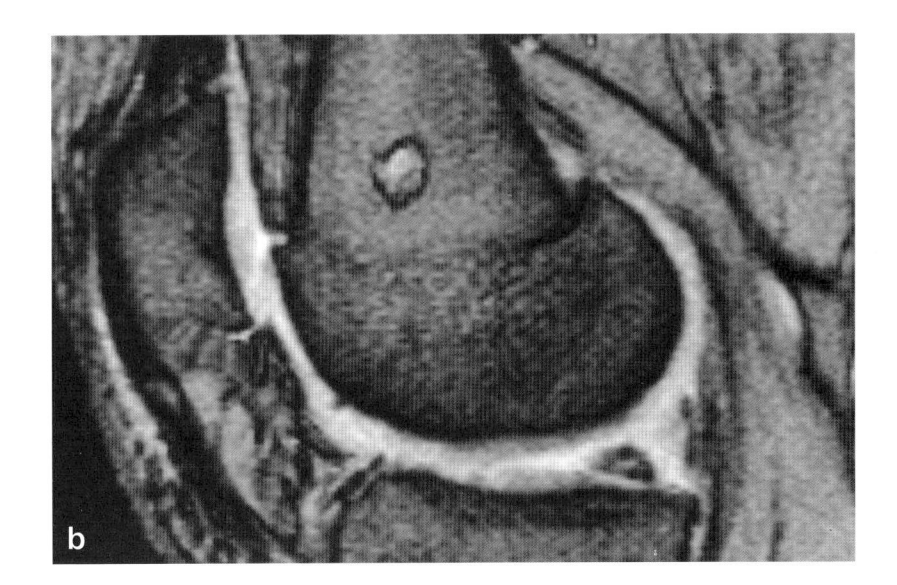

Abb. 17.8 a, b. Kleines Enchondrom distale Femurmetaphyse – diskreter Röntgenbefund; keine OP (53 Jahre, m.)

a Sagittal T1; **b** sagitttal T2*: Kleine, weitgehend runde, in relativer T2-Wichtung signalfrei begrenzte Femurläsion metaphysär. Zentrales Signalverhalten in T1-Wichtung fast weichteilisointens, in relativer T2-Wichtung hyperintens – in beiden Sequenzen stärker hypointense Anteile basal als Hinweise auf initiale Verkalkungen

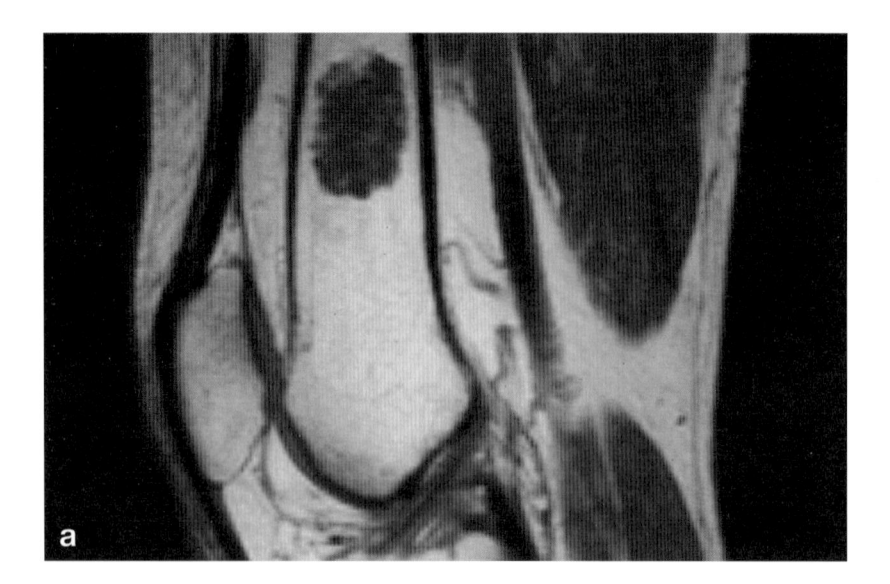

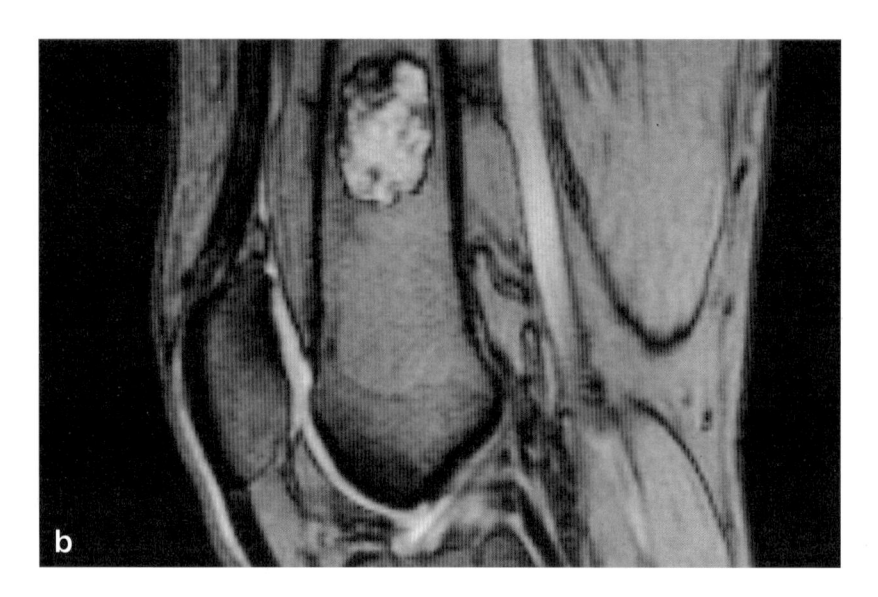

Abb. 17.9 a, b. Enchondrom distale Femurmetaphyse – typisches Röntgenbild; keine OP (47 Jahre, w.)

a Sagittal T1; **b** sagittal T2*: Innerhalb der distalen Femurmetaphyse gut bzw. in relativer T2-Wichtung signalfrei abgegrenzte oväläre Läsion mit deutlicher Signalminderung in T1-Wichtung und leicht heterogen hyperintensem Signalverhalten in relativer T2-Wichtung bei stippchenförmigen zentralen hypointensen Anteilen. Die kompakte Läsionsform und das Signalverhalten sprechen gegen Knocheninfarkt (vgl. Abb. 15.1)

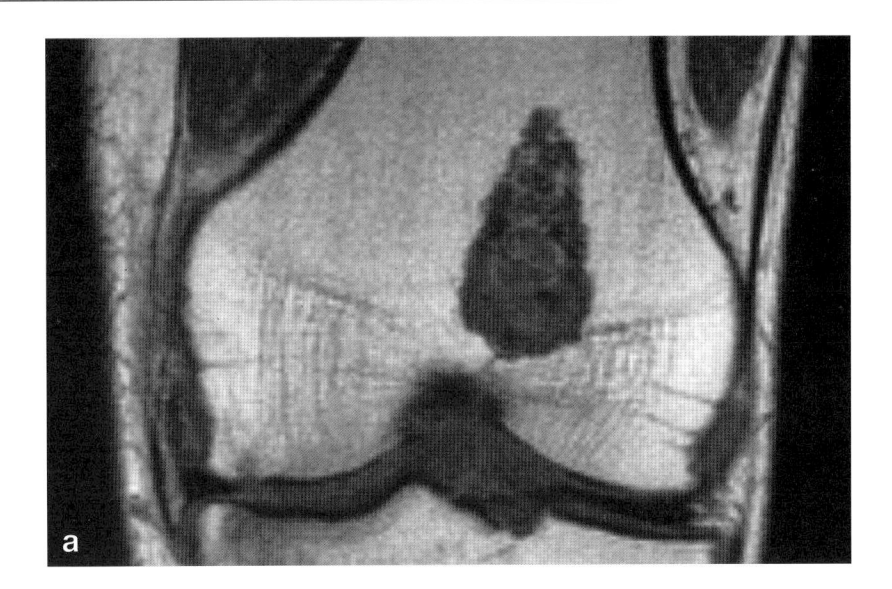

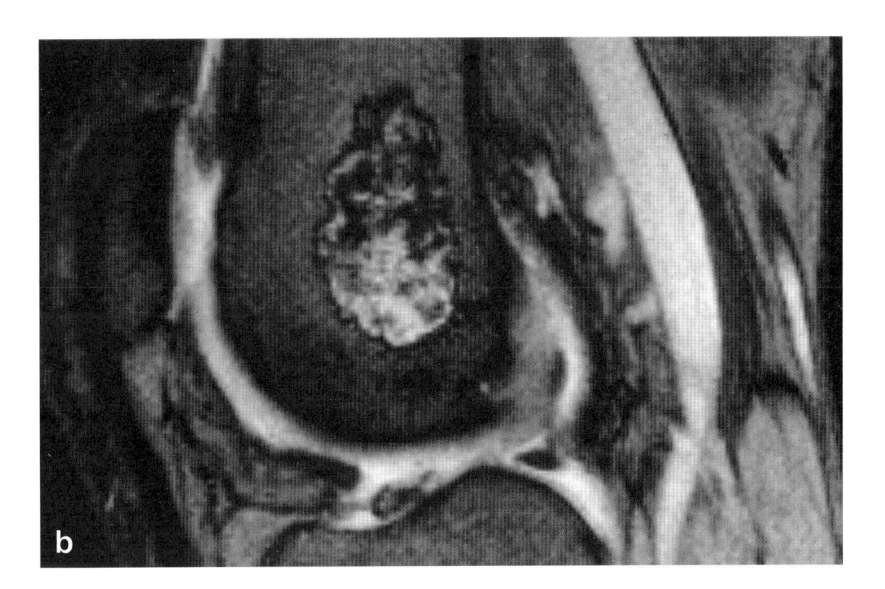

Abb. 17.10 a, b. Enchondrom distale Femurmetaphyse – typisches Röntgenbild – keine OP (51 Jahre, m.)

a Koronar T1; **b** sagittal T2*: Ovaläre, signalfrei begrenzte bzw. auch zentral z. T. tüpflig signalfrei veränderte Raumforderung distale Femurmetaphyse im Übergang zur Epiphyse, zentral mit überwiegender und basal nahezu kompletter Signalminderung in T1-Wichtung bzw. deutlicher Signalsteigerung dieses Anteils in relativer T2-Wichtung. Kein Knocheninfarkt (vgl. Abb. 17.9 bzw. 15.1)

264   Tumoren und tumorähnliche Läsionen

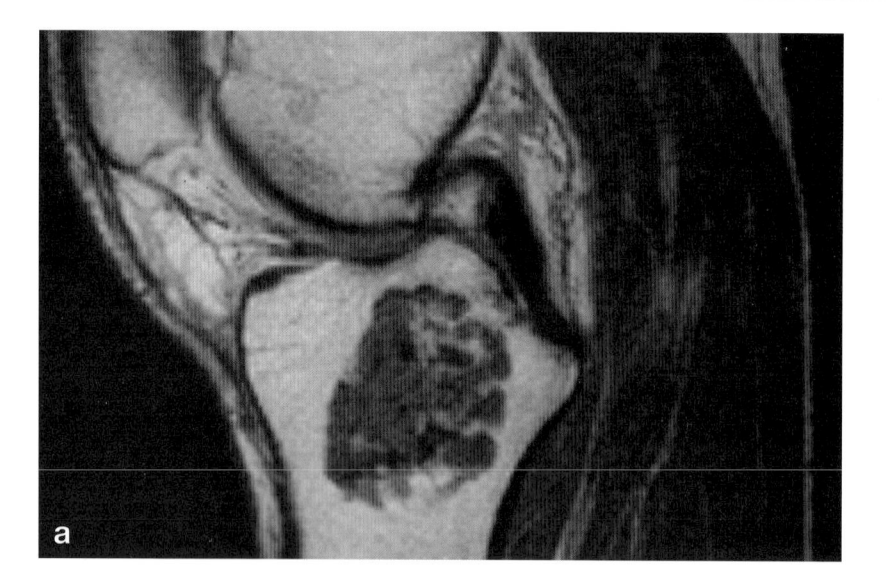

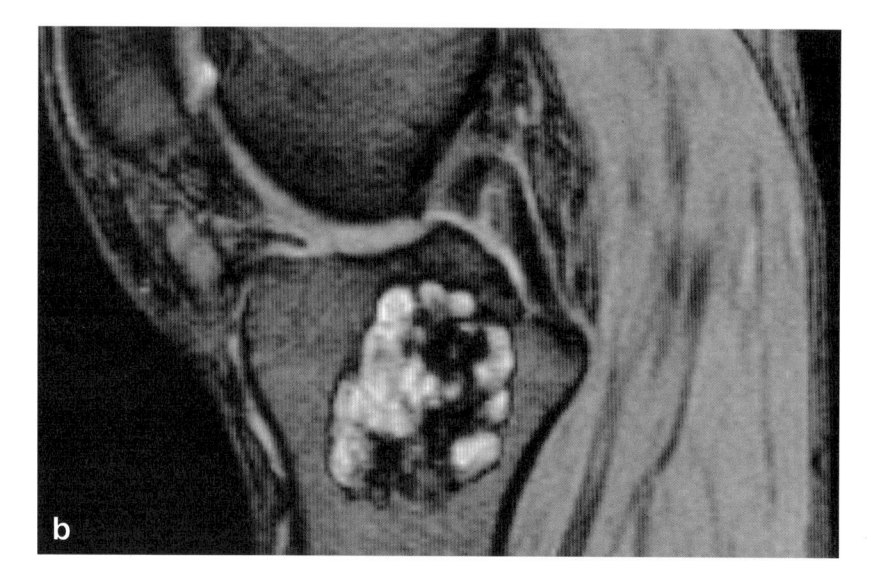

Abb. 17.11 a, b. Enchondrom proximale Tibiakopfepi-/-metaphyse – typisches Röntgenbild, jährliche Kontrollen seit 5 Jahren; keine OP (66 Jahre, m.)

a Sagittal T1; **b** sagittal T2*: Ovaläre, größtenteils signalfrei begrenzte Herdläsion innerhalb des Tibiakopfes meta-/epiphysär mit einzelnen stippchenförmigen signalfreien Arealen zentral als Ausdruck lokaler Verkalkungen und zum Teil traubig wirkenden soliden bzw. weichteilisointensen Anteilen besonders ventral in T1-Wichtung. Ausgedehnte, leicht heterogene Signalsteigerung in relativer T2-Wichtung. Insbesondere die teilweise epiphysären Läsionsanteile und das ausgedehnte weichteilisointense Signalverhalten sprechen für Enchondrom und gegen Knocheninfarkt

Abb. 17.12 a, b. Ausgedehntes Enchondrom proximale Tibiameta-/-diaphyse – typisches Röntgenbild; keine OP (42 Jahre, w.)

a Sagittal T1; **b** sagittal T2*: Längerstreckige oväläre zentrale Tibiaraumforderung proximales Drittel mit in relativer T2-Wichtung signalfreier Randbegrenzung sowie insbesondere am kaudalen Läsionsrand einzelnen punktförmigen intraläsionären Signalminderungen bis signalfreien Arealen als Hinweise auf lokale Verkalkungen. Stark hypointenses Signal in T1-Wichtung. Trotz der längeren Läsionsausdehnung keine Kortikalisdestruktion, lediglich leichte Pelottierung kaudal/dorsal (*Pfeil* in **a**)

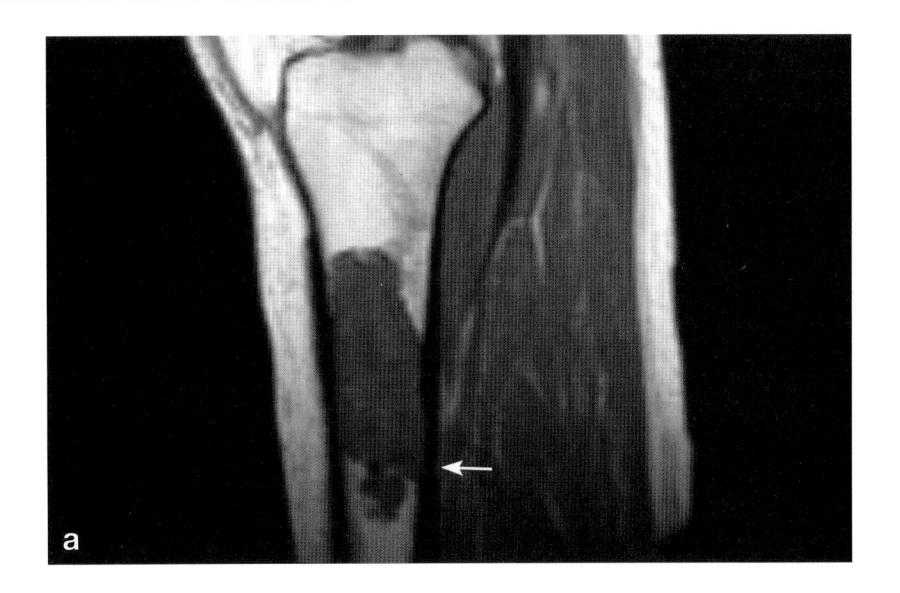

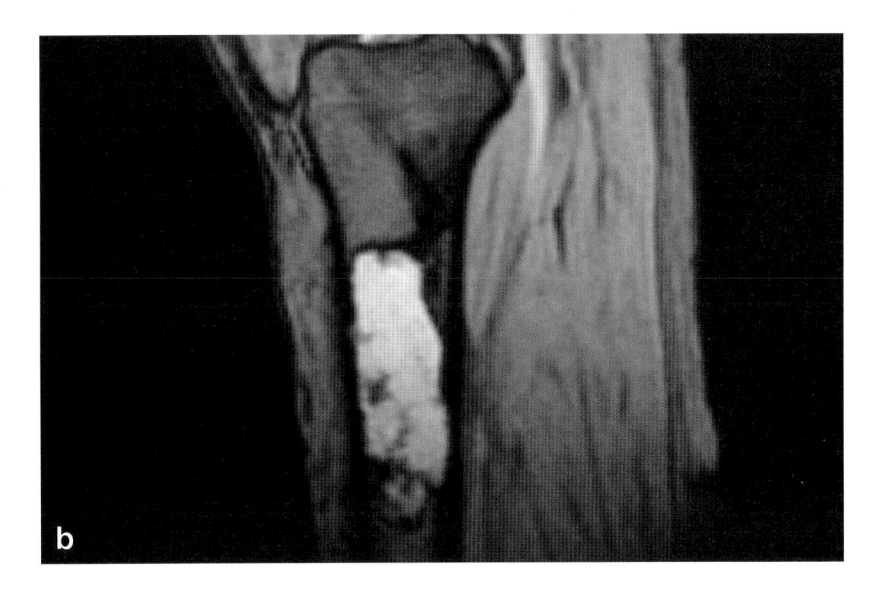

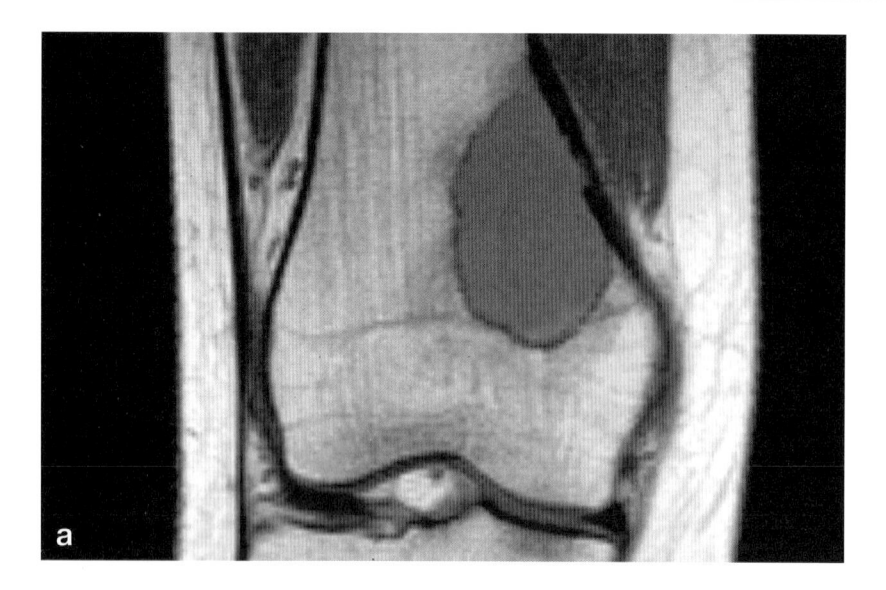

Abb. 17.13 a, b. Aneurysmatische Knochenzyste distale Femurmetaphyse – histologisch gesichert (17 Jahre, w.)

a Koronar T1; **b** axial T2*: Tropfenförmige rundliche Raumforderung der distalen Femurmetaphyse mediodorsal mit zarter signalfreier Randsklerose und im Vergleich zur Muskulatur etwas hyperintenserem Signalverhalten in T1-Wichtung. Erhebliche Signalsteigerung in relativer T2-Wichtung mit äußerst diskreten intraläsionären Septierungen (*Pfeil*)

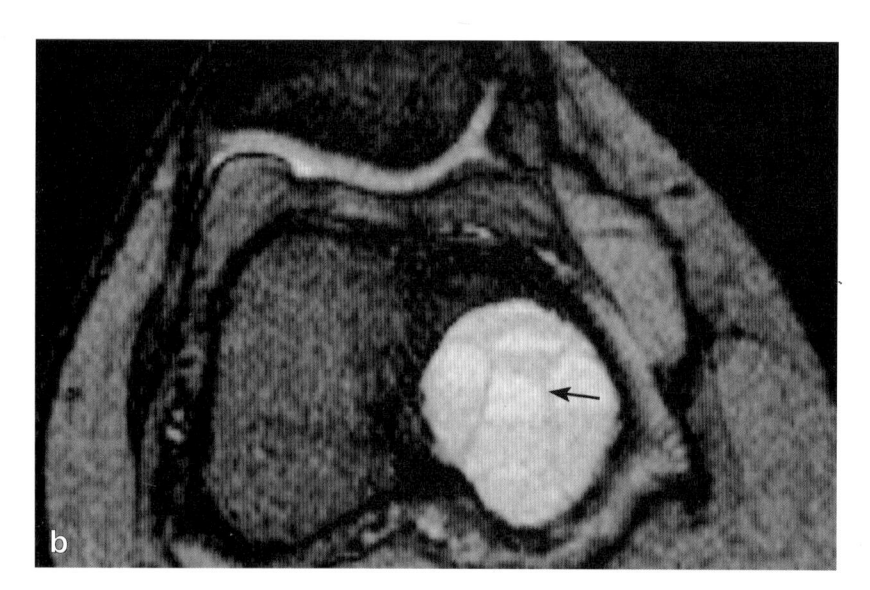

Abb. 17.14a, b. Knochenzyste Innenkondylus medial – histologisch gesichert (45 Jahre, m.)

a Koronar T1; **b** axial T2*: Oväläre, signalfrei begrenzte Raumforderung distale Femurmetaphyse mit Ausdehnung bis epiphysär. Signalminderung in T1-Wichtung – Signalverhalten dabei kaum merklich hyperintenser im Vergleich zur angrenzenden Muskulatur oder Kniegelenksflüssigkeit. In relativer T2-Wichtung erheblich hyperintenses Signal der Läsion. Am dorsalen Rand lediglich angedeutete Septierung (*Pfeil*). Wegen des epiphysären Läsionsanteils wurden im ursprünglichen MR-Befund auch ein benignes Chondroblastom bzw. Riesenzelltumor mit potentiellen aneurysmatischen Knochenzystenanteilen diskutiert – Signalverhalten bei den tumorösen Differentialdiagnosen jedoch häufig heterogener und bei der aneurysmatischen Knochenzyste, abgesehen von eigentlich metaphysärem Sitz, Septierungen ausgeprägter

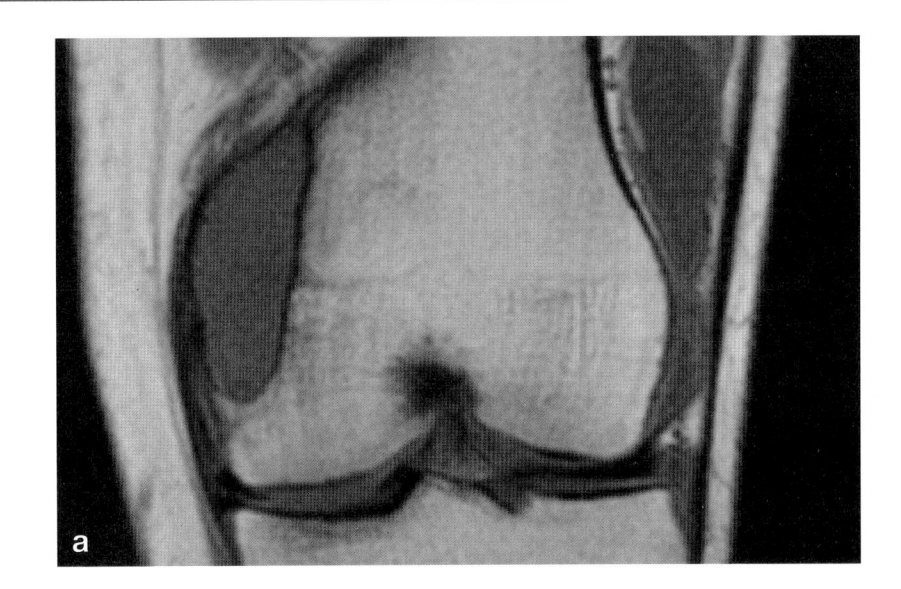

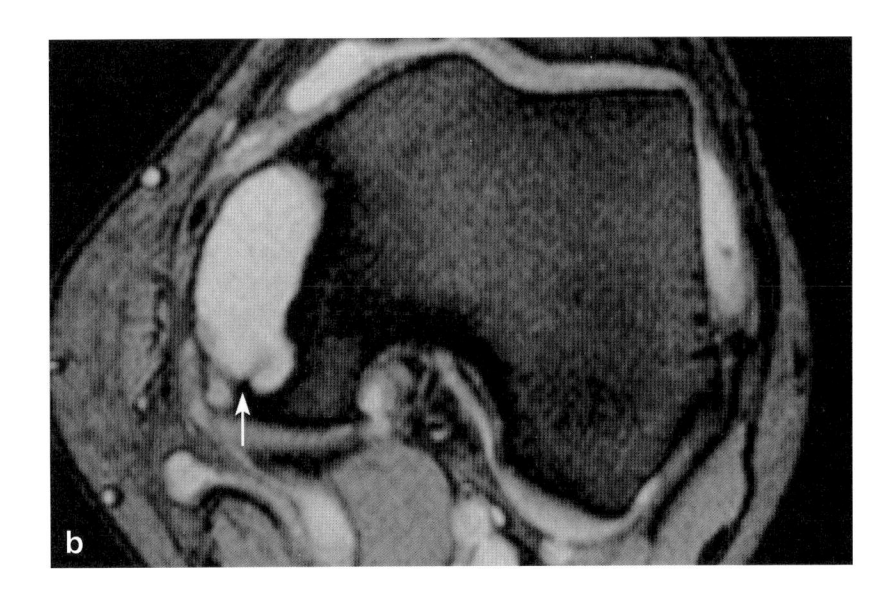

268 Tumoren und tumorähnliche Läsionen

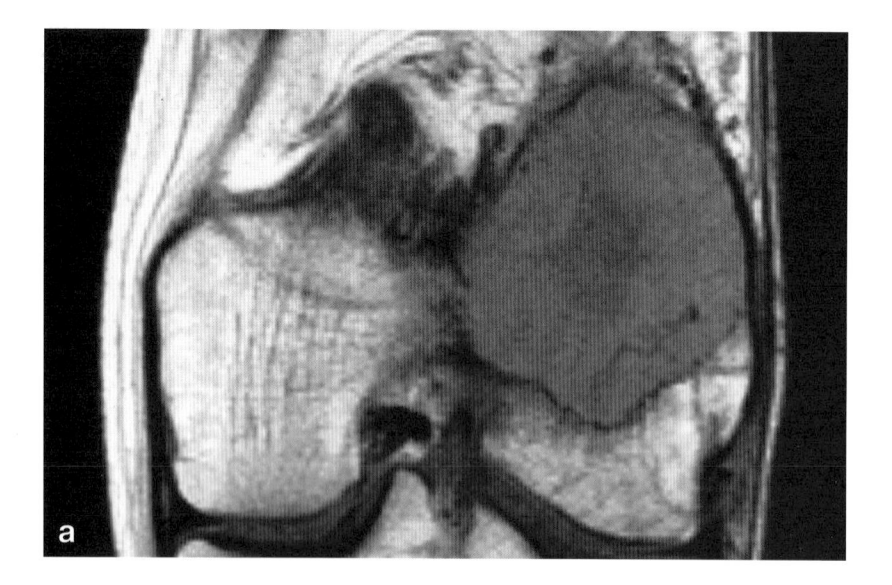

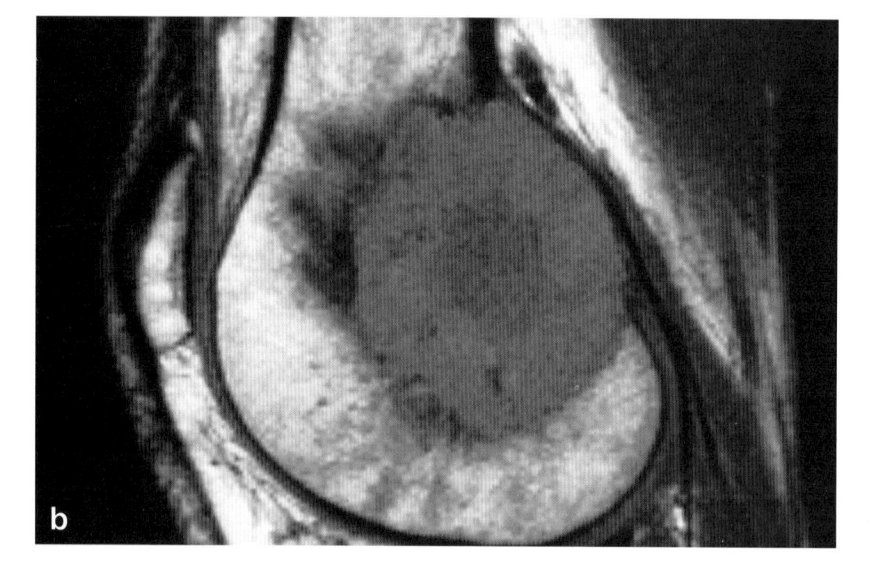

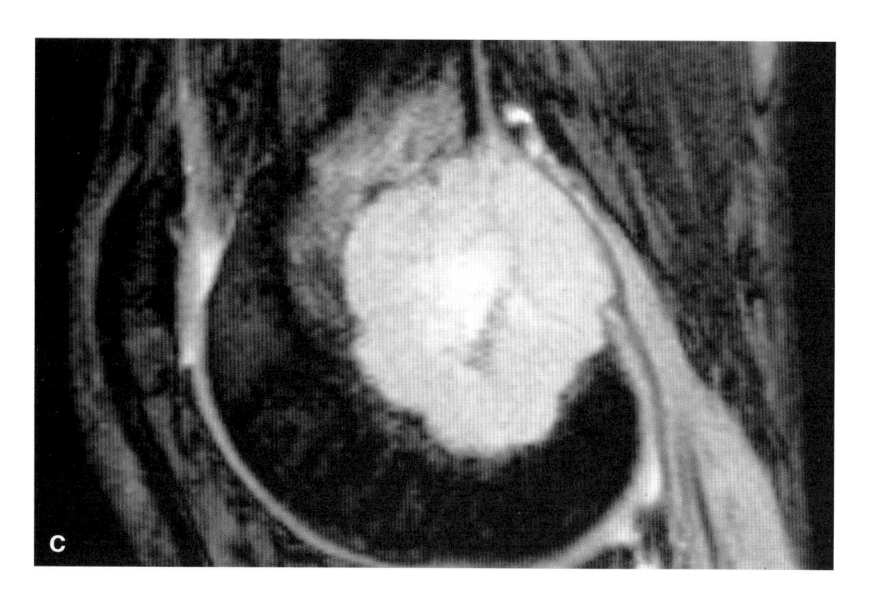

Abb. 17.15 a–c. Metastase Außenkondylus dorsal bei Hypernephrom – histologisch gesichert (46 Jahre, m.)

a Koronar T1; **b** sagittal T1; **c** sagittal T2*: Ausgedehnte Raumforderung des Außenkondylus dorsal mit zwar abschnittsweiser signalfreier Berandung, jedoch Konturunschärfen und insbesonders deutlichen ossären Umgebungsreaktionen kranioventral. Signalminderung/intermediäres Signal der Läsionshauptmasse in T1-Wichtung, von etwas stärker hypointensem Zentrum abgesehen. Flau hypointense angrenzende Knochenmarkpartien. In relativer T2-Wichtung stark hyperintense Läsion mit maximaler Signalsteigerung im Zentrum und zusätzlicher flau hyperintenser Knochenmarksbegleitreaktion proximal ventral als Malignitätskriterien

Tumoren und tumorähnliche Läsionen   269

Abb. 17.16 a, b. Metastase Tibiakopf ventral bei Bronchial-NPL vor 4 Jahren – histologisch gesichert (59 Jahre, m.)

a Koronar T1; **b** axial T2*: Rundliche Läsion der proximalen Tibiakopfepiphyse bis metaphysär mit teilweise angedeuteter signalfreier Randsklerose, jedoch zum Teil auch Konturunschärfen. Hypointenses Signal in T1-Wichtung, etwas schwächer im Vergleich zur miterfassten Oberschenkelmuskulatur. Flaue Signalminderung der Tibiakopfumgebung. In relativer T2-Wichtung stark hyperintenser Herd mit flau hyperintenser unscharfer Randsignalsteigerung

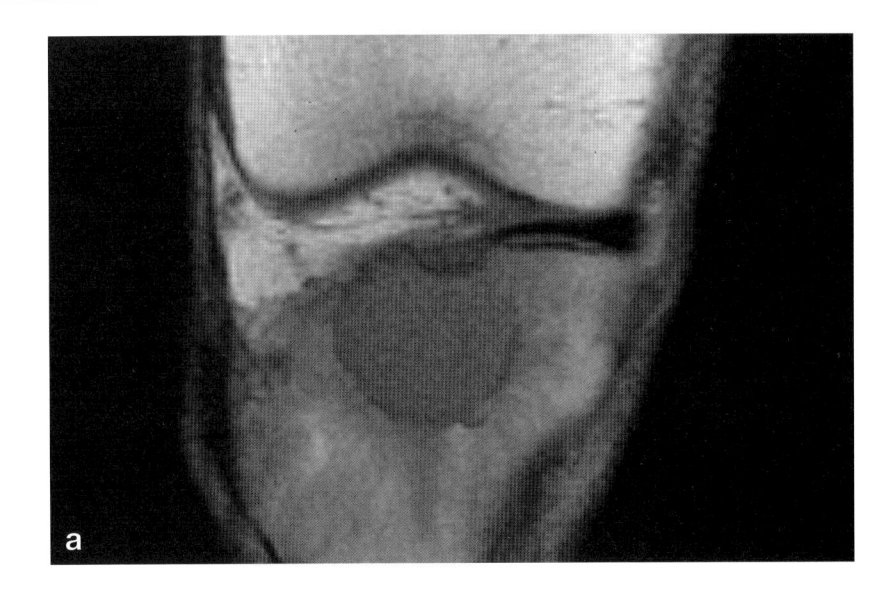

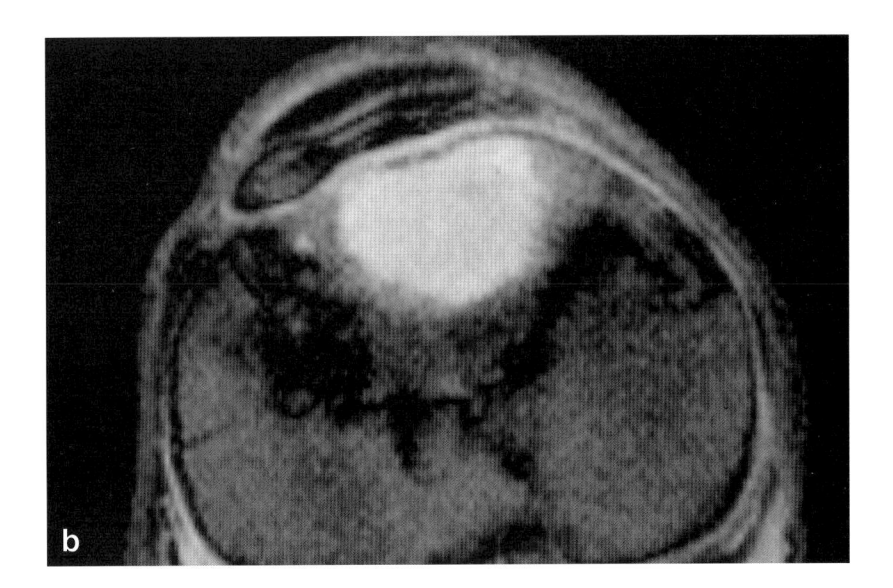

Abb. 17.17. Osteosarkom proximale Tibiametaphyse rechts – histologisch gesichert (15 Jahre, m.)

Koronar T1: Massive Signalminderung der proximalen Tibiametaphyse *rechts* in T1-Wichtung mit knöcherner Konturauftreibung und ausgeprägten Kortikalisunschärfen bzw. beginnender Konturprominenz medial (*Pfeil*). Mit freundlicher Genehmigung Prof. Dr. K.-J. Wolf, Direktor Klinik für Radiologische Diagnostik, Klinikum Benjamin-Franklin, Freie Universität Berlin

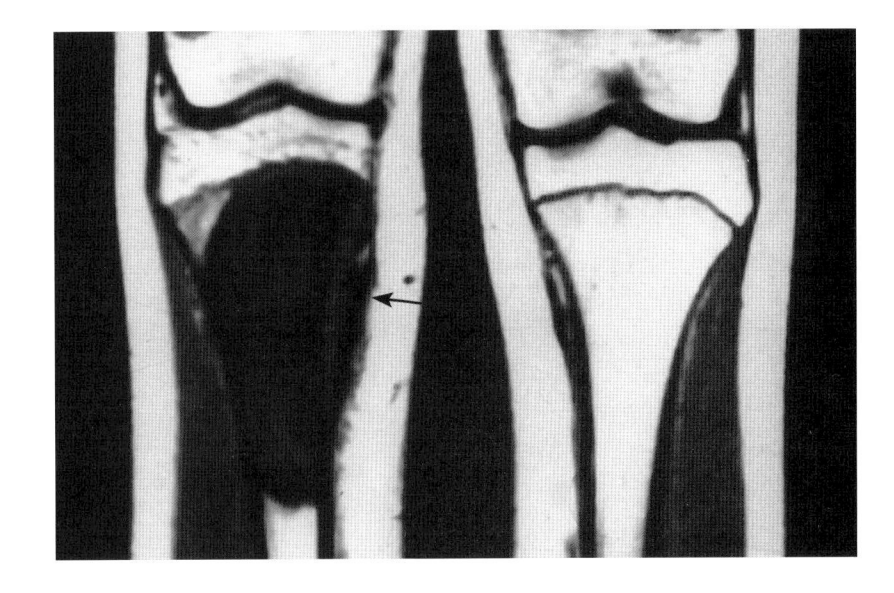

270 Tumoren und tumorähnliche Läsionen

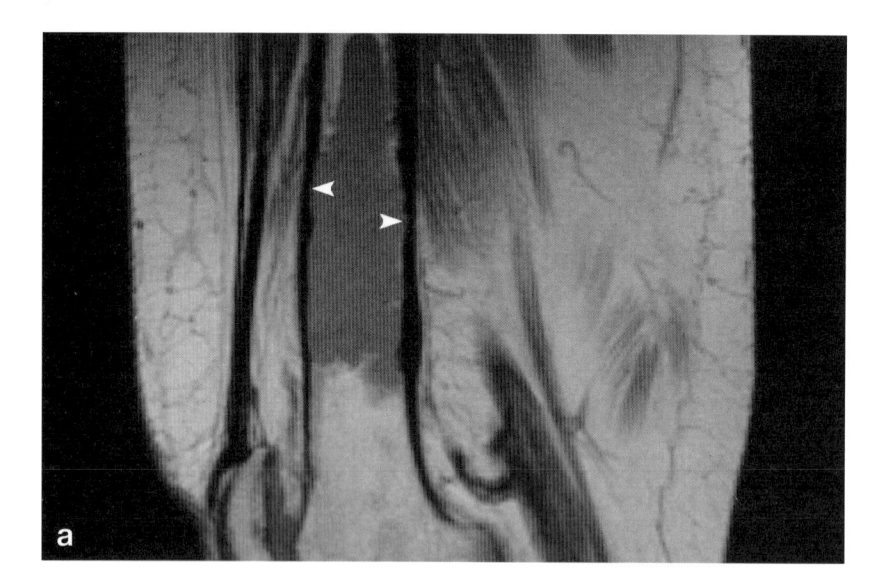

Abb. 17.18 a, b. Plasmozytom distale Femurmeta-/-diaphyse – histologisch gesichert (71 Jahre, w.)

a Sagittal T1; **b** sagittal T2*: Langstreckige Signalminderung in T1-Wichtung, etwas schwächer im Vergleich zur umgebenden Muskulatur. Abschnittsweise Kortikalisausdünnungen ohne Unterbrechung (*Pfeilspitzen*). Deutlich hyperintenses Signal in relativer T2-Wichtung bei flau hypointensen zentralen Anteilen (MR-Verdachts-/Differentialdiagnose Metastase)

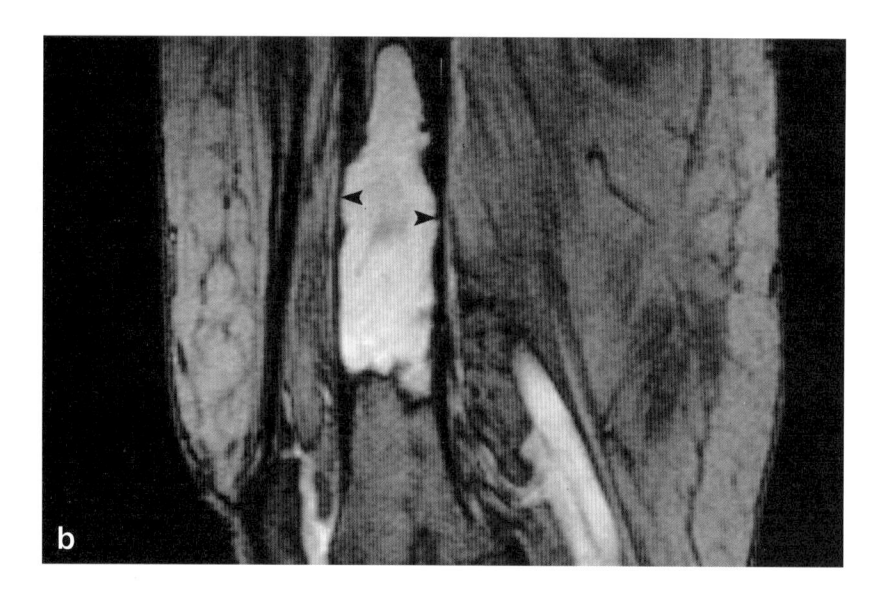

Abb. 17.19 a, b. Metastase distale Femurdiaphyse mit Weichteilinfiltration bei progressivem Schilddrüsenkarzinom – histologisch gesichert (72 Jahre, w.)

a Sagittal T1; **b** axial T1 nach KM-Gabe: Längerstreckige ausgedehnte Signalminderung distale Femurdiaphyse in T1-Wichtung mit Kortikalisunterbrechung ventrobasal (*Pfeilspitze*). Nach KM-Gabe grenzt sich die tumoröse Läsion wesentlich besser von der betroffenen Muskulatur des Vastus intermedius ab (*Pfeil* in **b**). Differentialdiagnose: parossales Osteosarkom

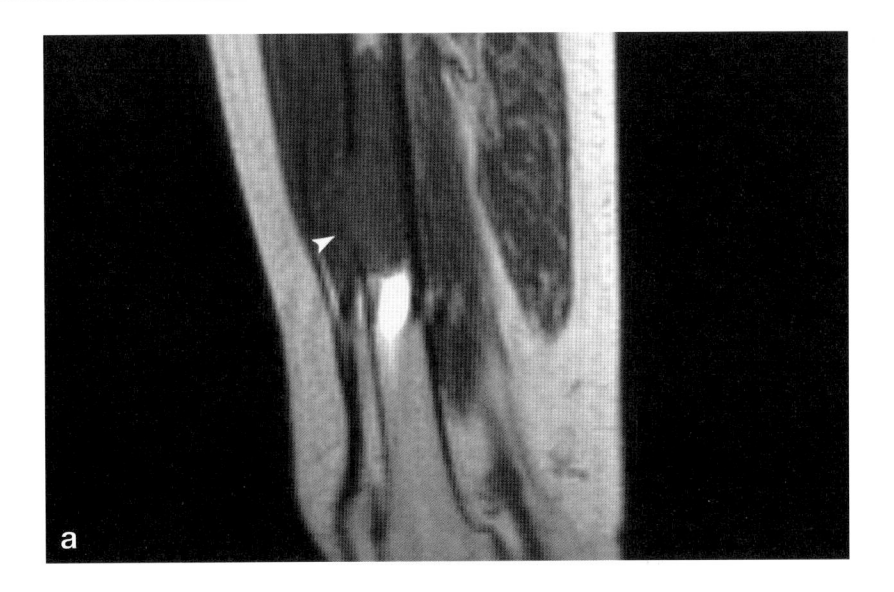

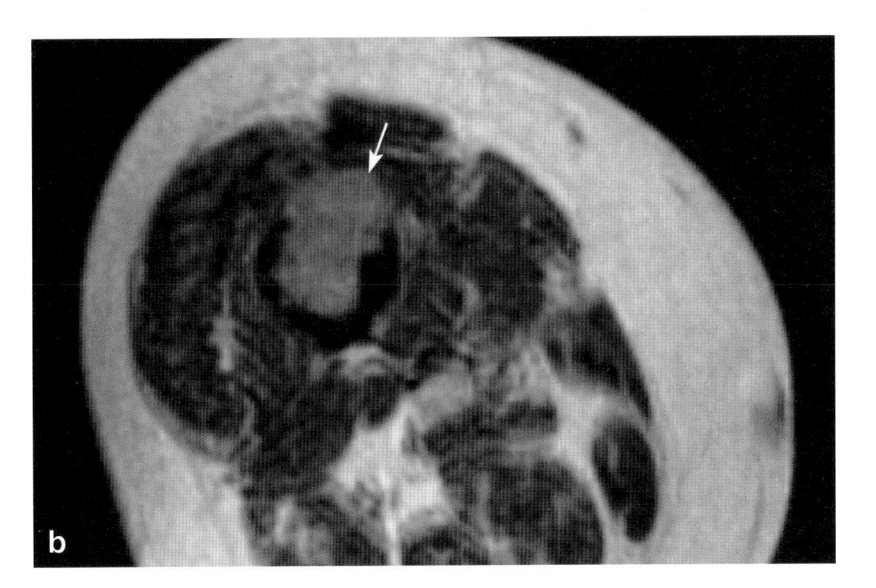

Abb. 17.20. Verstärkte Blutbildung bei hämolytischer Anämie – klinisch gesichert (36 Jahre, w.)

Sagittal T1: Massive muskelisointense Signalminderung des gesamten erfassten Skelettbereichs einschließlich der Patella unter Aussparung lediglich eines kleinen Anteils der ehemaligen distalen Femurepiphyse mit hyperintenserem Signal (*Pfeil*)

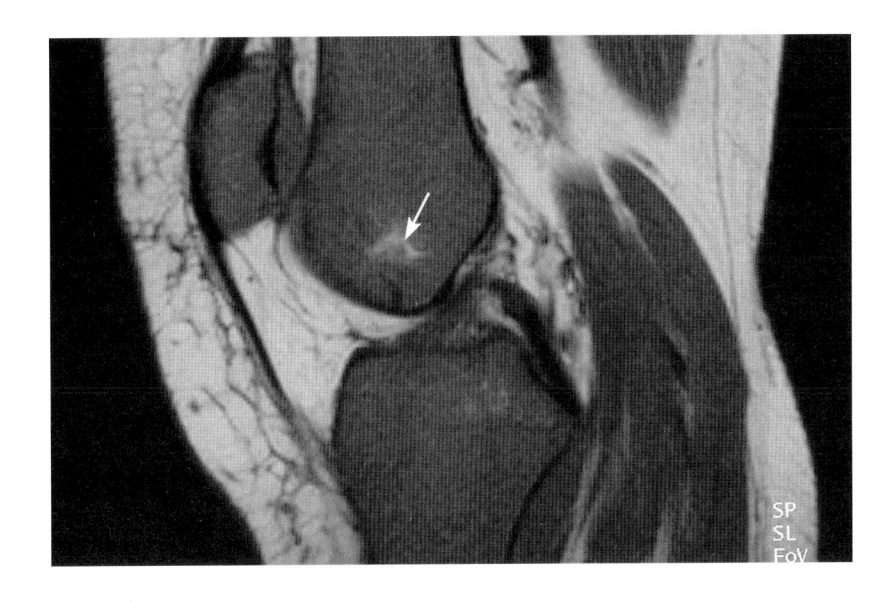

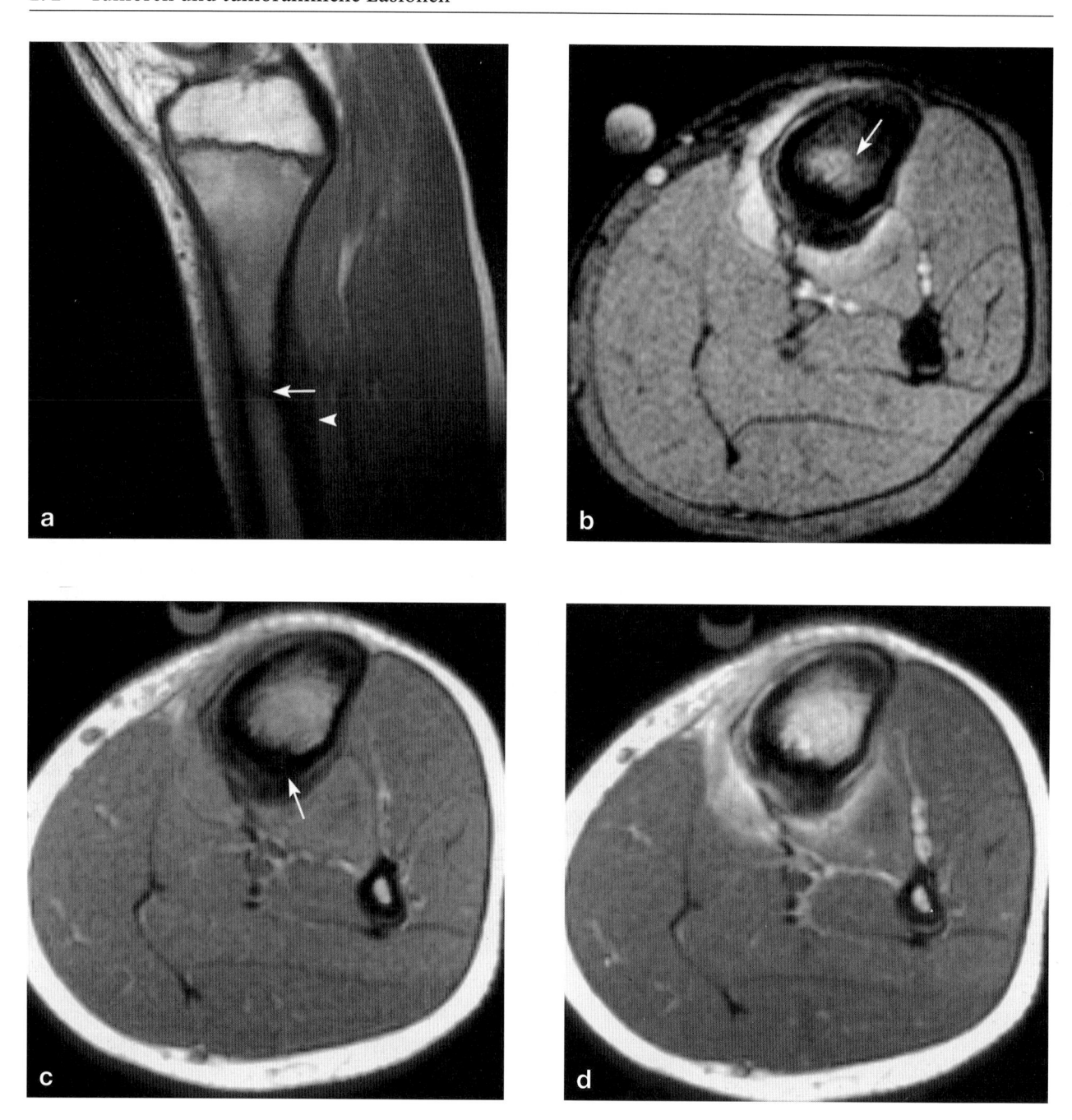

Abb. 17.21 a–d. Tibiaosteomyelitis – histologisch gesichert (12 Jahre, m.)

a Sagittal T1: Lediglich flaue Markraumsignalminderung proximale Tibiameta-/-diaphyse in Nachbarschaft fast horizontaler linearer Signalminderung (*Pfeil*). Manschettenförmige periossale Weichteilsignalminderung (*Pfeilspitze*)

b Axial T2*; **c** axial T1 nativ; **d** axial T1 nach KM-Gabe: Zentral leicht hyperintenser Tibiamarkraum in relativer T2-Wichtung (*Pfeil* in **b**). Lamellenartige Periostabhebung mit ausgedehnt hyperintenser Weichteilumgebungsreaktion (**b**). In T1-Wichtung nativ Markraumsignalminderung nur äußerst flau. Auch hier auffällige lamelläre periossale Reaktion und kleine Destruktion am Tibiahinterrand (*Pfeil* in **c**). Nach KM-Gabe deutliches Enhancement von Markraum und Umgebung einschließlich betroffener Kortikalispartien. MR-Differentialdiagnose: Ewing-Sarkom – hierfür jedoch üblicherweise wesentlich stärkere Marksignalveränderungen und wesentlich stärkere Kortikalisdestruktionen im Hinblick auf die Befundlänge

Abb. 17.22 a, b. M. Paget proximale Tibia – typisches Röntgenbild; histologisch gesichert (56 Jahre, m.)

a Koronar T1; **b** sagittal T1: Strähnige Signalminderung der proximalen Tibia mit ausgedehnten Konturunschärfen seitlich, dorsal und vor allem ventral. Auffälliger manschettenartig verbreiterter Kortikalis- und Weichteilsaum ventral. Abhebung des Patellarsehnenansatzes (*Pfeil* in **b**)

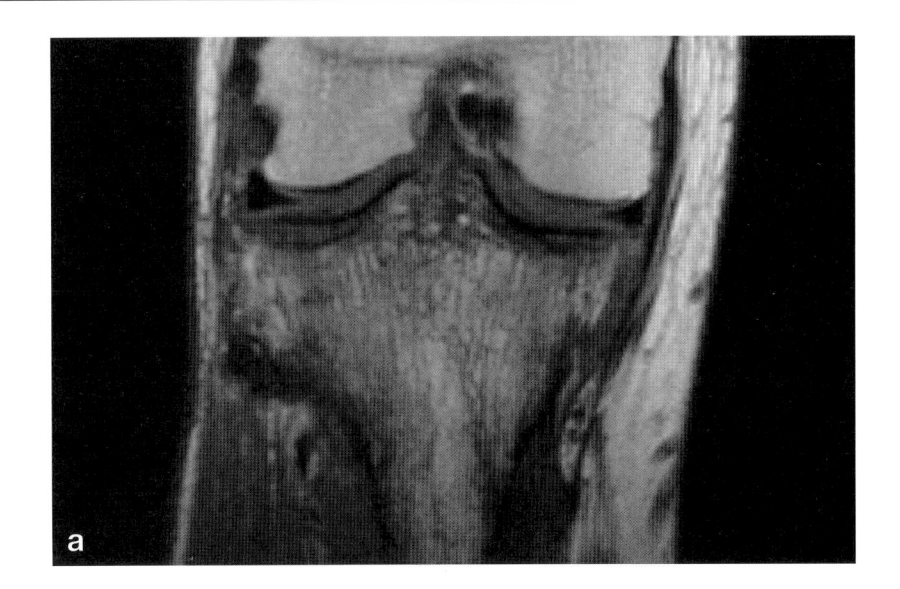

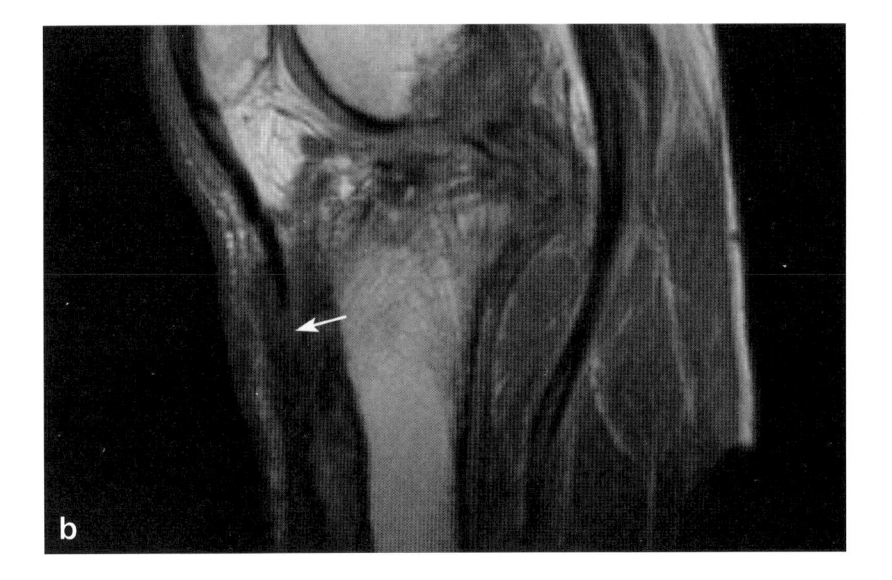

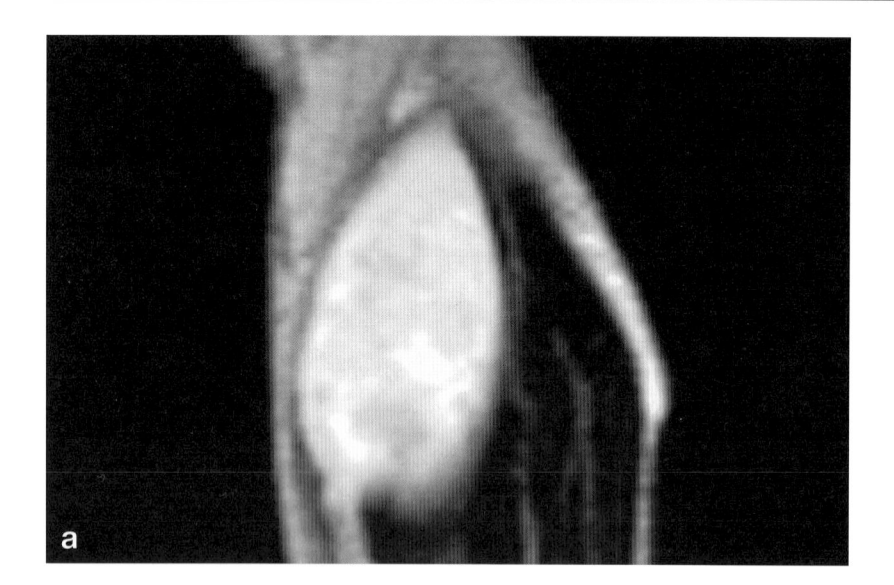

Abb. 17.23 a, b. Altes Hämatom nach Muskelriss – histologisch gesichert (52 Jahre, m.)

a Sagittal T2; **b** axial T1: Ausgedehnte ovaläre, stark hyperintense Formation medialer Gastrocnemiusrand subfaszial in beiden Sequenzen mit flau hypointensen, kaum wahrnehmbaren zentralen Anteilen. MR-Differentialdiagnose: subfasziales Ganglion mit mukösem Inhalt bzw. Liposarkom

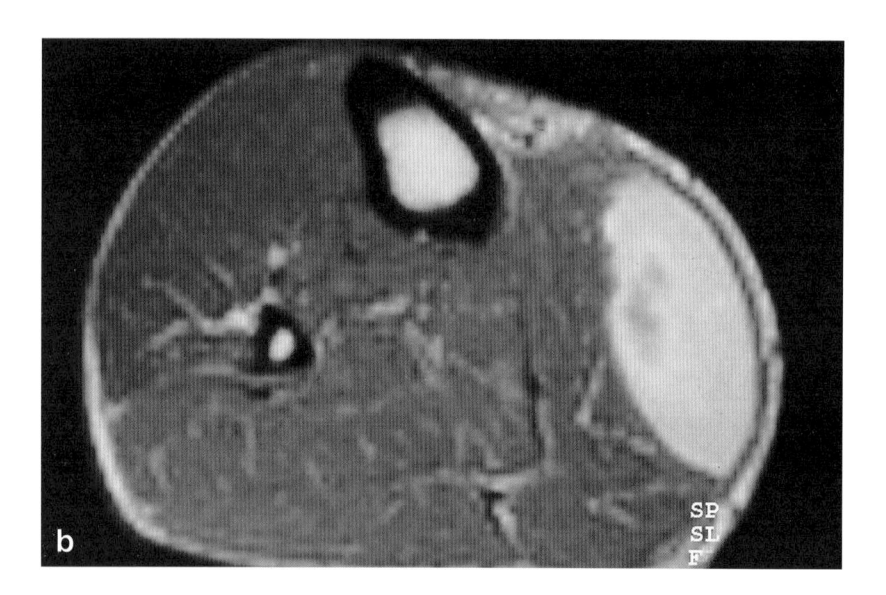

Tumoren und tumorähnliche Läsionen 275

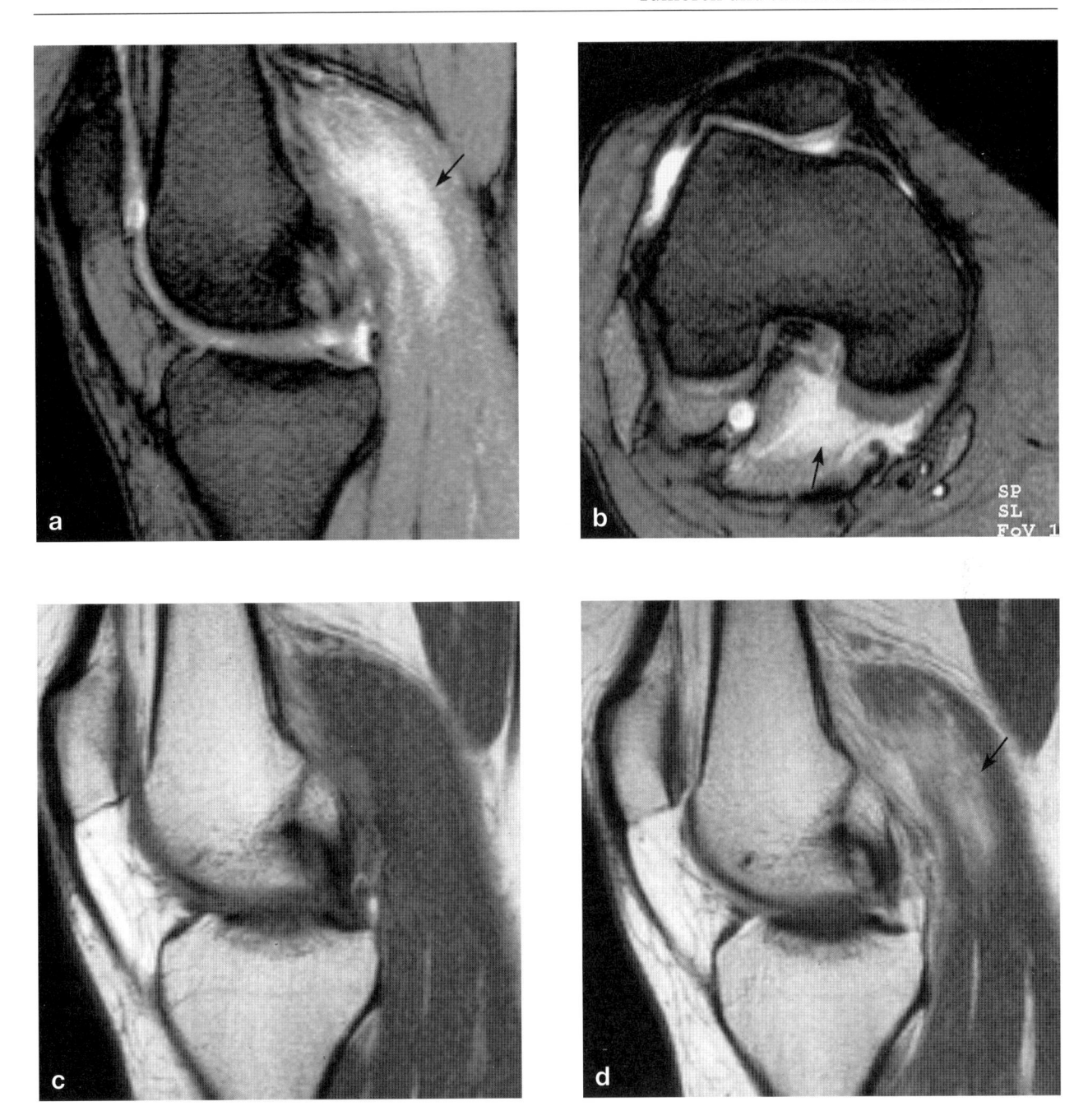

Abb. 17.24 a–d. Proximaler Gastrocnemiuseinriss vor 4 Monaten mit anreicherndem Granulationsgewebe – histologisch gesichert (47 Jahre, m.)

a Sagittal T2*; **b** axial T2*; **c** sagittal T1; **d** sagittal T1 nach KM-Gabe: Innerhalb proximaler Gastrocnemiusabschnitte auffällige flächige bis dreiecksförmige Signalsteigerung in relativer T2-Wichtung (*Pfeile* in **a** und **b**). Bei in T1-Wichtung nativ unauffälligem Befund deutliches, leicht unscharf begrenztes KM-Enhancement (*Pfeil* in **d**). Signal- und KM-Verhalten unter Umständen ähnlich auch bei myogenem Sarkom – hier jedoch in der Regel Läsionsform rundlicher und Befund bzw. Kontrastmittelanreicherungen wesentlich heterogener

276　Tumoren und tumorähnliche Läsionen

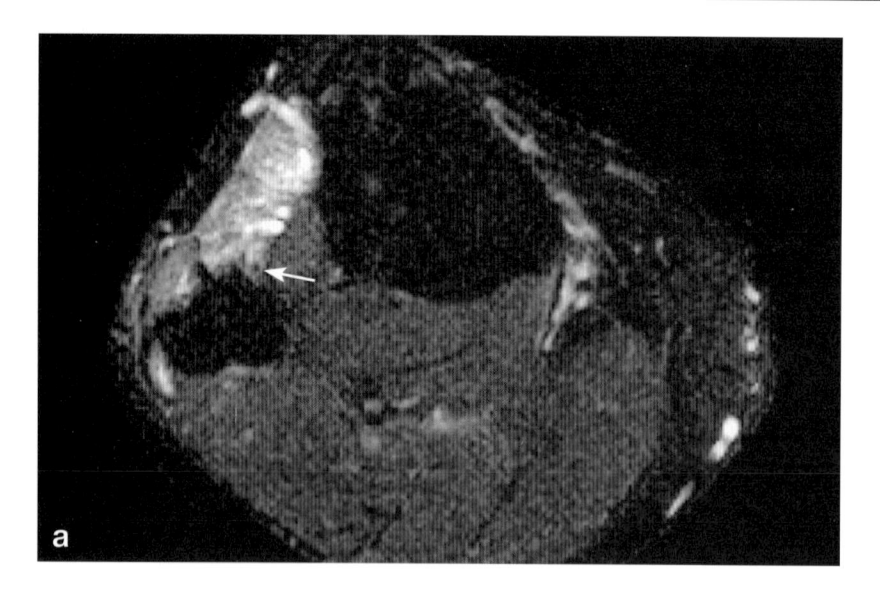

Abb. 17.25 a, b. Muskulärer Reiz Tibialis anterior, Extensor hallucis und Extensor digitorum proximal mit Parese N. peroneus communis/superficialis – keine OP (48 Jahre, m.)

a, b Jeweils axial Inversion Recovery-Sequenz bzw. T2 mit Fettsuppression: Auffällige Signalsteigerung ventraler proximaler Unterschenkelmuskulatur ausschließlich in dieser Sequenz, ohne weitere Auffälligkeit in T1-Wichtung nativ und nach KM-Gabe. Keine umschriebene Raumforderung, jedoch ödembedingte Peroneusalteration wahrscheinlich (*Pfeile*)

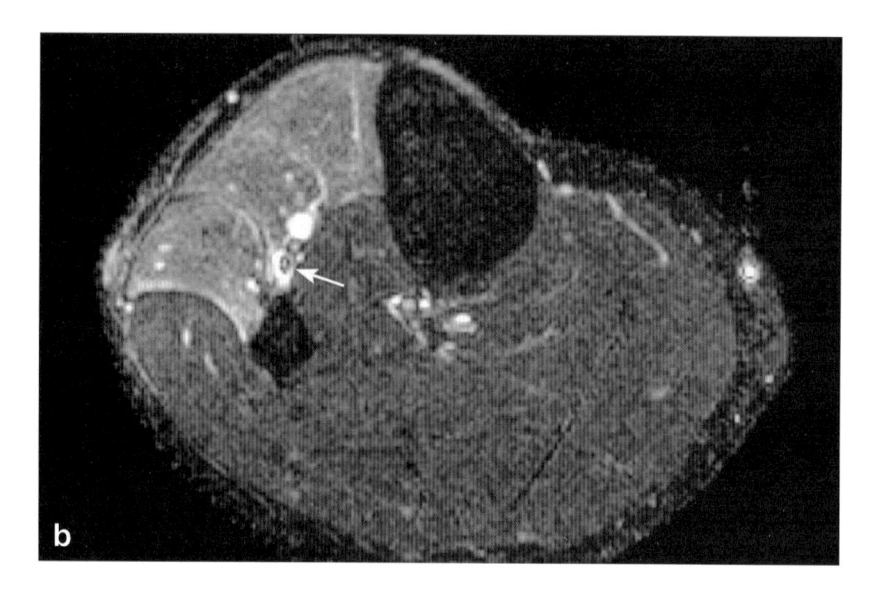

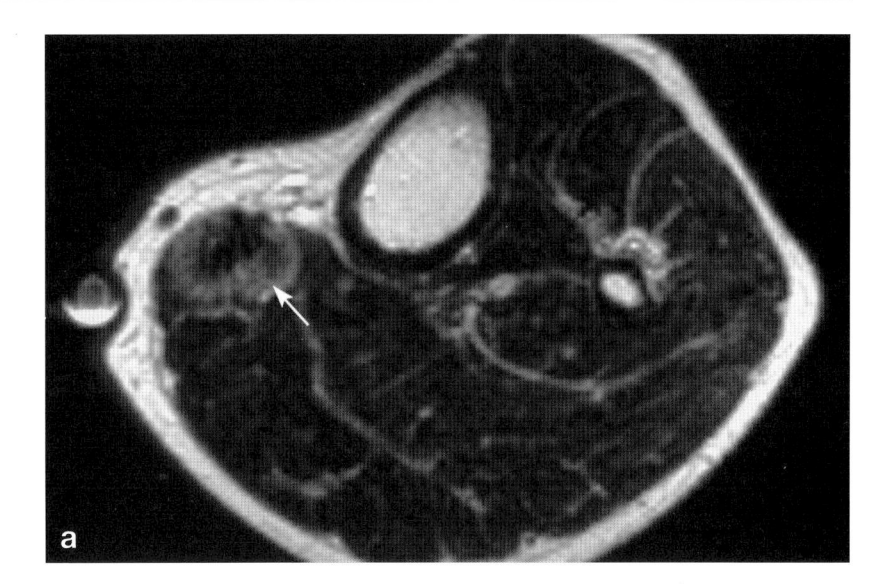

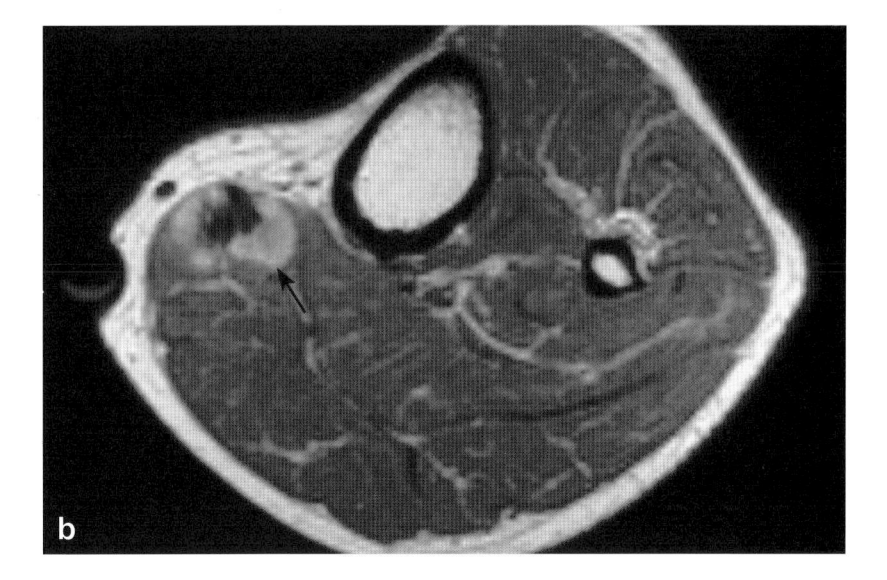

Abb. 17.26 a, b. Intramuskuläre Raumforderung proximaler Unterschenkel medial: histologisch tumorbildende granulomatöse Myositis, in erster Linie Sarkoidose (61 Jahre, w.)

a Axial T2; b axial T1 nach KM-Gabe: Innerhalb ventromedialer Gastrocnemiusabschnitte ovaläre, glatt begrenzte Raumforderung (*Pfeile*) mit mäßig hyperintensem Randsignal in T2-Wichtung (a) bei signalfreiem Zentrum in allen Sequenzen einschließlich der KM-Serie. Bei Nativdarstellung in T1-Wichtung (nicht abgebildet) hinsichtlich der Läsionsperipherie kein nennenswerter Unterschied zum angrenzenden Muskelgewebe. Deutliches Enhancement dieser Randabschnitte nach KM-Gabe. Keine Subkutangewebsreaktion. MR-Differentialdiagnose: fibromatöser Mischtumor, Desmoid; zentral regressiv verändertes Rhabdomyosarkom – bei der letztgenannten Diagnose jedoch KM-Verhalten deutlich inhomogener und Randkonturierungen wesentlich unschärfer

278 Tumoren und tumorähnliche Läsionen

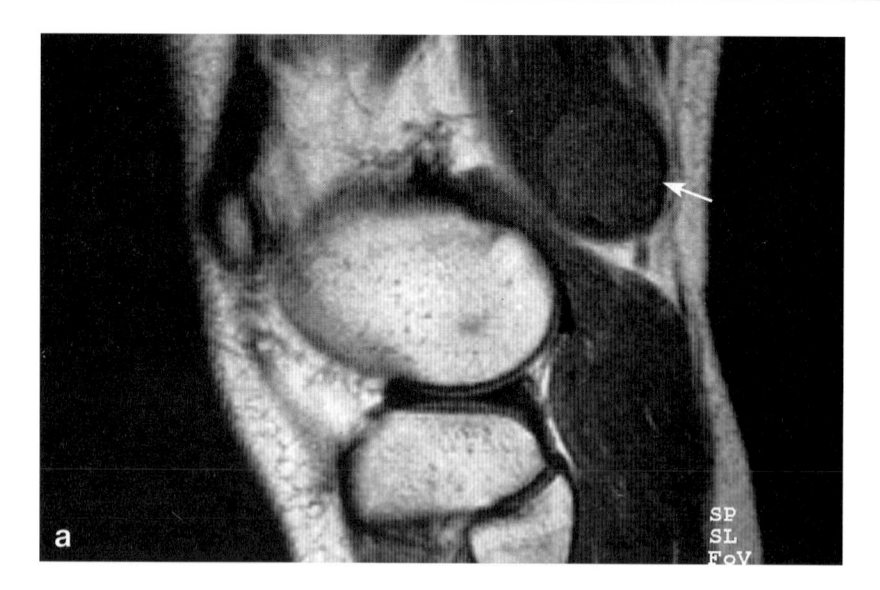

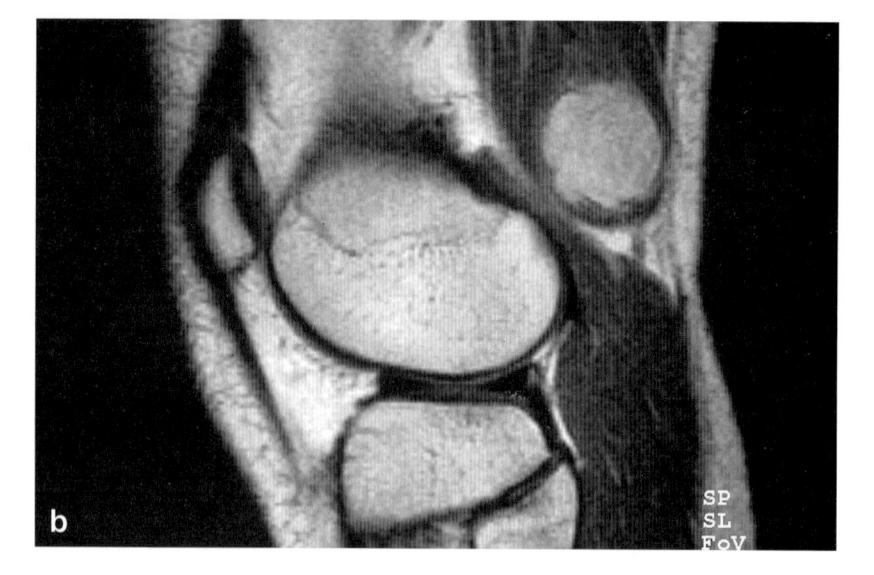

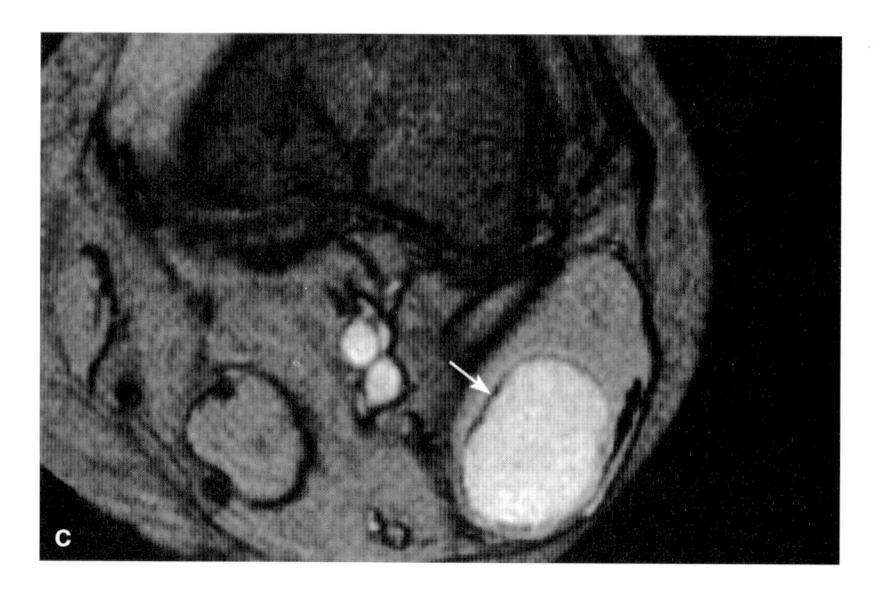

Abb. 17.27 a–c. Intramuskuläre Raumforderung distaler Oberschenkel lateral suprakondylär: histologisch geschwulstartige Myositis ossificans (14 Jahre, w.)

a Sagittal T1 nativ; **b** sagittal T1 nach KM-Gabe; **c** axial T2*: Innerhalb des Biceps femoris gelegene rundliche Raumforderung mit angedeutet signalfreier schaliger Randbegrenzung als Hinweis auf Randverkalkung (*Pfeile* in **a** und **c**). Hypointenses Signalverhalten in T1-Wichtung nativ, etwas hyperintenser im Vergleich zur angrenzenden Muskulatur. Starkes, homogenes Enhancement nach KM-Gabe. Kräftig hyperintenses Signal in relativer T2-Wichtung. MR-Differentialdiagnose: Myxom, Leiomyom – in beiden Fällen jedoch schalige Randverkalkungen untypisch

Abb. 17.28 a, b. Verflüssigtes Atherom paratibial subkutan – histologisch gesichert (43 Jahre, m.)

a Koronar T1; **b** axial T2*: Innerhalb des paratibialen Subkutangewebes medioventral rundliche, flüssigkeitsisointense Signalminderung in T1-Wichtung mit deutlich hyperintensem Signal in relativer T2-Wichtung. Vollständig glatte Berandung. Keine Umgebungsreaktion

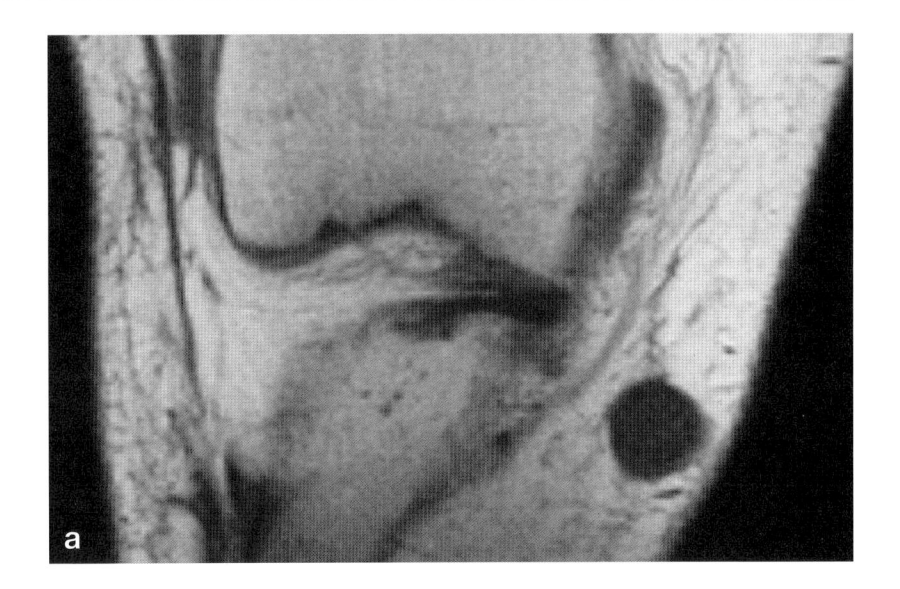

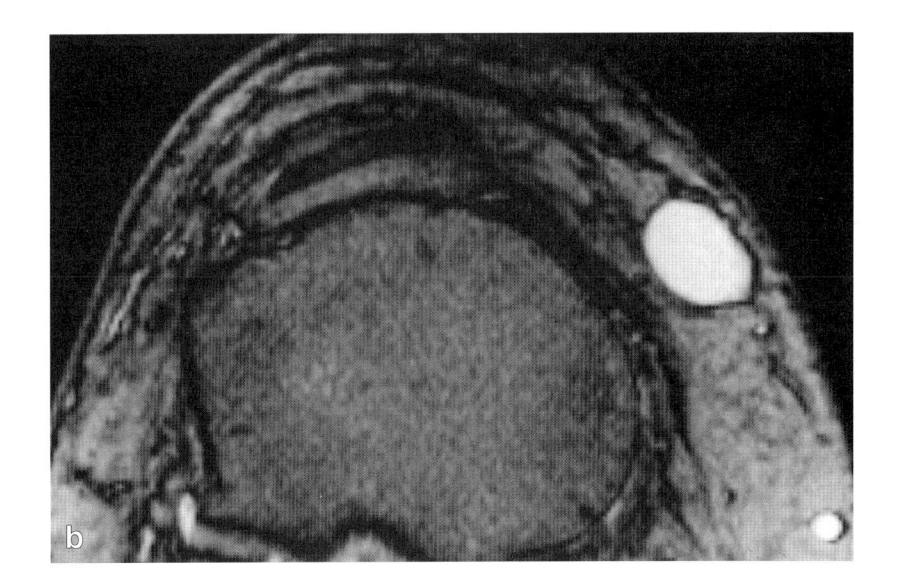

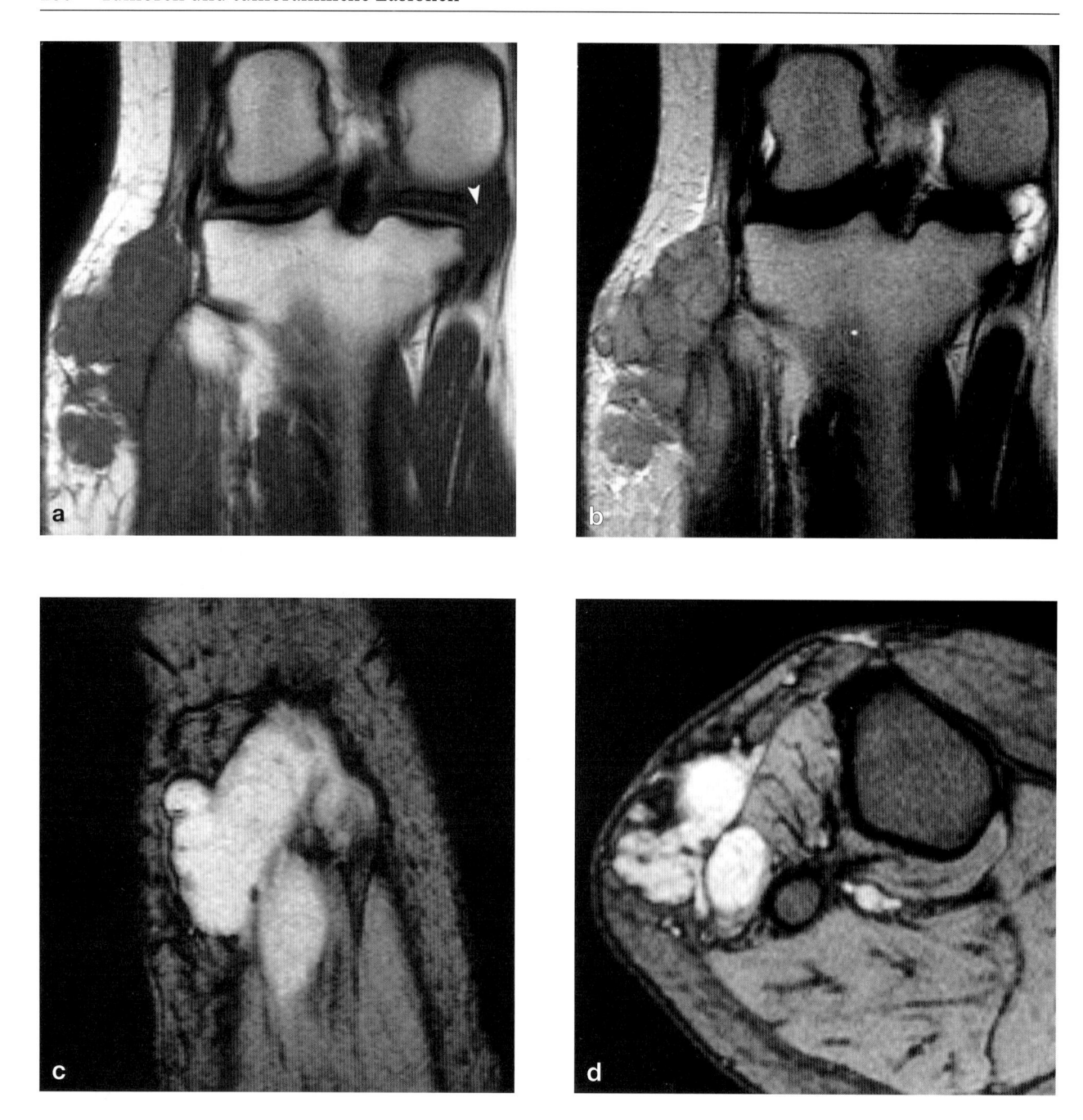

Abb. 17.29 a–d. Synovialsarkom proximaler Unterschenkel lateral subkutan und intramuskulär – histologisch gesichert; mediales Meniskusganglion (55 Jahre, w.)

a Koronar T1; b koronar T2; c sagittal bzw. d axial, jeweils T2*: Paratibial lateral bzw. parafibular gelegene traubenförmige, multipel-teilseptierte Weichteilraumforderung, hauptsächlich innerhalb des Subkutangewebes, mit Ausläufern innerhalb des Peroneus longus bzw. Extensor digitorum ohne knöcherne- oder Gelenkbeteiligung. Signalverhalten in T1-Wichtung deutlich hypo-, fast muskelisointens. In reiner T2-Wichtung intermediäres Signal, deutlich hyperintenser im Vergleich zur angrenzenden Muskulatur bzw. stark hyperintense Signalgebung in relativer T2-Wichtung. Nebenbefundlich Konturunterbrechung des Innenmeniskushinterhorns peripher (*Pfeilspitze* in a). Stark hyperintenses Signal eines angrenzenden medialen Meniskusganglions in reiner T2-Wichtung (b) im Gegensatz zur schwächer hyperintensen lateral gelegenen Tumormanifestation

Abb. 17.30 a–c. Synoviales Hämangiom suprapatellarer Rezessus – histologisch gesichert (14 Jahre, w.)

a Koronar T1; **b** sagittal T1; **c** sagittal T2*: Zum Teil innerhalb, zum Teil auch oberhalb des suprapatellaren Gelenkrezessus traubenartige Signalminderungen in T1-Wichtung mit charakteristischen multiplen, zum Teil baumartig verzweigten tubulären und gewundenen Gefäßstrukturen mit deutlicher Signalsteigerung in relativer T2-Wichtung

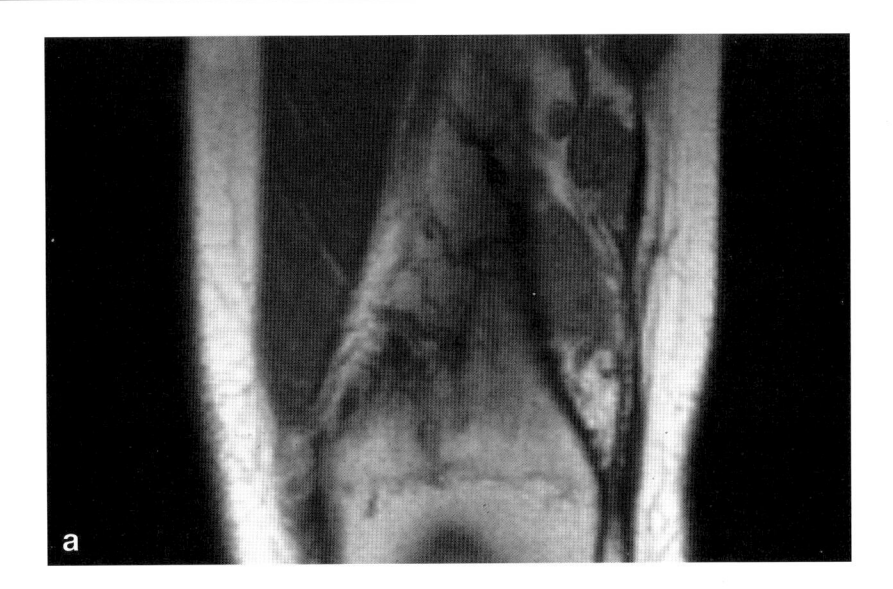

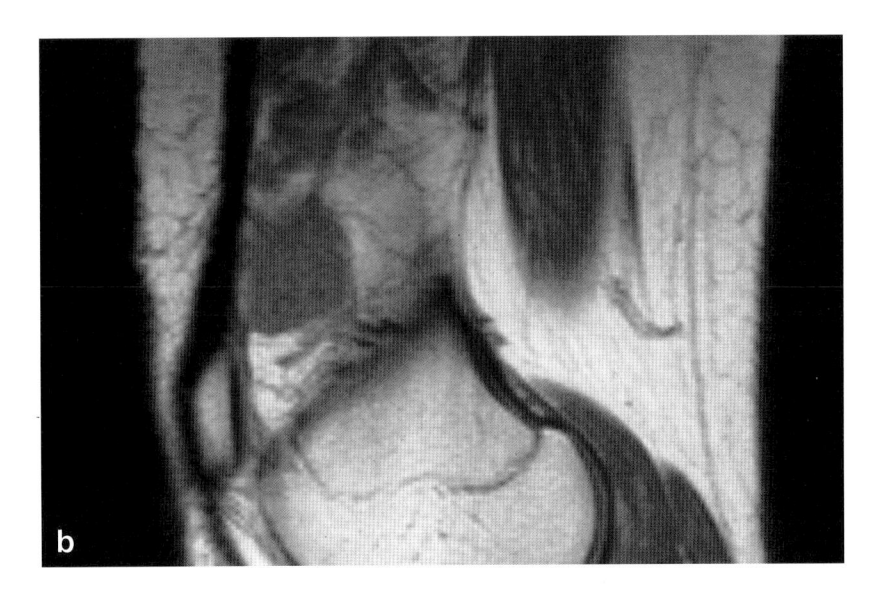

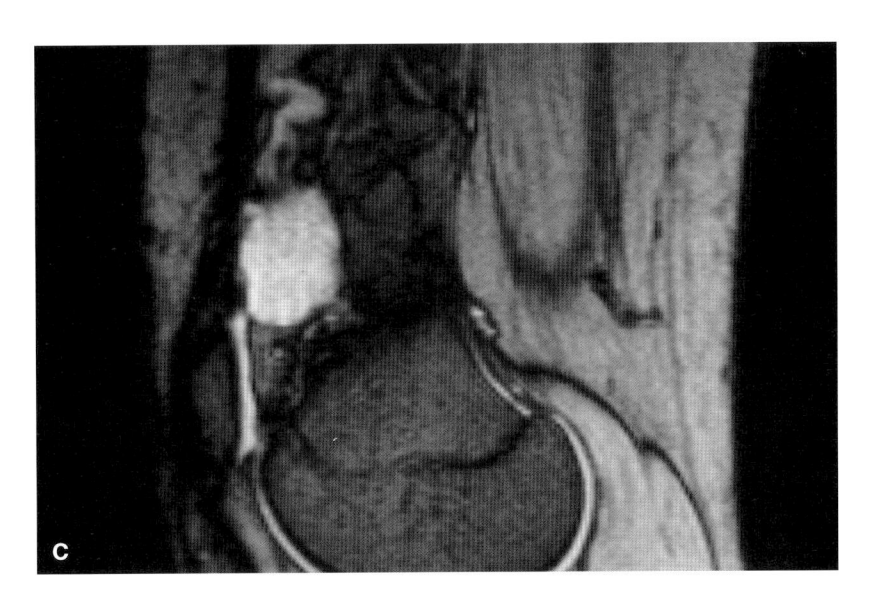

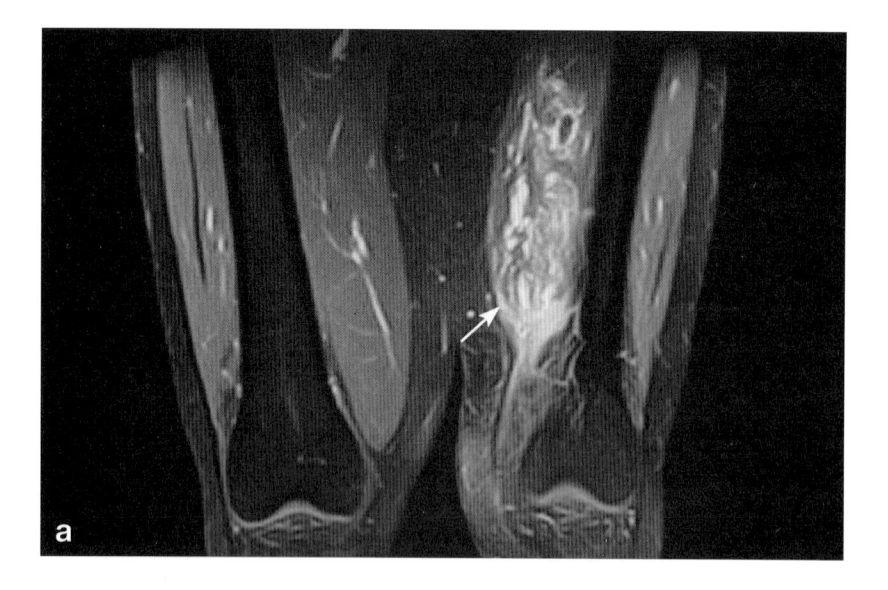

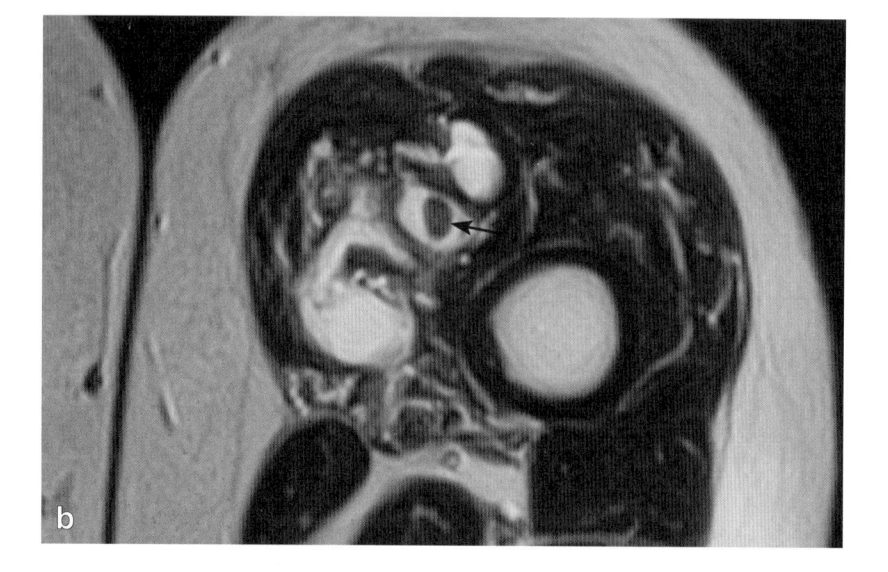

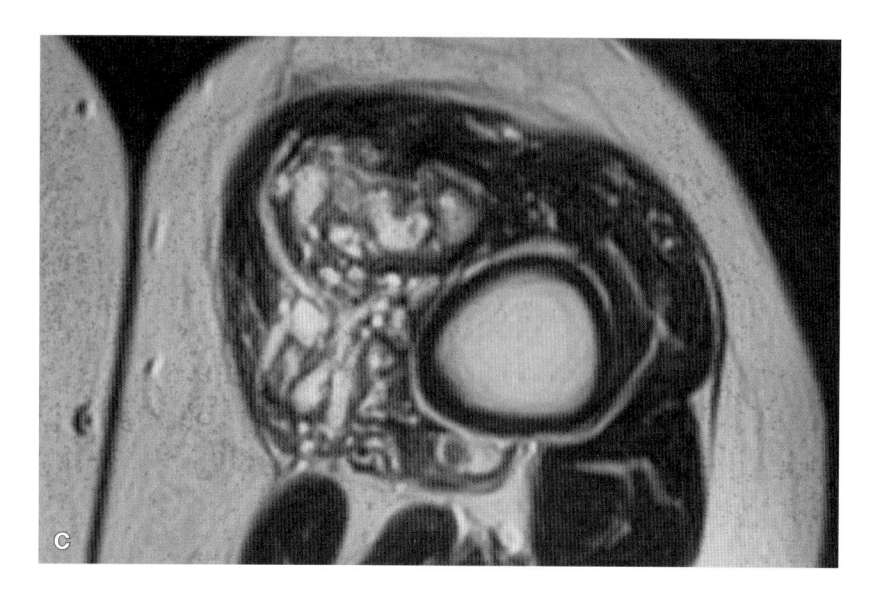

Abb. 17.31 a – c. Hämangiomrezidiv linker Oberschenkel, distale Hälfte medial – histologisch gesichert (32 Jahre, m.)

a Koronar T1 nach KM-Gabe mit Fettsuppression: Ausgedehnte, deutlich hyperintense Gefäßstrukturen und Konvolute linker Oberschenkel medial (*Pfeil*)

b, c Axial T2: Zum Teil erheblich ektatische, stark hyperintense Gefäße innerhalb des Vastus medialis mit C-förmiger Umrahmung des Femurschaftes mediodorsal bzw. ventraler Anteile des Vastus intermedius. Innerhalb lokaler Venektasien kleiner signalfreier Phlebolith (*Pfeil* in **b**). Mit freundlicher Genehmigung Dr. M.-C. Dulce, Radiologische Privatpraxis, MRT im Oskar-Helene-Heim Berlin

Abb. 17.32 a, b. Pigmentierte Synovialitis villonodularis retro-/suprapatellar – histologisch gesichert (30 Jahre, w.)

a Sagittal; **b** axial, jeweils T2*: Flau hyperintense, geschlängelte intraartikuläre Raumforderung retropatellarer bzw. suprapatellarer Rezessus mit dorsalem Synovialkontakt (*Pfeile* in **b**). Punktförmige Signalminderungen am Läsionsober- und Vorderrand (*Pfeile* in **a**). Insgesamt Läsion innerhalb der signalreichen Flüssigkeit gut abgrenzbar

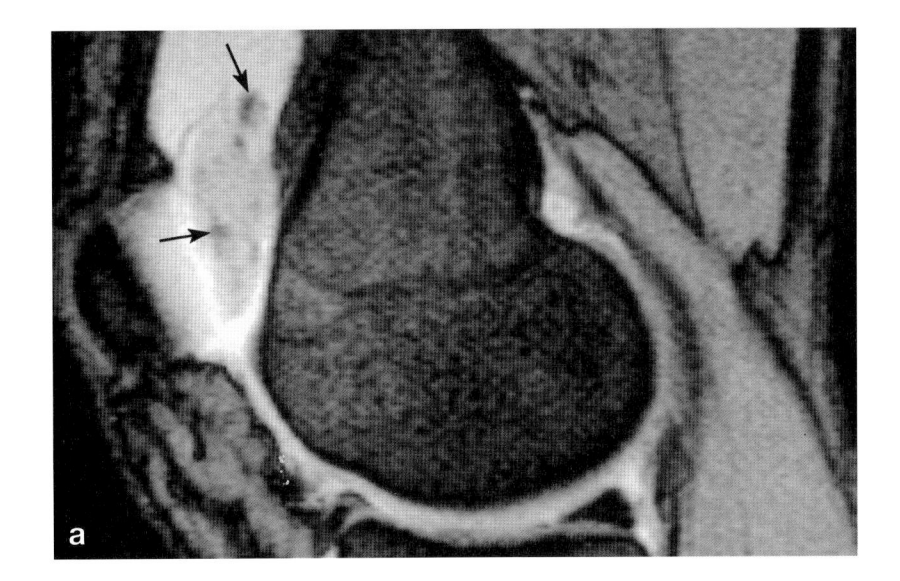

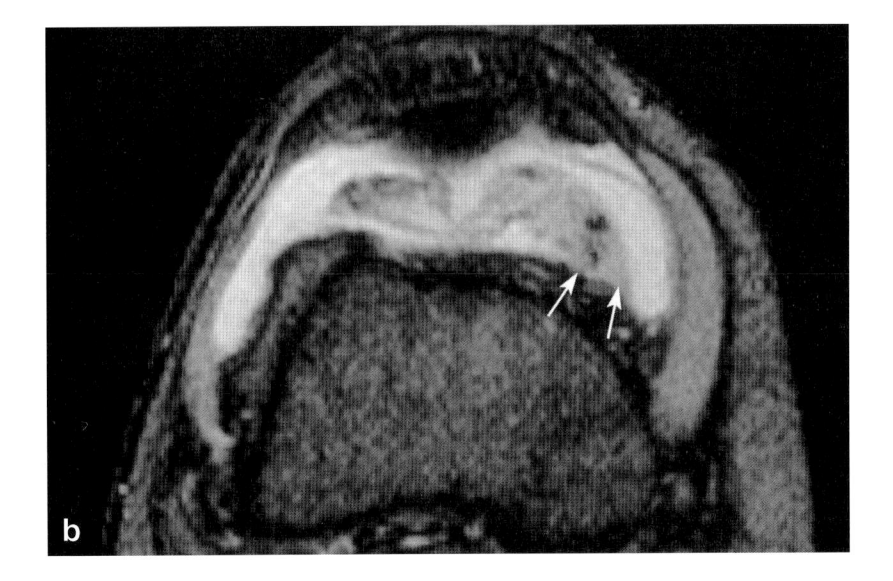

284 Tumoren und tumorähnliche Läsionen

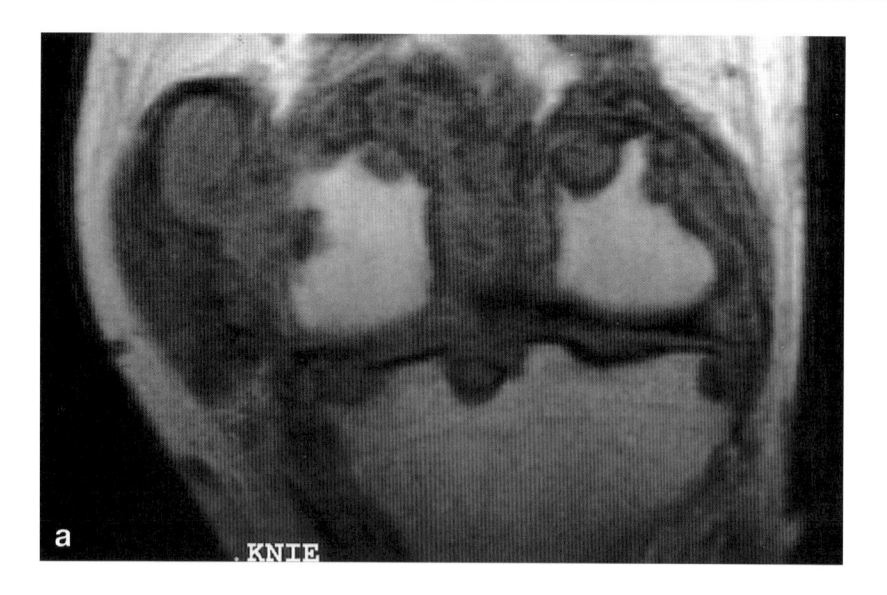

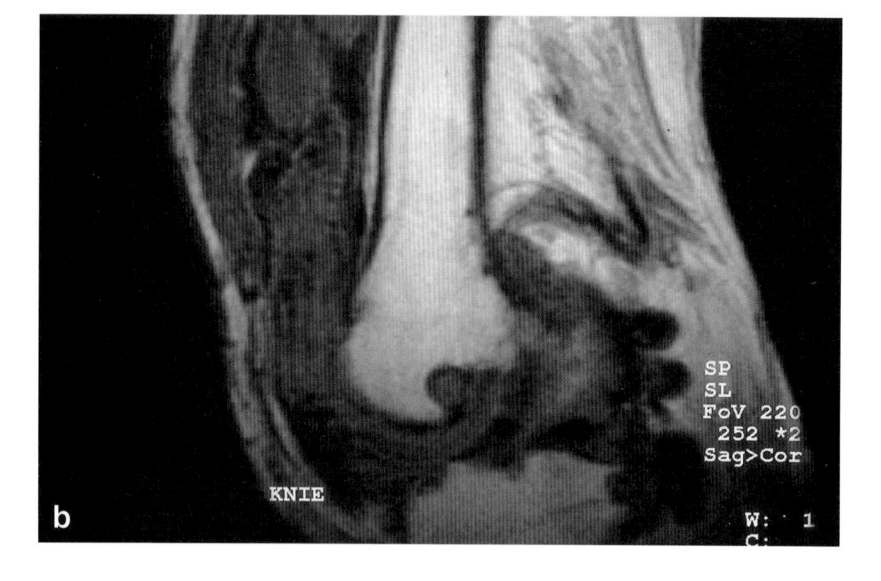

Abb. 17.33 a–c. Pigmentierte villonoduläre Synovialitis mit langsamer Progredienz seit 4 Jahren – histologisch gesichert (30 Jahre, m.)

a Koronar T1; **b** sagittal T1: Multiple kerbenartige knöcherne Konturdefekte kondylär und Tibiakopf mit zum Teil signalfreier Randbegrenzung. Innerhalb des stark distendierten Gelenkbinnenraums multiple knotenartige hypointense Läsionen mit teils signalfreien Randbegrenzungen, teils stippchenförmigen Signalminderungen durch Hämosiderinpräzipitate. Ausgedehnte Flüssigkeitsverklebungen besonders im suprapatellaren Rezessus, proximal davon sowie im kapselnahen Kniekehlenbereich

c Sagittal T2: Stark hyperintense Flüssigkeitsanteile suprapatellar und Kniekehlenweichteile mit zum Teil kleinherdigen intraläsionären Signalminderungen und ausgesprochen signalarmer Darstellung des sonstigen Gelenkbinnenraums

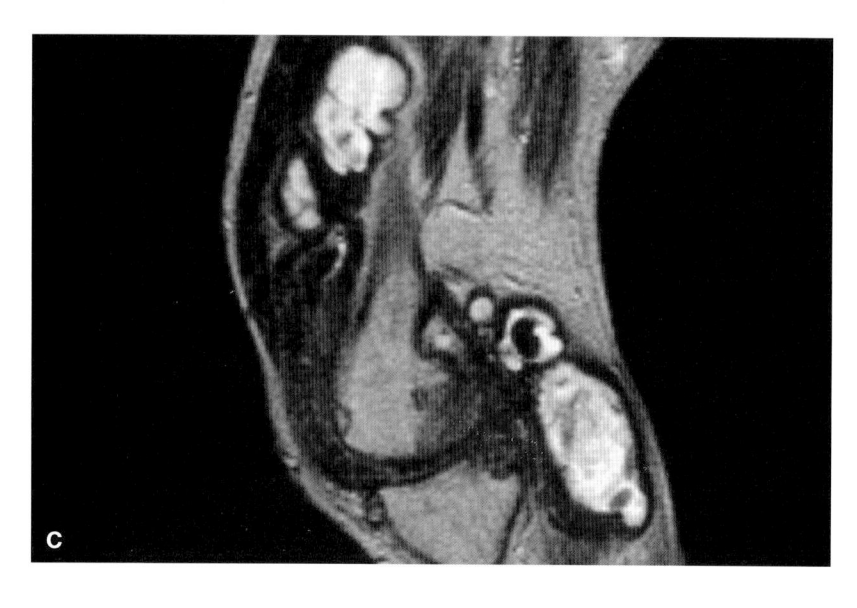

Stichwortverzeichnis

A

Abortiv-*Schlatter* 7
Abschlagfragmente, osteochondrale 83
Abszess 252
ACL (*s.* Kreuzbandplastik, vordere) 57–66
Agenesie, Meniskus 107
Aglietti-Stadieneinteilung, Osteonekrose 215
Ahlbäck-Erkrankung 215
– Krankheitsstadien nach *Aglietti* 215
Anämie 251
– hämolytische 271
Aneurysma 195–196
– echtes 195
– falsches popliteales (*s. auch* Poplitea-Aneurysma) 195, 197–199
– Knochenzysten, aneurysmatische 249, 251, 266
Ankerschrauben 57
Apophysenkern
– der Tuberositas, persistierender 9, 10
– isolierter 145
Area intercondylaris anterior und posterior 105, 131
Arterien/Arteriae (A.)
– A. poplitea 195
– Genikulararterien 195
Arthritis 158, 237–238, 241, 245–246
– chronische Polyarthritis 237
– destruierende 245
– exsudative 241
– Gichtarthritis 237
– Gonarthritis 237
– reaktive Arthritiden 237
– rezidivierende 246
– rheumatoide 158
– Tibiofibulargelenk 245
Arthrofibrose 58
Arthrose
– femorotibiale Arthrose (Kniegelenksarthrose) 215
– Gonarthrose (*s. dort*) 157, 180, 225

– Retropatellararthrose, Grad IV 210
– Sekundärarthrose 249
Atherom 279
Aufklappmechanismen 29
Aussenmeniskus (*s. auch* Meniskus) 131–155
– Ausriss/Einriss 94, 98, 104, 131, 137–146
– – dislozierter Riss 142
– – Ganglion bei zartem Riss 149
– – Hinterhorn, Grad III 137–139
– – – Horizontalriss 138
– – – Riss 137, 139
– – – zarter Einriss 137
– – komplexer Meniskusriss 131
– – Korbhenkelriss, dislozierter 132, 141–146
– – – Doppelkonturzeichen 145
– – – Mehrfachriss 148
– – Meniskusganglion lateral bei peripherem Aussenmeniskuseinriss 190
– – Pseudoriss 133–134
– – Riss 147, 149
– – – Doppelkonturzeichen 147
– – Rissart 132
– – Risskomplikationen 132
– – Scheibenmeniskusriss 153
– – – Mehrfachriss 154
– – Vorderhorn, Grad III 140
– – – Aussenmeniskusganglion bei Vorderhornriss 150
– – – Riss 140, 151
– Degeneration, zentrale 131, 136
– – ausgeprägte zentrale 131
– – Aussenmeniskushinterhorn 136
– – Grad II–III 136
– – diskrete zentrale 131
– Fehlform 132
– Ganglion-/Ganglienbildung 132, 149–151
– Gradeinteilung 131
– Kombinationsverletzungen 107
– Meniskusligament
– – *Winslow* 132
– – *Wrisberg* 132
– MRT-Pitfalls 132
– Popliteasehne 131, 132

– Resektion/Teilresektion 132
– Scheibenmeniskus 132, 146, 148, 152–153
– – Doppelkonturzeichen 146, 148
– – lateraler 152
– – Verkalkung 153
– Verkalkung 153, 155

B

Baker-Zysten 175–193, 226
– abgesackte 175
– mit Beteiligung Bursa sartorii 181–183
– mit Detritus 179
– mit Gelenkchondrom 179, 180
– grosse Zyste 181
– klassische Zyste 176
– Poplitealzyste 175, 176
– Rezidivprognose 177
– Ruptur 176
– Semimembranosusretentionszyste 175
bakterielle Entzündungen 239
Bandverletzungen 84
Barotrauma 231
Beinvenenthrombose 176, 195, 196–200
Belastungsreduktion 202
Blumensaat-Linie 29, 59
Bohrkanalverläufe, Kreuzbandplastik 58
„bone bruise" 83–85
Borrelia 237
Bronchial-NPL, Metastasen 269
Bursa (B.)
– B. infrapatellaris profunda 1
– B. praepatellaris/präpatellare Bursen 157–173
– B. sartorii 181–183
– – *Baker*-Zyste mit Beteiligung Bursa sartorii 181–182
– – Reizzustand 183
– Bursareizzustände 158
Bursitis
– infrapatellaris
– – profunda 6, 9
– – – chronische 173
– – – mit Detritus 173
– – subcutanea 172

Stichwortverzeichnis

Bursitis
– – – chronische 172
– – – teilorganisiertes Hämatom 172
– praepatellaris 159, 170, 171
– – chronische 171
– – mit ventralem Patellaarrosionsdefekt 171

C
Chondroblastom 249, 251
Chondrom 251
– subperiostales 260
Chondromalazie 202
Chondromatose, Gelenkchondromatose 157, 249, 250
Chondropathie/Chondropathia patellae 201–211
– femorotibiale 216, 223–227
– – Grad I 223
– – Grad I–II 223
– – Grad II 227
– – Grad III 224
– – Grad IV 225
– – MRT-Stadieneinteilung 216
– MRT-Gradingsystem 202
– osteochondrale Verletzung 202
– Osteochondrosis dissecans (OCD) 202
– retropatellare 164, 206–211
– – Grad I 206
– – Grad II 206, 207, 211
– – Grad II–III 207, 208
– – Grad III 209
– – Grad IV 209, 210
– Stadieneinteilung nach *Outerbridge* 201
– transchondrale Verletzung 202
Corpus adiposum infrapatellare 157

D
Desmoid 252
Detritus 173, 176, 179
Dissekat 157, 215, 216
– Vitalitätskontrolle 215
Dissekat
– Entfernung 202
– Refixation 202

E
Enchondrome 231
Einklemmungserscheinungen 157
– Meniskusriss 105
Einschichtenregel 106
Enchondrom 232, 251, 261–265
Entwicklungsirregularitäten 216
entzündliche Veränderungen 237–248
– Abszess 252
– bakterielle Entzündungen 239

– granulomatöse Entzündungen 252
– Myositis 252, 277–278
– Patellarsehne 3
Epitheloidsarkom 252
Erguss 105
Ermüdungsfraktur (*s. auch* Frakturen) 84
Ersatz, hinteres Kreuzband 44
Exostose, kartilaginäre (*s. dort*) 250–251, 254–256
Exostosenwachstum 251

F
Fabella 193
Fehlinsertion 58
femorotibiale
– Arthrose (Kniegelenksarthrose) 215
– Chondropathie (*s. dort*) 216, 223
– Degeneration 215–230
Femur
– Fraktur 92
– Osteomyelitis, chronische 247–248
Fettgewebsnekrose 162
Fibrom, nichtossifizierendes Knochenfibrom 251–252, 257–259
Fibrosarkom 252
Fibrose/Fibrosierung
– Arthrofibrose 58
– Plicafibrosierung 157
– Quadrizepssehne, Ansatzfibrose 27
– vorderes Kreuzband, Fibrosezonen 31, 41
Fibulaköpfchen, Infraktion 97
Fistel, subkutane 248
Fistelgänge 238
Fixateur externe 248
Flap, Erkennen von 202
Fossa intercondylica, Vorderkante („notch") 29
Frakturen 83–104
– „bone bruise" 83–85
– chronische 84
– echte 84
– Ermüdungsfraktur 84
– Femurfraktur 92
– Kompressionsfraktur 83
– osteochondrale 90, 157
– Patella 15–16, 86–87
– – kaudale Patellafraktur 16, 161
– – Mikrofraktur 86
– – Patellaspitzenfraktur 15–16
– – Patellamikrofraktur 86
– – pathologische 84
– – Tibia-Infraktion/Mikrofraktur 96
– – Tibia-Marschfraktur 99
– – Tibiakopf 38, 94–98
– – Impressionsfraktur 94–95
– – Infraktion 97
– – Mikrofraktur 98
freie Gelenkkörper 157–173, 202

G
Ganglien/Ganglion-/Ganglienbildung 175–193
– Aufbau 176
– Aussenmeniskus 132, 149–151
– großes Ganglion tibiofibulares Gelenk 184
– *Hoffa*-Ganglion 167–168
– Innenmeniskus 106, 124–125
– intraartikuläres Ganglion 170
– intraossäre 175
– Kapselganglion (*s. dort*) 125, 185–188
– Kniekehlenganglien 175
– Meniskusganglion 175, 176, 189, 280
– teilseptierte 158
Gangliogenese 175
Gastrocnemiuseinriss 275
Gefäßverletzungen 195
Gelenkchondrom 158, 179, 180, 191, 192
Gelenkchondromatose 157, 249, 250
Gelenkkapselhernie 175
Gelenkkörper, freie (*s. dort*) 157–173, 202
Gelenkosteotomie 158
Gelenktuberkulose 238
Genikulargefäße 67
– arterielle 195
Genu
– valgum 216
– varum 216
Geröllzystenbildung 202
Gichtarthritis 237
Gonarthritis 237, 243–244
– pannöse 243–244
Gonarthrose 157, 180, 225
– aktivierte 225
granulomatäse Entzündungen 252
– Myositis, granulomatöse 277

H
Hämangiom 249, 251, 281–282
– intraartikulärer Sitz 251
– synoviales 281
Hämangioperizytom 252
Hämarthros 30, 84, 88
– Lipohämarthros 93
Hämatom nach Muskelriss 274
Hämosiderinablagerungen 158, 250, 251
Herdanbohrung, antegrade 202
Hiatus popliteus 132
hinteres Kreuzband 43–56
– Ausrisse, knöcherne 43, 54–56
– Außenkonturveränderung 43
– Begleitverletzungen 44
– Binnenstrukturunregelmäßigkeiten 43

– Ersatz 44
– intraligamentäre Signalsteigerungen 43
– Kaliberänderung 43
– Kombinationsverletzungen 43
– MRT-Pitfalls 44
– MRT-Stadieneinteilung 44
– paraligamentäre Veränderungen 43
– Plastik, hintere Kreuzbandplastik (s. dort) 57–66
– Rekonstruktion, Indikation 44
– Ruptur/Einriss
– – alte Ruptur 54
– – diskreter Teileinriss 47
– – Grad II–III (subtotale) 49–50
– – Grad III 51–54
– – Komplettruptur 44
– – Teilruptur 44
– – Verletzungsmechanismus 43
– – Zerrung/zentraler Minimalriss/ Läsion/Distorsion 44, 47
– – Grad I-Läsion 47–48
– – Grad I–II-Läsion 49
– – Grad II-Distorsion 35
Hinterhorn
– Aussenmeniskus (s. dort) 137–139
– Innenmeniskus (s. dort) 109–119, 123, 178, 227–229
Histiozytom, malignes fibröses 252
Hoffa'itis 158, 163
Hoffa-Erkrankung 157
Hoffa-Fettkörper/-läsionen 1, 157–173
– Ausriss/Einrisse 158, 160–162
– – ausgedehnte Einrisse 161
– – Riss 161
– Einklemmungserscheinungen 160
– Fettkörperhypertrophie 157
– normaler Fettkörper 160
– suprapatellarer Fettkörper 169
– Synovialom, *Hoffa*-Hinterrand 165
Hoffa-Ganglion 167–168
Hypernephrom, Metastasen 268

I
Index von *Insall* und *Salvati* 1
Innenbandverletzungen 67
Innenmeniskus 105–129, 178, 180
– Ausriss/Einriss 105–106, 180
– – Einklemmungserscheinungen 105
– – Hinterhorn, Grad III und Grad IV 111–119, 178, 227–229
– – – ausgedehnter Riss 115–116
– – – diskreter Riss bei Scheibenmeniskus 112
– – – Horizontalriss 114
– – – komplexer Riss 116–118
– – – Rest-/Rezidivriss 127
– – – Riss 111, 113, 178, 227–229

– – – Vertikalriss bei Scheibenmeniskus 119
– – komplexer Meniskusriss 106
– – Korbhenkelriss, dislozierter/ fragmentierter 120–122
– – Rezidiveinriss 106, 107
– – Rissart (s. dort) 106
– – Rissformen (s. dort) 105
– – Risskomplikation 106
– – Rissreste 128
– – Rissverlauf 106
– – Scheibenmeniskus, Einriss 106, 112, 119
– Degeneration, zentrale 105–106, 109–111
– – ausgeprägte zentrale 106
– – diskrete zentrale 106
– – Innenmeniskushinterhorn 109–111
– – – Grad I 109
– – – Grad II 110
– – – Grad III 111
– Fehlform 106
– Ganglion-/Ganglienbildung (s. dort) 106, 124–125
– Gradeinteilung 105–106, 109–111
– Kombinationsverletzungen 107
– Meniskus-Agenesie 107
– MRT-Pitfalls 107
– Poplitealsehne 67
– postoperative Befunde 106
– Refixierung 107
– Regenerat, Innenmeniskus 128–129
– – Innenmeniskushinterhorn 129
– Resektion/Teilresektion 107
– – Resektionsdefekt Innenmeniskushinterhorn 126
– Verkalkung 155
– Verknöcherung, Innenmeniskushinterhorn 123
– Zeichen 105
Insall, Index von *Insall* und *Salvati* 1
Insertionstendopathie 1, 3
Instabilität 31
Interferenzschrauben 57
ischämische Veränderung 195

J
„jumpers knee" (Patellaspitzensyndrom) 2, 3, 18–19

K
Kapselganglion 125, 185–188
– ausgedehntes 125
– intraartikulär 186
– lateral 185
Kapselkalk 193
kartilaginäre Exostose 250–251, 254–256

– Knorpelkappe 251
Kniegelenksarthrose (femorotibiale Arthrose) 215
Kniegelenksluxation 195
Kniekehlenganglion 175
Kniekehlengefäße 195–200
– Verletzung 195
Knochendefekte, subchondrale 238
Knochenfibrom, nichtossifizierendes 251–252, 257–259
Knocheninfarkt 231–235
– frischer 251
– multiple Knocheninfarkte 235
– Ödemphase 233–234
– subkortikale entzündliche Läsion 246
Knochenkontusion 230
Knochenmetastasen/primäre ossäre Sarkome (s. auch Tumoren) 251
Knochennekrosen, aseptische 157
Knochentunnel, Kreuzbandplastik 57
Knochenunterfütterung 202
Knochenzyste (s. auch Zysten) 231, 266–267
– aneurysmatische 249, 251, 266
– juvenile 251
Knorpelulzera 202
Kollateralband, mediales und laterales 67–81
– Ansatzausrisse, laterales Kollateralband 67
– – femoral 67
– – fibular 67
– Ansatzruptur 69
– Aussenkonturveränderung 68
– Binnenstrukturunregelmäßigkeit 68
– chronische Verletzungen 68
– Kaliberänderung 68
– Komplettruptur 68
– MRT-Stadieneinteilung 68
– paraligamentäre Veränderung 68
– Riss/Ruptur, mediales Kollateralband, Grad III 76, 98
– Risslokalisation 69
– Teilruptur / riss
– – laterales Kollateralband (subtotaler Riss) 77–81, 98
– – – chronischer Teilriss 78
– – – Grad I–II 77–80
– – – Grad II 98
– – – Grad II–III 81
– – mediales Kollateralband (subtotaler Riss) 68–75
– – – Grad I 70–71
– – – Grad I–II 73
– – – Grad II 71, 74
– – – Grad II–III, meniskoligamentäre Separation 72, 75
– Zerrung/zentraler Minimalriss 68

Kollateralkreislauf 195
Kompartmentsyndrom 195
Kompressionsfraktur (s. auch
    Frakturen) 83
Kontrastmittelgabe (KM-Gabe)
- entzündliche Veränderungen
    237–238
- femorotibiale Degeneration,
    spontane Osteonekrose 215
- *Hoffa*-Fettkörperläsionen, freie
    Gelenkkörper, präpatellare Bursen
    157–158, 165–166
- Knocheninfarkt 231
- komplexe Traumata, Frakturen,
    Patellaluxation 83
- Tumoren 250
- villonoduläre Synovialitis 251
Kortikalisarrosionen 250, 251
Kortikalisunterbrechungen 83
Krabbenfleischaspekt 202
Kreuzband 57
- Ersatzplastiken, heterologe 57
- hinteres (s. dort) 43–56
- Homologe 57
- Transplantate, autologe 57
- vorderes (s. dort) 29–42, 96
Kreuzbandaplasie 31
Kreuzbandnaht 41
Kreuzbandplastik, vordere
    [ACL-Plastik] (und hintere
    [PCL-Plastik]) 57–66
- anatomische Ansatzpunkte 59
- Ansatzpunkte 57
- Atrophie, ACL-Plastik 63
- Außenkonturveränderung,
    ACL-Plastik 58
- Binnenstrukturunregelmäßig-
    keiten, ACL-Plastik 58
- Bohrkanalverläufe 58
- Fremdgewebsimplantate,
    ACL-Plastik 57
- intakte ACL-Plastik 61
- Kaliberänderung, ACL-Plastik 58
- Knochentunnel 57
- Kreuzbandersatzplastik 57–58
- – Versagen 58
- MRT-Stadieneinteilung 58
- Narbenbildung 58
- ödematöse ACL-Plastik 61
- paraligamentäre Veränderung,
    ACL-Plastik 58
- reizlose Plastik 57
- Rezidiveinriss, PCL-Plastik 66
- Ruptur 58, 63–65
- – ACL-Plastik 64
- – ACL- und PCL-Plastik 65
- – Rerupturen 58
- – teilrupturierte 63
- – Telosplastik, ACL 62
- Verankerung 57
- Verankerungspunkte 58

L
Lachman-Test (Schubladentest) 31
Leukämie 251
Ligamentum (Lig.)
- Lig. arcuatum 67
- Lig. *Humphry* 43
- Lig. meniscofemorale posterius
    und anterius 131
- Lig. patellae 1, 21
- Lig. transversum genus 105
- Lig. *Winslow* 132
- Lig. *Wrisberg* 43, 132
Lipohämarthros 93
Lipome 249, 252
Liposarkom 252
Lungenembolie 195
Luxation, Patellaluxation (s. dort)
    83–104

M
Markraumsklerosierung 84
Marsch-/Ermüdungsfraktur, Tibia
    99–101
Mausbett 216
meniskoligamentäre Separation 72,
    75, 106
- Teilriss mediales Kollateralband,
    Grad II–III 72, 75
Meniskus/Meniskusläsion
- Agenesie 107
- Aussenmeniskus (s. dort) 94, 98,
    104, 131–155
- Innenmeniskus (s. dort)
    105–129, 178
- Kombinationsverletzungen
    107
- Meniskusganglion 175, 176, 189,
    190, 280
- Zeichen 105
Metastasen 251, 268–269, 271
- Aussenkondylus dorsal bei
    Hypernephrom 268
- distale Femurdiaphyse mit Weich-
    teilfiltration bei progressivem
    Schilddrüsenkarzinom 271
- ossäre Sarkome, primäre/Knochen-
    metastasen 251
- Tibiakopf ventral bei Bronchial-NPL
    269
Morbus (s. Syndrome/Morbus)
Mukopolysaccharide 175
Muskelriss, Hämatom nach 274
Muskelzerrung 252
Muskulatur/Musculus (M.)
- M. gastrocnemius 175
- M. popliteus 131
- M. semimembranosus 175
Myositis
- granulomatöse 277
- Myositis ossificans 278
Myxom 278

N
Naht, Kreuzbandnaht 41
Narbenbildung, Kreuzbandplastik
    58
Neurinome 249
„notch" (Vorderkante der Fossa
    intercondylica) 29
Notchplastik 57

O
Ödem
- suprapatellarer Fettkörper 169
- vordere Kreuzbandplastik,
    ödematöse 61
Ödemphase, Knocheninfarkt
    233–234
Operationsindikation
- Patellasehne 3
- vorderes Kreuzband 31
Osgood-Schlatter-Erkrankung 1–2
ossäre Sarkome, primäre/Knochen-
    metastasen (s. auch Metastasen)
    251
Ossifikation(s)
- Störung
- – apophysäre 9
- – kaudaler Patellapol (Patella-
    spitzenkern) 17–18
- – tibiale 145
- Varianten, patellare 2
osteochondrale
- Abschlagfragmente 83
- Fraktur 90, 157
- Verletzung 83, 202
Osteochondrosis dissecans (OCD)
    83, 201, 202, 212, 215–216
- Erkrankungsstadium/Stadien-
    einteilung 201, 202
- – Grad I 218, 219
- – Grad II 220
- – Grad II–III 221–222
- – MRT-Stadieneinteilung 202
- MRT-Stadieneinteilung 216
- Operationsplanung 216
- retropatellare 212–213
- – Grad II 212
- – Grad II–III 213
- – Grad IV 213
- Spontanheilung 202
- therapeutisches Vorgehen 216
- Therapieempfehlungen 202
Osteoidosteom 252
Osteolyse 91, 249
Osteomyelitis 237, 251
- Femurosteomyelitis, chronische
    247–248
- Kniebeteiligung 247
- Säuglingsosteomyelitis 237
- Tibiaosteomyelitis 272
Osteonekrose/Osteochondronekrose
    1–3, 215–230

– aseptische 215
– avaskuläre 231
– Krankheitsstadien nach *Aglietti* 215
– medialer Femurkondylus 215
– medulläre 231
– Nekroseareal 229
– posttraumatische 84, 103–104
– – Nekrosezonen 84
– spontane 215–230
Osteosarkom 269
Outerbridge-Einteilung, Chondropathia patellae 201

P
Paget-Erkrankung 273
Palpationsschmerz 69
Pannus 242
Parese N. peroneus communis 276
Patella (P.)
– Bursa (B.)
– – B. infrapatellaris profunda 1
– – B. praepatellaris/präpatellare Bursen (*s. dort*) 157–173
– Bursitis, infrapatellaris (*s. dort*) 6, 9, 172
– Chondropathia patellae (*s. dort*) 164, 201–202
– Corpus adiposum infrapatellare 157
– Fettkörper, suprapatellarer 169
– – Ödem 169
– – Synovialproliferat 169
– Fraktur 15–16, 86–87, 161
– – Mikrofraktur 86
– Hämatom 171
– Hochstand 1, 84
– Lig. patellae 1, 21
– Luxation 83–104
– – Außenkondylus-Mikrofraktur nach Patellaluxation 88
– – Subluxation 87
– Ossifikationsstörungen, kaudaler Patellapol (Patellaspitzenkern) 17–18
– Ossifikationsvarianten 2
– Osteochondrosis dissecans, retropatellare (*s. dort*) 212–213
– P. alta 1–2, 5, 6
– P. baja 1–2, 5
– P. partita 2, 3, 201–202, 204, 205
– – *Saupe*-Klassifikation 2
– P. profunda 5
– Patellageröllzyste 212
– Retropatellararthrose 210
– Retropatellarknorpel 206
– retropatellare Degeneration (*s. dort*) 201–213
– Tiefstand 1
Patellasehne 1–20
– Ansatztendopathien 1–2, 18, 172

– – proximale 18
– entzündliche Veränderungen 3
– Insertionstendopathien 3
– Operationsindikation 3
– Ruptur/Sehneneinriss 1–3, 11–12
– – ausgedehnter Teilriss 15
– – chronischer Teilriss 14–15
– Sehnenkraft 57
– Tendinitis, chronische 12–13
– traumatische Veränderungen 3
Patellaspitzenfraktur 15–17
Patellaspitzenkern (Ossifikationsstörung, kaudaler Patellapol) 17–18
Patellaspitzensyndrom („jumpers knee") 2, 3, 18–19
Patellektomie 20
patellofemorale Dysplasie 84
PCL (*s. Kreuzbandplastik, hintere*) 57–66
Phlebolith 282
Plasmozytom 270
Plica/Plicae
– Fibrosierung 157
– Hyperplasie 157
– Plica synovialis/synoviale Plicae
– – Aufbau 176
– – infrapatellaris 157
– – mediopatellaris 158
– Plicae alares medialis 157
Polyarthritis, chronische 237
Poplitealaneurysma 195, 197–198
– altes 199
– falsches popliteales Aneurysma 195
– Riesenaneurysma 198
Poplitealplastik 199
Poplitealsehne 67, 131, 132
Poplitealzyste 175, 176
Poplitealvenenthrombose 200
Pressfit-Technik 57
Prothesenimplantat 195
Pseudarthrose, Tibia 102
Psoriasis 242

Q
Quadrantenmethode 29
Quadrizepssehne 21–27
– Ansatzfibrose 27
– Ansatztendopathie 22
– Hämatom, teilorganisiertes 27
– operative Exploration 22
– Ruptur 21, 26
– – Teileinriss 23–25
– Sehnenverletzungen 22

R
Refixation 69
– Innenmeniskus 107
Retinakulum 83, 84, 87, 89
– Riss 89
– Teilriss 87, 89

Retropatellararthrose 210
retropatellare Degeneration 201–213
Retropatellarknorpel 206
Rezidiveinriss
– Meniskus 106–107
– PCL-Plastik 66
Rhabdomyosarkom 252
rheumatoide Erkrankungen 237–238
– Arthritis (*s. dort*) 158, 237
Riesenzellgeschwülste 249
Riesenzelltumor 251
– von Sehnenscheiden 252
Rissart, Meniskus 106, 112, 132
– Einriss bei Scheibenmeniskus 106, 112
– peripherer Einriss 106
– Korhenkelriss
– – Aussenmeniskus 132
– – Innenmeniskus 106
– Radialriss 106
Rissformen, Meniskus 105
– horizontale Risse des Hinterhorns 105
– Initialrisse 105
– Korbhenkelrisse 105
– Lappenrisse 105
Rissverlauf, Meniskus 106

S
Salvati, Index von *Insall* und *Salvati* 1
Sarkoidose 277
Säuglingsosteomyelitis 237
Saupe-Klassifikation, Patella partita 2
Scallopping-Phänomen 232
Scheibenmeniskus, Einriss (*s. auch* Meniskus)
– Aussenmeniskus (*s. dort*) 132, 146, 148, 152–154
– Innenmeniskus (*s. dort*) 106, 112, 119
Schilddrüsenkarzinom 271
Schlatter
– Abortiv-*Schlatter* 7
– M. *Schlatter* 7–9
– *Osgood-Schlatter*-Erkrankung 1–2
Schmerz, Palpationsschmerz 69
Schrauben
– Ankerschrauben 57
– Interferenzschrauben 57
Schubladentest (*Lachman*-Test) 31
Segond-Fragment 30, 67
Sehnenscheiden, Riesenzelltumor 252
Sekundärarthrose 249
Semimembranosusretentionszyste 175
Septierungen 176
Sequester 238, 247–248
Sinding-Larsen-Johannson-Erkrankung 1–2

spontane Osteonekrose (s. dort) 215–230
Spontanheilung 202
subchondrale Knochendefekte 238
Syndrome/Morbus (nur namenbenannte)
- *Ahlbäck*-Erkrankung 215
- *Osgood-Schlatter*-Erkrankung 1–2
- *Paget*-Erkrankung 273
- *Schlatter*-Erkrankung 7–9
- *Sinding-Larsen-Johannson*-Erkrankung 1–2
Synovialektomie 250
synoviales Hämangiom 281
Synovialitis
- exsudative 238, 240, 244
- noduläre 249
- mit Pannus 242
- proliferative 238
- villonoduläre 249–251
- - Kontrastmittelgabe 251
- - pigmentierte villonoduläre 158, 165, 166, 283–284
Synovialom 158, 250
- *Hoffa*-Hinterrand 165
- intraartikulärer Sitz 251
Synovialproliferat 158, 164, 169
- suprapatellarer Fettkörper 169
Synovialreaktionen 157
Synovialsarkom 80, 252
Synovialscheideneinblutungen, vorderes Kreuzband 31
Synovialveränderungen
- exsudative 237
- proliferative 237
Systemerkrankungen 251

T
Telosplastik, vorderes Kreuzband 62
Tendinitis, chronische, Patellasehne 12–13
Tendopathie
- Patellarsehne
- - Ansatztendopathien 1–2, 18, 172
- - Insertionstendopathien 1, 3
- - Quadrizepssehne, Ansatztendopathie 22
Thrombose, Beinvenen 176, 195, 196–200
Tibia
- Fraktur
- - Infraktion/Mikrofraktur 96
- - Marsch-/Ermüdungsfraktur 99–101
- Pseudarthrose 102

Tibiakopf
- Fraktur 38, 94–98
- - Impressionsfraktur 94–95
- - Infraktion 97
- - Mikrofraktur 98
- Kontusion 93
Tibiaosteomyelitis 272
Totenlade 248
Transplantatsinsuffizienz 58–59
Traumafolgen 252
Traumata, komplexe 83–104
Tuberkelbakterien 237
Tuberkulose, Gelenktuberkulose 238
Tuberositas
- Hypoplasie 5
- Kontusion 12
- persistierende, Apophysenkern 9, 10
Tumoren/tumorähnliche Läsionen 249–284
- Artdiagnosen von Knochentumoren 252
- Ausbreitung 252
- Benignitätskriterien 250
- Chondroblastom 249, 251
- Enchondrom 251
- Hämangiome 249
- Knochenmetastasen/primäre ossäre Sarkome 251
- Knochenzysten (s. dort) 231, 249, 251, 266–267
- Lipome 249
- Malignitätskriterien 250
- Neurinome 249
- Riesenzellgeschwülste/-tumoren 249, 251
- Tumordiagnosen 250
- Weichteilausdehnung 250
- Zyklopstumor 58

U
„unhappy triad" 29–30

V
Valgusdeformität 215
Valgusstress 30
Varixknoten 196
Varusdeformität 215
Venen, Poplitealvenen 195
venöse
- Thrombose 176, 195, 196
- Verletzungen 195
Verankerungen, Kreuzbandplastik 57
Verankerungsstrecke 57
Verkalkung 153–155, 193, 196
- Aussenmeniskus 153, 155

- Innenmeniskus 155
- Kapselkalk 193
Versagen, Kreuzbandersatzplastik 58
Vitalitätsaussagen 202
Vitalitätskontrolle des Dissekates 215
vorderes Kreuzband 29–42
- Ausriss 30, 38–39, 96
- - Eminentia-Ausriss 39
- - knöcherner 30, 38
- Außenkonturveränderungen 30
- Begleitverletzungen 30
- Binnenstrukturunregelmäßigkeiten 30
- femoraler Ansatzmittelpunkt 29
- Fibrose/Fibrosezonen 31, 41
- intraligamentäre Signaländerungen 30
- Kaliberänderung 30
- kombinierte Verletzungen 29
- MRT-Pitfall 31
- MRT-Stadieneinteilung 30
- Operationsindikation 31
- paraligamentäre Veränderungen 30
- Plastik, vordere Kreuzbandplastik (s. dort) 57–66
- Ruptur/Riss 29, 35–36, 98
- - alte vordere Kreuzbandruptur 40
- - Grad II–III-Läsion 36
- - Grad III-Läsion 36–38, 40
- - Komplettruptur 30
- - Teilruptur/-einriss 30, 35
- - - diskreter Teileinriss 35
- - - Teileinriss 35–36
- - - zentraler Minimalriss 30
- Synovialscheideneinblutungen 31
- tibialer Ansatzmittelpunkt 29
- Zerrung/zentraler Miniriss/Läsion/Distorsion 30, 34–35
- - Grad I-Läsion 34
- - Grad II-Distorsion 35
Vorderhorn, Aussenmeniskus (s. dort) 140

Z
Zyklopstumor 58
Zysten
- Baker- (s. dort) 175–193, 226
- Geröllzystenbildung 202
- - patellare 212
- Knochenzysten 231, 267
- - aneurysmatische 249, 251, 266
- - juvenile 251